F. Spies, G. Schälte, Ch. Radloff (Hrsg.)

Taktische Medizin

Fabian Spies, Gereon Schälte, Chris Radloff (Hrsg.)

Taktische Medizin

für Rettungsdienst, Feuerwehr und Polizei

1. Auflage

Mit Beiträgen von Ines Ackermann, Ulm; Prof. Dr. med. Marc Augustin, Bochum; Nicole Bernstein, Kiel; Priv.-Doz. Dr. med. Dan Bieler, Koblenz; Joshua Böttel, Hamburg; Wiebke Bruns, Hamburg; Manuel G. Burkert, Cuxhaven; Dr. med. Alexander Burmester, Hamburg; Dr. med. Sebastian Casu, Hamburg; Lena Degenhardt, Bonn; Prof. Dr. med. Axel Franke, Ulm; Carsten Graßhoff, Bamberg; Dr. med. Lisa Hackenberg, Koblenz; Moritz Hafer, Lübeck; Dr. med. Christopher Hefner, Hamburg; Dr. med. Simon Martin Heinz, Landsberg am Lech; Dr. med. Sebastian Hempe, Koblenz; Dr. med. Sebastian Hentsch, Koblenz; Dr. med. Thorsten Holsträter, Ulm; Dr. med. Lars Hönig, Hamburg; Priv.-Doz. Dr. med. Björn Hossfeld, Ulm; Dr. med. Frank M. Jakobs, Köln; Dr. med. Florent Josse, Ulm; Dr. med. Philipp Florian Kittler, Koblenz; Prof. Dr. med. Erwin Kollig, Koblenz; Dr. med. Carsten Kopschina, Nürnberg; Dr. med. Valentin Kuhlwilm, Seedorf; Prof. Dr. med. Sebastian N. Kunz, Ulm; Dr. med. Raimund Lechner, Stuttgart; Christoph Lind, Karlsruhe; Benjamin Linke, Sankt Augustin; Peter Lorenz, Radebeul; Philipp Marks, Berlin; André Micklisch, Voerde (Niederrhein); Stefan Mikus, Bonn; Andreas Müller, Frankfurt am Main; René Müller, Hamburg; Priv.-Doz. Dr. med. Michael Paulzen, Aachen; Dr. med. Florian Pavlu, Koblenz; Dr. med. Jan-Henrik Rathjen, Koblenz; Dr. med. Elmar Rose, Aachen; Priv.-Doz. Dr. med. Mark Schoberer, Aachen; Dr. med. Kevin Schulz, Hamburg; Marvin Schulz, Seedorf; Dr. med. Markus Stuhr, Hamburg; Frank Thiele, Gardelegen; Dr. med. Maximilian Völlmecke, Koblenz; Melanie Wattenberg, Sankt Augustin; Dr. med. Sophia Wilk-Vollmann, Berlin; Priv.-Doz. Dr. med. Arnulf Gregor Willms, Koblenz; Sandra Wormbt, Hamburg; Prof. Dr. med. Thomas Wurmb, Würzburg; Andreas Zinnhobler, Cuxhaven

ELSEVIER

Elsevier GmbH, Bernhard-Wicki-Str. 5, 80636 München, Deutschland
Wir freuen uns über Ihr Feedback und Ihre Anregungen an kundendienst@elsevier.com

ISBN 978-3-437-45112-6
eISBN 978-3-437-05142-5

1. Auflage 2024

Die medizinischen Wissenschaften unterliegen einem sehr schnellen Wissenszuwachs.
Der stetige Wandel von Methoden, Wirkstoffen und Erkenntnissen ist allen an diesem Werk Beteiligten bewusst. Sowohl der Verlag als auch die Autorinnen und Autoren und alle, die an der Entstehung dieses Werkes beteiligt waren, haben große Sorgfalt darauf verwandt, dass die Angaben zu Methoden, Anweisungen, Produkten, Anwendungen oder Konzepten dem aktuellen Wissensstand zum Zeitpunkt der Fertigstellung des Werkes entsprechen.
Der Verlag kann jedoch keine Gewähr für Angaben zu Dosierung und Applikationsformen übernehmen. Es sollte stets eine unabhängige und sorgfältige Überprüfung von Diagnosen und Arzneimitteldosierungen sowie möglicher Kontraindikationen erfolgen. Jede Dosierung oder Applikation liegt in der Verantwortung der Anwenderin oder des Anwenders. Die Elsevier GmbH, die Autorinnen und Autoren und alle, die an der Entstehung des Werkes mitgewirkt haben, können keinerlei Haftung in Bezug auf jegliche Verletzung und/oder Schäden an Personen oder Eigentum, im Rahmen von Produkthaftung, Fahrlässigkeit oder anderweitig übernehmen.

Für die Vollständigkeit und Auswahl der aufgeführten Medikamente übernimmt der Verlag keine Gewähr.
Geschützte Warennamen (Warenzeichen) werden in der Regel besonders kenntlich gemacht (®). Aus dem Fehlen eines solchen Hinweises kann jedoch nicht automatisch geschlossen werden, dass es sich um einen freien Warennamen handelt.

Bibliografische Information der Deutschen Nationalbibliothek
Die Deutsche Nationalbibliothek verzeichnet diese Publikation in der Deutschen Nationalbibliografie; detaillierte bibliografische Daten sind im Internet über https://www.dnb.de abrufbar.

24 25 26 27 28 5 4 3 2 1

In ihren Veröffentlichungen verfolgt die Elsevier GmbH das Ziel, genderneutrale Formulierungen für Personengruppen zu verwenden. Um jedoch den Textfluss nicht zu stören sowie die gestalterische Freiheit nicht einzuschränken, wurden bisweilen Kompromisse eingegangen. Selbstverständlich sind **immer alle Geschlechter** gemeint.

Planung: Katharina Frank, München
Projektmanagement: Martha Kürzl-Harrison, München
Redaktion: Susanne Armbruster, Cuxhaven/Hamburg
Bildredaktion und externe Herstellung: Der Buchmacher, Arthur Lenner, Windach
Bildrechteklärung: Katja Sieger-Schauer, München
Satz: Thomson Digital, Noida/Indien
Druck und Bindung: EGEDSA, Sabadell (Barcelona)/Spanien
Umschlaggestaltung: SpieszDesign, Neu-Ulm
Titelfotografie: Jan Ohmen, Neuss

Aktuelle Informationen finden Sie im Internet unter **www.elsevier.de**

Geleitworte

Einsätze wie der am 31. Januar 2022, als zwei Polizisten bei einer vermeintlich harmlosen Fahrzeugkontrolle in Rheinland-Pfalz getötet wurden, führen einem immer wieder schmerzlich vor Augen, wie gefährlich und fordernd der Polizeiberuf ist. Neben schon fast alltäglichen üblen Beschimpfungen und Pöbeleien sind Polizistinnen und Polizisten immer häufiger auch tätlichen Angriffen ausgesetzt. Das reicht von Auseinandersetzungen im häuslichen Bereich oder bei Personenkontrollen über Angriffe von Alkoholisierten bei Fußballspielen bzw. radikalisierten Teilnehmern bei Demonstrationen bis hin zu schweren Verletzungen bei bewaffneten Angriffen und Anschlägen.

Die Polizeibeamtinnen und -beamten leisten Dienst für den Staat und dessen Bürgerinnen und Bürger zum Schutz von Leben und körperlicher Unversehrtheit. Im Sinne der Fürsorgepflicht sollte es daher selbstverständlich sein, dass der Staat im Gegenzug alles dafür tut, dass die Einsatzkräfte bestmöglich vorbereitet, ausgebildet und ausgestattet in den Einsatz entsandt werden, und dass auch alles dafür getan wird, dass sie heil aus dem Einsatz zurückkehren. Wir dürfen nicht vergessen: Auch die medizinische Versorgung im Einsatz ist Führungsaufgabe! Führungskräfte haben für das Wohl der Beamtinnen und Beamten zu sorgen und sich für ihre Gesunderhaltung oder die Wiederherstellung der Gesundheit einzusetzen.

Insbesondere lebensbedrohliche Einsatzlagen im Zusammenhang mit bewaffneten Gewalttätern bringen zivile Konzepte der Notfallversorgung an die Grenzen ihrer Leistungsfähigkeit, sei es durch eine hohe Anzahl an Verletzten oder durch fortbestehende Gefährdungslage für Verletzte und Helfer. Grundsätzlich obliegt die präklinische Rettung von Notfallpatienten in der Bundesrepublik Deutschland dem öffentlichen Rettungsdienst. Im Gegensatz zu Polizeivollzugsbeamten sind die Mitarbeiter des öffentlichen Rettungsdienstes jedoch gesetzlich nicht verpflichtet, bei ihrer Aufgabenerfüllung eine eigene Gesundheits- oder Lebensgefahr hinzunehmen. So kann es bei Polizeieinsätzen aus Gründen des Eigenschutzes dazu kommen, dass Verletzte durch den Rettungsdienst nicht versorgt werden können, weil die Gefahrenlage andauert oder die Einsatzstelle noch nicht für sicher erklärt werden kann. Bei den zu erwartenden Verletzungsmustern (penetrierende Traumata) ist jedoch eine Akutversorgung einschließlich zügiger Verbringung in eine endgültige qualifizierte Versorgungsebene für das Überleben und Outcome des Verletzten unabdingbar. Daher besteht bei medizinischen Notfällen, gerade in dieser ersten Phase, auch für Polizeivollzugsbeamte eine Hilfeleistungspflicht. Jeder ist im Rahmen seiner Möglichkeiten zur Hilfe verpflichtet. Aus diesem Grund finden für Polizeibeamte regelmäßig Erste-Hilfe-Unterrichte sowie Trainings in Taktischer Medizin statt, im Rahmen der Möglichkeiten auch weiterführende Qualifikationen.

In den vergangenen 25 Jahren hat die Taktische Medizin eine beachtliche Entwicklung erfahren. Neue fachliche Erkenntnisse und Studienergebnisse, verbesserte Verfahren, komplettierte Ausstattung und vor allem die Wirklichkeit der Einsatzerfahrung haben gezeigt, dass Taktische Medizin nicht mit der Erstversorgung am Einsatzort aufhören darf, dass vielmehr auch der Transport der Verletzten und die klinische Erstversorgung einbezogen werden müssen; alles Abschnitte der Rettungskette, die reibungslos ineinandergreifen müssen. Daher berücksichtigt das vorliegende Buch all diese Aspekte der Rettungskette und leistet so einen wichtigen Beitrag, das Wissen über Traumaversorgung zu erweitern und zu vertiefen und damit die Handlungssicherheit von Einsatzkräften zu optimieren. Dies gilt nicht nur für Polizeikräfte, sondern für alle Schnittstellen, die im Rahmen polizeilicher Einsatzlagen beteiligt sein können.

Engagierte und mit allen Ebenen der Erstversorgung bestens vertraute Kolleginnen und Kollegen haben dieses Buch mit ihrem Wissen und ihrer Erfahrung bereichert und tragen so zu einem gegenseitigen und organisationsübergreifenden Austausch bei. Auf dass Sie als Leserin oder Leser zukünftig noch besser vorbereitet sind!

Ich wünsche Ihnen viel Spaß und Erfolg beim Lesen und dass Sie stets gesund aus dem Einsatz zurückkehren.

Sankt Augustin, Frühjahr 2024

Dr. Renate Bohnen
Medizinaldirektorin, GSG 9 der Bundespolizei

Während in weiten Teilen der Welt sich das Konzept der Taktischen (Notfall-)Medizin schon lange Zeit auch im zivilmedizinischen Bereich etabliert und bewährt hat, blieb es im deutschsprachigen Raum praktisch ausschließlich dem militärmedizinischen Bereich vorbehalten. Spätestens mit dem Terroranschlag auf das World Trade Center hat sich dies auch in Deutschland grundlegend geändert!

Das Konzept der Taktischen (Notfall-)Medizin in seiner heutigen Form wurde bereits 1996 maßgeblich von einer Arbeitsgruppe um Frank Butler initiiert. Die von ihnen erarbeiteten Tactical Combat Casualty Care (TCCC) Guidelines etablierten sich rasch nicht nur in den US-amerikanischen Streitkräften, sondern weltweit in sämtlichen Armeen und gelten als Meilenstein der neueren Militärmedizin. In den Konflikten der jüngeren Vergangenheit hat die Einführung dieses Konzeptes nachweislich zu einer signifikanten Verringerung von Morbidität und Mortalität verwundeter Soldaten und Soldatinnen geführt! So ist es nur folgerichtig, dass mit dem Phänomen der Terroranschläge im Zivilbereich das Konzept der Taktischen (Notfall-)Medizin auch in die zivile (Notfall-)Medizin Einzug fand, denn die Versorgungsgrundsätze sind bei diesen Szenarien nahezu deckungsgleich. Zudem fand es Ausweitung auf Szenarien jenseits von Terror und polizeilichen Sonderlagen. In diesem Zusammenhang sei beispielhaft die Versorgung von Patienten im Offshore-Bereich genannt.

Inzwischen gibt es auch in unserem Land vielfältige Aktivitäten, die sich mit der Umsetzung und Weiterentwicklung dieses Bereiches befassen. Stellvertretend seien hier nur die TREMA e. V. (Tactical Rescue & Emergency Medicine), die Arbeitsgruppe „Taktische Medizin“ des Wissenschaftlichen Arbeitskreises Notfallmedizin der Deutschen Gesellschaft für Anästhesiologie und Intensivmedizin (DGAI) sowie die Arbeitsgruppen der Deutschen Gesellschaft für Unfallchirurgie (DGU) genannt.

Zielgruppe dieses Buchs sind alle medizinischen Berufsgruppen, die mit der medizinischen Versorgung von Patientinnen und Patienten in taktischen Lagen befasst sind. Vor diesem Hintergrund danke ich den engagierten Autorinnen und Autoren sowie den Herausgebern Fabian Spies, Chris Radloff und Gereon Schälte und wünsche diesem Buch eine weite Verbreitung!

Ulm, Frühjahr 2024

Prof. Dr. Matthias Helm

Vorwort

Die bestmögliche adäquate notfallmedizinische Versorgung ist Ziel, Motor und Herausforderung aller in der Notfallmedizin tätigen Personen. Die Anforderungen sind für die Erstversorgenden bereits unter regulären Bedingungen komplex. Von extern betrachtet scheinen viele Maßnahmen als schwarz oder weiß – für die unmittelbar Betroffenen aber eher als eine graue Melange. Unter taktischen Bedingungen, egal welchen Ursprungs, die mit Gefahr für das eigene Leben assoziiert sind, erfährt die notfallmedizinische Versorgung eine Dynamik, deren Intensität und Tragweite eigentlich nur unmittelbar damit konfrontierte Personen nachvollziehen und -empfinden können.

Taktische Lagen sind voller Stressoren, sie sind schmutzig, dynamisch, laut, unübersichtlich, blutig sowie physische und psychische Ausnahmesituationen. Statistisch gesehen ist die Wahrscheinlichkeit, mit einer medialen taktischen Situation – in Abhängigkeit von der Profession – konfrontiert zu werden, gering und eher abstrakt. Große Lagen wie in Boston 2013, Paris 2015 und Berlin 2016 wird die Majorität der Interessierten hoffentlich niemals erleben. Wer aber in sich hineinhört, wird feststellen, dass es in der Vergangenheit mindestens einmal einen Einsatz gab, bei dem z. B. ein psychischer Ausnahmezustand, eine Gewalttat, ein Verkehrsunfall oder ein Feuer eine taktische Lage abbildete oder sich dazu entwickelte (Ratingen, Würzburg, Hamburg etc.).

Solche Lagen erfordern Kenntnisse in der Taktischen Medizin: Unter Beachtung möglicher Gefahren und Wahrung der eigenen Sicherheit (und der von Kolleginnen und Kollegen, Kameradinnen und Kameraden) muss mit der richtigen Expertise die adäquate Maßnahme in einem zeitlich begrenzten Korridor erfolgen, um auch mit reduzierten Ressourcen bestmögliche Medizin sicherzustellen und eine frühzeitige Verbringung der Patientinnen und Patienten in die für das Verletzungsmuster relevante Zielklinik zu gewährleisten. In solchen Situationen treffen viele Kommunikationspartner mit oft diametral entgegengesetzten Interessen und unterschiedlichem Fokus (Polizei, Feuerwehr, Rettungsdienst, politische Funktionsträger etc.) aufeinander.

Es wäre einfach zu sagen, dass „viel Übung viel hilft". Dem ist leider nicht so, wenn Training in bester Absicht, jedoch abgeschottet in der eigenen Organisation/Profession erfolgt und die Kritik und Professionalität der in der Lage unabdingbaren Kooperationspartner ignoriert und nicht eingefordert wird. Dort helfen Kommunikation, verantwortbare Transparenz sowie der politische und institutionelle Wille zur Veränderung. Häufiges Trainieren auf allen Ebenen und mit allen Synergien, mit den Qualitäten einer Drillausbildung, unter Zuhilfenahme von Crew Resource

Management, gepaart mit der bestmöglichen Expertise und Aneignung relevanten Wissens, kann die Wahrscheinlichkeit für das Auftreten schwerwiegender Fehler minimieren, aber niemals ausschließen. Werden Schnittstellen nicht aktiv beübt, Kommunikationsmittel und Hardware nicht BOS-übergreifend für „die Lage" standardisiert (operative und Führungskanäle, Tetra-Funk, Drohnenbilder) sowie Strategien übergreifend besprochen, werden Erfolge möglicherweise immer in die eine oder andere Richtung negativ akzentuiert sein und das positive Potenzial nicht ausgeschöpft werden.

Die Taktische Medizin hat in der jüngst publizierten S3-Leitlinie „Polytrauma" (DGU) eine deutliche Aufwertung erfahren. Das Interesse an der Taktischen Medizin ist gestiegen. Verschiedene Einsatzlagen im Inland aus den letzten Jahren haben weiter dazu beigetragen. Viele präklinisch durchgeführte Maßnahmen (Entlastungspunktion, Tourniquet, Hämostyptika) haben ihren Ursprung in der „Militärmedizin". Die Taktische Medizin hat jedoch vice versa ebenso von der zivilen Notfallmedizin profitiert (Beckenimmobilisation, POCUS). Ein konstanter Dialog ermöglicht es, eine bestmögliche notfallmedizinische Versorgung zu gewährleisten.

Mit diesem Buch möchten wir mit Ihnen/dir in den Dialog kommen. Wir wünschen uns, dass diese spannende und horizonterweiternde Lektüre dazu führt, dass Sie/ihr für den Fall der Versorgung von Patientinnen und Patienten in deren dunkelsten Stunde bestmöglich vorbereitet sind/seid.

Aarhus, Aachen, Lübeck im Sommer 2024

Dr. Fabian Spies
Prof. Dr. Gereon Schälte
Chris Radloff

Benutzerhinweise

Five Bullets auf dem Weg zum Einsatz

Fünf prägnante Punkte bzw. Merksätze eröffnen jedes Kapitel und bereiten auf die wichtigsten Themen vor.

DOS AND DON'TS

In der Taktischen Medizin geht es unter hohem Zeitdruck um lebensrettende Maßnahmen. Was man auf jeden Fall tun und was man auf jeden Fall unterlassen sollte.

NIEMALS VERGESSEN!

Auch unter höchstem Stress in taktischen Lagen sollte man diese Maßnahmen niemals vergessen.

NACH DER GOLDEN HOUR WEISS ICH, DASS ...

... es Grundsätze und Handlungsschemen in der Taktischen Medizin gibt, deren strategische Umsetzung Leben retten kann. Immer am Ende eines Kapitels.

Fehler gefunden?

An unsere Inhalte haben wir sehr hohe Ansprüche. Trotz aller Sorgfalt kann es jedoch passieren, dass sich ein Fehler einschleicht oder fachlich-inhaltliche Aktualisierungen notwendig geworden sind.
Sobald ein relevanter Fehler entdeckt wird, stellen wir eine Korrektur zur Verfügung.

https://else4.de/978-3-437-45112-6

Mit diesem QR-Code gelingt der schnelle Zugriff.
Wir sind dankbar für jeden Hinweis, der uns hilft, dieses Werk zu verbessern.
Bitte richten Sie Ihre Anregungen, Lob und Kritik an folgende E-Mail-Adresse: kundendienst@elsevier.com

Adressen

Herausgeber

Dr. med. Fabian Spies, OFA d. R., Bedøvelse og Operation Syd, Universitetshospital Aarhus, Dänemark

Prof. Dr. med. Gereon Schälte, M. A., OFA d. R., Klinik für Anästhesie, Intensiv- und Notfallmedizin, Hermann-Josef-Krankenhaus Erkelenz; Klinik für Anästhesiologie und Aachener Institut für Rettungsmedizin und Zivile Sicherheit, Uniklinik RWTH Aachen

Chris Radloff, Diplom-Verwaltungswirt (FH), Polizeihauptkommissar, Rettungssanitäter, Bundespolizei, Lübeck

Autorinnen und Autoren

Ines Ackermann, Institut für Rechtsmedizin der Universität Ulm

Prof. Dr. med. Marc Augustin, Evangelische Hochschule Rheinland-Westfalen-Lippe, Bochum

Nicole Bernstein, Polizeidirektorin, Bundespolizei, Kiel

Priv.-Doz. Dr. med. Dan Bieler, OFA, Klinik für Unfallchirurgie und Orthopädie, Wiederherstellungs- und Handchirurgie, Verbrennungsmedizin, Bundeswehrzentralkrankenhaus Koblenz

Joshua Böttel, Leutnant (SanOA), Klinik für Anästhesiologie, Intensivmedizin, Notfallmedizin und Schmerztherapie, Bundeswehrkrankenhaus Hamburg

Wiebke Bruns, OSA, Klinik für Anästhesiologie, Intensivmedizin, Notfallmedizin und Schmerztherapie, Bundeswehrkrankenhaus Hamburg

Manuel G. Burkert, EDIC, DESA, Gemeinnützige Stiftung Reanima® Help, Cuxhaven

Dr. med. Alexander Burmester, OSA, Klinik für Anästhesiologie, Intensivmedizin, Notfallmedizin und Schmerztherapie, Bundeswehrkrankenhaus Hamburg

Dr. med. Sebastian Casu, MHBA, Klinische Notfall- und Akutmedizin, Asklepios Klinik Wandsbek, Hamburg

Lena Degenhardt, Bundesamt für Bevölkerungsschutz und Katastrophenhilfe, Bonn

Prof. Dr. med. Axel Franke, OTA, Klinik XIV, Bundeswehrkrankenhaus Ulm

Carsten Graßhoff, Polizeioberkommissar, exam. KrPfl, Notfallsanitäter, Bundespolizei, Bamberg

Dr. med. Lisa Hackenberg, OFA, Klinik für Unfallchirurgie und Orthopädie, Wiederherstellungs- und Handchirurgie, Verbrennungsmedizin, Bundeswehrzentralkrankenhaus Koblenz

Moritz Hafer, M. Sc., Notfallpsychologe, Rettungssanitäter, Bundespolizei, Lübeck

Dr. med. Christopher Hefner, OSA, Klinik für Anästhesiologie, Intensivmedizin, Notfallmedizin und Schmerztherapie, Bundeswehrkrankenhaus Hamburg

Dr. med. Simon Martin Heinz, Klinik für Chirurgie, Abteilung für Orthopädie, Klinikum Landsberg am Lech

Dr. med. Sebastian Hempe, OFA, Klinik für Unfallchirurgie und Orthopädie, Wiederherstellungs- und Handchirurgie, Verbrennungsmedizin, Bundeswehrzentralkrankenhaus Koblenz

Dr. med. Sebastian Hentsch, OTA, Klinik für Unfallchirurgie und Orthopädie, Wiederherstellungs- und Handchirurgie, Verbrennungsmedizin, Bundeswehrzentralkrankenhaus Koblenz

Dr. med. Thorsten Holsträter, FTLA, Klinik für Anästhesie, Intensivmedizin, Notfallmedizin, Schmerztherapie, Bundeswehrkrankenhaus Ulm

Dr. med. Lars Hönig, OFA, Klinik für Anästhesiologie, Intensivmedizin, Notfallmedizin und Schmerztherapie, Bundeswehrkrankenhaus Hamburg

Priv.-Doz. Dr. med. Björn Hossfeld, OTA, Klinik für Anästhesiologie, Intensivmedizin, Notfallmedizin und Schmerzmedizin, Bundeswehrkrankenhaus Ulm

Dr. med. Frank M. Jakobs, OTA, Dez II 3c Augenheilkunde, Zentrum für Luft- und Raumfahrtmedizin der Luftwaffe, Köln

Dr. med. Florent Josse, OFA, Klinik für Anästhesiologie, Intensivmedizin, Notfallmedizin und Schmerzmedizin, Bundeswehrkrankenhaus Ulm

Dr. med. Philipp Florian Kittler, OFA, Klinik für Neurochirurgie, Bundeswehrzentralkrankenhaus Koblenz

Prof. Dr. med. Erwin Kollig, OTA, Klinik für Unfallchirurgie und Orthopädie, Wiederherstellungs- und Handchirurgie, Verbrennungsmedizin, Bundeswehrzentralkrankenhaus Koblenz

Dr. med. Carsten Kopschina, OSA d. R., Klinik für Unfall- und Orthopädische Chirurgie, Krankenhäuser Nürnberger Land, Nürnberg

Dr. med. Valentin Kuhlwilm, OSA, 9./FschJgRgt 31, Seedorf

Prof. Dr. med. Sebastian N. Kunz, Institut für Rechtsmedizin der Universität Ulm

Dr. med. Raimund Lechner, OFA d. R. Ärztlicher Dienst, Polizei Baden-Württemberg, Stuttgart

Christoph Lind, HEMS TC, Notfallsanitäter, DRF Luftrettung gAG, Karlsruhe

Benjamin Linke, Polizeiobermeister, Notfallsanitäter, Bundespolizei, Sankt Augustin

Peter Lorenz, B. Sc., Notfallsanitäter, HEMS TC, Radebeul

Philipp Marks, HF, Notfallsanitäter, HEMS TC, DRF Luftrettung gAG; Klinik für Anästhesiologie, Intensivmedizin, Schmerztherapie und Notfallmedizin, Bundeswehrkrankenhaus Berlin

André Micklisch, Diplom-Verwaltungswirt (FH), Polizeihauptkommissar, Notfallsanitäter, Voerde (Niederrhein)

Stefan Mikus, Bundesamt für Bevölkerungsschutz und Katastrophenhilfe, Bonn

Andreas Müller, Medizin-Pädagoge, B. A., Notfallsanitäter, HEMS TC, Berufsfeuerwehr Frankfurt am Main

René Müller, FTLA, Klinik für Anästhesiologie, Intensivmedizin, Notfallmedizin und Schmerztherapie, Bundeswehrkrankenhaus Hamburg

Priv.-Doz. Dr. med. Michael Paulzen, Alexianer Zentrum für seelische Gesundheit Aachen/Gangelt; Klinik für Psychiatrie, Psychotherapie und Psychosomatik, Uniklinik RWTH Aachen

Dr. med. Florian Pavlu, FTLA, Klinik für Unfallchirurgie und Orthopädie, Wiederherstellungs- und Handchirurgie, Verbrennungsmedizin des Bundeswehrzentralkrankenhauses Koblenz

Dr. med. Jan-Henrik Rathjen, OSA, Klinik für Unfallchirurgie und Orthopädie, Wiederherstellungs- und Handchirurgie, Verbrennungsmedizin, Bundeswehrzentralkrankenhaus Koblenz

Dr. med. Elmar Rose, Klinik für Kinder- und Jugendmedizin, Uniklinik RWTH Aachen

Priv.-Doz. Dr. med. Mark Schoberer, Klinik für Kinder- und Jugendmedizin, Uniklinik RWTH Aachen

Dr. med. Kevin Schulz, FTLA, Klinik für Anästhesiologie, Intensivmedizin, Notfallmedizin und Schmerztherapie, Bundeswehrkrankenhaus Hamburg

Marvin Schulz, OSA, 9./FschJgRgt 31, Seedorf

Dr. med. Markus Stuhr, Abteilung für Anästhesie, Intensiv-, Rettungs- und Schmerzmedizin, BG Klinikum Hamburg

Frank Thiele, Polizeihauptmeister, Polizeiinspektion Stendal, Führungsstab, Stabsbereich Aus- und Fortbildung, Gardelegen

Dr. med. Maximilian Völlmecke, OFA, Klinik für Unfallchirurgie und Orthopädie, Wiederherstellungs- und Handchirurgie, Verbrennungsmedizin, Bundeswehrzentralkrankenhaus Koblenz

Melanie Wattenberg, Polizeihauptkommissarin, Notfallsanitäterin, Bundespolizei, Sankt Augustin

Dr. med. Sophia Wilk-Vollmann, OFA, Klinik für Anästhesiologie, Intensivmedizin, Schmerztherapie, Notfallmedizin, Bundeswehrkrankenhaus Berlin

Priv.-Doz. Dr. med. Arnulf Gregor Willms, MBA, FEBS, OFA, Klinik für Allgemein-, Viszeral- und Thoraxchirurgie, Bundeswehrzentralkrankenhaus Koblenz

Sandra Wormbt, OSA, Klinik für Anästhesie, Intensivmedizin, Notfallmedizin und Schmerztherapie, Bundeswehrkrankenhaus Hamburg

Prof. Dr. med. Thomas Wurmb, Sektion Notfall- und Katastrophenmedizin an der Klinik und Poliklinik für Anästhesiologie, Intensivmedizin, Notfallmedizin und Schmerztherapie, Universitätsklinikum Würzburg

Andreas Zinnhobler, M. Sc., Sachbearbeiter Verletztenversorgung im Fachbereich 4, Havariekommando, Cuxhaven

---

d. R.: der Reserve, FTLA: Flottillenarzt, HEMS TC: Helicopter Emergency Medical Services Technical Crew Member, HF: Hauptfeldwebel, OFA: Oberfeldarzt, OSA: Oberstabsarzt, OTA: Oberstarzt

Abkürzungen

A.	Arteria
Aa.	Arteriae
AAL	anteriore Axillarlinie
Abb.	Abbildung
ABC	Atomar, Biologisch, Chemisch
ACLS	Advanced Cardiac Life Support
ACS	American College of Surgeons
ADH	antidiuretisches Hormon
AF	Atemfrequenz
AFC	Arteria femoralis communis
AHA	American Heart Association
AIS	Abreviated Injury Scale
ÄLRD	Ärztlicher Leiter Rettungsdienst
AMLS	Advanced Medical Life Support
ArbSchG	Arbeitsschutzgesetz
Art.	Artikel
ATLS	Advanced Trauma Live Support
AVPU	Notfallschema zur initialen Beurteilung der Vigilanz: Alert, Verbal, Pain, Unresponsive
AWMF	Arbeitsgemeinschaft der Wissenschaftlichen Medizinischen Fachgesellschaften
AZV	Atemzugvolumen
BAGEH	Bundesarbeitsgemeinschaft Erste Hilfe
BBG	Bundesbeamtengesetz
BBK	Bundesamt für Bevölkerungsschutz und Katastrophenhilfe
BeamtStG	Beamtenstatusgesetz
BF	Berufsfeuerwehr
BFT	Beaufort
BGA	Blutgasanalyse
BGU	Berufsgenossenschaftliche Unfallklinik
BLS	Basic Life Support
BOS	Behörden und Organisationen mit Sicherheitsaufgaben
BR	Bereitstellungsraum
BWS	Brustwirbelsäule
cABCDE	analog zu xABCDE, aber mit c für Critical Bleeding
CAT	Combat Application Tourniquet
CBRN	Chemisch, Biologisch, Radioaktiv, Nuklear
CE	Conformité Européenne
CEW	Conducted Electrical Weapon
Ch	Charriere
CK	Creatinkinase
CMC	Combat Medical Care
CN	ω-Chloracetophenon (Reizgas)
CN	Chloracetophenon

CO_2	Kohlendioxid
CoTCCC	Committee on Tactical Combat Casualty Care
COX	Cyclooxygenase
CPG	Clinical Practice Guideline(s)
CPR	Cardiopulmonary Resuscitation
CR	Dibenzoxazepin (Reizgas)
CRM	Crew Ressource Management
CRT	Capillary Refill Time
CS	Chlorbenzylidenmalonsäuredinitril (Reizgas)
CT	Computertomografie
C-TECC	Committee for Tactical Emergency Casualty Care
CUF	Care Under Fire
CWMP	Combat Wound Medication Pack
DCR	Damage Control Resuscitation
DEIG	Distanzelektroimpulsgerät
Dekon P/V/G	Dekontamination von Personen/Verletzten/Gerät
DGAI	Deutsche Gesellschaft für Anästhesiologie und Intensivmedizin
DGU	Deutsche Gesellschaft für Unfallchirurgie
DGUV	Deutsche Gesetzliche Unfallversicherung
DHA	Defense Health Agency
DIN	Deutsches Institut für Normung
DOAK	direkte orale Antikoagulanzien
DTC	Direct Threat Care
ECLS	Extracorporeal Life Support
ECMO	extrakorporale Membranoxygenierung
eFAST	Extended Focussed Assessment with Sonography for Trauma
eFONA	Emergency Front of Neck Access
EG	endotheliale Glykokalyx
EIFAK	Essential Individual First Aid Kit
EK	Erythrozytenkonzentrat
EKG	Elektrokardiogramm
ERC	European Resuscitation Council
ESR	Einsatzteam Sonderlagen Rettungsdienst
$etCO_2$	endtidales Kohlenstoffdioxid
ETT	endotrachealer Tubus
EVAC	Evacuation Care
ExDS	Excited Delirium Syndrome
FASTTTT	Fight, Assess, Scan, Top off the Weapon, Take Cover, Treat Injuries, Talk
FAST	Focused Assessment with Sonography for Trauma
FATE	Focus Assessed Transthoracic Echocardiography
FDA	Food and Drug Administration
FF	Freiwillige Feuerwehr
FFP	Filtering Face Piece
FICB	Fascia-Iliaca-Nervenblockade

G	Gauge (als Nicht-SI-Einheit des Durchmessers von Venenkathetern)
G20	„Gruppe der 20" (Zusammenschluss von Staaten)
GCS	Glasgow Coma Scale, Glasgow Coma Score
GG	Grundgesetz
GoR	Grade of Recommendation
GSG9 BPOL	Grenzschutzgruppe 9 der Bundespolizei
Hb	Hämoglobin
HEIKAT	Handlungsempfehlung zur Eigensicherung für Einsatzkräfte der Katastrophenschutz- und Hilfsorganisationen bei einem Einsatz nach einem Anschlag
HEL	High Energy Laser
HES	hydroxyethylstärkehaltige Infusionslösungen
HF	Herzfrequenz
Hg	Hydrargyrum
HiOrg	Hilfsorganisation
Hkt	Hämatokrit
HLW	Herz-Lungen-Wiederbelebung
HRS	Heat Reflective Shield
hsTroponin	hochsensitives Troponin
HWS	Halswirbelsäule
i. m.	Intramuskulär
i. n.	Intranasal
i. o.	Intraossär
i. v.	intravenös
IC	iatrogene, therapiebedingte Koagulopathie
ICR	Interkostalraum
IED	Improvised Explosive Device
IFAK	Individuel First Aid Kit
IR	Infrarot
ISS	Injury Severity Score
ISSI	Individual Short Subscriber Identy
ITC	Indirect Threat Care
ITS	Intensivstation
JTS	Joint Trauma System
KAEP	Krankenhausalarm- und -einsatzplanung
KG	Körpergewicht
kg KG	(pro) Kilogramm Körpergewicht
KHK	koronare Herzkrankheit
KKT	Körperkerntemperatur
KÖF	Körperoberfläche
KRITIS	Kritische Infrastuktur
LebEL	lebensbedrohliche Einsatzlagen (polizeilich)
Lkw	Lastkraftwagen
LL	Leitlinie
LNA	Leitender Notarzt
LRAD	Long Range Acoustiv Device
LSM	lebensrettende Sofortmaßnahme

M.	Morbus
MAD	Mucosal Atomization Device (intranasaler mukosaler Medikamentenzerstäuber)
MAIS	Maximale Abreviated Injury Scale
MAL	mittlere Axillarlinie
MANI	Massenanfall von Infizierten
MANV	Massenanfall von Verletzten
MAP	Mean Arterial Pressure
MARCH	Massive Hemorrhage, Airway, Respiration, Circulation, Head/Hypothermie
MCL	Medioclavicularlinie
MKG-Chirurgie	Mund-Kiefer- und Gesichtschirurgie
MKÜ	Mobile Kontroll- und Überwachungseinheit
MPE	Maximum Permissible Exposure
NaCl	Natriumchlorid
NAEMT	National Association of Emergency Medical Technician
NASHT	nichtakzidentielles Schädelhirntrauma
NATO	North Atlantic Treaty Organization
NCTH	Non-Compressible Torso Hemorrhage
NEXUS	National Emergency X-Radiography Utilization Study
NFR-L	Notfallrucksack, leicht
NIBP	nichtinvasive Blutdruckmessung
NLW	Non-Lethal Weapon
NMDA-Rezeptor	N-Methyl-D-Aspartat-Rezeptor
NNH	Number Needed to Harm
NNT	Number Needed to Treat
NO	Stickstoffmonoxid
NOHD	Nominal Ocular Hazard Distance
NotSanG	Nofallsanitätergesetz
NRS	numerische Ratingskala (Schmerzskala)
NSAR	nichtsteroidale Antiphlogistika/Antirheumatika
NTIC	National TEMS Initiative and Council
O_2	Sauerstoff
OCC	On Scene Commander
OCT	Optical Coherence Tomography
OEF	Operation Enduring Freedom
OEM	operative Einsatzmedizin
OIF	Operation Iraqi Freedom
OP	Operation
OPQRST	Schema zur Schmerzbeurteilung: Onset, Palliation/Provocation, Quality, Radiation, Severity, Time
OrgL	Organisatorischer Leiter Rettungsdienst
OTFC	orales transmukosales Fentanyl Citrat
p. o.	per os (durch den Mund)
PÄD	Polizeiärztlicher Dienst
PAG	Gesetz über die Aufgaben und Befugnisse der Bayerischen Polizei
PAI 1	Plasminogen-Aktivator-Inhibitor 1

PAWS	Pain, Antibiotics, Wounds, Splinting
pCO2	Kohlendioxid-Partialdruck
PD	Pulsdruck
pDMS	periphere Durchblutung, Motorik, Sensibilität
PDV	Polizeidienstvorschrift
PFC	Prolonged Field Care
PFK	Psychosoziale Fachkraft
PHS SAN	Polizeihubschrauber mit Sanitätsausstattung
PHTLS	Prehospital Trauma Life Support
P-KTW	Polizei-Notfallkrankenwagen
Pkw	Personenkraftwagen
PLR	Passive Leg Raising
P-NEF	Polizei-Notarzteinsatzfahrzeug
POC	Point of Care
POCUS	Point of Care Ultrasound (Point-of-Care-Ultraschall)
POG	Polizei- und Ordnungsbehördengesetz
POI	Point of Injury
PPSB	prothrombinkomplex Konzentrat
PRIOR	primäres Ranking zur initialen Orientierung im Rettungsdienst
P-RTW	Polizei-Rettungstransportwagen
PSA	Persönliche Schutzausrüstung
PSNV	Psychosoziale Notfallversorgung
PSNV-B	Psychosoziale Notfallversorgung für Betroffene, Angehörige und Zeugen von Ereignissen (psychosoziale Akuthilfe)
PSNV-E	Psychosoziale Notfallversorgung für Einsatzkräfte
PTBS	posttraumatische Belastungsstörung
PVK	periphervenöser Katheter
RAAS	Renin-Angiotens-Aldosteron-System
RAPD	relativer afferenter Pupillardefekt
REBEL	Rettungsdiensteinsätze bei besonderen Einsatzlagen
REBOA	Resuscitative Endovascular Balloon Occlusion of the Aorta
RT	Rekapillarisierungszeit (Recap Time)
ROTEM	Rotationsthrombelastometrie
RR	Blutdruck (nach Riva-Rocci)
RR_{Dia}	Blutdruck diastolisch (nach Riva-Rocci)
RR_{Sys}	Blutdruck systolisch (nach Riva-Rocci)
RSI	Rapid Sequece Intubation
RTF	Rescue Task Force
RTH	Rettungshubschrauber
RTW	Rettungswagen
SAMPLER	kurze Notfallanamnese: Symptoms, Allergies, Medication, Past Medical History, Last Oral Intake, Events Prior to Incident, Risk Factors
SaO_2	arterielle Sauerstoffsättigung
SE	Spezialeinheit
SEK	Spezialeinsatzkommando
SET	Spezialeinsatztrupp

SF	Special Forces
SGA	supraglottische Atemwegshilfe
SHT	Schädel-Hirn-Trauma
SK	Sichtungskategorie
SOF	Special Operation Forces
SOMA	Special Operations Medical Association
SOP	Standard Operating Procedure
SpO_2	Sauerstoffsättigung im Blut
SPOC	Single Point of Contact
SSSS	Scene, Safety, Situation, Support
SSW	Schwangerschaftswoche
SvO_2	gemischtvenöse Sauerstoffsättigung
SWAT	Special Weapons And Tactics
T3C	Tactical Combat Casualty Care (TCCC)
Tab.	Tabelle
TACEVAC	Tactical Evacuation Care
TaKa	Taschenkarten
Tbl.	Tablette
TC3	Tactical Combat Casualty Care (TCCC)
TCCC	Tactical Combat Casualty Care
TECC	Tactical Emergency Casualty Care
TED	Terrorist Event Database
TEMS	Tactical Emergency Medical Support (auch: Tactical Emergency Medical Service)
TENS	transkutane elektrische Nervenstimulation
TF	Tissue Factor (Gewebefaktor)
TFC	Tactical Field Care
THD	Tageshöchstdosis
TIC	traumainduzierte Koagulopathie
TMP	Tactical Medical Provider
TMT	Tactical Mechanical Tourniquet
t-PA	Tissue Plasminogen Activator
TQ	Tourniquet
TR-DGU	Traumaregister der deutschen Gesellschaft für Unfallchirurgie
TREMA	Tactical Rescue and Emergency Medicine Association
TRM	Team Ressource Management
TRPA1	Transient Receptor Potential Ankyrin 1
TVV	taktische Verwundetenversorgung
TXA	Tranexamsäure (Tranexamic Acid)
USAF	United States Air Force
USSOCOM	United States Special Operations Command
UV	Ultraviolett
UZwG	Gesetz über den unmittelbaren Zwang bei Ausübung öffentlicher Gewalt durch Vollzugsbeamte des Bundes
V.	Vena
V. a.	Verdacht auf
VAS	visuelle Analogskala (Schmerzskala)

VCI	Vena cava inferior
VEL	Vollelektrolytlösungen
VF	Fernvisus/Visusfunktion
WASB	Wach, auf Ansprache erweckbar, auf Schmerzreiz erweckbar, bewusstlos
WASB	Bestimmung des Bewusstseins: wach, ansprechbar, Schmerzreiz, bewusstlos
WHO	World Heath Organisation
WS	Wirbelsäule
xABCDE	prioritätenorientierte Patientenversorgung: Exsanguination, Airway, Breathing, Circulation, Disability, Environment
ZONK	zentraler operativer Notfallkoordinator

Abbildungsnachweis

Der Verweis auf die jeweilige Abbildungsquelle befindet sich bei allen Abbildungen im Werk am Ende des Legendentextes in eckigen Klammern. Alle nicht besonders gekennzeichneten Grafiken und Abbildungen © Elsevier GmbH, München.

F780-007	Schiewe R, Bein B. Monitoring und Steuerung der Flüssigkeitstherapie – wozu und womit? Anasthesiol Intensivmed Notfallmed Schmerzther 2021;56(4):246–60. https://doi.org/10.1055/a-1118–7474
F873-002	Bieler D, Kollig E, Hackenberg L et al. Penetrating injuries in Germany – epidemiology, management and outcome an analysis based on the TraumaRegister DGU®. Scand J Trauma Resusc Emerg Med. 2021;29(1):80. https://doi.org/10.1186/s13049-021-00895-1
F1012-003	Graß S, Welkoborsky HJ, Möbius H et al. Orbitale Komplikationen. HNO 2018;66:800–811. https://doi.org/10.1007/s00106-018-0569-3
F1020-002	Law JA, Duggan LV, Asselin M et al. Canadian Airway Focus Group updated consensus-based recommendations for management of the difficult airway: part 1. Difficult airway management encountered in an unconscious patient. Can J Anesth/J Can Anesth 2021;68:1373–1404. https://doi.org/10.1007/s12630-021-02007-0
F1182-002	Udovicic L, Janßen W. Laser sicher anwenden. Bundesanstalt für Arbeitsschutz und Arbeitsmedizin (baua): Forschungsbericht A37, 1. Auflage, Dortmund 2022:31. https://doi.org/10.21934/baua:praxis20220901
H384-001	Quick JA, MacIntyre AD, Barnes SL. Emergent surgical airway: comparison of the three-step method and conventional cricothyroidotomy utilizing high-fidelity simulation. J Emerg Med. 2014;46(2):304–307. https://doi.org/10.1016/j.jemermed.2013.08.065
H385	Maschmann C, Jeppesen E, Rubin MA, Barfod C. New clinical guidelines on the spinal stabilisation of adult trauma patients – consensus and evidence based. Scand J Trauma Resusc Emerg Med. 2019;27(1):77. https://doi.org/10.1186/s13049-019-0655-x
H456-001	Hachimi-Idrissi S, Dobias V, Hautz WE et al. Approaching acute pain in emergency settings; European Society for Emergency Medicine (EUSEM) guidelines, part 2: management and recommendations. Intern Emerg Med 2020;15:1141–1155. https://doi.org/10.1007/s11739-020-02411-2
L138	Martha Kosthorst, Borken
L143	Heike Hübner, Berlin
L157	Susanne Adler, Lübeck

M582	Prof. Dr. Reinhard Larsen, Homburg
M1419	Manuel G. Burkert, Cuxhaven
O731	Dr. Stefan Baumgärtel
O732	Daniel Wohlfahrt, Happurg
O733	Dr. Sebastian Kalverkamp, Aachen
P110	Dr. Sebastian Casu, Aarhus, Dänemark.
P1395	Prof. Dr. Sebastian N. Kunz, Ulm
P1398	Wiebke Bruns, Hamburg
P1399	Sandra Wormbt, Hamburg
P1400	Dr. Fabian Spies, Hamburg
P1401	Frank Thiele, Gardelegen
P1402	Chris Radloff, Lübeck
P1403	Dr. Frank M. Jakobs, Köln
P1404	Melanie Wattenberg, Sankt Augustin
P1405	Dr. Valentin Kuhlwilm, Seedorf
P1406	Dr. Simon Martin Heinz, Landsberg am Lech
P1407	Benjamin Linke, Sankt Augustin
P1408	Dr. Christopher Hefner, Hamburg
P1409	Prof. Dr. Gereon Schälte, Aachen
P1410	Peter Lorenz, Radebeul
P1432	Dr. Raimund Lechner, Stuttgart
T883	Berufsgenossenschaftliche Unfallklinik Ludwigshafen
V870	SAM Medical®
V873	Prytime Medical Device, Inc.
V1036	WERO GmbH & Co. KG, Taunusstein
V1040	Axon Enterprise Inc.
W924-001	DBRD Akademie GmbH, Lübeck
W1241	Bundesamt für Bevölkerungsschutz und Katastrophenhilfe (BBK), Bonn
W1288	TREMA e. V. – Tactical Rescue & Emergency Medicine Association e. V., Dietingen
W1290	AUC Akademie der Unfallchirurgie GmbH, München – TraumaRegister DGU®
W1291	Bundespolizeiakademie – Stabsstelle Öffentlichkeitsarbeit und Beschwerdestelle, Lübeck
W1302	Einsatzführungskommando der Bundeswehr, Presse- und Informationszentrum Redaktion, Schwielowsee
X407	Janiak F. Analyse der Schuss- und Explosionsverletzten des Bundeswehrzentralkrankenhauses Koblenz zu Verletzungsmuster, chirurgischem Versorgungskonzept, Infektiologie, Outcome und posttraumatischer Lebensqualität, in Universitätsmedizin. 2021, Johannes Gutenberg-Universität Mainz: https://openscience.ub.uni-mainz.de/handle/20.500.12030/6041
X408	Thomas Püster, Laser Zentrum Hannover e. V.

Inhaltsverzeichnis

Prolog

Taktische Medizin wird weltweit bisweilen unter extremen Bedingungen von speziellem und spezialisiertem Personal ausgeführt. Vor dem Hintergrund einer sich geopolitisch weltweit verändernden Sicherheitslage sind Erkenntnisse, Grundsätze und Maßnahmen der „Taktischen Medizin" längst auch im „zivilen" Kontext sowohl prähospital als auch klinisch und in allen Behörden und Organisationen mit Sicherheitsaufgaben (BOS) mit unterschiedlicher Penetranz und Ausprägung etabliert.

Besondere medizinische Themengebiete wie invasive Maßnahmen, Flüssigkeits- und Volumentherapie sowie die lageangepasste Analgesie divergieren jedoch hinsichtlich ihrer Umsetzung und der verwendeten Substanzen.

Theoretisch wird eine Umsetzung der Maßnahmen durch eine Schulung nach speziellen medizinischen Leitlinien (z. B. TCCC Guidelines) ermöglicht. Internationale Leitlinien unterliegen jedoch in ihrer Umsetzung der deutschen Gesetzgebung und Rechtsprechung und konkurrieren deshalb beispielsweise in Teilen mit deutschen Leitlinien (S3-Leitlinie Polytrauma) und Gesetzen.

Auch aufgrund lokaler Protokolle (Stichworte: Ärztlicher Leiter Rettungsdienst und Pyramidenprozess gemäß Notfallsanitätergesetz) sind taktisch-medizinische Maßnahmen vor allem für nichtärztliches Personal nicht immer transferier- und legal anwendbar.

Die in diesem Buch enthaltenen Aussagen sind aufgrund der wissenschaftlich-fachlichen Aufarbeitung aktueller Publikationen, Leitlinien und Expertisen als Empfehlungen – und jederzeit im Kontext lokal geltender Bestimmungen modifizierbar – zu verstehen.

1 Ursprung, aktueller Kontext und Bezug

1.1 TCCC

Fabian Spies

TCCC = Tactical Combat Casualty Care

Five Bullets auf dem Weg zum Einsatz

- Tactical Combat Casualty Care (TCCC, TC3, T3C) ist die Mutter der Taktischen Medizin und wurde 1996 im Bereich der Spezialkräfte der US-Streitkräfte von Captain F. K. Butler begründet.
- Die medizinische Versorgung im zivilen Umfeld unterscheidet sich grundlegend vom polizeilichen und weiter vom militärischen Setting.
- TCCC unterscheidet die Phasen *Care Under Fire* (CUF), *Tactical Field Care* (TFC) und *Tactical Evacuation Care* (TACEVAC).
- In allen Phasen der Versorgung gilt es, die taktische Überlegenheit zurückzuerlangen.
- Medizinischer Schwerpunkt der Versorgung sind Maßnahmen zur Behebung von kritischen Blutungen (Exsanguination), Spannungspneumothorax und Atemwegsverlegung.

1.1.1 Anfänge und Relevanz

Im Jahr 1970 stellte Captain J. S. Maughon während des Vietnamkrieges fest, dass junge Soldaten mit schweren Extremitätenverletzungen ein gut ausgestattetes Feldlazarett Stunden nach der Verletzung lebend erreichen konnten. Allerdings verstarben sie relativ rasch nach Erreichen dieser Behandlungseinrichtung. So konnte gezeigt werden, dass von 46.233 toten Soldaten ca. 7,4 % (n = 3.421) an einer reversiblen Massenblutung der Extremität verstorben waren (Maughon 1970[1]). Auch in den Folgejahren mussten die US-Streitkräfte insbesondere in den Reihen ihrer Spezialkräfte Verluste hinnehmen, weil ihre Soldaten schlichtweg verbluteten. Dieser Umstand wurde als nicht hinnehmbar gewertet.
Selbst im Jahr 1992 bestand noch das Problem, dass die Ausbildung auf Kurssystemen basierte (Advanced Trauma Life Support, ATLS®), welche die Relevanz eines „Gefechts" und die spezifische medizinische Versorgung nicht abbildeten. So wurden die Sanitäter angewiesen, *keine* Tourniquets, schon gar keine junktionalen Tourniquets oder Hämostatika zu benutzen – ein heutzutage kaum zu glaubender Umstand.

Folgende Maßnahmen wurden damals empfohlen:
- Großlumige Zugänge zur Applikation großer Infusionsmengen
- Analgesie via intramuskulärer Gabe von Morphin
- Offene Freilegung der Vene („Venous Cutdown") durch den Sanitäter der Spezialkräfte
- Medizinische Versorgung von Patienten ohne Beachtung der taktischen Lage
- Keine Beachtung der traumainduzierten Koagulopathie
- Hervorhebung der Wichtigkeit der endotrachealen Intubation

Eine viel beachtete Studie von Butler et al. (2007)[2] konnte zeigen, dass durch Änderung der medizinischen Versorgung infolge der Anwendung der Prinzipien von TCCC die Versterbensrate von US-Soldaten über die Jahre 1941 bis 2005 sank:
- Zweiter Weltkrieg: 19,1 %
- Vietnamkrieg: 15,8 %
- Operation Enduring Freedom (OEF) und Operation Iraqi Freedom (OIF): 9,1 %

Eastridge et al.[3] konnten 2012 die drei häufigsten Todesursachen im militärischen Einsatz eruieren:
1. Exsanguination, massive Blutung: 91 %
   a) Körperstammblutungen: 67,3 %
   b) Stammnahe Blutungen: 19,2 %
   c) Extremitätenblutungen: 13,5 %
2. Atemwegsverlegung: 7,9 %
3. Spannungspneumothorax: 1,1 %

Die Interventionen bei TCCC haben seit ihrer Veröffentlichung im Jahr 1996 die Behebung dieser reversiblen Ursachen adressiert und konnten über die letzten rund 25 Jahre stetig angepasst und optimiert werden (CoTCCC 2021[4]). Hierbei muss betont werden, dass insbesondere bei der Medikamentenapplikation die Bestrebung besteht, die Gabe auf alternativen Wegen zu ermöglichen. Bis auf Blut und Blutprodukte können inzwischen fast alle Agenzien intranasal, intramuskulär oder buccal verabreicht werden.

Aktuelle medizinische Interventionen im Rahmen TCCC (Auszug)

- Anlage eines Tourniquets (TQ) als *einzige (!)* medizinische Maßnahme bei CUF
- Einsatz von Hämostyptika
- Atemwegssicherung via Koniotomie
- Entlastungspunktion bei Spannungspneumothorax
- Einsatz einer Beckenschlinge bei Verdacht auf Beckenfraktur
- Intravenöse (IV-), intraossäre (IO-) oder intramuskuläre (IM-) Applikation von Tranexamsäure (TXA)
- Verabreichung von Warmblut oder Blutprodukten
- Analgesie mittels Ketamin und Fentanyl, intramuskulär (IM), IV/IO oder intranasal (IN)
- Gabe von Moxifloxacin oder Ertapenem als Antibiose

Tab. 1.1 Unterschiede der Versorgung im zivilen, polizeilichen vs. militärischen Setting (modifiziert nach Schwartz, McManus, Swienton 2008[5])

	Zivil	Polizei	Militär
Waffe	Handfeuerwaffe, Messer, Axt	Handfeuerwaffe, Messer, Axt	Gewehr, Sprengfalle
Patientenanzahl	1 bis wenige	Wenige bis mehrere	Viele
Gefährdung	Niedrig	Potenziell warm	Potenziell feindlich, fluktuierend
Nomenklatur	xABCDE	xABCDE	MARCH (+ PAWS)
Versorgungsdauer	Kurzfristig	Mittelfristig	Langfristig
Ressourcen	Unbegrenzt	Limitiert	Limitiert

xABCDE: **Ex**sanguination, **A**irway, **B**reathing, **C**irculation, **D**isability, **E**nvironment
MARCH: **M**assive Hemorrhage, **A**irway, **R**espiration, **C**irculation, **H**ead/Hypothermia
PAWS: **P**ain, **A**ntibiotics/**A**llergies, **W**ounds, **S**plinting

Obwohl die medizinische Versorgung im zivilen und polizeilichen ebenso wie die Versorgung im militärischen Umfeld prioritätenorientiert erfolgt (taktische Verwundetenversorgung, TVV), bestehen gravierende Unterschiede, die in ▶ Tab. 1.1 erfasst sind.

So banal es auch klingen mag: Die beste Medizin ist es, im Rahmen von TCCC den Gegner zu kontrollieren. Es gilt, die Gefährdung zu minimieren, reversible Todesursachen zu therapieren und die Mission erfolgreich zu beenden.

DOS AND DON'TS

bei TCCC

Dos

- Feuer erwidern, Deckung suchen.
- Einsatz von Tourniquets ist die wichtigste, schnellste und effizienteste medizinische Maßnahme.
- Auftrag fortsetzen.
- Rücksprache mit taktischem Führer im Hinblick auf Dauer der Versorgung und Evakuierungsmöglichkeiten.

Don'ts

- Medizinische Individualversorgung.
- Rucksack vollständig auspacken.
- Transportmöglichkeit für den Patienten verpassen.

1.1.2 CoTCCC

1

CoTCCC = Committee on Tactical Combat Casualty Care

Das Committee on Tactical Combat Casualty Care (CoTCCC) wurde im Jahr 2002 vom US Special Operations Command (USSOCOM) ins Leben gerufen. Seither war es der Motor für sämtliche Anpassungen der *TCCC Guidelines*, die mittlerweile jährlich, bezogen auf aktuelle Therapien, Strategien und Studienlagen, angepasst werden.
Das Committee besteht aus 42 Mitgliedern, die sich aus Ärzten, Paramedics als Angehörige der US-Streitkräfte (Army, Navy, Air Force, Marine Corps) und der Küstenwache zusammensetzen. In der Regel haben die Mitglieder einen Hintergrund im Bereich Spezialkräfte (SOF, Special Operation Forces) oder spezialisierte Kräfte (SF, Special Forces) und waren mehrfach in verschiedenen Auslandseinsätzen.
Unter www.deployedmedicine.com sind die Guidelines und sämtliche Erkenntnisse zur Taktischen Medizin im militärischen Einsatz als Open Source von der Defense Health Agency (DHA[8]) publiziert. Die DHA fungiert als unterstützendes Organ der Streitkräfte, um in Zeiten von Frieden und Krieg eine qualifizierte, medizinische Versorgung in allen Sektoren zu ermöglichen.
▶ Tab. 1.2 zeigt die drei Phasen CUF, TFC und TACEVAC im Rahmen von TCCC.

Tab. 1.2 Übersicht der Phasen bei TCCC nach dem Committee on Tactical Combat Casualty Care (nach CoTCCC 2021[4])

Care Under Fire (CUF)	Tactical Field Care (TFC)	Tactical Evacuation Care (TACEVAC)
• Feuergefecht • Bedrohung durch Sprengfallen oder Scharfschützen	• Aktuell kein Gefecht • Allerdings drohende Gefahr, welche zum Abbruch der Versorgung führen kann	• Patiententransport im Fahrzeug • Bedrohung durch Luftabwehr oder Sprengfallen
• Feuer erwidern • Deckung suchen • Blutung kontrollieren	• Patienten entwaffnen • Erste qualifizierte medizinische Versorgung • Transport vorbereiten	• Versorgung während des Transportes
• Anlage Tourniquet	• Blutstillung/Damage Control Rescucitation (DCR) • Atemwegssicherung • Versorgung von thorakalen Verletzungen • Analgesie	• Analgesie/ Sedierung • Lagerung • Beatmung • Hypothermieprophylaxe

NIEMALS VERGESSEN!

- In der *Phase CUF* soll als *einzige* medizinische Intervention die *Anlage eines Tourniquets* erfolgen! Der taktische Führer gibt den zeitlichen und strategischen Korridor für die Versorgung an. Zu jeder Zeit müssen seine Befehle befolgt werden!

1.1.3 Besonderheiten und Ausblick

Entgegen der medizinischen Versorgung im zivilen Umfeld werden im militärischen Einsatz viele Maßnahmen bei TCCC von „medizinischen Laien“ durchgeführt.

Ist die Durchführung von invasiven Maßnahmen bzw. die Applikation von Medikamenten in Deutschland zum Beispiel durch gesetzliche Regelungen (Nofallsanitätergesetz, NotSanG) oder durch Führen von Zusatzbezeichnungen bzw. Fachkunden (Notfallmedizin) reguliert, kommt es bei TCCC mitunter häufig vor, dass bestimmte Maßnahmen (Entlastungspunktion, Anlage IV-Zugang, Koniotomie, Gabe von Opioiden oder Ketamin) durch klassische Kombattanten (also nicht sanitätsdienstliches Personal) durchgeführt werden.

Insbesondere SF und SOF bilden ihr Personal spezifisch in TCCC mit allen Kompetenzen aus. Dies ist u. a. der Tatsache geschuldet, dass nicht immer die Anwesenheit eines Medics, also eines speziell in sanitätsdienstlichen Themen und Maßnahmen ausgebildeten Soldaten, gewährleistet werden kann. In der Regel wird jedoch bei der Missionsplanung diese Fähigkeit beachtet und in der Stärke des Trupps oder der Gruppe berücksichtigt. Eine unter Soldaten der US Army durchgeführte Umfrage ergab, dass ihnen neben dem Beherrschen der eigenen Waffe das Beherrschen der medizinischen Interventionen (gemäß TCCC Guidelines) am wichtigsten ist (vgl. Butler, Dickey, Jenkins 2011[6]).

In den letzten Jahren hat sich TCCC als Motor für die Versorgung von polytraumatisierten Patienten etabliert. Hintergrund ist zum einen die Zunahme terroristischer Bedrohung mit den spezifischen Trauma-Mechanismen (Schussverletzungen, Blast etc.). Zum anderen müssen viele maximal invasive Methoden wie Koniotomie, Clamshell-Thorakotomie, Resuscitative Endovascular Occlusion Of the Aorta (REBOA) oder die Gabe von Warmblut aufgrund der Distanz zur nächsten Behandlungseinrichtung *zeitnah* durchgeführt werden (vgl. Butler et al. 2018[7]).

NACH DER GOLDEN HOUR WEISS ICH, DASS ...

- ... TCCC Begründer der Taktischen Medizin ist.
- ... der militärische Einsatz nicht 1:1 auf das zivile oder polizeiliche Umfeld übertragen werden kann.
- ... der erfolgreiche Abschluss der Mission das höchste Gebot darstellt.

1

- ... die Phasen CUF, TFC und TACEVAC im Hinblick auf die medizinische Versorgung sehr unterschiedlich sind.
- ... in der Phase CUF lediglich die massive Extremitätenblutung mittels Tourniquet kontrolliert wird.
- ... in den Phasen TFC und TACEVAC die intensivere Versorgung in Abhängigkeit von Zeit bis zur Evakuierung und Bedrohung erfolgen kann.

Literatur

[1] Maughon JS. An inquiry into the nature of wounds resulting in killed in action in Vietnam. Mil Med. 1970;135(1):8–13

[2] Butler FK, Holcomb JB, Giebner SD, et al. Tactical combat casualty care 2007: evolving concepts and battlefield experience. Mil Med. 2007;172(11 Suppl):1–19. https://doi.org/10.7205/milmed.172.supplement_1.1

[3] Eastridge BJ, Mabry RL, Seguin P, et al. Death on the battlefield (2001–2011): implications for the future of combat casualty care. J Trauma Acute Care Surg. 2012;73(6Suppl5):S431–437. https://doi.org/10.1097/TA.0b013e3182755dcc. *Erratum* in: J Trauma Acute Care Surg. 2013;74(2):706

[4] CoTCCC – Committee on Tactical Combat Casualty Care (TCCC). Guidelines for Medical Personnel. TCCC Guidelines 2021. Online unter: https://learning-media.allogy.com/api/v1/pdf/1045f287-baa4-4990-8951-de517a262ee2/contents [letzter Aufruf: 10.01.2024]

[5] Schwartz RB, McManus JG, Swienton RE. Tactical Emergency Medicine. 1st Edition. Philadelphia: Lippincott Williams & Wilkins, 2008

[6] Butler FK, Dickey NW, Jenkins D. Tactical Combat Casualty Care Training for Deploying Personnel 2011–02. Letter to Jonathan Woodson, M. D., Assistant Secretary of Defense (Health Affairs), 2011

[7] Butler FK, Holcomb JB, Shackelford SA, et al. Advanced Resuscitative Care in Tactical Combat Casualty Care: TCCC Guidelines Change 18–01:14 October 2018. J Spec Oper Med. 2018;18(4):37–55. https://doi.org/10.55460/YJB8-ZC0Y

[8] DHA – Defense Health Agency. Deployed Medicine, Website. Online unter: www.deployedmedicine.com [letzter Aufruf: 10.01.2024]

1.2 TECC

Carsten Kopschina

TECC = Tactical Emergency Casualty Care

Five Bullets auf dem Weg zum Einsatz

- Besteht eine taktische Lage?
- Beachte ich den Eigenschutz?
- Welche Ressourcen habe ich?
- In welcher Phase der Versorgung/Zone befinde ich mich?
- Wie kann ich prioritätenorientiert und effizient Handeln?

1.2.1 Einführung

Seit dem Jahr 2000 hat es in Deutschland mehrere Amoktaten und Terroranschläge gegeben, die das Land erschütterten. Diese Gewalttaten haben nicht nur zahlreiche Menschenleben gefordert, sondern auch Defizite in der Ausbildung von Sicherheitskräften und Rettungsfachpersonal aufgezeigt (Wurmb et al. 2020[1], Statista 2023[2]).
Einige der bekanntesten Amoktaten in Deutschland seit dem Jahr 2000 sind:

- Erfurt, 2002: Ein 19-jähriger ehemaliger Schüler tötete an seiner ehemaligen Schule 16 Menschen, bevor er sich selbst erschoss.
- Winnenden, 2009: Ein 17-jähriger Schüler erschoss an seiner ehemaligen Schule 15 Menschen und tötete anschließend auf der Flucht 3 weitere Menschen, bevor er sich selbst das Leben nahm.
- München, 2016: Ein 18-jähriger Schüler tötete am Olympia-Einkaufszentrum 9 Menschen und anschließend sich selbst.
- Halle, 2019: Ein 27-jähriger Mann erschoss vor einer Synagoge in Halle 2 Menschen und verletzte weitere, bevor er festgenommen wurde.
- Hamburg, 2023: Ein 35-jähriger Mann erschießt in einem Zentrum der Zeugen Jehovas 7 Menschen und sich selbst.

Die genannten Vorkommnisse – sowie viele weitere weltweit – haben die *Notwendigkeit der Ausbildung von Sicherheitskräften und medizinischen Fachkräften* im Hinblick auf Taktische Medizin, taktische Patientenversorgung und Versorgung von Verletzungsmustern, wie sie vormals aus Kriegsgebieten bekannt gewesen sind, deutlich gemacht.
Am 6. April 2013 kam der *Hartford Consensus* (vgl. Callaway 2017)[3] zustande: Er ist ein weiteres Beispiel für die Bemühungen, die Überlebenschancen von Patienten zu verbessern. Nach dem Amoklaufan der Sandy Hook Elementary School in Newtown, Connecticut im Jahr 2012, bei dem 26 Menschen, darunter 20 Kinder, getötet wurden, hielt das American College of Surgeons (ACS) in Zusammenarbeit mit anderen Organisationen ein Symposium in Hartford, Connecticut, ab. Das *Ziel:* eine nationale Strategie (USA) zur Verbesserung der Überlebensrate bei Verletzungen durch Schusswaffen im Rahmen von Amok- oder Terrorlagen zu entwickeln.
Der Hartford Consensus resultierte in einer Reihe von *Empfehlungen,* einschließlich

- der Förderung von Trainingsprogrammen zur Ersten Hilfe bei Blutungen,
- der Verbesserung der Zusammenarbeit zwischen Rettungsdiensten und Sicherheitskräften sowie
- der Förderung der Verwendung von Tourniquets zur Blutstillung.

Die unterschiedlichsten Ereignisse und Initiativen weltweit führten dazu, dass verschiedene Konzepte zur Ausbildung in Taktischer Medizin entwickelt und die Erfahrungen des Militärs hinsichtlich dieser Verletzungsformen mit eingebunden wurden. Eines dieser Konzepte ist die Tactical Emergency Casualty Care (TECC) – ein Kurs, welcher im Folgenden vorgestellt wird.

1.2.2 Die Entstehung von TECC

TECC (Tactical Emergency Casualty Care) ist ein Konzept für die medizinische Versorgung von Patienten in taktischen Umgebungen (Militär- oder Polizeieinsätzen oder anderen Situationen, in denen medizinische Versorgung unter erschwerten Bedingungen stattfinden muss).

TECC basiert auf dem Konzept der TCCC (Tactical Combat Casualty Care, s. ▶ Kapitel 1.1), konzentriert sich jedoch auf die Versorgung von Patienten in *zivilen* Umgebungen, wie zum Beispiel bei terroristischen Angriffen oder Naturkatastrophen.

TECC-Anwender arbeiten unter Bedingungen eingeschränkter Sicherheit und sind oft gezwungen, begrenzte medizinische Ausrüstung und Ressourcen zu nutzen. Daher zielt TECC darauf ab, medizinische Fachkräfte und andere taktische Anwender darauf vorzubereiten, schnell, prioritätenorientiert und effektiv zu handeln, um die Überlebenschancen von Patienten zu erhöhen.

Die *Grundsätze von TECC* [5] beinhalten

- das Verständnis für die Umgebung, in der sich der Einsatz abspielt,
- die Priorisierung von Verletzungen,
- die Durchführung lebensrettender Maßnahmen und
- die Organisation von Transport und Evakuierung von Patienten.

TECC wird oft als Ergänzung zur traditionellen medizinischen Versorgung angesehen und ist ein wichtiger Bestandteil der taktischen Ausbildung und Einsatzplanung von Einsatzkräften.

Durch TECC werden Amoklagen und der Behandlung nach Sprengstoffanschlägen geschult, ebenso wird aber auch die Versorgung nach Brandverletzungen oder bei einstürzenden Gebäuden mit in die Überlegungen einbezogen. Hier sind vor allem MANV-Situationen zu nennen, bei denen es mehr Verletzte als Personal gibt – oder weniger Material als benötigt (Triage-Situationen). Gerade in diesen Einsätzen können die taktischen Überlegungen aus dem TECC-Kurs sehr hilfreich sein.

TECC wurde von einem Gremium von Experten aus verschiedenen Bereichen entwickelt, die sich aus Vertretern des Militärs, des Rettungsdienstes, der Polizei und des Gesundheitswesens zusammensetzten. Die Entwicklung von TECC im Sinne der *National Association of Emergency Medical Technicians (NAEMT)* stützt sich auf vier grundlegende Quellen:

- TCCC/CoTCCC
- C-TECC-Richtlinien
- PHTLS (Prehospital Trauma Life Support) Committee der NAEMT
- TEMS (Tactical Emergency Medical Support)

TECC wurde erstmals 2009 von der NAEMT und dem Committee on Tactical Emergency Casualty Care (CoTECC) veröffentlicht. Seitdem wurde es von verschiedenen Organisationen und Einrichtungen im In-

und Ausland übernommen und angepasst, um den spezifischen Bedürfnissen von Militär-, Polizei- und Rettungsdiensten gerecht zu werden (NAEMT 2021[4]).
Im Jahr 2010 wurde das Committee for Tactical Emergency Casualty Care (C-TECC) gegründet. Das C-TECC entwickelte Richtlinien, welche die militärische taktische Patientenversorgung an die zivile Patientenversorgung im Rahmen von taktischen Einsatzgeschehen adaptiert.
Der *TECC-Kurs* vereint den Konsens aus den vier Quellen und hat das *Ziel,* medizinische Fachkräfte und andere taktische Anwender darauf vorzubereiten, schnell und effektiv zu handeln, um das Überleben von Patienten zu erhöhen. TECC ist mittlerweile zu einem wichtigen Bestandteil der taktischen Ausbildung und Einsatzplanung geworden und wird von vielen Organisationen weltweit genutzt. Der TECC-Kurs ersetzt aber keinen taktischen Kurs für polizeiliche Spezialkräfte.
Der TECC-Kurs basiert auf den Grundprinzipien

- Triage,
- Blutungskontrolle,
- Atemwegsmanagement und
- schnelle Evakuierung von Patienten.

Diese Inhalte werden den Teilnehmern an zwei Tagen in Kurzvorträgen, Fertigkeitsstationen und in Szenarientrainings vermittelt.

1.2.3 Aufbau des TECC-Kurses

Zur Reduktion von vermeidbaren Todesfällen im Rahmen taktischer Einsatzszenarien wurde ein 16-stündiger Präsenzkurs entwickelt. Die Teilnehmer setzen sich aus Mitarbeitern von Rettungsdienst, Feuerwehr und Polizei zusammen. Die Ausbildung der Teilnehmer variiert vom Ersthelfer bis zum Notfallsanitäter oder Notarzt. Ein Grundsatz der NAEMT ist, dass alle Teilnehmer eines Kurses alle Maßnahmen erlernen und anwenden sollen, auch dann, wenn diese Maßnahmen über ihren bisherigen Wissensstand hinausgehen.
Im Kurs werden Versorgungsprinzipien vermittelt: Diese müssen mit den lokalen Standards und Maßnahmenkatalogen abgeglichen werden, um für den Anwender eine rechtlich sichere Anwendung zu gewährleisten (NAEMT 2021[4]).
Die *Inhalte des TECC-Kurses* umfassen in der Regel:

- Einführung in das TECC-Konzept.
- Taktische Versorgung von Verletzungen.
- Management von lebensbedrohlichen Blutungen.
- Versorgung von Verletzungen der Atemwege.
- Versorgung von Schuss-/Explosionsverletzungen.
- Evakuierung von Patienten unter taktischen Bedingungen.
- Praktische Übungen mit Fallbeispielen.

Die TECC-Kurse in Deutschland sind in der Regel auf die spezifischen Anforderungen von Polizei- und Rettungskräften zugeschnitten und

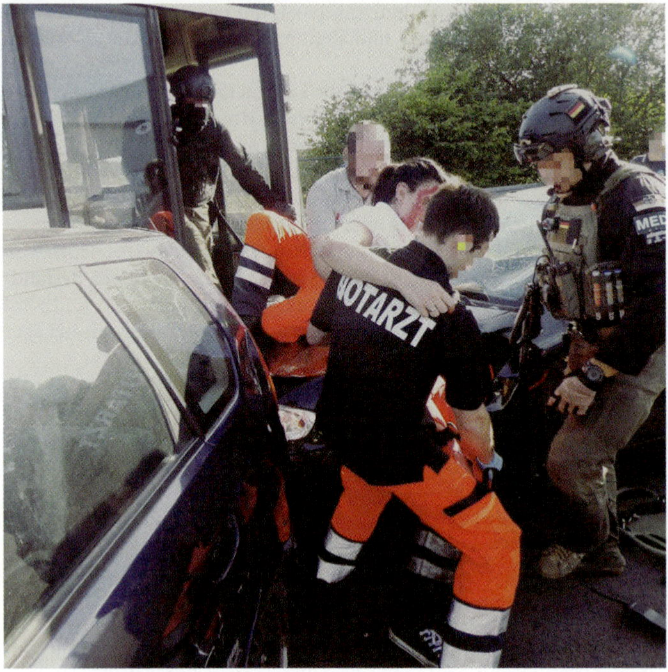

Abb. 1.1 Exemplarisches Beispiel für eine Versorgung während eines Szenarios im Rahmen eines TECC-Kurses am Flughafen Siegerland [W924-001]

sollen die Teilnehmer darauf vorbereiten, Patienten unter taktischen Bedingungen zu versorgen. Die Kurse werden oft in Zusammenarbeit mit den zuständigen Behörden und Organisationen durchgeführt, um sicherzustellen, dass die Teilnehmer die Fähigkeiten erwerben, die sie in ihrer Arbeit benötigen.

Ein wichtiger Grundbaustein der Kurse ist ein hohes Verhältnis von Instruktoren zu Teilnehmern (1:3): Dies gewährleistet eine fast schon individuelle Schulung der Teilnehmer während des Kurses sowie einen hohen Lernerfolg (Beispielbild aus einem TECC-Kurs in Deutschland in ▶ Abb. 1.1).

1.2.4 Versorgungsphasen bei TECC

Die Versorgung bei TECC unterscheidet drei Phasen:

- *Direct Threat Care (DTC):* Diese Phase ist die erste Phase der Versorgung. Sie findet während einer aktiven Bedrohungslage statt. Die Gefahr für die Einsatzkräfte und die Opfer ist am höchsten. Die primären Maßnahmen sind die Unterdrückung von Bedrohungen,

Tab. 1.3 TECC – drei Phasen der Versorgung

Phase	Aufgabe und Ziel
Direct Threat Care (DTC)	Aktive Bedrohung, Blutungskontrolle
Indirect Threat Care (ITC)	Keine aktive Bedrohung, Versorgung nach dem MARCH-Algorithmus
Evacuation Care (EVAC)	Abtransport der Patienten aus der Gefahrenzone und Übergabe an weiterversorgende Einheit bzw. Krankenhaus

die Verhinderung weiterer Opfer und die Rettung von Patienten aus dem Gefahrenbereich. Die medizinische Behandlung konzentriert sich auf die Kontrolle von massiven Extremitätenblutungen, die eine unmittelbare Lebensbedrohung darstellen.

- *Indirect Threat Care (ITC):* In dieser Phase findet die Behandlung ohne unmittelbare Bedrohungslage statt, jedoch besteht weiterhin eine potenzielle Gefährdung. Hier wird die Evaluation des Patienten nach dem MARCH-Algorithmus eingesetzt und beim Patienten werden weitere lebensrettende Maßnahmen durchgeführt. Ziel dieser Phase ist es, den Zustand des Opfers zu stabilisieren und eine erste prioritätenorientierte Behandlung durchzuführen.
- *Evacuation Care (EVAC):* In dieser Phase geht es darum, den Patienten in Sicherheit zu bringen und ihn in die Obhut qualifizierter medizinischer Fachkräfte zu bringen. Dies kann bedeuten, dass das Opfer aus einer Gefahrenzone entfernt, transportiert und an einen sicheren Ort gebracht wird, an dem die Versorgung fortgesetzt werden kann.

Diese drei Phasen stellen eine systematische Vorgehensweise für die Versorgung von Verletzungen dar, die im taktischen Umfeld auftreten können (▸ Tab. 1.3).

NIEMALS VERGESSEN!

- Die Eigensicherung hat höchste Priorität – ein verletzter Retter kann dem Patienten nicht mehr helfen!

1.2.5 MARCH-Algorithmus

Der MARCH-Algorithmus (vgl. NAEMT 2021[4], C-TECC 2015[5], CoTCCC 2021[6]) ist ein Konzept zur Priorisierung und Behandlung von Verletzungen in der taktischen medizinischen Versorgung. Entwickelt und eingeführt wurde er im militärischen Bereich der spezialisierten Kräfte der amerikanischen Streitkräfte.

Das Vorgehen ist analog dem Vorgehen nach dem xABCDE-Schema aus dem zivilen Setting des Prehospital Trauma Life Supports PHTLS Jedoch kommen beim MARCH auch die Versorgungsphasen zum Tragen. **MARCH** steht für:

- **M** = Massive Bleeding. Die erste Priorität liegt auf der Kontrolle massiver Blutungen. Dies umfasst die Anwendung von direktem Druck auf die Wunde, die Verwendung von Tourniquets sowie die schnelle Evakuierung des Patienten (s. ▸ Kapitel 3.2 und ▸ Kapitel 3.3).
- **A** = Airway. Das Atemwegsmanagement ist die zweite Priorität und umfasst die Beurteilung des Atemwegs im Hinblick auf Obstruktionen oder Blockaden, die zu Atembeschwerden führen können. Die Freihaltung des Atemwegs durch einfache Maßnahmen wie das Anheben des Unterkiefers, die Anwendung von nasopharyngealen Tuben bis hin zu der Anlage eines chirurgischen Atemwegs müssen beherrscht werden (s. ▸ Kapitel 3.5).
- **R** = Respiration. Die dritte Priorität ist die Atmung einschließlich der Überwachung von Atemfrequenz und Sauerstoffversorgung. Als Maßnahmen sind hier die Entlastungspunktion bei Spannungspneumothorax und die Versorgung von Schusswunden mittels Chest Seals zu nennen (s. ▸ Kapitel 3.6).
- **C** = Circulation. Der Kreislauf ist die vierte Priorität und umfasst die Bewertung des Blutdrucks und der Pulsfrequenz, um festzustellen, ob der Patient im Schock ist. Hier können Maßnahmen wie IV-Flüssigkeits-/Volumenersatz oder der Einsatz von Medikamenten notwendig sein, um die Perfusion relevanter Organe zu gewährleisten (s. ▸ Kapitel 3.11).
- **H** = Head/Hypothermia. Fünfte Priorität hat die Überwachung der Neurologie und Kontrolle der Körpertemperatur des Patienten. Es gilt, ein Schädel-Hirn-Trauma (SHT) auszuschließen oder zu detektieren (s. ▸ Kapitel 3.5 und ▸ Kapitel 3.10). Hierzu wird eine grobe neurologische Beurteilung des Patienten mit einfachen Maßnahmen bzw. Fragen durchgeführt.

Jeder der Aspekte muss in der angegebenen Reihenfolge schnell bewertet und behandelt werden, um die Überlebenschancen des Patienten zu erhöhen.

Der MARCH-Algorithmus ist eine schnelle und effektive Methode zur Bewertung und Behandlung von Verletzungen in der taktischen medizinischen Versorgung. Durch die Priorisierung der wichtigsten Aspekte der Versorgung können Einsatzkräfte schnell und effektiv Patienten behandeln und ihre Überlebenschancen erhöhen.

DOS AND DON'TS

beim MARCH-Algorithmus

Dos

- „Treat first, what kills first"!
- Eigenschutz und Phase der Versorgung beachten!
- Maßnahmen immer wieder in unterschiedlichen Szenarien und unter verschiedenen Bedingungen trainieren!

Don'ts

- Individualversorgung in der Phase DTC
- Nichtbeachtung des Algorithmus

1.2.6 RTF

RTF = Rescue Task Force

Das Konzept der Rescue Task Force ist ein taktisches Konzept, das von Rettungsdiensten und Sicherheitsbehörden entwickelt wurde, um die Reaktionszeit und die Überlebenschancen von Opfern bei einem aktiven Bedrohungsszenario, wie z. B. einem Amoklauf oder Terroranschlag, zu verbessern (Bachmann et al. 2019[7]).

In den USA wurde das RTF-Konzept zum Beispiel im Fire Department of New York (FDNY) und im Police Department of New York City (NYPD) eingeführt. Hierbei werden gemischte Einheiten aus vier Polizisten und drei Feuerwehrleuten (2 EMT Officers und 1 EMS Officer) gebildet. Die Bildung solcher Einheiten soll die Zusammenarbeit zwischen Feuerwehr, Rettungsdiensten und Polizei optimieren und eine bessere Koordination bei Rettungsaktionen in gefährlichen Situationen gewährleisten.

Das RTF-Konzept basiert auf der Idee, dass Rettungsdienste und Sicherheitsbehörden gemeinsam als Team arbeiten sollten, um die schnellstmögliche Versorgung von Opfern in einem gefährlichen Umfeld zu gewährleisten.

Das Konzept sieht zudem vor, dass speziell ausgebildete Rettungsteams (Rescue Task Forces) zusammen mit bewaffneten Sicherheitskräften in das betroffene Gebiet vordringen und Patienten aus der Gefahrenzone in einen sicheren Bereich bringen.

Die RTF-Teams bestehen aus medizinischem Fachpersonal, das auf die Versorgung von Schusswunden und anderen traumatischen Verletzungen spezialisiert ist, sowie aus Sicherheitskräften, die das Team absichern und vor möglichen Bedrohungen schützen.

Das RTF-Konzept erfordert eine enge Zusammenarbeit und Koordination zwischen Rettungsdiensten, Sicherheitsbehörden und anderen beteiligten Organisationen, um eine schnelle und effektive Reaktion auf Notfälle zu gewährleisten. Das *Ziel* ist es, die Überlebenschancen von Opfern in gefährlichen Situationen zu erhöhen, indem die Versorgung schneller und sicherer erfolgt.

Die Hauptaufgaben einer Rescue Task Force sind:

- *Rettung von Patienten:* Eine RTF hat die Aufgabe, schnell und effektiv Patienten aus gefährlichen Situationen zu retten. Dies beinhaltet die Sicherung der Umgebung, die Identifizierung von Patienten und die Durchführung von Rettungsmaßnahmen wie Erste Hilfe und Evakuierung.
- *Unterstützung von Einsatzkräften:* Eine RTF arbeitet eng mit anderen Einsatzkräften wie Polizei, Feuerwehr und Rettungsdienst zusammen, um eine koordinierte und effektive Rettungsaktion zu gewährleisten. Die RTF unterstützt diese Kräfte bei Bedarf mit speziellen Fähigkeiten und Ausrüstungen.
- *Schutz von Einsatzkräften:* Eine RTF hat auch die Aufgabe, die Sicherheit der eigenen Einsatzkräfte und anderer Rettungskräfte zu

gewährleisten. Dies beinhaltet die Überwachung der Umgebung auf potenzielle Gefahren und die Bereitstellung von Schutzausrüstungen wie Helmen und Schutzwesten.

- *Koordination von Rettungsmaßnahmen:* Eine RTF übernimmt auch die Koordination von Rettungsmaßnahmen vor Ort. Dies beinhaltet die Kommunikation mit anderen Einsatzkräften, die Zusammenstellung von Teams für spezielle Aufgaben und die Überwachung des Fortschritts der Rettungsaktion.

Inzwischen ist das RTF-Konzept in vielen Ländern weltweit verbreitet und wird heute von vielen Sicherheitskräften und Rettungsdiensten eingesetzt. Es hat sich als wirksam erwiesen, um die Überlebenschancen von Opfern in gefährlichen Situationen zu erhöhen und die Sicherheit von Einsatzkräften zu verbessern.

Ein Einsatz von rettungsdienstlichen Kräften zur Versorgung von Patienten in der Phase DTC ist in Deutschland momentan noch nicht realisierbar. Jedoch gibt es in einigen Bundesländern (Bayern, Baden-Württemberg) erste Projekte, bei denen speziell ausgebildete Ärzte zum Beispiel mit dem SEK in den Einsatz gehen. In Nordrhein-Westfalen gibt es ein erstes Projekt, welches vom dortigen Roten Kreuz in Siegen-Wittgenstein angestoßen wurde. Hier wurde das Einsatzteam Sonderlagen Rettungsdienst (ESR) gegründet. Dieses Team steht der Polizei bei besonderen Einsätzen zur Absicherung und Versorgung zur Verfügung (s. auch ▶ Kapitel 1.3).

NACH DER GOLDEN HOUR WEISS ICH, DASS ...

- ... TECC das Versorgungskonzept für das zivile und polizeiliche Setting ist.
- ... MARCH das Akronym für den Versorgungsalgorithmus ist.
- ... die Phasen DTC, ITC und EVAC im Hinblick auf die medizinische Versorgung sehr unterschiedlich sind.
- ... die RTF ein Konzept für die Zusammenarbeit von Rettungsdienst und Polizei darstellt.

Literatur

[1] Wurmb T, Franke A, Schorscher N, et al. Emergency response to terrorist attacks: results of the federal-conducted evaluation process in Germany. Eur J Trauma Emerg Surg 2020;46(4):725–730. https://doi.org/10.1007/s00068-020-01347-8

[2] Statista. Anzahl der Todesopfer bei Amokläufen in Deutschland. Betrachteter Zeitraum: 1949 bis 2023. Stand: März 2023. Online unter: https://de.statista.com/statistik/daten/studie/580953/umfrage/tote-bei-amoklaeufen-in-deutschland/ [kostenpflichtig, letzter Aufruf: 11.01.2024]

[3] Callaway DW. Translating Tactical Combat Casualty Care Lessons Learned to the High-Threat Civilian Setting: Tactical Emergency Casualty Care and the Hartford Consensus. Wilderness Environ Med 2017;28(2S):S140–S145. https://doi.org/10.1016/j.wem.2016.11.008

[4] NAEMT – National Association of Emergency Medical Technicians. TECC – Tactical Emergency Casualty Care. Das Buch zum Kurs. 2. Auflage, 2021. Jones and Bartlett Publisher

[5] C-TECC – Committee for Tactical Emergency Casualty Care. Tactical Emergency Casualty Care (TECC) Guidelines. June 2015. Online unter: https://www.c-tecc.org/images/content/TECC_Guidelines_-_JUNE_2015_update.pdf [letzter Aufruf: 18.01.2024]
[6] Deaton TG, Drew B, Montgomery HR, Butler FK Jr. Tactical Combat Casualty Care (TCCC) Guidelines: 25 January 2024. J Spec Oper Med. 2024 Mar 13:QT3B-XK5B. doi: 10.55460/QT3B-XK5B. Epub ahead of print. PMID: 38364091.
[7] Bachman MW, Anzalone BC, Williams JG, et al. Evaluation of an Integrated Rescue Task Force Model for Active Threat Response. Prehosp Emerg Care 2019;23(3):309–318. https://doi.org/10.1080/10903127.2018.1521487

1.3 TEMS

Chris Radloff

TEMS = Tactical Emergency Medical Support

Five Bullets auf dem Weg zum Einsatz

- Tactical Emergency Medical Support (TEMS) ist ein international verbreitetes Konzept zur Implementierung von (notfall-)medizinischen Komponenten in polizeiliche Einsatz- und Organisationsstrukturen.
- Nicht nur die Polizei, sondern auch die Rettungsdienste und Feuerwehren etc. setzen mitunter Anteile des TEMS-Konzeptes um.
- Eine Analyse der verfügbaren medizinischen Ressourcen am Einsatzort ist daher unerlässlich und sollte schon in die Einsatzplanungen einfließen.
- Wenn möglich, sollten sich die für die Umsetzung des TEMS-Konzeptes geschaffenen Ressourcen (der verschiedenen Organisationen) ergänzen und für Synergien genutzt werden.
- Zielstellung ist insbesondere die optimale medizinische Versorgung aller Einsatzkräfte, Patienten und Dritter mit einer gut funktionierenden Rettungskette.

1.3.1 Grundsätze und Entwicklung

Tactical Emergency Medical Support oder Service (TEMS) ist ein international weitverbreitetes Konzept zur Implementierung (notfall-)medizinischer Komponenten in polizeiliche Einsatz- und Organisationsstrukturen. Es verfolgt insbesondere das Ziel, eine lageangepasste und leitliniengerechte medizinische Versorgung in polizeilichen Einsatzlagen mit hohem Gefahrenpotenzial zu ermöglichen.
Dabei stellen Amokläufe, Terroranschläge, Geiselnahmen o. Ä. in typischem Ausmaß solche Einsatzlagen dar. Sie sind insbesondere dadurch bedingt, dass sich alle am Einsatzort befindlichen Kräfte und Dritte

1

Tab. 1.4 NTIC Core Competencies Domains von 2016; diese beschreiben noch heute die aktuellen Kompetenzen, die im TEMS-Konzept gefordert werden (nach Pennardt et al. 2016[3])

1	TECC-Methodologie und gefahrenabgängige Traumainterventionen nach TECC	
	a	Hämostase
	b	Atemweg/Airway
	c	Atmung/Respiration/Breathing
	d	Kreislauf/Circulation
	e	Gefäßzugänge
	f	Medikamentengabe
	g	Immobilisation und Transportbereitschaft
2	Medizinische Einsatzplanung und -vorbereitung	
3	Fernbeurteilung und Ersatzbehandlung	
4	Gesundheitsschutz und Prävention	
5	Rechtliche Aspekte von TEMS	
6	Umgang mit gefährlichen Stoffen	
7	Umweltfaktoren	
8	MANV-Triage	
9	Taktisches Verständnis	
10	Rettungskette und Rettung	

in einem (potenziellen) Gefahrenbereich befinden und mitunter leicht durch einen oder mehrere Täter verletzt werden können.
Zielstellung aller polizeilichen Einsatzkräfte ist daher die Lagebewältigung, welche sich auf das Einschränken des Täters in seinen Handlungsoptionen, den Wechsel von einer dynamischen auf eine stationäre Lage sowie final die Handlungsunfähigkeit des Täters fokussiert.
Im *Idealfall* würde dieses Ziel wenige Minuten nach Beginn der Lage erreicht sein, und rettungsdienstliche Kräfte könnten nahezu innerhalb ihrer regulären Hilfsfristen, nach gewohnten Standards und ohne besondere Eigengefährdung Verletzte versorgen. Dieser Idealfall tritt jedoch eher selten ein.
Bereits die Festnahme von Tätern kann mehrere Stunden in Anspruch nehmen, wie beim Terroranschlag von Anhängern des Islamischen Staates in Paris am 13. November 2015 festzustellen ist (RND mit dpa 2021[1]).
Weiterhin zeigen Einsätze wie der Amoklauf in einem Gemeindehaus der Zeugen Jehovas in Hamburg (März 2023) mit acht Todesopfern eine weitere regelmäßig auftretende Problematik: Selbst wenn die eigentliche Gefahr durch einen Täter nach z. B. 30 Minuten abgewandt ist, beein-

flussen falsche Meldungen über weitere (flüchtige) Täter die Lagebeurteilung der Polizei und damit direkt die Rettungskette (ntv.de, fzö/dpa 2023[2]).

Ein Einsatz rettungsdienstlicher Kräfte in einer noch andauernden oder unklaren Gefahrensituation geht immer mit einer Gefährdung der eingesetzten Helfer einher und muss daher fundiert abgewogen werden.

Da Verletzungen durch Schusswaffen, Messer oder sogar Explosivmittel innerhalb weniger Minuten tödlich verlaufen können, stellt sich die Frage, *wie man die Erfüllung des polizeilichen Auftrages mit einer leitliniengerechten medizinischen Versorgung zur Rettung von Menschenleben in Einklang bringen kann.* Dabei ist zu berücksichtigen, dass ein zunehmendes Gefahrenpotenzial eine Reduzierung der medizinischen Interventionen zur Folge hat und die Minimierung der täterbezogenen Gefahr (durch z. B. aktiven Beschuss oder das Erkennen eines Sprengvorrichtung) in den Fokus stellt.

Die aktuellen nationalen und internationalen TEMS-Konzepte sollen diese Fragestellung beantworten und Lösungsansätze bieten.

Diese finden ihre *Ursprünge* in den 1980er-Jahren, wo erste Spezialeinheiten der Polizei (SWAT, Special Weapons and Tactics) in den USA begannen, ihre Einsätze von medizinischem Fachpersonal begleiten zu lassen. Im Verlauf entwickelte sich das Konzept u. a. unter Federführung der National TEMS Initiative and Council (NTIC) weiter, was in der Identifizierung und Benennung von 17 Kernkompetenzen (einem Curriculum vergleichbar) mündete. Dabei stützte sich das NTIC auf die wissenschaftliche Basis der TCCC-Leitlinien und übertrug deren Aussagen nahezu identisch auf *zivile* Lagen.

Parallel dazu formte sich 2010 das Committee for Tactical Emergency Casualty Care (C-TECC) nach dem Vorbild des CoTCCC. Es besteht aus einem interdisziplinären Team Angehöriger der Rettungsdienste, Feuerwehren, Polizeibehörden und des Militärs in den USA. Zielstellung des C-TECC ist die Adaption der TCCC-Leitlinien auf die u. a. taktischen sowie patienten- und ausstattungsbezogenen Unterschiede in zivilen Hochrisiko-Einsatzlagen. Seit jeher entwickelt und veröffentlicht das C-TECC die sog. „Tactical Emergency Casualty Care"-Leitlinien und gibt damit eine Handlungsempfehlung zur Versorgung von Verletzten in zivilen Bedrohungslagen (s. ▶ Kapitel 1.2).

2011 wurden die Prinzipien und Strategien der TCCC-Leitlinien in den oben genannten Kernkompetenzen durch die des TECC ersetzt (Pennardt et al. 2016[3]). Die aktuellen *NTIC Core Competencies Domains* aus 2016 finden sich in ▶ Tab. 1.4.

Die einzelnen Kernkompetenzen sind mit weiteren Feinzielen hinterlegt, die je nach lokalen Gegebenheiten angepasst werden (Schwartz et al. 2014[4]).

An dieser Stelle sei darauf hingewiesen, dass der inhaltliche Schwerpunkt von TEMS nachvollziehbarerweise in Aspekten der Notfallmedizin liegt, Punkte wie Gesundheitsschutz und Prävention jedoch eine zunehmende Rolle einnehmen.

Die physische und psychische *Leistungsfähigkeit von Einsatzkräften* hängt stark von deren grundsätzlichem Gesundheitszustand ab. Daher sind gewisse Aspekte vor, während und nach Einsatzanlässen ebenfalls zu bewerten und Optimierungsansätze zu identifizieren. Beispielhaft können hier genannt werden:

- Schlaf-wach-Rhythmus,
- Tragezeiten der Schutzausstattung (Gewichtsbelastung),
- Zuführung von Lebensmitteln (Flüssigkeits- und Energiehaushalt) und
- professionelle Einsatznachbereitung im Sinne der psychosozialen Nachsorge.

Neben den Polizeibeamten der SWAT-Einheiten, welche über eine medizinische Ausbildung und Ausstattung verfügen, haben sich in den USA vor allem die folgenden beiden Systeme etabliert:

- *Tactical Medical Provides (TMP):* Tiefgehend ausgebildetes und ausgestattetes Rettungsdienstpersonal, welches bei polizeilichen Einsatzanlässen alarmiert und in die Einheit integriert wird (feste Zuordnung, meistens aus Rufbereitschaft). Die TMP stehen der Polizei für Belange der Einsatz Vor- und Nachbereitung ebenfalls zur Verfügung (ACEP 2022[5]).
- *Rescue Task Force (RTF):* Grundlegend oder erweitert ausgebildetes und ausgestattetes Rettungsdienstpersonal, welches aus dem Regeldienst zu einer polizeilichen Einsatzlage alarmiert wird und in Abstimmung mit der Polizei und unter deren Schutz eine geschlossene Einheit bildet und als solche eine medizinische Behandlung durchführen soll. Die RTF steht nicht für medizinische Belange vor oder nach einem Einsatz für die Polizei zur Verfügung (Nichols 2019[6]).

In Ergänzung zu diesen beiden Systemen steht der Ansatz, dass das Rettungsdienstpersonal an einem sicheren Ort in Bereitschaft verbleibt, um Verletzte von der Polizei zu übernehmen oder nach Freigabe des Einsatzortes zu diesem zu verlegen.

1.3.2 TEMS in Deutschland

Die Zunahme terroristischer Gewalttaten und gewaltbereiter Einzeltäter sorgte in Deutschland und anderen Ländern Europas für die Einführung analoger Konzepte – nicht nur in den Reihen polizeilicher Spezialkräfte, sondern (nicht flächendeckend) auch im zivilen Setting bei Feuerwehren und Rettungsdiensten (Khoshnevisan, Micklisch 2017[7]).

Die Frage, wie TEMS in Deutschland ausgestaltet ist, ist vielschichtig und muss immer aus den Blickwinkeln der verschiedenen zusammenarbeitenden Behörden und Organisationen mit Sicherheitsaufgaben (BOS) betrachtet werden – also regelhaft der Polizei und des Rettungsdienstes (bzw. der Feuerwehr) einer Stadt, derer eines Landkreises oder eines gesamten Bundeslandes.

Eine gemeinsame konsolidierte und vollumfängliche Konzeption zu Erwartungen, Anforderungsprofilen an die eingesetzten Kräfte in allen Aufgaben- und Führungsebenen, Aus- und Fortbildung und einsatztaktischen Grundsätzen im Kontext TEMS gibt es in Deutschland *bis dato nicht*. Dies mag vor allem in den teilweise sehr unterschiedlichen Rahmenbedingungen und den Herausforderungen des Föderalismus begründet liegen. Jedoch lassen sich mitunter einzelne Grundlagendokumente finden, die Teilaspekte bedienen.

Als übergeordnete Empfehlung, welche einsatztaktische Grundsätze beschreibt, wurde 2018 die *Handlungsempfehlung zur Eigensicherung für Einsatzkräfte der Katastrophenschutz- und Hilfsorganisationen bei einem Einsatz nach einem Anschlag (HEIKAT)* entwickelt (BBK 2018[8]; s. ▶ Kapitel 1.5). Das Bundesamt für Bevölkerungsschutz und Katastrophenhilfe (BBK) hat es mit diesem Dokument erstmals geschafft, wesentliche Entscheidungsträger für die Aufgabe der nichtpolizeilichen Gefahrenabwehr an einen Tisch zu bringen, um Lösungsansätze zur medizinischen Bewältigung von Bedrohungslagen zu erarbeiten. Das Bundeskriminalamt vertrat als Bundesbehörde polizeiliche Aspekte.

Da die Wahrnehmung der Aufgabe Rettungsdienst der Länderhoheit unterliegt, kann HEIKAT lediglich eine Empfehlung sein; sie kann jedoch auf Landesebene adaptiert und angewandt werden – wie beispielsweise im Falle der LEBE-Konzeption des Landes Schleswig-Holstein, welche die Zusammenarbeit zwischen Rettungsdienst und Polizei in einer lebensbedrohlichen Einsatzlage regelt.

Darüber hinaus gelten polizeiinterne Vorschriften wie die *PDV 100 (Führung und Einsatz der Polizei)* und die *PDV 136 (Einsatz bei Anschlägen und Gefahr von Anschlägen)*, welche ebenfalls Vorgaben zur medizinischen Einsatzversorgung und der Schnittstellenarbeit zu den medizinischen Fachdiensten machen. Diese und andere PDV dienen weiterhin als Grundlage für polizeiliche Konzeptionen, die im Regelungsgehalt zur konkreten Ausgestaltung detaillierter sind.

Medizinisch-fachlich kann eine Orientierung insbesondere anhand der *TCCC Guidelines, TECC Guidelines* und anderer Leitlinien erfolgen. Auf nationaler Ebene sind hier vor allem die Leitlinien der Tactical Rescue & Emergency Medicine Association (*TREMA* e. V., s. ▶ Kapitel 1.4) sowie der *S3-Leitlinie Schwerverletzten-Behandlung/Polytrauma* der Deutschen Gesellschaft für Unfallchirurgie e. V. und der Deutschen Gesellschaft für Orthopädie und Unfallchirurgie e. V. zu nennen.

Je nach BOS ist der Entwicklung- und Umsetzungsstand von TEMS-Strukturen in Deutschland unterschiedlich.

Umsetzung von TEMS bei der Polizei

Die Polizeien bereiten sich insbesondere durch Etablierung eines abgestuften Qualifizierungs- und Ausstattungskonzepts medizinisch auf entsprechende Lagen vor (Khoshnevisa, Micklisch[7]).

So sind in der Regel alle Polizeivollzugsbeamten zu Ersthelfenden qualifiziert und verfügen über Kenntnisse und Fähigkeiten der taktischen Einsatzmedizin, die über die regulären Inhalte der Ersten Hilfe hinausgehen – eine entsprechende Ausstattung inbegriffen.

Mitunter lassen sich weitergehende Qualifikationen wie die des Rettungshelfers oder sogar rettungsdienstähnliche Strukturen wie die der Polizeiärztlichen Dienste finden. Diese verfügen mitunter über Polizeiärzte sowie Polizeibeamte mit der Qualifikation Rettungssanitäter, -assistenten oder Notfallsanitäter inkl. einer umfänglichen Ausstattung in Form von Rettungsfahrzeugen, Hubschraubern mit medizinsicher Ausstattung u. Ä. All diese Strukturen haben zum *Ziel,* medizinische Fähigkeitslücken zu schließen, um eine bestmögliche Versorgung verletzter oder erkrankter polizeilicher Einsatzkräfte bis zur Übergabe an den Rettungsdienst oder eine geeignete Behandlungseinrichtung zu ermöglichen (s. ▶ Kapitel 4.1).

Auch die Versorgung polizeilich relevanter Personen oder Dritter erfolgt im Rahmen der Garantenstellung. Bundeslandübergreifende Konzepte zur Synchronisierung der Ausstattung oder Fortbildung gibt es dabei nicht.

Einzig die Spezialeinheiten der Polizeien, z. B. Spezialeinsatzkommandos (SEK) der Länder und die Grenzschutzgruppe 9 (GSG9) der Bundespolizei (BPOL), haben sich 2017 auf einen einheitlichen Ausbildungs- und Ausrüstungsstand ihres medizinischen Fachpersonals verständigt – der genormte „Einsatzsanitäter SE“ (Spezialeinheiten, Spezialisierte Einheiten) entstand (Grafe 2019[9]).

Umsetzung von TEMS in den Rettungsdiensten

Auch in den Rettungsdiensten fanden Entwicklungsprozesse statt.

In vielen Bundesländern lassen sich Ausrüstungs-Sets für Bedrohungslagen auf den Rettungsmitteln finden, die in der Regel Produkte zur Versorgung typischer Verletzungsmuster beinhalten (s. ▶ Kapitel 5).

Die Schulung im Umgang mit diesen Produkten sollte integraler Bestandteil der Aus-, Fort- und Weiterbildung von allen Angehörigen des Rettungs- und Notarztdienstes sein.

Ebenso werden landesweite oder regionale Konzepte analog HEIKAT erarbeitet und umgesetzt.

Weiterhin etablieren sich zunehmend gemeinsame Übungen und Fortbildungen mit der Polizei, die als Übungsziel auch die gemeinsame Versorgung Verletzter und die Zusammenarbeit in einem polizeilichen Gefahrenbereich beinhalten.

Eine spezielle und vor allem planbare Vorhaltung von Einsatzmitteln für Polizeilagen ist in Deutschland eher selten. Rettungswagen und Notarzteinsatzfahrzeuge werden aus dem Regeldienst in die Lage alarmiert und erst dann mit der konkreten Strategie der Einsatzbewältigung und ihrer Schnittstelle zur Polizei konfrontiert. Typisch sind dabei die Bereitstellungen für SEK-Einsätze oder reguläre Einsätze mit erhöhtem Gefahrenpotenzial.

Ein Leuchtturmprojekt stellt die Indienststellung des Einsatzteams Sonderlagen Rettungsdienst (ESR) des Kreises Siegen-Wittgenstein im Jahr 2021 dar. Dieses wurde explizit für die Zusammenarbeit mit der Polizei in Sonderlagen aufgestellt. Ein zwölf Personen starkes Team aus Notfallsanitätern steht den Polizeibehörden im Kreis Siegen-Wittgenstein (inkl. der SEK des Landes NRW) 24 Stunden an sieben Tagen der Woche abrufbereit zur Verfügung. Regelmäßige Trainings mit der Polizei und ein erweitertes Ausstattungskonzept bilden die dabei Grundlage der Zusammenarbeit. Die Indienststellung resultierte aus der Erkenntnis, dass notwendige Kompetenzen, die für die Bewältigung polizeilicher Einsatzlagen sowie die Behandlung von Verletzten nach Schuss-, Schnitt- und Sprengverletzungen relevant sind, nicht als Querschnittsgrundbefähigung aller Rettungsdienstmitarbeiter des Kreises etabliert werden können. Das ESR agiert, analog zu den gängigen Handlungsempfehlungen, grundsätzlich in sicheren Einsatzbereichen, kann aber lageangepasst Maßnahmen in polizeilichen Gefahrenbereichen durchführen (wS[10]).

NACH DER GOLDEN HOUR WEISS ICH, DASS ...

- ... Tactical Emergency Medical Support (TEMS) ein Konzept zur Etablierung medizinischer Komponenten in polizeiliche Einsatz- und Organisationsstrukturen darstellt.
- ... das Konzept zwischen dem Einsatz polizeieigenen medizinischen Personals, der Etablierung fest zugeordneten taktischen Rettungspersonals (TMPs) und der Bildung anlassbezogener Rettungsteams (RTF) unterscheidet.
- ... der Erfolg in der Umsetzung dieses Konzeptes in einer zielgerichteten gemeinsamen Vorbereitung liegt (abgestimmte Einsatz- und Ausstattungskonzepte, gemeinsame Fortbildungen und Übungen, gemeinsame Einsatznachbereitungen).

Literatur

[1] RND mit dpa – Redaktionsnetzwerk Deutschland mit Deutsche Presse-Agentur. Die Anschläge von Paris 2015 – eine Chronologie der Ereignisse. Online-Artikel vom 07.09.2021, 23:20 Uhr. Online unter: https://www.rnd.de/politik/chronologie-der-terrornacht-in-paris-bataclan-stade-de-france-le-carillon-was-geschah-wo-und-wann-PD4P7MNIH5DC7E6SEBT57J6ERY.html [letzter Aufruf: 18.01.2024]

[2] ntv.de, fzö/dpa. Angriff auf die Zeugen Jehovas. So lief der Amoklauf von Hamburg ab. Rubrik Panorama. Online-Artikel vom 10.03.2023, 18:22 Uhr. Online unter: https://www.n-tv.de/panorama/So-lief-der-Amoklauf-von-Hamburg-ab-article23976318.html [letzter Aufruf: 18.01.2024]

[3] Pennardt A, Callaway DW, Kamin R, et al. Integration of Tactical Emergency Casualty Care Into the National Tactical Emergency Medical Support Competency Domains. J Spec Oper Med. 2016;16(2):62–66

[4] Schwartz RB, Lerner B, Llewellyn C, et al. Development of a National Consensus for Tactical Emergency Medical Support (TEMS) Training Programs – Operators and Medical Providers. J Spec Oper Med. 2014;14(2):122–138. https://doi.org/10.55460/2QZA-HKLC

[5] ACEP – American College of Emergency Physicians. Tactical and Law Enforcement Medicine. What is Tactical Medicine? 2022. Online unter: https://www.acep.org/talem/about-us/what-is-tactical-medicine [letzter Aufruf: 18.01.2024]

[6] Nichols JK. The Use of Rescue Task Forces in Response to Active Shooter/Hostile Events. Law Enforcement Management Institute of Texas Papers. LEMIT 2019. Online unter: https://shsu-ir.tdl.org/items/d570cda0-033e-4e4c-9b33-e74c61c897d0 [letzter Aufruf: 18.01.2024]

[7] Khoshnevisan A, Micklisch A. Elemente der taktischen Einsatzmedizin: Erste Hilfe. Rubrik: Titelthema. Bundespolizei kompakt. 2017;44(01):18–19
[8] BBK – Bundesamt für Bevölkerungsschutz und Katastrophenhilfe. HEIKAT. Handlungsempfehlung zur Eigensicherung für Einsatzkräfte der Katastrophenschutz- und Hilfsorganisationen bei einem Einsatz nach einem Anschlag. 1. Ausgabe, November 2018
[9] Grafe D. Zentrale Ausbildung der Einsatzsanitäter SE. 2. Lehrgang beim SEK Brandenburg. Taktik + Medizin 2019;3(2):22
[10] wS – wirSiegen.de. „Einsatzteam Sonderlagen Rettungsdienst“ zum Training an der Bundespolizeiakademie. Vorbereiten auf den Notfall, der hoffentlich nie kommt. Artikel vom 26.08.2021. Online unter: https://wirsiegen.de/2021/08/einsatzteam-sonderlagen-rettungsdienst-zum-training-an-der-bundespolizeiakademie/339112/ [letzter Aufruf: 18.01.2024]

1.4 TREMA

Florent Josse

TREMA = Tactical Rescue & Emergency Medicine Association e.V.

Five Bullets auf dem Weg zum Einsatz

- Die TREMA e. V. gibt es seit 2008.
- Die TREMA ist eine Fachgesellschaft für taktische Verwundetenversorgung und Taktische Medizin.
- Die TREMA steht für die bestmögliche notfallmedizinische Versorgung trotz der lagebedingten Einschränkungen in speziellen Einsätzen.
- Die TREMA stellt ihre Leitlinien und Inhalte frei zur Verfügung.
- Die TREMA fördert Aus- und Weiterbildungen und unterstützt Veranstaltungen und wissenschaftliche Tagungen.

1.4.1 Geschichte der TREMA

Die Tactical Rescue & Emergency Medicine Association (TREMA) e.V. wurde 2008 durch eine kleine Gruppe von Personen in Pfullendorf gegründet. Vorausgegangen waren der Gründung die – zu diesem Zeitpunkt in Deutschland neu durchgeführten – TCCC-Symposien und -Konferenzen, die analog zur Special Operations Medicine Association (SOMA) in den USA und ähnlichen Arbeitsgruppen das Thema taktische Verwundetenversorgung (Tactical Combat Casualty Care, TCCC) bedienten. Die Idee war, eine unabhängige Bündelung von Wissen und Erfahrung sowie eine fundierte Grundlage für die Anwendung der Algorithmen zu bieten. Dies war insbesondere deshalb nötig, da zu diesem Zeitpunkt die Ausbildung von nichtärztlichem Personal und Nicht-Sanitätspersonal in erweiterten notfallmedizinischen Maßnahmen vonseiten des Sanitätsdienstes heftig umstritten war und teilweise auch kritisch betrachtet wurde. Im Fokus standen hier primär Spezialkräfte.

Gründungsmitglieder waren dann schließlich sieben motivierte und aktive Akteure aus den verschiedenen Bereichen der Spezialkräfte von Militär und Polizei sowie der Ausbildung von Spezialkräften. Sie gründeten in Pfullendorf den fachlichen und taktisch-strategischen Kern dieser neuen Vereinigung. Hierdurch konnte für die Anwender der taktischen Verwundetenversorgung ein Forum geschaffen werden, um sich auszutauschen, sich fort- und weiterzubilden und fachliche Unterstützung in Fragen zu notfallmedizinischen Belangen unter taktischen Bedingungen zu bekommen. Die TREMA e. V. hat mittlerweile ca. 600 Mitglieder und ist aus der Taktischen Medizin in Deutschland, aber auch in Europa nicht mehr wegzudenken. Das Herzstück und Hauptfokus der TREMA e. V. sind die *Leitlinien für die taktische Verwundetenversorgung*, welche die internationalen *TCCC Guidelines* mit europäischen notfallmedizinischen Leitlinien und Vorgaben abgleicht, bewertet und an nationale Standards anpasst. In den vergangenen Jahren zeigte sich, dass die TREMA-Leitlinien nicht nur die TCCC Guidelines verbreitet haben, sondern z. B. in Sachen Analgesie mit Esketamin den *CoTCCC Guidelines* teilweise weit voraus waren und vice versa einen positiven Impact auf eben jene haben.

1.4.2 Aufbau und Organisation der TREMA

Das Hauptorgan der TREMA e. V. ist die Mitgliederversammlung (ordentliche Mitglieder, Ehrenmitglieder und Fördermitglieder), aus welcher der geschäftsführende Vorstand mit Präsident, Vizepräsident, Schriftführer, Schatzmeister und Generalsekretär alle zwei Jahre gewählt wird. Zusätzlich spiegeln sich die verschiedenen Aufgaben und Interessen in den verschiedenen Referaten (Fachempfehlungen und Richtlinien, Ausbildung und Einsatztaktik, Material-Weiterentwicklung, Öffentlichkeitsarbeit und internationale Zusammenarbeit) wider (▶ Abb. 1.2).

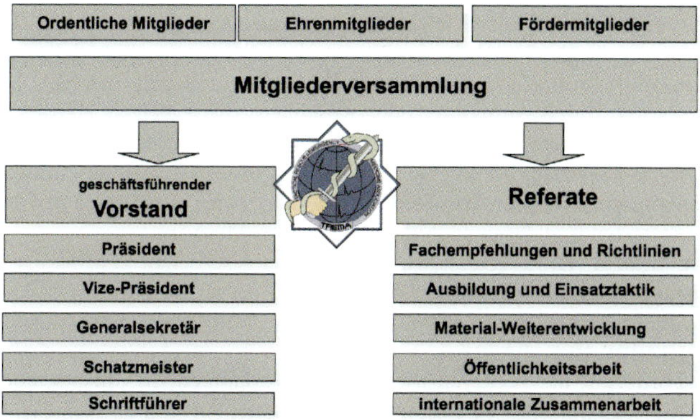

Abb. 1.2 Aufbau und Organe der TREMA e. V. [W1288]

1

1.4.3 TREMA e.V. als Fachgesellschaft

Standardisierung und teamorientiertes Vorgehen nach etablierten Algorithmen sowie die dadurch entstandene „gemeinsame Sprache“ haben in der Notfallmedizin zu einer Verbesserung der Patientenversorgung geführt. Die Prinzipien und Verfahren sind sinnvollerweise sowohl an die Situation im zivilen Rettungsdienst als auch an die zu erwartende Patientenklientel angepasst. Dies gilt insbesondere hinsichtlich der in diesem Zusammenhang meist kurzen Versorgungs- und Transportzeiten. Bei militärischen oder anderen taktischen Einsatzlagen bzw. bei der notfallmedizinischen Versorgung unter Bedrohung – sogenannten lebensbedrohlichen Einsatzlagen – stellt sich jedoch die Rahmenlage deutlich anders dar. Es imponieren widrige Umweltfaktoren, eine jeweils unterschiedlich ausgeprägte Bedrohungssituation sowie ein Mangel an Ressourcen. Somit kann z. B. das völlig korrekte Vorgehen nach PHTLS- bzw. „zivilen“ Algorithmen und Vorgehensweisen eine Verschlechterung des Zustandes des Patienten und der eigenen Lage nach sich ziehen, da z. B. eine zu lange Bindung am Einsatzort entsteht und das Team einer unangemessenen Bedrohung ausgesetzt wird. Es gilt also: *Die taktische Lage bestimmt die medizinischen Handlungen vor Ort.*

Aus diesem Grund entwickelte sich das Versorgungskonzept Tactical Combat Casualty Care (TCCC, s. ▶ Kapitel 1.1) beim *Militär* bzw. Tactical Emergency Medical Support (TEMS, s. ▶ Kapitel 1.3) im Bereich der Spezialkräfte der *Polizei.*

In diesen Versorgungsgrundsätzen und Ausbildungssystemen finden die jeweiligen spezifischen Rahmenbedingungen Berücksichtigung und leiten zu einer situationsabhängigen Versorgung in der entsprechenden Einsatzphase über. Ferner wird ein Fokus auf die durch scharfe Gewalt und ballistische Einwirkung entstandenen Verletzungen und Erkrankungen gelegt und daraus resultierend die Versorgungsmaßnahmen angepasst – bis hin zum Transport unter verlängerten Versorgungszeiten.

Grundsätzlich finden sich diese Bedingungen nicht nur in militärischen Einsätzen, sondern auch im *zivilen* Bereich wieder. Beispiele dafür sind sogenannte polizeiliche lebensbedrohliche Einsatzlagen (LebEL), hervorgerufen durch Amoktäter oder Anschläge, die Arbeit an schwer zugänglichen Orten (Höhenarbeiter bzw. Industriekletterer, aber auch Offshore-Einsätze), berufliche Tätigkeit in Ländern mit eingeschränkter medizinischer Infrastruktur (Krisenregionen) sowie der Bereich der Risikosportarten und damit auch der „Wilderness Medicine“.

Vor diesem Hintergrund wurde die Fachgesellschaft TREMA e. V. gegründet, um die folgenden *Aufgaben und Ziele* zu verfolgen.

Aufgaben der TREMA

- Förderung der Weiterentwicklung der Notfallmedizin – insbesondere der präklinischen Versorgung und speziellen Rettung unter extremen und/oder taktischen Rahmenbedingungen

- Auswertung von Erkenntnissen, Richtlinien und Empfehlungen anderer notfallmedizinischer Fachorganisationen im Hinblick auf die Übertragbarkeit auf die besonderen Rahmenbedingungen taktischer Lagen
- Erfahrungsaustausch und -auswertung
  - unter militärischen, polizeilichen und zivilen Organisationen
  - national und international
  - medizinisch und taktisch
- Evaluierung materieller Weiterentwicklungen und Aufbereitung der Ergebnisse für die Mitglieder
- Erarbeitung von Empfehlungen und Richtlinien (medizinische Verfahren, Algorithmen; Ausbildung)
- Förderung von Aus- und Weiterbildungen
- Unterstützung und Veranstaltung wissenschaftlicher Tagungen
- Förderung der Zusammenarbeit national, international und organisationsübergreifend
- Beratung bei der Planung und Durchführung von notfallmedizinischen Aufgaben unter besonderen Rahmenbedingungen
- Förderung des Ansehens und der Interessen von Kräften, die in diesem Bereich arbeiten

Ziele der TREMA

- Bestmögliche notfallmedizinische Versorgung trotz der lagebedingten Einschränkungen in speziellen Einsätzen
- Entwicklung einer unabhängigen, fachlichen Arbeitsgrundlage, damit Schaffung von mehr Handlungssicherheit für die Anwender vor Ort

1.4.4 Tätigkeiten

Als fachliche Grundlage für die TREMA dient die schon oben genannten *Leitlinie der TREMA e. V. für die taktische Verwundetenversorgung*. Diese wird stetig weiterentwickelt und angepasst und bietet somit ein profundes Werk für Medics und Ärzte im Einsatz.

Zur Unterstützung der Ausbildung und zur Versorgung von Patienten hat die TREMA e. V. eine Verwundetenkarte zur Dokumentation über die Jahre hinweg immer weiterentwickelt und die Erfahrungen aus den Einsätzen mit eingebracht. Sie stellt diese Karte frei zugänglich zur Verfügung (▶ Abb. 1.3).

Um ein an die im Rahmen bewaffneter Auseinandersetzungen typischen Verletzungen und die taktische Rahmenlage angepasstes Untersuchungsschema – das sogenannte Initial Assessment – zu etablieren und auszubilden, wurden die Taschenkarten („TaKas") entwickelt. Anfangs noch auf dem xABCDE-Schema basierend, wurde nun auch das MARCH-System mit aufgenommen und die Karten auf die verschieden Anwenderniveaus und spezifischen Vorgaben angepasst (▶ Abb. 1.4).

Aber auch weitere Taschenkarten für die alpine Höhenmedizin, 9-Line MedEvac Request, K9 werden online zur Verfügung gestellt (TREMA[3]).

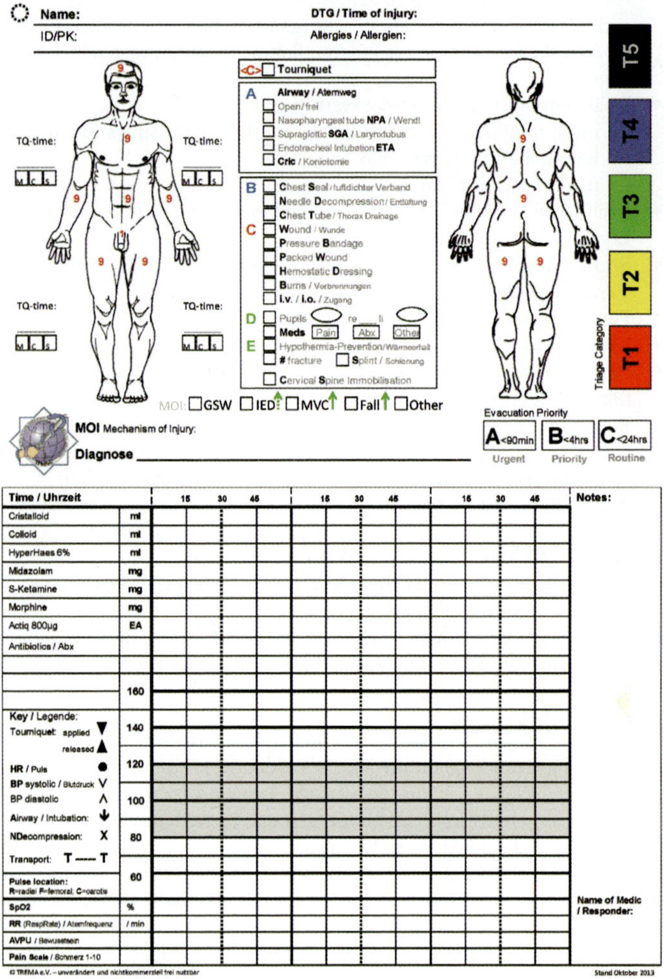

Name: DTG / Time of injury:

ID/PK: Allergies / Allergien:

TQ-time: M C S

TQ-time: M C S

TQ-time: M C S

TQ-time: M C S

<C> ☐ Tourniquet

A Airway / Atemweg
☐ Open / frei
☐ Nasopharyngeal tube NPA / Wendl
☐ Supraglottic SGA / Larynxtubus
☐ Endotracheal Intubation ETA
☐ Cric / Koniotomie

B ☐ Chest Seal / luftdichter Verband
☐ Needle Decompression / Entlüftung
☐ Chest Tube / Thorax Drainage
C ☐ Wound / Wunde
☐ Pressure Bandage
☐ Packed Wound
☐ Hemostatic Dressing
☐ Burns / Verbrennungen
☐ i.v. / i.o. / Zugang
D ☐ Pupils re __ li
☐ Meds Pain Abx Other
E ☐ Hypothermia-Prevention / Wärmeerhalt
☐ # fracture ☐ Splint / Schienung
☐ Cervical Spine Immobilisation

MOI: ☐ GSW ☐ IED ☐ MVC ☐ Fall ☐ Other

MOI Mechanism of Injury:

Diagnose

T5 T4 T3 T2 T1 Triage Category

Evacuation Priority

A <90min Urgent | B <4hrs Priority | C <24hrs Routine

Time / Uhrzeit		15	30	45	15	30	45	15	30	45	Notes:
Cristalloid	ml										
Colloid	ml										
HyperHaes 6%	ml										
Midazolam	mg										
S-Ketamine	mg										
Morphine	mg										
Actiq 800µg	EA										
Antibiotics / Abx											
	160										
Key / Legende: Tourniquet: applied ▼ released ▲	140										
HR / Puls ● BP systolic / Blutdruck V BP diastolic Λ	120										
Airway / Intubation: ↓	100										
NDecompression: X	80										
Transport: T ----- T											
Pulse location: R=radial F=femoral C=carotis	60										Name of Medic / Responder:
SpO2	%										
RR (RespRate) / Atemfrequenz	/ min										
AVPU / Bewusstsein											
Pain Scale / Schmerz 1-10											

© TREMA e.V. – unverändert und nichtkommerziell frei nutzbar

Stand Oktober 2013

Abb. 1.3 „Verwundetenkarte" zur einfachen und übersichtlichen Dokumentation von Verletzungen, Vitalwerten und durchgeführten Maßnahmen (TREMA 2013[1]) [W1288]

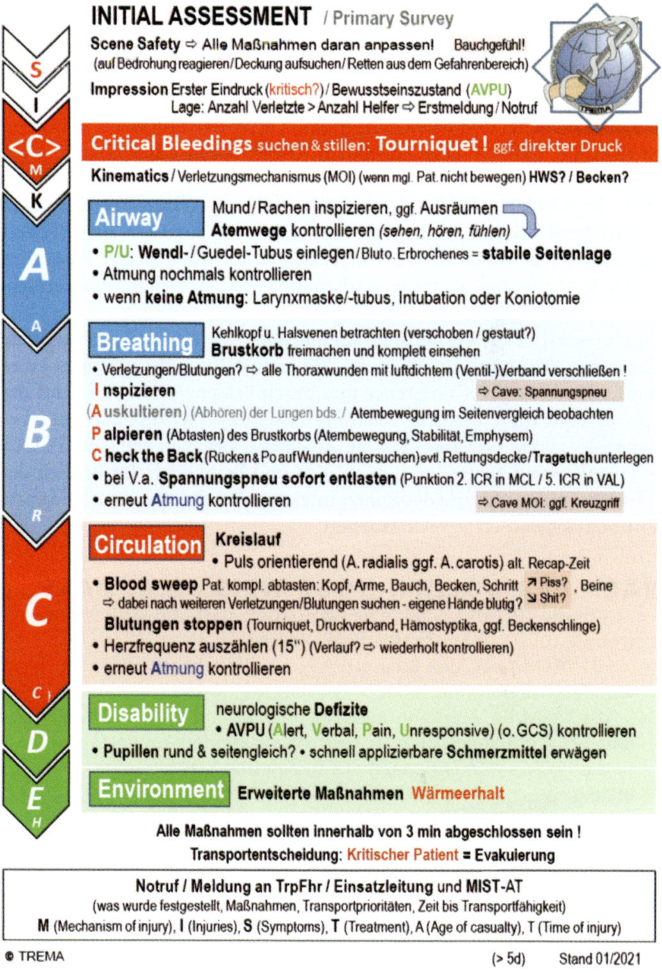

Abb. 1.4 Taschenkarte „Initial Assessment": eine handliche Zusammenfassung der ersten Untersuchungen und Maßnahmen nach dem xABCDE- bzw. MARCH-Algorithmus (TREMA 2021[2]) [W1288]

Neben zahlreichen kleineren Fortbildungsveranstaltungen, die durch die Mitglieder der TREMA e. V. erfolgen oder unterstützt werden, ist die fachliche Mitgestaltung der Combat Medical Care Conference (CMC Conference) und die Ausrichtung des TEMS-Symposiums innerhalb dieser Konferenz eine maßgebliche Leistung der TREMA e. V.

Für die Mitglieder und potenzielle Interessierten der TREMA e. V. werden jährlich die TREMA-Tage angeboten. Diese stehen unter dem Zeichen „von Mitgliedern – für Mitglieder". Hier finden an zwei Tagen Vorträge statt, es werden „Lessons Learned" referiert, jedoch werden auch praktische Workshops und interaktive Szenarien zur Fort- und Weiterbildung im Themenbereich der Taktischen Medizin angeboten. Zusätzlich ist der fachliche, aber auch kameradschaftliche Austausch für das Vereinsleben ein wichtiger Punkt dieser Tage.

Eine internationale Vernetzung besteht über das Referat Internationale Zusammenarbeit. Sie gipfelt in der Mitveranstaltung der alle zwei Jahre stattfindenden CMC Conference und durch Präsenz in den USA auf der Special Operation Medical Scientific Assembly (SOMSA). Ferner bestehen Kontakte und regelmäßige Austauschvorhaben mit den TCCC-Netzwerken von Neuseeland, Australien und Frankreich. Im Bereich der Schweiz wurde aufgrund des hohen Interesses bereits eine separate Sparte TREMA-Schweiz erfolgreich etabliert.

NACH DER GOLDEN HOUR WEISS ICH, DASS ...

- ... sich die TREMA e. V. als eine Fachgesellschaft und Interessenvertretung für die Taktische Medizin versteht.
- ... die TREMA e. V. den Schwerpunkt auf die taktische Verwundetenversorgung setzt.
- ... die TREMA e. V. Erkenntnisse, Richtlinien und Empfehlungen anderer notfallmedizinischer Fachorganisationen auswertet.
- ... die TREMA e. V. angepasste Leitlinien und Empfehlungen erstellt, welche allen Interessierten unentgeltlich online zur Verfügung stehen.

Literatur

[1] TREMA – Tactical Rescue & Emergency Medicine Association e. V. Verwundetenkarte. Stand 10/2013

[2] TREMA – Tactical Rescue & Emergency Medicine Association e. V. Initial Assessment, Primary Survey. Stand 01/2021

[3] TREMA – Tactical Rescue & Emergency Medicine Association e. V. Homepage TREMA e. V. – Europe. Goode Medicine in Bad Places. Online unter: https://trema-europe.de [letzter Aufruf: 18.01.2024]

1.5 HEIKAT

Lena Degenhardt, Stefan Mikus

HEIKAT = Handlungsempfehlung zur Eigensicherung für Einsatzkräfte der Katastrophenschutz- und Hilfsorganisationen bei einem Einsatz nach einem Anschlag

Five Bullets auf dem Weg zum Einsatz

- Einsatzlagen nach einem Anschlag oder bei Amoklagen unterliegen der polizeilichen Leitung.
- Verdächtige oder ungewöhnlich vorkommende Beobachtungen (z.B. Vielzahl von Verletzten/Toten ohne direkt ersichtlichen Grund, ungewöhnliche Verletzungsmuster) können Indikatoren für eine lebensbedrohliche Einsatzlage sein.
- Bei Anschlägen oder Amoklagen besteht eine Gefahr für Rettungskräfte. Eigenschutz geht vor!
- Im unsicheren Bereich sollten sich Rettungskräfte nicht aufhalten. Ggf. sofortiger Rückzug unter Nutzung von Deckungsstrukturen. Die Versorgung der Patienten erfolgt erst im sicheren Bereich.
- Sollten die Rettungskräfte Waffen oder Sprengmittel finden: nicht berühren, sofort der polizeilichen Einsatzleitung melden, Rückzug!

1.5.1 Grundsätzliches

Gemeinsam mit Expertinnen und Experten verschiedener Institutionen entwickelte das Bundesamt für Bevölkerungsschutz und Katastrophenhilfe (BBK) 2007 eine *Handlungsempfehlung zur Eigensicherung für Einsatzkräfte der Katastrophenschutz- und Hilfsorganisationen bei einem Einsatz nach einem Anschlag* (HEIKAT; BBK[1]). 2018 wurden die Empfehlungen überarbeitet und weiterentwickelt. In diesem Kapitel finden Sie einen Auszug aus HEIKAT.

Grundsätzlich können Anschläge oder Amoklagen auch Hilfs- und Rettungskräfte betreffen und in Gefahr bringen. So zeigten die Einsätze durch Amoktaten in Erfurt 2002, Winnenden 2009 und München 2016, wie schnell Einsatzkräfte im Ersteinsatz gefährdet sein können.

Für die Einsatzkräfte ist nicht immer direkt zu erkennen, wie sich eine solche „lebensbedrohliche Einsatzlage“ entwickelt. Bei einer Explosion oder bei einer Geiselnahme in einem Gebäude, bei welcher der Täter an einen Ort gebunden ist, kann es sich um ein einmaliges oder ortsfestes Schadensereignis handeln (*stationäre Lage*). *Dynamische Lagen* sind hingegen durch ihre fortwährende Entwicklung – insbesondere hinsichtlich Schadensort und -ausmaß – charakterisiert. Das hat zur Folge, dass sich auch die Gefahren für die Einsatzkräfte verändern können. Dynamische Lagen entstehen, wenn der oder die Täter mobil sind oder wenn während des laufenden Einsatzes neue Gefährdungen hinzukommen:

- *Second Hit:* Zeitlich versetzter Zweitanschlag am Einsatzort mit der Absicht, gezielt Einsatzkräfte, die bereits vor Ort sind, zu schädigen.
- *Multiple Hit:* Mehrere miteinander in Verbindung stehende Anschläge in zeitlicher und räumlicher Nähe, meist mit dem Ziel, die Gefahrenabwehr zu überlasten.

1.5.2 Spezifische Gefahren bei Anschlagsszenarien

Von elementarer Bedeutung ist es an jeder Einsatzstelle – sei es bei einem Verkehrsunfall, einem Gebäudebrand oder einem Anschlag – mögliche Gefahren für die Einsatzkräfte zu erkennen und zu beurteilen.
Das taktische Vorgehen bei der Gefahrenabwehr ist an die Gefahren an der Einsatzstelle anzupassen. Deshalb liegt die Gefahrenlage stets im Fokus aller Erkundungen, Planungen und befohlenen Maßnahmen sowie der nachfolgenden Kontrolle. Hierzu zählen auch die Gefahren eines Anschlages – und vor allem die bewusst in Kauf genommene Schädigung von Einsatzkräften.

1.5.3 Besondere Herausforderungen für ersteintreffende Einsatzkräfte

Um die Sicherheit der eingesetzten Einsatzkräfte zu gewährleisten, muss ein Terrorangriff oder Amoklauf schnellstmöglich als solcher erkannt werden. Jedoch ist nicht immer bereits mit der Alarmierung klar, dass es sich um eine besondere Einsatzlage handelt: Die Erfahrungen haben gezeigt, dass nur in Ausnahmefällen bereits in der ersten Notrufmeldung Informationen übermittelt werden, die eindeutig auf einen Terroranschlag oder auf eine Amoktat hinweisen. Demzufolge kann nicht ausgeschlossen werden, dass Einsatzkräfte der nichtpolizeilichen Gefahrenabwehr vor den ersten Polizeikräften am Einsatzort eintreffen oder bereits vor Ort sind, ohne Kenntnis davon zu haben, dass es sich um eine lebensbedrohliche Einsatzlage handelt.
Damit die ersteintreffenden Kräfte vor Ort die außergewöhnlichen Gefahren aufgrund eines Anschlags erkennen können, müssen die Einsatzkräfte für ungewöhnliche Situationen sensibilisiert werden: Eine Vielzahl von Verletzten oder Toten ohne direkt ersichtlichen Grund sowie damit zusammenhängende ungewöhnliche Verletzungsmuster können Indikatoren für einen Anschlag sein oder zumindest für eine Situation, in der auch die Einsatzkräfte selbst gefährdet sind.
Sollten die ersteintreffenden Einsatzkräfte am Einsatzort verdächtige oder ungewöhnlich erscheinende Beobachtungen machen, die nicht in die gemäß Alarmierung zu erwartende Situation passen und eine besondere Gefahrenlage vermuten lassen, so ist

- ggf. der sofortige Rückzug aus dem vermuteten Gefahrenbereich anzutreten, mindestens aber Abstand zu halten,
- der Eigenschutz zu beachten und
- diese Vermutung zu melden.

Gerade in der Anfangsphase kann die Lageentwicklung hinsichtlich des Schadensausmaßes und des Schadensortes sehr dynamisch sein. Für die Risikoreduzierung hat eine detaillierte und zeitnahe Rückmeldung der ersteintreffenden Kräfte an die alarmierende Stelle eine wesentliche Bedeutung: Nur so können die Details der Lage bei der weiteren Einsatzführung berücksichtigt werden. Um die Einsatzkräfte nicht unnötig zu gefährden, sollte vor allem verhindert werden, dass nachrückende Einsatzkräfte in den Gefahrenbereich einfahren.

Bis zur Klärung der Sicherheit für die Einsatzkräfte sind in solchen unklaren Einsatzlagen Maßnahmen nur unter besonderer Berücksichtigung des Eigenschutzes zu treffen. Grundsätzlich gilt es, Führungsorganisationen und Meldewege einzuhalten sowie die erhaltenen Befehle unverzüglich zu befolgen.

1.5.4 Zusammenarbeit der polizeilichen und nichtpolizeilichen Gefahrenabwehr

Für eine erfolgreiche Einsatzbewältigung ist eine abgestimmte einsatztaktische Vorgehensweise der ersteintreffenden Einsatzkräfte von Gefahrenabwehr und Polizei von besonderer Bedeutung. Im Einzelnen bezieht sich diese auf

- den Informationsaustausch,
- die Lagebeurteilung bzw. Gefahreneinschätzung,
- den Einsatzaufbau sowie
- die Ordnung des Raumes.

Dies ist sowohl in der Vorbereitung, im Einsatz und in der Nachbereitung der Einsätze zu beachten.

Die Ordnung des Raumes sowie der gesamte Einsatz innerhalb dieser Lage unterliegen der polizeilichen Leitung. Die Gefahrenabwehr sollte jegliche Maßnahmen mit der zuständigen polizeilichen Führungskraft vor Ort eng abstimmen und koordinieren.

Für ein umfassendes gemeinsames Lagebild ist ein gegenseitiger aktiver Informationsaustausch unabdingbar. Dazu sollten frühzeitig Verbindungspersonen auf allen Ebenen zwischen Polizei und Gefahrenabwehr ausgetauscht werden. Auch im Verlauf des Einsatzes müssen permanent Informationen ausgetauscht werden, um das vorhandene Lagebild organisationsübergreifend abzugleichen und zu ergänzen sowie Maßnahmen miteinander abzustimmen. Idealerweise sollten hierfür eine freie Kommunikationsleitung („Rotes Telefon“) und möglichst feste Ansprechpartner genutzt werden. Damit können Zeit- und Informationsverluste minimiert werden.

Gemeinsame Einsatzplanung

Zur Bewältigung von Einsatzlagen vor dem Hintergrund terroristischer Anschläge ist eine ereignisbezogene Einsatzplanung unter Berücksichtigung der Gefährdungspotenziale der jeweiligen Gebietskörperschaft (z. B. Landkreis oder Gemeinde) erforderlich. Die Planungen müssen auf den vorgeplanten Strukturen der nichtpolizeilichen Gefahrenabwehr innerhalb der Gebietskörperschaften aufbauen und diese integrieren (z. B. MANV-Konzepte, Führungsstrukturen). Es ist erforderlich, dass Führungskräfte intensiv zu den Plänen und Verfahrensweisen zur Abarbeitung einer solchen besonderen Einsatzlage geschult werden.
Zudem sollte die zuständige Führungskraft der Gefahrenabwehr bereits im Vorfeld die Einsatztaktik mit der Polizei abstimmen und mehrfach üben. Dabei muss besonderer Wert auf eine frühzeitige Sicherstellung des gegenseitigen aktiven Informationsaustausches zur Lage und deren Gefahrenschwerpunkte gelegt werden.

1.5.5 Ordnung des Raumes

Die Lage am Einsatzort einer Anschlags- bzw. Amoktat hat Konsequenzen für die Ordnung des Raumes: So sollte die Einsatzstelle von der Polizei taktisch in unsichere (rot), teilsichere (gelb) und sichere (grün) Bereiche eingeordnet werden. Dieses Modell ermöglicht einen systematischen Gefährdungsüberblick und die Ableitung von Handlungsempfehlungen.
Eine Einteilung ist insbesondere bei dynamischen Lagen zu Beginn schwierig. Sie kann initial beispielsweise nach geografischen oder baulichen Gesichtspunkten und Einsatztätigkeiten vorgenommen werden. Bei Lageänderungen sind die Bereiche ggf. anzupassen.
Anfahrtswege und Bereitstellungsräume sind gemeinsam mit der Polizei festzulegen. Bereitstellungsräume sollten grundsätzlich nur im sicheren Abstand zum Einsatzort eingerichtet werden. Auch dort müssen die Einsatzkräfte jederzeit mobil bleiben und auf eine unmittelbar notwendige Verlegung vorbereitet sein (vgl. Taschenkarte, ▶ Abb. 1.5).

1.5.6 Die Gefahrenbereiche

Grundsätzlich gilt, dass sich alle Kräfte der Gefahrenabwehr im sicheren Bereich aufhalten oder schnellstmöglich in diesen begeben sollten. Insbesondere in den frühen Phasen des Einsatzes können die „gedachten" Grenzen zwischen den genannten Zonen mitunter nicht klar voneinander abgegrenzt werden. Zudem kann nicht davon ausgegangen werden, dass alle Beteiligten Kenntnis von diesem Modell haben.

Unsicherer Bereich

Der unsichere Bereich (roter Bereich, ▶ Abb. 1.5) ist der Einsatzbereich, in dem unmittelbar Gefahr für die Einsatzkräfte besteht. In diesem Bereich sollten sich ausschließlich polizeiliche Kräfte aufhalten. An definierten

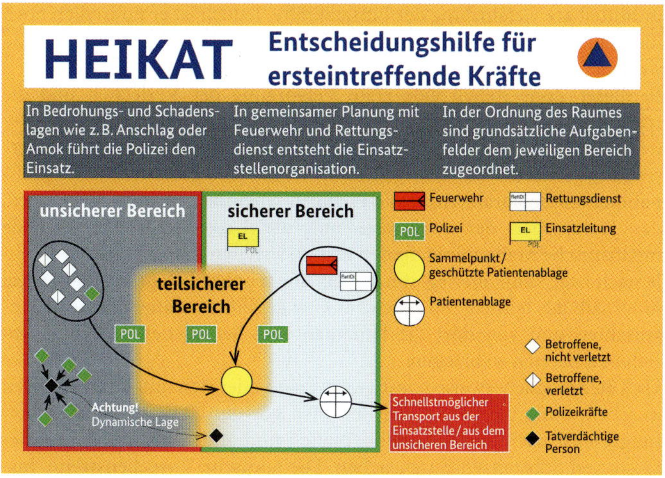

Abb. 1.5 Taschenkarte HEIKAT: Ordnung des Raumes für ersteintreffende Kräfte. Für unsicheren (rot), teilsicheren (gelb) und sicheren (grün) Bereich gelten verschiedene Handlungsempfehlungen (BBK 2018[1]) [W1241]

sicheren Übergabepunkten an der Grenze zum teilsicheren Bereich übergeben die Polizeikräfte die Verletzten und Betroffenen an den Rettungsdienst.
Einsatzkräfte der nichtpolizeilichen Gefahrenabwehr, die sich bei Bekanntwerden möglicher Gefährdungen infolge von Anschlägen, Amoktaten etc. bereits innerhalb des unsicheren Bereiches befinden, haben unter Nutzung von Deckungsstrukturen unverzüglich den Rückzug in Richtung des sicheren Bereiches anzutreten. Ihr Einsatz sollte auf eine minimal mögliche Einsatzdauer im unsicheren Bereich begrenzt werden. Sofern der Eigenschutz weiterhin beachtet wird, können diese Kräfte – soweit möglich – nach eigenem Ermessen im Rückzug einzelne Verletzte oder Betroffene evakuieren. Vorsichtungen oder lebensrettende Sofortmaßnahmen, die über das Stillen lebensbedrohlicher Blutungen als Voraussetzung zum Retten hinausgehen, müssen unterbleiben. Sie würden Einsatzkräfte zusätzlichen Gefährdungen aussetzen und ggf. den eigenen Rückzug bzw. die Rettung in den teilsicheren bzw. sicheren Bereich verzögern.
Ist es beim Verlassen des unsicheren Bereichs ohne Zeitverzögerung und ohne eigene Gefährdung möglich, sollten die Einsatzkräfte die Anzahl der vital bedrohten Verletzten (Sichtungskategorie I/rot) und die Gesamtzahl der Verletzten einschätzen und schnellstmöglich der Einsatzleitung melden (Ersteinschätzung).

Teilsicherer Bereich

Der teilsichere Bereich (gelber Bereich, ▶ Abb. 1.5) ist eine Art Korridor zwischen dem unsicheren und dem sicheren Bereich. Hier besteht keine unmittelbare Gefährdung der Einsatzkräfte. Jedoch ist er polizeilich noch nicht in dem Maß gesichert, um als sicherer Bereich ausgewiesen zu werden.

In dieser Zone stehen eine erste Versorgung der Verletzten und die schnellstmögliche Überführung von verletzten und unverletzten Betroffenen in den sicheren Bereich im Vordergrund. Die medizinische Versorgung innerhalb der Übergabestelle ist auf lebensrettende Sofortmaßnahmen zu beschränken, also das Stillen lebensbedrohender Blutungen, das Freimachen der Atemwege und die Lagerung. Weiterführende medizinische Maßnahmen finden erst im sicheren Bereich statt.

Je nach Lage kann überlegt werden, in einem polizeilich gesicherten Areal innerhalb des teilsicheren Bereiches eine geschützte Patientenablage einzurichten und von dort die Patienten und Betroffenen weiter in den sicheren Bereich zu bringen.

Da Täter möglicherweise selbst verletzt sind oder sich unter die Patienten mischen, muss die Polizei alle Personen vor der Übergabe an den Rettungsdienst nach Sprengmitteln, Waffen und anderen gefährlichen Geräten und Substanzen durchsuchen. Die taktische Vorgehensweise, insbesondere an den Schnittstellen zwischen der Polizei und den Rettungskräften der Gefahrenabwehr, muss in gemeinsamen Übungen zu Großschadenslagen geübt werden.

Sollten Kräfte der Gefahrenabwehr Sprengmittel oder Waffen bei verletzten Personen auffinden, sind diese nicht zu berühren und sofort der polizeilichen Einsatzleitung zu melden. Hier besteht die Gefahr, dass beispielsweise ein Sprengsatz vom Täter noch gezündet wird bzw. sich – sofern er bei dem Anschlag nicht vollständig umgesetzt wurde – unkontrolliert umsetzt.

Der teilsichere Bereich wird in diesen Situationen zum unsicheren Bereich. Zum Eigenschutz ist umgehend der Rückzug anzutreten. Die Durchführung lebensrettender Sofortmaßnahmen darf in dem nun unsicheren Bereich nicht weiter stattfinden.

Sämtliche Maßnahmen im teilsicheren Bereich sind zwingend mit der verantwortlichen polizeilichen Führungskraft vor Ort abzustimmen. Hierbei sind die Führungsstrukturen einzuhalten.

Sicherer Bereich

Die Versorgung von Verletzten kann erst im sicheren Bereich erfolgen (grüner Bereich, ▶ Abb. 1.5). Im sicheren Bereich können Betreuungs- und Behandlungsplätze eingerichtet und betrieben werden, da hier das Gefahrenpotenzial für die Einsatzkräfte der Gefahrenabwehr nur noch dem normalen Einsatzrisiko entspricht. Dennoch steht auch hier die Sicherheit der Einsatzkräfte weiterhin im Vordergrund.

Aus psychologischer Sicht, aber vor allem auch aus Gründen der Ordnung des Raumes und der Notwendigkeit der schnellen Rettung Betroffener müssen Betreuungsplätze in hinreichendem Abstand zum Einsatzgeschehen eingerichtet werden.

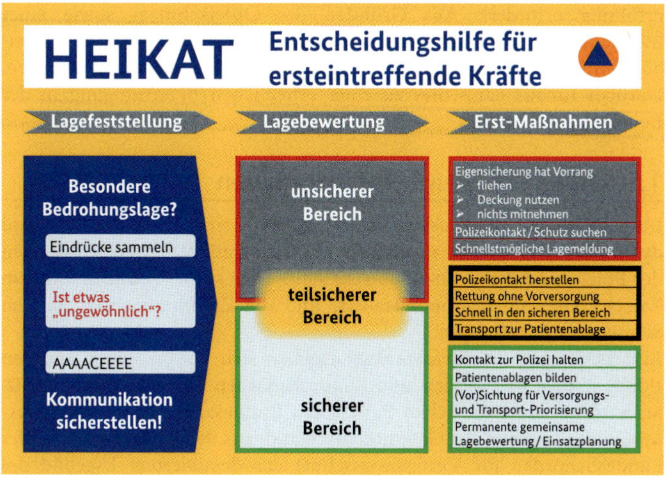

Abb. 1.6 Taschenkarte HEIKAT: Lagefeststellung, Lagebewertung und Erstmaßnahmen für ersteintreffende Kräfte (BBK 2018[1]) [W1241]

Im sicheren Bereich können die ärztliche Sichtung, die individualmedizinische Versorgung der Verletzten sowie der nachfolgende Transport in Krankenhäuser erfolgen. Um die Patienten möglichst schnell und koordiniert in die Krankenhäuser zu verlegen, sollte dazu die Transportpriorität festgelegt werden. Bei der Wahl der Krankenhäuser ist zu beachten, dass Unverletzte oder leicht verletzte Personen möglicherweise selbstständig die Kliniken aufsuchen können. Um eine Überlastung der Versorgungskapazitäten zu vermeiden, sollten deshalb auch die Krankenhäuser in die Vorplanungen für einen Terroranschlag oder eine Amoktat miteinbezogen werden.
Insbesondere in dynamischen und sich entwickelnden Lagen sollte jedoch auch im sicheren Bereich nur eine Patientenablage eingerichtet werden. Die Patienten sind dann unverzüglich – entsprechend der festgestellten individuellen Behandlungs- und Transportdringlichkeit – in die Krankenhäuser zu transportieren.

Übersicht zur Beurteilung der Lage

Eine Übersicht zur Lagefeststellung und -bewertung sowie den Erstmaßnahmen bietet die HEIKAT-Taschenkarte (▶ Abb. 1.6).

1.5.7 Mediale Zurückhaltung

Während des Einsatzes dürfen Bild-, Ton- und Filmaufnahmen ausschließlich zu dienstlichen Zwecken angefertigt und witergegeben werden – und dies auch nur, wenn es die unmittelbare dienstliche Aufgaben-

1

erfüllung erfordert. Aus Gründen des Opferschutzes sowie einer möglichen Gefährdung der Einsatzkräfte dürfen Bilder, Ton- und Filmaufnahmen niemals in öffentlich zugängliche Medien eingestellt werden. Darüber hinaus kann dies zu einer erheblichen Beunruhigung in der Bevölkerung führen.

1.5.8 Weiterführende Informationen

Informationen zur aktuellen Bedrohungslage sind sehr spezifisch und dynamisch. Daher sollte regelmäßig ein Informationsaustausch zwischen der Polizei und der Gefahrenabwehr stattfinden sowie Übungen mit dem Zweck, den Informationsaustausch und die Zusammenarbeit an den Schnittstellen zu festigen.
Einschätzungen zur Gefahrenlage ergeben sich beispielsweise aus den Publikationen der Landes- und Bundesbehörden für Verfassungsschutz. So wird aus dem jährlichen Bericht des Bundesamtes für Verfassungsschutz das Lagebild für Gesamtdeutschland, aus den Jahresberichten der Landesbehörden für Verfassungsschutz das detailliertere Lagebild des jeweiligen Bundeslandes ersichtlich. Alle Berichte sind auf der Internetpräsenz des Bundesamtes für Verfassungsschutz veröffentlicht (BfV[2]).
Weitere Einschätzungen gibt der EU Terrorism Situation and Trend Report (TE-SAT), der von Europol erstellt wird. Er bezieht sich besonders auf Trends und die künftige Entwicklung und liefert beispielsweise eine gute Übersicht über die Modi Operandi und verwendeten Tatmittel (Europol[3]).

NACH DER GOLDEN HOUR WEISS ICH, DASS …

- … eine Amok- oder Terrorlage nicht immer bereits bei der Alarmierung bekannt oder klar durch die ersteintreffenden Kräfte zu erkennen ist.
- … Einsatzkräfte ein Ziel bei möglichen Anschlägen sein können.
- … Eigensicherung das oberste Gebot solcher Einsätze ist.
- … die Zusammenarbeit der polizeilichen und der nichtpolizeilichen Gefahrenabwehr bei der Vorplanung, Bewältigung und Nachbereitung essenziell ist.

Literatur

[1] BBK – Bundesamt für Bevölkerungsschutz und Katastrophenhilfe. HEIKAT. Handlungsempfehlung zur Eigensicherung für Einsatzkräfte der Katastrophenschutz- und Hilfsorganisationen bei einem Einsatz nach einem Anschlag. 1. Ausgabe, November 2018

[2] BfV – Bundesamt für Verfassungsschutz. Der Verfassungsschutz. Homepage. Online unter: https://www.verfassungsschutz.de [letzter Aufruf: 18.01.2024]

[3] Europol. Homepage. Online unter: https://www.europol.europa.eu/ [letzter Aufruf: 18.01.2024]

1.6 Allgemeine Einsatzlagen mit Gefahrenpotenzial

Chris Radloff, Nicole Bernstein

Five Bullets auf dem Weg zum Einsatz

- Bedenke, dass bei jedem Einsatz potenziell die Gefahr besteht, dass du angegriffen wirst!
- Habe permanent ein Bewusstsein für Gefahren und dafür, wie dein Handeln von allen Beteiligten (auch den Patienten) wahrgenommen wird!
- Wende Deeskalationsstrategien an und bleibe auf Distanz, wenn es die Lage zulässt!
- Ziehe dich frühzeitig zurück und fordere die Polizei nach, sobald du Anzeichen für Eskalationen wahrnimmst!
- Verhalte dich situativ angemessen in unsicheren Bereichen!

Der Begriff Taktische Medizin wird in der Regel mit Einsatzlagen wie Amokläufen und Terroranschlägen assoziiert. Hier greifen die Konzepte von Gefahrenbereichen und den ihnen zugeordneten Versorgungsphasen eindeutig. Alle Einsatzkräfte erwarten von der Einsatzführung eine klare Gliederung des Einsatzraumes und entsprechende Aufträge. Das HEIKAT-Papier des Bundesamtes für Bevölkerungsschutz und Katastrophenhilfe bildet dafür eine Handlungsgrundlage (BBK 2018[1]).
Dem gegenüber stehen Einsätze, in denen verbal aggressiv und in Form von körperlicher Gewalt gegen das Rettungsfachpersonal, Feuerwehrkräfte, aber auch die Polizei vorgegangen wird. Die Frage dabei ist, inwieweit die Grundsätze der Taktischen Medizin auch für diese Einsatzlagen anwendbar sind.

1.6.1 Häufigkeit und Charakteristik von Angriffen gegen Einsatzkräfte

Aktuelle Untersuchungen zeigen, dass die Anzahl an Einsätzen, in denen die alarmierten Kräfte verbal oder physisch attackiert werden, zunimmt.
So wird fast ein Drittel des Rettungsfachpersonals wöchentlich verbal bedroht und rund 8 % werden körperlich angegriffen. Tatausübende sind in den meisten Fällen (etwa 50 %) die Patienten selbst, ihre Angehörigen oder Bekannten (32 %) sowie unbeteiligte Dritte (17 %) (Leuschner et al. 2022[2]). Dabei erscheint es wenig verwunderlich, dass diese – nach Einschätzung der betroffenen Einsatzkräfte – regelmäßig unter Alkohol- oder Drogeneinfluss standen bzw. psychisch auffällig waren.
Da die Versorgung des Patienten in einem solchen Fall in den Hintergrund gerät, wäre die Fähigkeit der Antizipation solcher Gefahrensituation zielführend. Ein geordneter Rückzug mit „meinem" Patienten, wenn er

selbst nicht das Problem darstellt, wäre dann mitunter die beste Option. Die Realität zeigt jedoch, dass dies eher schwierig zu sein scheint. Denn mehr als die Hälfte der Einsatzkräfte, welche selbst angegriffen oder verbal bedroht wurde, konnte die Situation nicht vorhersehen und wurde überrascht. Zwar werden auch Situationen berichtet, in denen instinktiv ansatzweise ein Gefahrenpotenzial identifiziert wurde, in den wenigsten Fällen (15 %) konnte die Situation jedoch rechtzeitig erkannt werden. All dies geschieht vornehmlich während der Anamnese- und Diagnostikphase des Patienten (62 %). Das restliche Drittel verteilt sich auf das Eintreffen am Einsatzort, den Abtransport und die Übergabe an Weiterbehandelnde (Leuschner et al. 2022[2]).
Dieses Phänomen betrifft neben dem Rettungsfachpersonal ebenfalls Angehörige der Feuerwehren und Polizeibehörden, wobei sich die Charakteristik der Angriffe unterscheidet (BT 2022[3]). Dennoch verdeutlich die Statistik, dass neben den Einsätzen, die ohne größere Personenschäden beendet werden, ebenfalls Fälle zu verzeichnen sind, bei denen Einsatzkräfte schwer und schwerstverletzt werden. Die Berliner Polizei musste im Jahr 2022 fast 1600 verletzte Polizeivollzugsbeamte verzeichnen, wovon 16 schwer verletzt waren. Bei der Berliner Feuerwehr waren es 60 verletzte Beamte, davon einer schwerverletzt (Lier 2023[4]).
Polizeibeamte sind allein schon dadurch mit einem erhöhten Konfliktpotenzial konfrontiert, weil der Kern ihrer Aufgabenwahrnehmung mit einem Eingriff in Grundrechte einhergeht. Kommen weitere Begleitumstände hinzu, eskalieren Situationen mitunter zügig. Aber auch tendenziell friedliche Einsätze wie Demonstrationen können schnell gewalttätig werden. Bei Corona-Demonstrationen in Berlin wurden im Jahr 2022 77 Polizeibeamte verletzt, davon drei schwer – die Versorgung Verletzter gestaltete sich auch hier durch das andauernde Verhalten des polizeilichen Gegenübers schwierig (RND/epd 2020[5]).
Neben den regelmäßigen Angriffen auf Einsatzkräfte stechen weitere besondere Einsätze wie der Angriff eines Einzeltäters auf Beamte der Feuerwehr und Polizei in Ratingen im Mai 2023 hervor. Wegen eines überquellenden Briefkastens und Verwesungsgeruchs beabsichtigten die Behörden, sich Zugang zur Wohnung eines 57 Jahre alten Mannes zu verschaffen, da man von einer hilflosen Person ausging. Nach Öffnung der Tür wurden die Einsatzkräfte mit einem Molotowcocktail-ähnlichen Gegenstand beworfen. Sieben Einsatzkräfte von Feuerwehr und Rettungsdienst sowie zwei Polizeibeamte wurden schwer, zum Teil lebenslebensbedrohlich verletzt. Eine größere Anzahl von Polizeibeamten erlitt Rauchgasvergiftungen. In der Wohnung wurde die tote Mutter des Beschuldigten gefunden. Der Einsatz konnte unter Beteiligung eines Spezialeinsatzkommandos der Polizei im Verlauf bewältigt werden. Teile der Polizeikräfte mussten noch vor Ort mit Verdacht auf Rauchgasintoxikation behandelt werden (ZDF 2023[6]).
Deutlich wird, dass wir uns bei der Einsatzbewältigung zwischen Lagen mit einem Gefahrenpotenzial durch ausschließlich verbale Aggressivität

und High-Risk-Lagen mit einer absoluten Lebensgefahr für alle eingesetzten Kräfte wiederfinden können.
Eine entsprechende situative Aufmerksamkeit und die Kenntnis über richtige Verhaltensweisen sind daher essenziell.

1.6.2 Schlussfolgerung

Verbale oder körperliche Gewalt gegen Einsatzkräfte der verschiedenen Behörden und Organisationen mit Sicherheitsaufgaben gehört zur Einsatzrealität. Sie zählt zu den berufsspezifischen Gefahren und erfordert Schulungen und die persönliche Vorbereitung, welche Lösungsansätze für die Prävention, das Verhalten während des Einsatzes (Deeskalation und EXIT-Strategien) und eine professionelle Nachbereitung beinhaltet. Dabei ist es unter anderem wichtig, regelmäßig

- Einsatzkräfte zu sensibilisieren, um ihnen die gedankliche Einstellung auf etwaige Gefahrensituationen zu ermöglichen; dazu gehören auch Absprachen im Team vor Erreichen des Einsatzortes;
- Auslöser und Ursachen eskalierter Einsätze zu analysieren und die Erkenntnisse in die Aus- und Fortbildung zu integrieren („Lessons Learned"); hierzu sind insbesondere der Umgang mit besonderen Patientengruppen (Alkohol- und/oder Drogenintoxikation, psychiatrische Notfälle) sowie gesellschaftliche und kulturelle Spannungsfelder zu thematisieren;
- Deeskalationsstrategien zu schulen;
- über Angebote zur Qualifizierung im Bereich Selbstverteidigung zu diskutieren (vergleichbar dem Polizeitraining bei den Polizeibehörden);
- EXIT-Strategien vorzubereiten, die an das angemessene Verhalten in unsicheren Einsatzbereichen adaptiert sind (s. ▶ Kapitel 4.5);
- eine geeignete Kommunikationsplattform und ggf. festgelegte Verfahren zur Einsatznachbereitung zu schaffen (inkl. psychosoziale Nachsorge).

NACH DER GOLDEN HOUR WEISS ICH, DASS ...

- ... potenziell jede Einsatzlage mit dem Risiko einhergeht, dass meine Kollegen, mein Patient oder ich verbal oder körperlich angegriffen werden.
- ... Einsatzlagen schnell und unvorhergesehen eskalieren und gefährlich werden können.
- ... eine bewusste Auseinandersetzung mit dem Einsatzort und allen Betroffenen hilft, Gefahren frühzeitig zu erkennen.
- ... die rechtzeitige Nachalarmierung der Polizei meinem Schutz und der zielgerichteten Patientenversorgung dienen kann.
- ... gemachte Erfahrungen kommuniziert und strafrechtliche Schritte in Erwägung gezogen werden sollten.

Literatur

[1] BBK – Bundesamt für Bevölkerungsschutz und Katastrophenhilfe. HEIKAT. Handlungsempfehlung zur Eigensicherung für Einsatzkräfte der Katastrophenschutz- und Hilfsorganisationen bei einem Einsatz nach einem Anschlag. 1. Ausgabe, November 2018:10

[2] Leuschner F, Herr AT, Lutz P, et al. Gewalt gegen Rettungsdienstpersonal. Bundesgesundheitsblatt. 2022;65(10):1051–1058. https://doi.org/10.1007/s00103-022-03564-5

[3] BT – Deutscher Bundestag. Bundespolizisten bei der Abwehr von Angriffen verletzt. Inneres und Heimat, Antwort, hib 772/2022. 23.12.2022. Online unter: https://www.bundestag.de/presse/hib/kurzmeldungen-927796 [letzter Aufruf: 18.01.2024]

[4] Lier A. Angriff auf Feuerwehrleute. Berliner Retter mit Kot und Urin beworfen. Online-Artikel der B. Z. Berlin, 23.04.2023, 21:20 Uhr. Online unter: https://www.bz-berlin.de/berlin/berliner-retter-mit-kot-und-urin-beworfen [letzter Aufruf: 18.01.2024]

[5] RND/epd – Redaktionsnetzwerk Deutschland/epd. Proteste: Berliner Polizeipräsidentin warnt vor zunehmender Brutalität. Online-Artikel vom 20.11.2020, 10:25 Uhr. Online unter: https://www.rnd.de/politik/proteste-gegen-corona-politik-in-berlin-polizeiprasidentin-warnt-vor-zunehmender-brutalitat-TEBG2UTCGTLKFFIED4XBFKVIFM.html#:~:text=Bei%20den%20Demonstrationen%20rund%20um%20den%20Reichstag%20und,den%20Polizisten%20die%20Helme%20vom%20Kopf%20zu%20zerren [letzter Aufruf: 18.01.2024]

[6] ZDF – Zweites Deutsches Fernsehen. Explosion in Ratingen. Polizei: Einsatzkräfte gezielt angegriffen. Online-Artikel vom 12.05.2023, 17:28 Uhr. Online unter: https://www.zdf.de/nachrichten/panorama/explosion-hochhaus-ratingen-nrw-ermittlungen-100.html [letzter Aufruf: 18.01.2024]

1.7 Terror-, Amok- und Geisellagen

Björn Hossfeld, Thorsten Holsträter, Nicole Bernstein, Thomas Wurmb

Five Bullets auf dem Weg zum Einsatz

- „Lessons Identified" bedeutet (noch) nicht „Lessons Learnt"!
- Die für den einzelnen Rettungsdienstbereich sehr seltenen taktischen Lagen erfordern einen (internationalen) Erfahrungsaustausch, um voneinander zu lernen.
- Gegenseitiges Verständnis der polizeilichen und nichtpolizeilichen Gefahrenabwehr in Bezug auf Einsatztaktik, Personal und Ausstattung ist unabdingbar.
- Regelmäßige organisationsübergreifende Übungen und gemeinsame Absprachen verbessern die Zusammenarbeit.
- Die für terroristische Anschläge verwendeten Mittel gehen weit über Schusswaffen und Sprengstoffe hinaus.

1.7.1 Einführung mit Fallbeispielen

Terroristische Anschläge sind auch in Mitteleuropa zur Realität geworden. Die Attacken der letzten Jahre haben sehr deutlich gezeigt, wie bedeutend die Auseinandersetzung mit der Thematik „taktische Lagen im zivilen

Rettungsdienst“ ist – und wie dringend Konzepte für die Bewältigung solcher Lagen benötigt werden (Hossfeld et al. 2017[1]).
Infolge der bisherigen Erfahrungen aus terroristischen Anschlägen weltweit sind sich Experten einig, dass die üblichen zivilmedizinischen Konzepte zur prähospitalen und klinischen Bewältigung einer Großschadenslage bzw. eines Massenanfalls von Verletzten (MANV) ungeeignet erscheinen, um solche (lebens)bedrohlichen oder taktischen Einsatzlagen notfallmedizinisch adäquat zu beherrschen (Hossfeld et al. 2017[1]; Wurmb et al. 2017[2]). Aufgrund häufig jeweils einseitig entwickelter und nicht auf- und miteinander abgestimmter Einsatzkonzepte sind Friktionen und Effizienzverluste zu erwarten.
Derartige Lagen erfordern eine noch engere Zusammenarbeit von Behörden und Organisationen mit Sicherheitsaufgaben (Polizei, Rettungsdienst, Feuerwehr). Politisch muss der klare Auftrag ergehen, die Vorbereitungen auf taktische Lagen im zivilen Umfeld professionsübergreifend zu entwickeln und eine Zusammenarbeit aller Betroffenen bereits im Vorfeld zu implementieren.
Dabei gilt es zu beachten, dass die möglichen Lagebilder vielfältig und letztlich weder kalkulier- oder vorhersehbar sind: Neben terroristischen Anschlägen können Geiselnahmen oder Amoktaten ähnlich viele Menschen bedrohen und Einsatzkräfte binden (Wurmb et al. 2017[2]; Wurmb, Hossfeld, Zoller 2018[3]). Die eingesetzten Waffen und Mittel gehen dabei weit über Schusswaffen und Sprengstoffe hinaus; wer hätte vor dem 11. September 2001 damit gerechnet, dass Terroristen Flugzeuge in das World Trade Center steuern?

Fallbeispiel 1 einer stationären Lage

Im März 2023 nahm ein mit einer Schreckschusspistole bewaffneter Mann Kunden und Mitarbeiter einer Apotheke in Karlsruhe als Geiseln, um einen Geldbetrag von mehreren Millionen Euro zu erpressen. Über fünf Stunden verhandelten die Einsatzkräfte mit dem Täter, bevor die Apotheke erfolgreich von einem Spezial-Einsatz-Kommando der Polizei gestürmt werden konnte. Alle Geiseln wurden befreit und der Täter verhaftet.
Zwischenzeitlich jedoch mussten sich Rettungskräfte und Krankenhäuser der Umgebung auf die Versorgung einer unbekannten Zahl von (schwer) verletzten Patienten mit penetrierenden Verletzungen vorbereiten. Es galt, eine Erstversorgung und Sichtung im Nahbereich der Einsatzstelle sowie die nachfolgende Versorgung in den aufnehmenden Krankenhäusern sicherzustellen. Dies band Personal und erforderte Unterstützung aus anderen Rettungsdienstbereichen, da das alltägliche rettungsdienstliche Versorgungsaufkommen unverändert weiterlief.
Im beschriebenen Fallbeispiel verlief die Geiselnahme stationär in einer Apotheke. Die Bewältigung einer „stationären“ Lage ist taktisch regelhaft einfacher als die einer mobilen Situation. Bei einer stationären Lage lassen sich die Gefahrenbereiche von der Polizei besser definieren und an die

Kräfte der nichtpolizeilichen Gefahrenabwehr kommunizieren. Dies ist für das Aufwachsen und die Positionierung von Rettungskräften von essenzieller Bedeutung, da im „roten“ Gefährdungsbereich – also dem Bereich, in welchem mit einer akuten Gefahr, d.h. der Einwirkung des Täters zu rechnen ist – ausschließlich Kräfte der Polizei ihren Auftrag erfüllen.
Die Polizeikräfte haben den prioritären Auftrag, das weitere Töten von Personen zu unterbinden und den/die Täter zu neutralisieren. Wenn mit aufwachsenden Kräften weitere personelle Kapazitäten vorhanden sind, kann eine erste Einschätzung, im Idealfall auch Erstversorgung (Tourniquet) der Verletzten durch die Polizeibeamten erfolgen. Der Auftrag der Polizeikräfte ist nicht eine umfängliche Triage, sondern das Erkennen der Patienten, die einer unmittelbaren Versorgung bedürfen, um diese dann so schnell wie möglich außerhalb des Gefahrenbereichs an die Rettungskräfte zu übergeben.
Zum effizienten und kräfteschonenden Transport der Verletzten ist es wichtig, kreative Lösungen zu finden, damit Polizisten beispielsweise das Transportmaterial des Rettungsdienstes nutzen. Damit wird erreicht, möglichst viele Verletzte, in kurzer Zeit zu retten und im sicheren Bereich an die Rettungskräfte zu übergeben (Wurmb, Hossfeld, Zoller 2018[3]).

Fallbeispiel 2 einer mobilen Lage

Im Sommer 1988 flohen zwei Bankräuber mit ihren Geiseln in unterschiedlichen Fahrzeugen über Tage hinweg durch mehrere Bundesländer („Geiseldrama von Gladbeck“). Polizei und Rettungsdienste waren gezwungen zu folgen. In einer solchen Lage ist es äußerst schwierig bis unmöglich, einen sicheren Bereich für Kräfte der nichtpolizeilichen Gefahrenabwehr zu definieren.
Zum besseren Verständnis bedarf es einer Einteilung von bedrohlichen Einsatzlagen. Dabei wird unterschieden, ob es sich um einen limitierten Angriff oder um fortgesetzte Angriffe handelt; dies schließt auch mit ein, ob die Lage auf eine Örtlichkeit beschränkt oder mobil ist. Des Weiteren wird unterschieden, ob der/die Täter den eigenen Tod in Kauf nehmen, also suizidal oder nichtsuizidal handeln (Wurmb, Hossfeld, Zoller 2018[3]; Wurmb et al. 2020[4]).
Die am wenigsten zu kalkulierende Bedrohung ergibt sich durch eine fortgesetzte Attacke potenziell suizidaler Täter. Diese sind bereit, unablässig zu töten und jede verstreichende Minute – ohne Intervention und Kontrolle der Täter – führt zu weiteren Opfern. Damit wird der Faktor Zeit zum Gegner für alle an der Bewältigung des Einsatzes beteiligten Organisationen. Entsprechend müssen die beteiligten Organisationen zur selben Zeit im selben Raum unter einer konkreten und mehrdimensionalen Bedrohung, jedoch mit divergierenden prioritären Aufträgen agieren.
Die Polizei muss das primäre Ziel verfolgen, durch die Kontrolle der Täter Tötungen zu stoppen. Dabei arbeiten die Polizeikräfte unter einem besonders hohen Risiko: Ihr individueller Schutz sowie das unversehrte Be-

enden des Einsatzes können nicht hoch genug priorisiert werden. Zu diesem Zweck wurde die ballistische Schutzausstattung der Polizei, ihre Bewaffnung, der passive Schutz und die einsatztaktische Fortbildung fortlaufend optimiert (z. B. Weiterentwicklung Notintervention, Notzugriff; vgl. Hossfeld et al. 2017[1]; Wurmb et al. 2020[4]; Schorscher et al. 2022[5]). Alle Organisationen der nichtpolizeilichen Gefahrenabwehr können erst nach Erreichen des ersten Ziels – „Neutralisation der Täter" – sicher tätig werden, um dann zeitnah möglichst viele Menschen zu versorgen. Damit liegt das individuelle Risiko für die nicht an der Täterbekämpfung beteiligten Einsatzkräfte insgesamt niedriger.

Trotz dieser scheinbar unterschiedlichen Aufgaben verfolgen alle Einsatzkräfte das gemeinsame Ziel, mit Kontrolle der Täter möglichst viele Menschen zu retten. Dazu ist gegenseitiges Verständnis und Basiswissen über die Ausrüstung und Fähigkeiten der nun kooperierenden Kräfte erforderlich, welches nur aus gemeinsamen Ausbildungsprogrammen erwachsen kann.

Dies führt im Idealfall zu einem reduzierten und effizienteren Einsatz der Kommunikationsmittel. Konfliktträchtige Schnittstellen können im Vorfeld durch Training identifiziert und beseitigt werden. Beispielsweise kann durch die Kenntnis der polizeilichen Vorgehensweise in der Frühphase taktischer Einsatzlagen die unrealistische Forderung nach Schutz der rettungsdienstlichen Einsatzkräfte unterbleiben und hiermit Druck von den Polizeikräften genommen werden. Umgekehrt können die Polizeikräfte nach Kontrolle der Täter durch Kenntnisse der rettungsdienstlichen Belange Hilfe bei der medizinischen Erstversorgung im Gefahrenbereich und wertvolle Beiträge zu Menschenrettung leisten. Das gemeinsame Ziel ist der Schlüssel zum Erfolg (Wurmb et al. 2020[4]; Schorscher et al. 2022[5]).

Ausschlaggebend für die erfolgreiche Zusammenarbeit zwischen Rettungsdienst und Polizei sind neben rein medizinischen insbesondere auch einsatztaktische Gründe: So ist bei einem (konventionellen) Terroranschlag mit einer hohen Anzahl an schwer bzw. schwerstverletzter Patienten mit penetrierenden Verletzungen durch Stich-, Schuss- und Explosionswaffen zu rechnen, bei denen die Gefahr des raschen Verblutungstodes besteht. Zudem sind nicht nur Patienten, sondern auch die Hilfskräfte permanent der Gefahr durch möglicherweise noch agierende Täter ausgesetzt.

Eine besondere Form der Bedrohung stellt eine Folgeanschlag, der sogenannte Second Hit, dar (Schorscher et al. 2022[5]).

1.7.2 Second Hit

Hinterhalte sind so alt wie die Geschichte bewaffneter Konflikte zwischen Menschen und letztlich wohl aus der Jagd heraus entstanden.

Beim Second Hit richtet sich der Hinterhalt gezielt gegen Hilfs- und Einsatzkräfte. Ein prominentes Beispiel aus dem zivilen Umfeld ist 1997 der Anschlag auf die Klinik North Side Family Planning in Atlanta, USA. Eine erste Bombe detonierte gegen 9.30 Uhr, als die Klinik gerade öffnete. Ein zweiter, sehr viel stärkerer Sprengsatz zündete, nachdem Mitarbeiter der Klinik zum Helfen nach draußen geeilt waren, und verletzte insgesamt sechs Menschen durch Schrapnell-Splitter. Auch das Vorgehen der Täter beim Boston Marathon 2013 mit drei Toten und 264 verletzten Menschen war das Resultat zweier, innerhalb von 13 Sekunden nacheinander stattfindenden Explosionen. Ein Third Hit durch den Einsatz von automatischen Waffen konnte verhindert werden (Hossfeld et al. 2017[1]; Schorscher et al. 2022[5]).

Ein solcher „Second Hit" ist so einfach zu planen, dass Einsatzkräfte bei Menschenrettung nach einer Detonation stets überlegen müssen, ob es sich lediglich um einen Unfall handeln könnte oder ob die Explosion absichtlich herbeigeführt wurde. Im zweiten Fall muss immer mit der Bedrohung durch eine weitere Bombe oder auch mit einem Heckenschützen gerechnet werden.

Dementsprechend haben sowohl Maßnahmen zur Blutungskontrolle als auch die Minimierung der prähospitalen Versorgungsphase allerhöchste Priorität. Somit verbietet sich einsatztaktisch die sonst übliche Etablierung von stationären Versorgungsstrukturen (z. B. der Aufbau eines Behandlungsplatzes in der Nähe der Anschlagszone; vgl. Wurmb et al. 2017[2]; Wurmb et al. 2020[4]; Schorscher et al. 2022[5]).

Genauso verbietet es sich, dass Patienten Gepäck wie z. B. Rucksäcke, Koffer oder Taschen mit in Rettungsfahrzeuge oder Krankenhäuser nehmen. In derartigen Behältnissen könnten Explosivkörper für einen Second Hit enthalten sein.

Unter Federführung der Arbeitsgruppe „Taktische Medizin" des Wissenschaftlichen Arbeitskreises Notfallmedizin der DGAI wurde im Rahmen eines „Konsensusgesprächs" der Versuch unternommen, durch eine sehr breit aufgestellte, interprofessionell und interdisziplinär besetzte Expertengruppe aus ganz Deutschland ein möglichst einfaches und klares (notfall-)medizinisches Rahmenkonzept für derartige Lagen zu erarbeiten, welches von den für die Notfallplanung Verantwortlichen herangezogen und auf die lokalen bzw. regionalen Verhältnisse angepasst werden kann. Die Ergebnisse dieser Abstimmungen werden vielfach in diesem Buch zitiert (vgl. Hossfeld et al. 2017[1]).

1.7.3 Konzeptionelle Lösungsansätze

Oberstes Ziel aller Konzepte ist es, das Überleben einer möglichst hohen Zahl von Verletzten bzw. Beteiligten zu ermöglichen und dabei gleichzeitig die Gefährdung von Patienten, Beteiligten und Unbeteiligten sowie der eingesetzten Rettungskräfte so gering wie möglich zu halten. Deshalb folgt das prähospitale Management der Strategie „Stop the killing and clear the scene" (Wurmb et al. 2020[4]; Schorscher et al. 2022[5]).

Das erfordert seitens der eingesetzten Polizeikräfte eine rasche Identifizierung der Patienten, die infolge einer Hämorrhagie am ehesten zu versterben drohen, sowie das Ergreifen der notwendigen Maßnahmen zur Blutungskontrolle und schließlich die schnelle Rettung der Patienten aus der unsicheren Zone. Die notfallmedizinischen Maßnahmen schließen sich erst an diese Phase an, folgen aber weiter einsatztaktischen Gegebenheiten. International beispielgebend ist das Konzept der Tactical Combat Casualty Care (TCCC), welche drei Phasen umfasst:

- Care Under Fire (CUF),
- Tactical Field Care (TFC) und
- Tactical Evacuation Care (TACEVAC; s. ▶ Kapitel 1.1).

Im Gegensatz zur individualmedizinischen Regelversorgung sind Art und Umfang der notfallmedizinischen Maßnahmen klar den taktischen Bedingungen untergeordnet. Oberstes Ziel der polizeilichen Gefahrenabwehr ist es, weitere Anschläge (und damit Opfer) zu verhindern. Erst nach der Kontrolle der Täter können Einsatzkräfte der Polizei einfache (und zuvor trainierte) notfallmedizinische Maßnahmen zur Blutungskontrolle ergreifen (Hossfeld et al. 2017[1]).

1.7.4 Lessons Learnt

Da, gemessen an anderen Einsätzen, taktische Lagen im Rettungsdienst selten sind, ist es unabdingbar, sich überregional und international zu vernetzen und Erfahrungen auszutauschen. Eine systematische Literaturrecherche zu den aus der Versorgung nach terroristischen Anschlägen gewonnenen Erkenntnissen hat ergeben, dass sich trotz der unterschiedlichen Art und Weise der Attacken die weltweit gemachten Erfahrungen ähneln. Da jedoch bisher die Bedrohung für die eigene Gebietskörperschaft oder Behörde als eher abstrakt klassifiziert und damit gering geschätzt wurde, wird noch zu wenig Engagement in Vorbereitungen, Training und Resilienz investiert (Wurmb et al. 2020[4]; Schorscher et al. 2022[5]).

Dennoch hat sich sowohl bei der polizeilichen als auch bei der nichtpolizeilichen Gefahrenabwehr die individuelle Ausstattung zur Bekämpfung lebensbedrohlicher Blutungen und penetrierender Verletzungen deutlich verbessert. So wurde u. a. das Tourniquet eingeführt, um lebensbedrohliche Blutungen bei Einsatzkräften in Selbst- oder Kameradenhilfe oder auch bei Patienten stoppen zu können.

1.7.5 Fazit

Aus der Darstellung wird ersichtlich, dass es nicht ausreichen kann professionsspezifische und damit isolierte Konzepte für taktische Lagen zu entwickeln. Vielmehr müssen diese *organisationsübergreifend* abgestimmt, kommuniziert und trainiert sein und stetig an die andernorts (international) gemachten Erfahrungen angepasst werden. Auch müssen Vorbehalte zwischen polizeilicher und nichtpolizeilicher Gefahrenabwehr reduziert und jeder in seinem Zuständigkeitsbereich als Spezialist verstanden werden (Wurmb et al. 2020[4]; Schorscher et al. 2022[5]).

1

NACH DER GOLDEN HOUR WEISS ICH, DASS ...

- ... mobile Lagen komplexer sind als stationäre Lagen.
- ... bei terroristischen Lagen stets mit einem Second Hit gerechnet werden muss.
- ... sich alle Behörden und Organisationen mit Sicherheitsaufgaben (Polizei, Rettungsdienst, Feuerwehr) gemeinsam auf die Bewältigung taktischer Lagen vorbereiten müssen.

Literatur

[1] Hossfeld B, Adams HA, Bohnen R, et al. Zusammenarbeit von Rettungskräften und Sicherheitsbehörden bei bedrohlichen Lagen. A&I. 2017;58:573–583

[2] Wurmb T, Justice P, Dietz S, et al. Qualitätsindikatoren für rettungsdienstliche Einsätze bei Terroranschlägen oder anderen Bedrohungslagen. Eine Pilotstudie nach dem Würzburger Terroranschlag vom Juli 2016. Anaesthesist. 2017;66(6):404–411. https://doi.org/10.1007/s00101-017-0298-0

[3] Wurmb T, Hossfeld B, Zoller G. Polizei und Rettungsdienst bei der Bewältigung lebensbedrohlicher Einsatzlagen. Unterschiedliche Strukturen – gemeinsames Vorgehen. Notfall + Rettungsmedizin. 2018;21:576–584. https://doi.org/10.1007/s10049-018-0454-3

[4] Wurmb T, Franke A, Schorscher N, et al. Emergency response to terrorist attacks: results of the federal-conducted evaluation process in Germany. Eur J Trauma Emerg Surg. 2020;46(4):725–730. https://doi.org/10.1007/s00068-020-01347-8

[5] Schorscher N, Kippnich M, Meybohm P et al. Lessons learned from terror attacks: thematic priorities and development since 2001 – results from a systematic review. Eur J Trauma Emerg. 2022;48(4):2613–2638. https://doi.org/10.1007/s00068-021-01858-y

1.8 Medizin als Aufgabe der Polizei? Zur Rechtslage

Chris Radloff

Five Bullets auf dem Weg zum Einsatz

- Die Durchführung medizinischer Maßnahmen im polizeilichen Einsatz dient der Abwehr von Gefahren und ist daher auch Aufgabe der Polizei, gerade wenn die Rettungskette gestört ist.
- Die Notwendigkeit zur Durchführung dieser Maßnahmen muss daher immer Bestandteil der Lagebeurteilung aller polizeilichen Einsatz- und Führungskräfte sein.
- Um eine valide Lagebeurteilung zu ermöglichen, sind gezielte Meldungen über die Anzahl der Patienten und etwaige notwendige Ressourcen zu deren Behandlung unerlässlich.
- Medizinisch spezialisierte Einsatzkräfte der Polizei sollten frühzeitig zur Bewältigung medizinscher Lageschwerpunkte herangezogen werden.
- Eine Eigen- oder Fremdversorgung ist nur möglich, wenn das dienstlich bereitgestellte medizinische Material vorhanden, vollzählig und funktionsfähig ist.

Die Bewältigung von Bedrohungslagen ist komplex und kann nur funktionieren, wenn alle Behörden und Organisationen mit Sicherheitsaufgaben zusammenarbeiten.
Dass dies bereits häufig geschieht, geht bereits aus den vorangegangenen Kapiteln hervor – die Rettungsdienste etablieren Einsatztaktiken für die Zusammenarbeit mit der Polizei und die Polizei bereitet sich auf medizinische Lageschwerpunkte vor. Im Idealfall werden regelmäßig gemeinsame Übungen durchgeführt, um für die Aufgaben des jeweils anderen Partners ein besseres Verständnis zu erreichen.
Trotz einer sehr eindeutigen Aufgabentrennung durch die Rettungsdienst- und Polizeigesetze müssen alle Kräfte derartige Lagen gemeinsam bewältigen. Dieses Kapitel soll einige wichtige rechtliche Überlegungen darstellen, warum sich die Polizei medizinisch wappnet.

1.8.1 Fürsorgepflicht des Dienstherrn: Schutz der Beamten

„Der Dienstherr hat im Rahmen des Dienst- und Treueverhältnisses für das Wohl der Beamtinnen und Beamten und ihrer Familien, auch für die Zeit nach Beendigung des Beamtenverhältnisses, zu sorgen. Er schützt die Beamtinnen und Beamten bei ihrer amtlichen Tätigkeit und in ihrer Stellung."[1, 2]
Der Wortlaut des § 78 Bundesbeamtengesetz und § 45 des Beamtenstatusgesetz beschreibt die Fürsorgepflicht des Dienstherrn für die Beamten des Bundes bzw. der Länder. Im Rahmen dieser Fürsorgepflicht stehen den Polizeivollzugsbeamten und den Verwaltungsbeamten (z. B. Polizeiärzte) alle notwendigen Maßnahmen des Arbeitsschutzes zu, um physische und psychische Schädigungen, die sich aus der Dienstwahrnehmung ergeben zu verhindern bzw. zu minimieren sowie frühzeitig zu erkennen und einer Schadensvertiefung entgegenzuwirken.
Weiterhin beinhaltet sie die Ausgestaltung einer optimalen Versorgung nach Eintritt einer Schädigung. Die Regelungen des Arbeitsschutzgesetzes (ArbSchG) gelten dabei grundsätzlich ebenfalls für Beamte[3], können aber unter den Voraussetzungen des § 20 ArbSchG teilweise oder gänzlich eingeschränkt werden.
Aus dem gesetzlichen Auftrag einer jeden Polizei – inkl. der Ausübung des Gewaltenmonopols des Staates – ergibt sich zwangsläufig ein hohes, nicht gänzlich zu minimierendes Gefahrenpotenzial.
Über die im Arbeitsschutz typische Gefährdungsbeurteilung (im Einsatz umgesetzt durch die Lagebeurteilung) werden Gefahren identifiziert und für die eingesetzten Kräfte möglichst durch geeignete Maßnahmen reduziert.
Beispiel: Die Verwendung großkalibriger Waffen durch Terroristen führte in diesem Kontext mitunter zur Ausstattung der Polizeien mit beschusshemmenden Hartballistikplatten einer entsprechenden Schutzklasse, die nun entweder die reguläre Schutzweste ergänzen oder über ein separates

Tragesystem genutzt werden können. Damit ist jedoch nur der erste Schritt getan, denn die Schutzausstattung, um es am Beispiel festzumachen, wird den Eintritt von Verletzungen ggf. nicht verhindern können.
Diesen Schädigungen gilt es durch Etablierung von Konzepten im Bereich der Ersten Hilfe sowie durch die Schaffung professioneller medizinischer Strukturen (z. B. Polizeiärztliche Dienste) zu begegnen.
Da die nationalen Empfehlungen der Bundesarbeitsgemeinschaft Erste Hilfe (BAGEH) und der Deutschen Gesetzlichen Unfallversicherung (DGUV) wichtige Aspekte der Taktischen Medizin momentan nicht berücksichtigen, wird man sich zusätzlich den Empfehlungen der (inter) nationalen Fachgremien bedienen (s. ▶ Kapitel 1.1 bis ▶ Kapitel 1.5). Auf Basis dieser Anforderungen haben viele Exekutivbehörden die in ▶ Kapitel 4.1 aufgeführten Konzepte und Fähigkeiten etabliert sowie die dafür notwendige Aus- und Fortbildung ermöglicht.
In den meisten Bundesländern verfügen die Polizeibehörden über eine persönliche oder fahrzeuggebundene Erste-Hilfe-Ausstattung, die auch den Verletzungsmustern in lebensbedrohlichen Einsatzlagen gerecht wird. Darüber hinaus wird medizinisches Fachpersonal in den Polizeien mitunter schon seit Jahrzehnten vorgehalten. Das Aufgabenportfolio ist dabei teilweise sehr breit gefächert. Neben der Durchführung von arbeitsmedizinischen Untersuchungen, Auswahluntersuchungen und der kurativmedizinischen Versorgung wird das medizinische Fachpersonal vorrangig zur *Versorgung im Einsatz* vorgehalten.
An dieser Stelle sei noch einmal darauf hingewiesen, dass sich aus der Dienstleistungs-, Gesunderhaltungs- und Fortbildungspflicht der Beamten selbst ebenfalls ergibt, dass diese ihren Teil zur Erfüllung der Ziele (aus der Fürsorgepflicht) beitragen und die zur Verfügung gestellte Erste-Hilfe-Ausstattung auch tatsächlich im Dienst mit sich führen.

1.8.2 Medizinische Versorgung nach Zwangsmitteleinsatz

Polizeibeamte greifen tagtäglich in Grundrechte ein, um Straftaten verfolgen zu können und insbesondere um Gefahren für die öffentliche Sicherheit und Ordnung abzuwehren. Im Rahmen des Grundsatzes der Verhältnismäßigkeit setzen sie dabei die ihnen vom Gesetzgeber zur Verfügung gestellten Befugnisse ein.
Da sich nicht alle Situationen konfliktfrei lösen lassen, ist die Anwendung von unmittelbarem Zwang in Form von einfacher körperlicher Gewalt bis hin zum Einsatz der Schusswaffe mitunter notwendig, um die polizeilichen Ziele zu erreichen.
Werden die Betroffenen des unmittelbaren Zwangs durch diesen verletzt, so greifen die einschlägigen Rechtsnormen der Polizei-, Zwangs- und Ordnungsbehördengesetze und verpflichten die Beamten zur Hilfeleistung (▶ Tab. 1.5).

Tab. 1.5 Rechtsvorschriften, welche die Hilfeleistung von Polizeibeamten nach polizeilichem Zwangsmitteleinsatz regeln (Auswahl)

Gesetz	Parapraph	Literatur
Polizei- und Ordnungsbehördengesetz (POG) Rheinland-Pfalz	§ 79 POG	[4]
Gesetz über die Anwendung unmittelbaren Zwanges bei der Ausübung öffentlicher Gewalt durch Vollzugsbeamte des Landes Berlin (UZwG Bln)	§ 5 UZwG Bln	[5]
Gesetz über den unmittelbaren Zwang bei Ausübung öffentlicher Gewalt durch Vollzugsbeamte des Bundes (UZwG)	§ 5 UZwG	[6]
Gesetz über die Aufgaben und Befugnisse der Bayerischen Polizei (Polizeiaufgabengesetz, PAG)	Art. 80 PAG	[7]

Folgende Kriterien sind dabei in der Regel zu berücksichtigen:

- Die Hilfeleistung muss notwendig sein.
- Die Lage muss eine Hilfeleistung zulassen.
- Es ist Beistand zu leisten und ärztliche Hilfe zu verschaffen.

Polizeibeamte müssen daher in der Lage sein, die Verletzungsmuster oder pathophysiologischen Zustände, die sie durch den Einsatz von Zwangsmitteln hervorrufen, zu erkennen und bis zur Übergabe an medizinisches Fachpersonal in zumutbarem Maße erstbehandeln zu können. Sollte das polizeieigene medizinische Fachpersonal in die Rettungskette integriert werden, so ist auch dieses so zu besetzen, auszustatten und zu befähigen, dass eine leitliniengerechte Versorgung auf dem aktuellen Stand der Wissenschaft und Technik erfolgen kann.

Aus dieser rechtlichen Bindung ergibt sich in direktem Ausmaß ein weiterer Aspekt: Die Beamten unterliegen der Garantenstellung gegenüber dem Betroffenen.

Beispiele: Nach dem Einsatz des Reizstoffsprühgerätes (umgangssprachlich „Pfefferspray“) bedeutet dies z. B. insbesondere das Spülen der Augen sowie dem Betroffenen psychischen Beistand zu leisten. Der Einsatz der Schusswaffe kann mitunter das Stoppen einer lebensbedrohlichen Blutung an Extremitäten mittels Druckverband oder Tourniquet erfordern.

Das heißt: Ist es einem Beamten zumutbar und tatsächlich möglich, Hilfe zu leisten, unterlässt er dies jedoch mit einer daraus resultierenden Schadensvertiefung (erliegt der Betroffene z. B. der lebensbedrohlichen Blutung), so sind die Tatbestandsmerkmale des § 13 Strafgesetzbuch (StGB)[8] zu prüfen. Bei unterlassener Versorgung einer zuvor verursachten Verletzung könnte dann der Tatbestand der Körperverletzung mit Todesfolge (durch Unterlassen i. S. d. § 13 StGB) erfüllt sein

Auch hier greift die oben beschriebene Fürsorgepflicht des Dienstherrn, die ermöglichen soll, dass die Beamten so ausgestattet und vorbereitet werden, dass ihnen die gesetzlich auferlegte Hilfeleistungspflicht auch möglich ist.

1.8.3 Garantenstellung in lebensbedrohlichen Einsatzlagen

Polizeibeamte haben allein aufgrund ihres gesetzlichen Auftrags zur (polizeilichen) Gefahrenabwehr eine Garantenstellung gegenüber den Bürgern.[9] Dieser werden sie in lebensbedrohlichen Einsatzlagen insbesondere dadurch gerecht, dass sie die täterbezogenen Gefahren abwehren und so im Idealfall die körperliche Unversehrtheit vieler Menschen schützen können.

Diese komplexen Lagen bringen jedoch ein *Dilemma* mit sich, welches bereits in den vorangehenden Kapiteln näher beschrieben wurde: Eine professionelle medizinische Versorgung Verletzter nach den Grundsätzen der Landesrettungsdienstgesetze kann aufgrund der dynamischen Einsatzlagen (verschiedene Gefahrenbereiche) nicht oder nur mit zeitlich relevantem Verzug erfolgen.

Eine richterliche Antwort auf die Frage, in welcher Form die Polizeibehörden diese Lücke im Rahmen ihrer Garantenstellung decken müssen, gibt es bis dato nicht. Fakt ist, dass mit den polizeilichen, rettungsdienstlichen und gemeinsamen Konzeptionen Lösungsansätze erarbeitet wurden (vgl. z. B. ▶ Kapitel 1.5).

Da eine frühestmögliche medizinische Intervention essenziell für die Abwehr von Gefahren und für die körperliche Unversehrtheit ist, sollten folgende Überlegungen in die Lagebeurteilung der Polizeiführung sowie in Teilen einer jeden polizeilichen Einsatzkraft mit einfließen:

- Lässt die aktuelle Lage eine Freigabe des Einsatzraumes für den Rettungsdienst zu?
- Wie viele Polizeikräfte kann ich alternativ für den Auftrag der Rettung (in sichere Bereiche) freimachen und einsetzen?
- Können alternativ Teilbereiche und Korridore (teilsichere Bereiche) zur Rettung und Versorgung durch den Rettungsdienst freigegeben und geschützt werden?
- Lässt die Lage eine Erstversorgung der Verletzten bis zur Übergabe an den Rettungsdienst durch Polizeikräfte zu?
- Haben meine Kräfte Material zur Erstversorgung bzw. wie kann ich solches organisieren (polizeiinterne Ausstattungskonzepte, Material vom Rettungsdienst)?
- Wie können meine Kräfte schnell und kräftesparend Verletzte an den Rettungsdienst übergeben (z. B. Transportmittel vom Rettungsdienst organisieren)?

In der Anfangsphase einer lebensbedrohlichen Einsatzlage haben Polizeikräfte den Auftrag, die Täter zu neutralisieren. Daher werden zu diesem Zeitpunkt selten ausreichend Kräfte zur Verfügung stehen, um eine parallele Rettung zur Intervention zu ermöglichen.

Jedoch ergibt sich aus den grundsätzlichen Überlegungen der Garantenstellung, dass eine Zuführung zur Rettungskette und Durchführung von lebensrettenden Sofortmaßnahmen (Blutstillung, Lagerung) frühestmöglich durchgeführt werden sollten. Mit besser werdender Kräftesituation sollte ein medizinischer Lageschwerpunkt gebildet werden.
Um dieses Dilemma zu lösen und Handlungssicherheit bei allen Kräften zu generieren, müssen die entsprechenden Empfehlungen (vgl. z. B. ▶ Kapitel 1.2, ▶ Kapitel 1.5, ▶ Kapitel 4.3, ▶ Kapitel 4.4, ▶ Kapitel 4.5) in die Aus- und Fortbildung aller Laufbahngruppen einfließen und regelmäßig im Rahmen von Übungen auf den Prüfstand gestellt werden.

NACH DER GOLDEN HOUR WEISS ICH, DASS ...

- ... medizinische Aspekte Teil der Aufgabenwahrnehmung als Polizeibeamter und/oder insbesondere der Führungskraft sind.
- ... medizinische Gesichtspunkte stets in den Dienstalltag und die Lagebeurteilung im Einsatz einfließen müssen.
- ... Polizeibeamte zur Hilfeleistung nach Zwangsmitteleinsatz verpflichtet sind.
- ... eine frühestmögliche lageangepasste medizinische Versorgung in lebensbedrohlichen Einsatzlagen lebensrettend ist.
- ... Führungskräfte der Polizei medizinische Lageschwerpunkte erkennen und bewältigen sollten; hierzu können sie sich fachlicher Beratung bedienen.

Literatur

[1] Vgl. § 78 Bundesbeamtengesetz (BBG) vom 5. Februar 2009 (BGBl. I S. 160), das zuletzt durch Artikel 3 des Gesetzes vom 31. Mai 2023 (BGBl. 2023 I Nr. 140) geändert worden ist.

[2] Vgl. § 45 Beamtenstatusgesetz (BeamtStG) vom 17. Juni 2008 (BGBl. I S. 1010), das zuletzt durch Artikel 4 des Gesetzes vom 31. Mai 2023 (BGBl. 2023 I Nr. 140) geändert worden ist.

[3] Vgl. § 1 Abs. 1 i. V. m. § 2 Abs. 2 Ziff. 4 Arbeitsschutzgesetz (ArbSchG) vom 7. August 1996 (BGBl. I S. 1246), das zuletzt durch Artikel 2 des Gesetzes vom 31. Mai 2023 (BGBl. 2023 I Nr. 140) geändert worden ist.

[4] Vgl. § 79 Polizei- und Ordnungsbehördengesetz (POG) vom 10. November 1993 (GVBl. S. 595), das zuletzt durch Artikel 1 des Gesetzes vom 23. September 2020 (GVBl. S. 516) geändert worden ist.

[5] Vgl. § 5 des Gesetzes über die Anwendung unmittelbaren Zwanges bei der Ausübung öffentlicher Gewalt durch Vollzugsbeamte des Landes Berlin (UZwG Bln) vom 22.06.1970 (GVBl. 1970, 921), das zuletzt durch Artikel 2 G zur Änd. des Allgemeinen Sicherheits- und Ordnungsgesetzes und anderer G vom 22.3.2021 (GVBl. S. 318) geändert worden ist.

[6] Vgl. § 5 des Gesetzes über den unmittelbaren Zwang bei Ausübung öffentlicher Gewalt durch Vollzugsbeamte des Bundes in der im Bundesgesetzblatt Teil III, Gliederungsnummer 201-5, veröffentlichten bereinigten Fassung, das zuletzt durch Artikel 3 des Gesetzes vom 2. März 2023 (BGBl. 2023 I Nr. 56) geändert worden ist

[7] Art. 80 Polizeiaufgabengesetz (PAG) in der Fassung der Bekanntmachung vom 14. September 1990 (GVBl. S. 397, BayRS 2012-1-1-I), das zuletzt durch § 1 des Gesetzes vom 24. März 2023 (GVBl. S. 98) geändert worden ist.

[8] Vgl. § 13 Strafgesetzbuch in der Fassung der Bekanntmachung vom 13. November 1998 (BGBl. I S. 3322), das zuletzt durch Artikel 4 des Gesetzes vom 4. Dezember 2022 (BGBl. I S. 2146) geändert worden ist.

[9] Erhardt E. Strafrecht für Polizeibeamte. 7. überarbeitete Auflage 2021. Kohlhammer Verlag

2 Typische Verletzungsmuster

2.1 Schnitt- und Stichverletzungen

Wiebke Bruns, Dan Bieler, Erwin Kollig, Lisa Hackenberg

Five Bullets auf dem Weg zum Einsatz

- Beachte Eigenschutz, fordere die Polizei nach! Stichverletzungen finden oft im Zusammenhang mit Gewaltverbrechen oder Suizidversuchen statt.
- Kontrolliere frühzeitig Blutungen mit geeigneten Mitteln! Exsanguination ist die häufigste Todesursache.
- Bei Verdacht auf einen Spannungspneumothorax sofort entlasten! Hinweise: Tachypnoe, Hypotonie, Tachykardie, fehlendes Atemgeräusch einseitig.
- Reevaluiere Symptome! Auch singuläre Verletzungen am Rumpf können Zweihöhlenverletzungen sein.
- Transportiere zügig in ein geeignetes Zielkrankenhaus! Dort erfolgt die chirurgische Versorgung.

2.1.1 Definition

Stich-, Schnitt- und Hiebverletzungen werden zu den penetrierenden Verletzungen gezählt. Stichverletzungen entstehen durch scharfe oder spitze Alltagsgegenstände, z. B. Messer (▶ Abb. 2.1), Scheren, Besteck, Dolche, Glas-

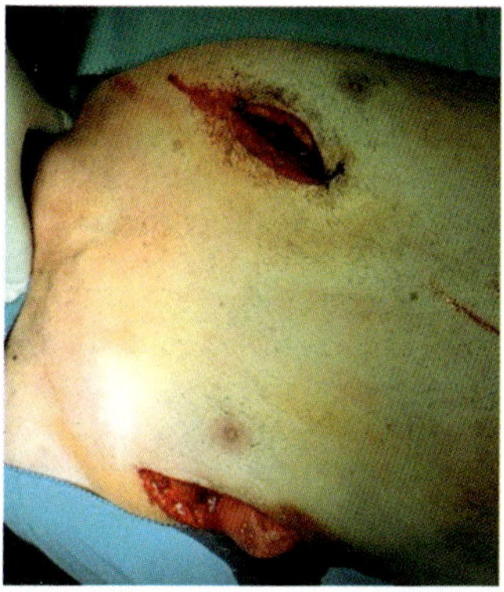

Abb. 2.1 Zweihöhlenverletzung: zweifache Messerstichverletzung im Bereich des Thorax, rechts mit Austritt von Darmteilen [O733, P1409]

splitter. Die Wunden sind oft tiefer als breit. Der entstandene Stichkanal kann länger als das Werkzeug sein, wenn das Gewebe komprimierbar ist.
Bei Beschädigung von großen Blutgefäßen (z. B. Halsschlagader) können Schnittverletzungen tödlich verlaufen. Hiebverletzungen entstehen durch Einwirkung von scharfen Gegenständen mit hohem Eigengewicht (z. B. Axt, Beil).

NIEMALS VERGESSEN!

- Tatwerkzeuge werden sichergestellt und an die Polizei übergeben.
- Die Patientenversorgung hat Vorrang vor der Beweissicherung.

2.1.2 Relevanz Stichverletzungen

Eine bundesweite statistische Auswertung über Anzahl, Umstände (Suizid, Gewaltverbrechen, Unfall), geografische Verteilung und todesursächliche Verletzungen bei Stich- und Schnittverletzungen, die auch die prähospitale Versorgung einschließt, existiert nicht.
Das TraumaRegister der **D**eutschen **G**esellschaft für **U**nfallchirurgie e. V. *(TraumaRegister DGU®)* zeigt einen Anteil von 4,2 % penetrierender Verletzungen in Deutschland bei den von 2009 bis 2018 erfassten Schwer- und Schwerstverletzten. 1,8 % aller dort registrierten Traumata sind Stichverletzungen und wären damit eine seltene Herausforderung. Es wurden jedoch nur Fälle berücksichtigt, die das Krankenhaus lebend erreichten und bei denen eine gewisse Verletzungsschwere vorlag, die eine Behandlung im Schockraum bekamen und durch die Krankenhäuser erfasst wurden. Vergleicht man dazu die Kriminalstatistik aus Nordrhein-Westfalen von 2021, so blieben von 5721 Delikten mit dem Tatmittel Messer in 62,8 % die Opfer unverletzt, 31,3 % erlitten leichte Verletzungen, 5,3 % wurden schwer verletzt und 0,5 % getötet. In der bundesweiten Kriminalstatistik gibt es dazu keine genauen Zahlen, sodass dezidierte Aussagen zur Epidemiologie nur bedingt getroffen werden können.
Stichverletzungen stehen zu knapp 60 % im Zusammenhang mit Gewaltverbrechen und knapp 30 % mit Suiziden und Suizidversuchen, deshalb muss immer ein ausreichender Eigenschutz beachtet werden. Nur ein geringer Anteil von 10 % entsteht im Rahmen von Unfällen (Bieler et al. 2021[1]).
Im Gegensatz zu legalen Schusswaffen, die durch restriktive Waffengesetze weniger leicht verfügbar sind, sind Messer- und Stichwaffen oftmals Haushaltsgegenstände. Sie sind somit leicht verfügbar, gut transportierbar und mitzuführen, oft zugriffsbereit, effizient als Tatwaffe und vergleichsweise einfach in der Handhabung.

2.1.3 Aufkommen von Stichverletzungen

Besonders häufig:

- Wochentage: Freitag bis Sonntag
- Uhrzeit: 18–24 Uhr

- Ort: Großstädte
- Einfluss von Alkohol oder anderen psychotropen Substanzen (40 %)

Patientenklientel:

- männlich (85,4 %)
- Altersdurchschnitt 38 Jahre

Insgesamt haben Stich- und Schnittverletzungen in Deutschland aktuell eine geringe Inzidenz, jedoch ist das Auftreten in der prähospitalen Versorgung in Großstädten am Wochenende vermehrt zu beobachten. Auch bei Amoklagen muss mit Verletzungen durch Messer und scharfe Gegenstände gerechnet werden (Bieler et al. 2021[1]; LKA NRW[2]; Golembiewski 2020[3]).

2.1.4 Verteilungsmuster bei Stichverletzungen

Die Verteilung von Stich- und Schnittverletzungen ist sehr unterschiedlich (▶ Abb. 2.2). Bei Suiziden sind Verletzungen überwiegend im Bereich des Halses sowie der oberen Extremität zu finden, während sich Gewaltver-

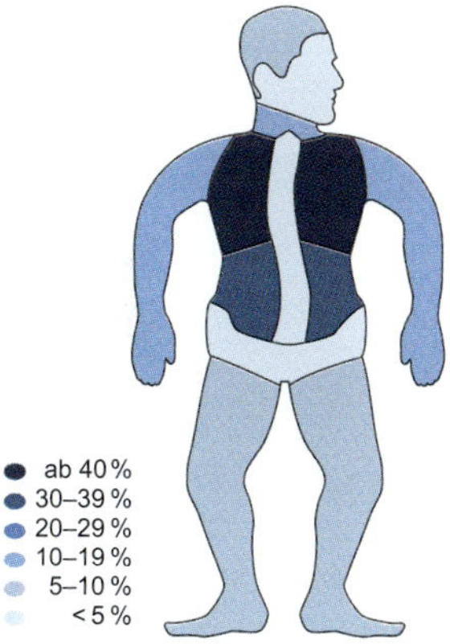

Kopf	7,00 %
Gesicht	3,60 %
Hals	13,30 %
Thorax	52,20 %
Abdomen	37,40 %
Zweihöhlenverletzung	13,80 %
Wirbelsäule	1,80 %
obere Extremität	17,30 %
untere Extremität	6,10 %
Becken	0,20 %

Abb. 2.2 Verteilungsmuster von Stichverletzungen: prozentuale Verletzungsverteilung nach Körperregionen (nach Bieler et al. 2021[1]) [F873-002, L138 (licensed by CC BY 4.0)]

brechen vorwiegend gegen den Rumpf richten. Auch bei Einzelstichen im Bereich des Rumpfes muss an eine Zweihöhlenverletzung gedacht werden, denn bei 25 % der Brustkorbverletzungen ist die Bauchhöhle mitbetroffen (▶ Abb. 2.3). Bei 37 % der abdominellen Stichverletzungen ist eine Beteiligung des Pleuraraumes vorhanden (Bieler et al. 2021[1]).
Zusätzliche Begleitverletzungen können durch Probierschnitte oder -stiche bei Suiziden bedingt sein. Bei Gewaltverbrechen kann es zusätzliche Verletzungen durch passive (Hände vor den Körper halten) oder aktive Abwehrmaßnahmen (Greifen/Schlagen nach dem Tatwerkzeug) kommen (Golembiewski 2020[3]; Heger, Schwarz, Krauskopf 2021[4]).

2.1.5 Verletzungsausmaß bei Stichverletzungen

Das Ausmaß der Verletzungen ist schwer abschätzbar, da sie von Stichrichtung, Bewegungen während der Penetration des Gewebes, Beschaffenheit des Werkzeuges (z. B. Klingenlänge, -schliff), betroffener Körperregion und verletzten Organen abhängig sind. Durch scharfe Gewalt werden anatomische Grenzen überwunden, sodass sich Blutungen ungehindert ausbreiten können.

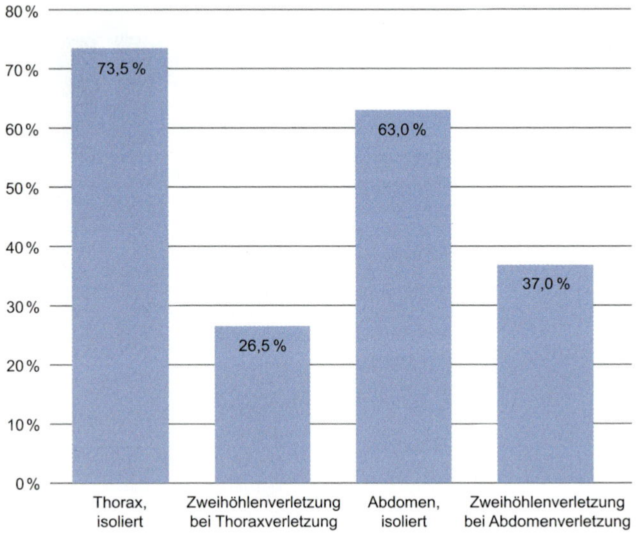

Abb. 2.3 Isolierte Thorax- und Abdomenverletzungen im Verhältnis zu Zweihöhlenverletzungen bei Thorax- und Abdomenverletzungen (nach Bieler et al. 2021[1]) [F873-002, L138 (licensed by CC BY 4.0)]

Haupttodesursache stellt der hämorrhagische Schock als Folge eines großen Blutverlustes (Exsanguination) dar. Bereits ein Blutverlust von einem Drittel der zirkulierenden Blutmenge ist lebensgefährlich, ein Verlust von zwei Dritteln tödlich. Auch die Geschwindigkeit des Blutverlustes und Vorerkrankungen haben Einfluss auf den Verlauf. Weitere potenziell vermeidbare Todesursachen sind der (Spannungs-)Pneumothorax und die Blutaspiration.
Stichverletzungen sind bei fehlender externer Blutung oftmals besonders in Achselhöhlen oder am Rücken schlecht zu erkennen.

2.1.6 Besonderheiten bei der Versorgung von Stichverletzungen

NIEMALS VERGESSEN!

- Gehe keine Eigengefährdung bei unsicherer Umgebung ein! *Sicherheit ist für Einsatzkräfte das oberste Gebot!*
- Reagiere vorausschauend auf Gefahren, Bedrohungen und Lageänderungen!
- Beachte die Möglichkeit eines (geplanten) Angriffs auf Rettungskräfte (Second Hit)!

Noch vorhandene Stichwerkzeuge im Patienten werden aufgrund des tamponierenden Effektes beschädigter Gefäße grundsätzlich belassen und so gesichert bzw. abgepolstert, dass es zu keiner Dislokation bzw. weiteren Verletzungen kommt (▶ Abb. 2.4). Durch Entfernung des Werkzeugs

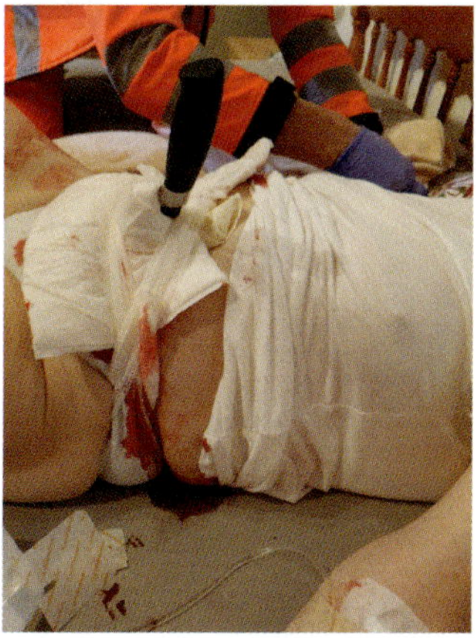

Abb. 2.4 Stichverletzung im Abdomen durch ein Messer in suizidaler Absicht. Das Messer wird in der Position belassen und abgepolstert. [O731]

ohne Kenntnis über den Verlauf des Stichkanals können von außen nicht stillbare Blutungen entstehen (Hauer, Grobert, Kanz 2019[5]).
Die medizinische Versorgung erfolgt gemäß den Prinzipien der prioritätenorientierten Schwerverletztenversorgung (z. B. xABCDE gemäß PHTLS). Ziel ist es, unmittelbar lebensbedrohliche Verletzungen zu identifizieren und sofort zu behandeln (DGU 2022[6]).

x – Exsanguination

Um das Verbluten (engl. *exsanguination,* „ausbluten") als potenziell tödliche Ursache zu verhindern, müssen kritische Blutungen zügig identifiziert und behandelt werden.
Zur Blutstillung bei Extremitätenverletzungen kommt das Stufenschema aus manueller Kompression – die Anlage eines Druckverbandes bzw. Tourniquets – zur Anwendung. Das Adaptieren dieses Stufenschemas (z. B. mit direkter Anlage eines Tourniquets) ist nur in ausgesprochenen Gefahrensituationen (Care Under Fire) zu erwägen. In sicherer Umgebung sollte dann auf einen Druckverband gewechselt werden, um unnötige Komplikationen zu vermeiden.
Bei stammnahen Blutungen, wo die Anlage eines Tourniquets unmöglich ist, sind die manuelle Kompression mit anschließendem Woundpacking und Anwendung von Hämostyptika (gerinnungsfördernde Substanzen) Möglichkeiten zur Blutungskontrolle (▶ Abb. 2.5). Falls vorhanden, können Junctional Tourniquets bei stammnahen Blutungen in Bereich der Axilla oder Leistenregion eingesetzt werden.
Blutungen in Körperhöhlen können nur durch die gezielte chirurgische Intervention gestoppt werden. Daher ist bereits bei dem Verdacht auf eine massive innere Blutung der schnellstmögliche Transport in das nächstgelegene geeignete Krankenhaus anzustreben.

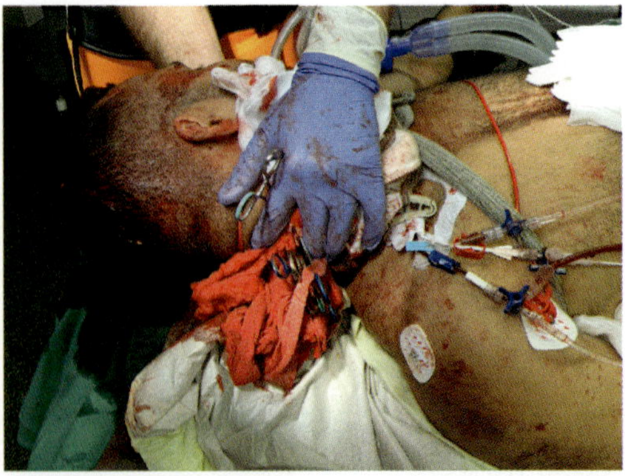

Abb. 2.5 Manuelle Kompression unter Nutzung von Hämostyptika zur Blutstillung nach Dekapitationsversuch mit einem Samurai-Schwert [P1409]

A – Airway

Stich- oder Schnittverletzungen im Kopf- und Halsbereich können zur (Blut-)Aspiration und Verlegung der Atemwege führen, sodass eine Atemwegssicherung zur ausreichenden Oxygenierung notwendig wird.
Aufgrund der traumatisch bedingten Veränderungen der Anatomie, Blutungen und/oder Schwellungen im Bereich der oberen Atemwege ist eine Beutel-Masken-Beatmung möglicherweise nicht durchführbar und die Platzierung von extraglottischen Atemwegshilfen (Larynxmaske, Larynxtubus) unmöglich. Wenn eine endotracheale Intubation im zweiten Versuch nicht erfolgreich ist, muss eine Notfallkoniotomie durch entsprechend ausgebildetes Personal durchgeführt werden. Im Anschluss an die Atemwegssicherung ist das Monitoring mittels Kapnometrie oder Kapnografie zwingend erforderlich.

B – Breathing

Bei zu erwartendem Blutverlust und daraus resultierender verminderter Sauerstofftransportkapazität bzw. Einschränkungen der Atmung erfolgt die frühzeitige Sauerstoffgabe. Als Monitoring wird die Messung der Sauerstoffsättigung sowie das Auszählen der Atemfrequenz genutzt. Bei wiederholter Erhebung der Atemfrequenz dient sie als guter Verlaufsparameter für Zustandsverschlechterungen.
Die genaue Inspektion des Brustkorbs und der Achselhöhlen auf Stichwunden ist wichtig, da kleine, aber in den Brustkorb blutende Stichwunden übersehen werden könnten. Wunden im Bereich des Brustkorbs werden mit einem luftdichten Verband (z. B. Thoraxventilverband) abgeklebt. Bei einer plötzlichen Zustandsverschlechterung nach Anlage eines luftdichten Verbandes muss ein Spannungspneumothorax in Betracht gezogen werden. Der Verband wird entfernt bzw. der Spannungspneumothorax entlastet (▶ Abb. 2.6).

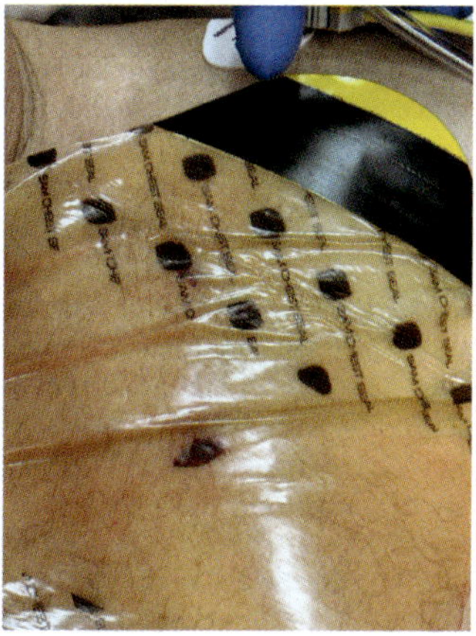

Abb. 2.6 Im Rahmen der strukturierten Traumaversorgung mit luftdichtem Verband (Chest Seal) versorgte Messerstichverletzung im Bereich des linken Brustkorbs [P1398]

Ein Pneumothorax kann bei einem kreislaufstabilen, suffizient spontanatmenden Patienten prähospital belassen werden. Bei klinischem Verdacht auf einen Spannungspneumothorax besteht die Indikation zur umgehenden Entlastung. Je nach Ausbildungsstand und vorhandenem Material sind eine Nadeldekompression, die Minithorakotomie und die Anlage einer Thoraxdrainage möglich. Bei persistierender Symptomatik ist die Entlastung zu wiederholen bzw. eingelegte Thoraxdrainagen sind zu überprüfen, denn bis zu 60 % der prähospital eingebrachten Thoraxdrainagen drainieren nicht suffizient, sodass sie in der Schockraumphase erneut platziert werden müssen (Bieler et al. 2021[1]).
Insbesondere beatmete Patienten mit perforierenden Verletzungen haben eine erhöhte Gefahr, einen Spannungspneumothorax zu entwickeln. Bei Reanimationen aufgrund von penetrierenden Verletzungen muss die beidseitige Thoraxentlastung mittels Minithorakotomie erfolgen.

Hinweise auf einen Spannungspneumothorax:

- Tachypnoe, Tachykardie, Hypotonie, SpO2-Abfall, Hautemphysem
- Gestaute Halsvenen und Kehlkopfverschiebungen sind Spätzeichen.

C – Circulation

Besonders bei starkem Blutverlust sind großlumige intravenöse Zugänge zur *Volumensubstitution* zu legen. Bei frustranen Punktionsversuchen ist der intraossäre Zugang eine geeignete Alternative. Bei fehlender ZNS-Beteiligung ist die permissive Hypotonie mit einem systolischen Blutdruck von 80 mmHg anzustreben, um den intraluminalen Druck auf den entstehenden Clot zu minimieren und den Blutverlust zu reduzieren. Die permissive Hypotonie ist ein Kompromiss zwischen ausreichender Perfusion des Gewebes und Vermeidung weiterer Blutverluste. Das Monitoring des Blutdrucks sollte engmaschig, d. h. alle 2–3 Minuten durchgeführt werden.
Bei *Hypotonie* ist die Gabe von Flüssigkeit indiziert, eine Verdünnungskoagulopathie sollte jedoch vermieden werden. Bei anhaltender Hypotonie bzw. fehlender Volumenreagibilität können zur Kreislaufstabilisierung in Ausnahmefällen Vasopressoren wie Cafedrin/Theodrenalin, Noradrenalin oder Adrenalin eingesetzt werden. Um eine Hyperfibrinolyse bei unkontrollierbaren Blutungen und hämodynamischer Instabilität zu vermeiden, ist Tranexamsäure indiziert. Das empfohlene Zeitfenster hierfür ist zu beachten.
In einigen Bereichen Deutschlands sind Rettungshubschrauber und Notarztwagen mit Bluttransfusionen der *Blutgruppe 0* ausgestattet, sodass auch prähospital eine Bluttransfusion erfolgen kann. Die prähospitale Gabe von Blutprodukten darf jedoch keine Zeitverzögerung der definitiven Versorgung bedeuten.
Stichverletzungen mit Beteiligung des Herzens verlaufen in den meisten Fällen tödlich, da es zur *Herzbeuteltamponade* kommt. Bereits ab 150 ml Blut im Herzbeutel wird die Herzaktivität stark eingeschränkt und kann einen Herzstillstand bedingen. Aufgrund der tamponierenden Wirkung

des geronnenen Blutes sind Reanimationsbemühungen oftmals frustran und eine Drainage mittels Perikardpunktion unmöglich. Als Ultima Ratio besteht bei penetrierenden Verletzungen im Bereich des Herzfensters und kurz zuvor eingetretenem Herzkreislaufstillstand die Indikation zur Notfallthorakotomie mit Perikardfensterung zur Ausräumung des geronnenen Blutes (▶ Abb. 2.7). Die Durchführung einer prähospitalen Notfallthorakotomie bedarf eines eingespielten Teams mit Expertise und der erforderlichen Ausrüstung (Rudolph et al. 2019[7]).

Bei abdominellen Stichverletzungen können Darmschlingen oder Teile des Bauchfells austreten. Sie werden nicht reponiert, sondern steril abgedeckt und so vor dem Austrocknen geschützt.

Auch eine prähospitale Sonografie als eFAST (Extended Focussed Assessment with Sonography in Trauma) ist bei entsprechender Expertise hilfreich zur Detektion von freier Flüssigkeit sowie Pneumothorax und Perikardtamponade. Auch sie darf keine zeitliche Verzögerung der Versorgung oder des Transportes zur Folge haben. Ein initial negatives Ergebnis schließt eine Verletzung nicht aus und muss wiederholt werden. Der Patient ist am Monitor zu überwachen.

D – Disability

Vigilanzminderungen können im Rahmen von Stichverletzungen auch ohne ZNS-Beteiligung durch großen Blutverlust oder Verletzungen im Bereich der Halsgefäße entstehen. Penetrierende Verletzungen des Gehirns sind bei Erwachsenen aufgrund des harten Kraniums selten. Es gibt nur wenige Eintrittsmöglichkeiten für spitze Gegenstände im Bereich der Orbita und in der Temporalregion.

Bei starken Schmerzen ist eine Analgosedierung, angepasst an die Schwere des Traumas, Schmerzintensität, Vigilanzstörungen und Vorerkrankungen durchzuführen.

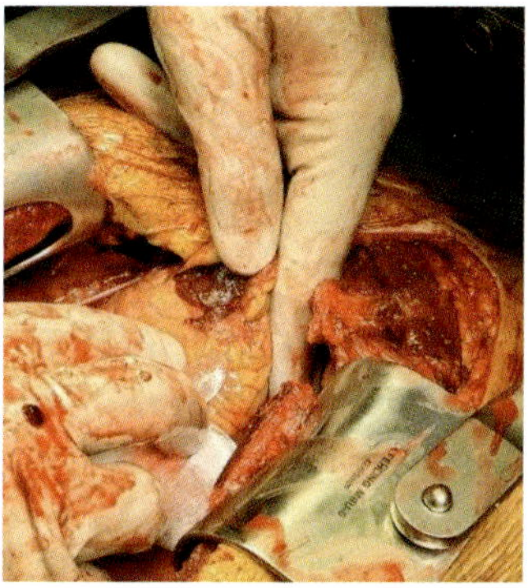

Abb. 2.7 Thorakotomie nach Messerstichverletzung im Bereich der Herzspitze. Es kann zu hämodynamischen Einschränkungen durch eine Perikardtamponade kommen. [O733, P1409]

E – Environment

Der Wärmeerhalt darf besonders bei unstillbaren Blutungen bzw. zu erwartenden Blutungen in Körperhöhlen nicht vernachlässigt werden. Durch Optimierung der Temperatur wird die Blutgerinnung positiv beeinflusst und die letale Trias (Hypothermie, Koagulopathie, Azidose) verlangsamt. Der Wärmeerhalt kann passiv durch Rettungsdecken oder vorgeheizte Rettungsmittel oder aktiv mit Wärmedecken erfolgen.

Überblick über Maßnahmen bei Stichwunden

Einen Überblick über Verletzungen und Maßnahmen bei Stichwunden gibt ▶ Tab. 2.1.

Cave: Zur optimalen Versorgung ist eine kurze Rettungszeit anzustreben!

- Oftmals entfällt eine aufwendige technische Rettung.
- Wenige, aber sehr gezielte prähospitale Maßnahmen ohne Transportverzögerung sind durchzuführen.

Tab. 2.1 Auf einen Blick: Verletzungen und Maßnahmen bei Stichwunden

Problem	Maßnahme
Kritische Blutung – Extremitäten	Blutungskontrolle mit manueller Kompression, Druckverband, Tourniquet
Kritische Blutung – stammnah: Hals, Axilla, Leiste	Manuelle Kompression, Woundpacking, Hämostyptika, Junctional Tourniquet
Atemwegsverlegung/ Aspiration	Atemwegssicherung, Platzierung EGA und endotracheale Intubation ggf. unmöglich → Notfallkoniotomie
Brustkorbverletzung	Luftdichter Verband (Thoraxventilverband)
Spannungspneumothorax	Entlastungspunktion, Minithorakotomie, Thoraxdrainage
Hypotonie	Volumenbolus, ggf. Vasopressorgabe in extremis
Unstillbare Blutung in Körperhöhle (auch bei Verdacht)	Kreislaufstabilisierung mit Volumengabe, Vasopressoren, 1 g Tranexamsäure, zügiger Transport
Perikardtamponade	Perikardpunktion, Ultima Ratio Notfallthorakotomie
Abdomenverletzungen mit Austritt von Darmteilen	Darm steril und feucht abdecken, nicht reponieren
Hypothermie	Passiver oder aktiver Wärmeerhalt
Fremdkörper steckt im Körper	Fremdkörper belassen, abpolstern und fixieren

- Patientenklientel ist relativ jung mit wenigen Vorerkrankungen, sodass ggf. notwendige Behandlungen oder entstehende Komplikationen dieser oft entfallen.
- Stichverletzungen kommen vor allem in Großstädten vor – Vorteil ist die große Krankenhausdichte mit kurzen Transportzeiten.

DOS AND DON'TS

bei Schnitt- und Stichverletzungen

Dos
- Eigene Sicherheit beachten!
- Versorgung nach prioritätenorientiertem Schema (xABCDE)!
- Erkennen und Behandeln von potenziell tödlichen Verletzungen!
- Rascher Transport in ein geeignetes Traumazentrum!

Don'ts
- Unzureichender Eigenschutz bei Gewaltverbrechen.
- Penetrierenden Gegenstand entfernen.
- Zeitverzögerung durch nicht indizierte Maßnahmen.

NIEMALS VERGESSEN!
- Ein angelegtes Tourniquet oder ein Druckverband zur Kontrolle einer Blutung muss regelmäßig überprüft werden.
- Monitoring von Atemfrequenz mit SpO_2 und Kreislaufparametern (Blutdruck, Herzfrequenz) sind wichtig, um Zustandsveränderungen schnell zu detektieren.

2.1.7 Transportziel

Besonders bei thorakalen und abdominellen Verletzungen mit Möglichkeit der Zweihöhlenverletzung sollte in ein geeignetes Traumazentrum mit hoher Versorgungsstufe transportiert werden. Die multidisziplinäre Versorgung mit verschiedenen chirurgischen Abteilungen sowie die Erreichbarkeit und Intensivkapazität ist im Vorfeld abzufragen.

Einzelverletzungen, die sich auf Extremitäten beschränken, können nach sorgfältigem Abwägen auch in Krankenhäusern mit geringerer Versorgungsstufe vorgestellt werden. Bei Schnittverletzungen im Bereich der Hand und Unterarme ist eine Klinik mit handchirurgischer Expertise zu bevorzugen.

NACH DER GOLDEN HOUR WEISS ICH, DASS ...
- ... penetrierende Verletzungen oftmals im Zusammenhang mit Gewaltverbrechen oder Suiziden entstehen.
- ... die frühzeitige Detektion und Versorgung von Blutungen bei Schnitt- und Stichverletzungen Exsanguination als eine der häufigsten Todesursachen verhindert.

- … das Ausmaß der Verletzungen von vielen verschiedenen Faktoren abhängig und damit schwer abschätzbar ist. Bei Beteiligung von Thorax oder Abdomen muss immer an eine Zweihöhlenverletzung gedacht werden.

Literatur

[1] Bieler D, Kollig E, Hackenberg L, Rathjen JH, Lefering R, Franke A. Penetrating injuries in Germany – epidemiology, management and outcome an analysis based on the TraumaRegister DGU®. Scand J Trauma Resusc Emerg Med. 2021;29(1):80

[2] LKA NRW – Landeskriminalamt Nordrhein-Westfalen. Polizeiliche Kriminalstatistik Nordrhein-Westfalen 2021. Online unter: https://polizei.nrw/sites/default/files/2022-08/PKS_Jahrbuch_2021.pdf [letzter Aufruf: 03.04.2024]

[3] Golembiewski M. Todesfälle durch scharfe Gewalt in Berlin von 2005–2015. 2020

[4] Heger A, Schwarz C, Krauskopf A. Scharfe und halbscharfe Gewalt. 2021. In: Radiologie der Gewalt [Internet]. Stuttgart: Georg Thieme Verlag KG. 1. [255–67]. Online unter: http://www.thieme-connect.de/products/ebooks/lookinside/10.1055/b-0041-182368 [letzter Aufruf: 03.04.2024]

[5] Hauer T, Grobert S, Kanz K. Schuss- und Stichverletzungen. 2019. In: Referenz Notfallmedizin [Internet]. Stuttgart: Georg Thieme Verlag KG. 1. Auflage. Online unter: http://www.thieme-connect.de/products/ebooks/lookinside/10.1055/b-0039-169831 [letzter Aufruf: 03.04.2024]

[6] DGU – Deutsche Gesellschaft für Unfallchirurgie e. V. S3-Leitlinie Polytrauma/Schwerverletzten-Behandlung (AWMF Registernummer 187–023) 2022. Online unter: https://www.awmf.org/leitlinien/detail/ll/187-023.html [letzter Aufruf: 03.04.2024]

[7] Rudolph M, Lange T, Göring M, Schneider NRE, Popp E. Clamshell-Thorakotomie im Rettungsdienst und Schockraum: Indikationen, Anforderungen und Technik. Notarzt 2019;35(04):199–207

2.2 Schussverletzungen

Sandra Wormbt, Erwin Kollig, Dan Bieler, Lisa Hackenberg

Five Bullets auf dem Weg zum Einsatz

- Das Verletzungsausmaß von Schussverletzungen ist hoch variabel. Es hängt vom Verlauf des Schusskanals und von der abgegebenen Energie im Körper ab.
- Im Fokus der präklinischen Behandlung steht die Untersuchung mit Detektion aller Schusswunden, die zielführende Versorgung präklinisch behandelbarer Verletzungen und der schnellstmögliche Transport in eine nächstgelegene geeignete chirurgische Versorgungseinrichtung.
- Akute Blutungen durch Schusswunden der Extremitäten können mit Tourniquets und Druckverbänden gut adressiert werden.
- Schusswunden am Rumpf verursachen häufig komplexe Verletzungsmuster. Lebenswichtige Organe können betroffen sein, sodass der Tod unmittelbar eintreten kann. Potenziell

behandelbare Pathologien sind hier Blutungen, ein Spannungspneumothorax und eine Verlegung der Atemwege.
- Es ist stets auf Eigenschutz zu achten. Eine enge Absprache mit den Sicherheitskräften vor Ort ist unabdingbar.

2.2.1 Relevanz von Schussverletzungen

- Schussverletzungen sind im zivilen Umfeld selten. 4,1 % der erfassten Patienten im *TraumaRegister*® der Deutschen Gesellschaft für Unfallchirurgie (DGU) der letzten zehn Jahre wiesen penetrierende Verletzungen auf. Davon ist ca. die Hälfte durch Schuss- und Stichverletzungen bedingt (Bieler et al. 2021[1]).
- Insgesamt ist der Schusswaffengebrauch 2020 rückläufig – mit einer Abnahme um 4,0 % im Vergleich zum Vorjahr (BMI 2020[2]). Mit einer möglichen Zunahme von terroristischen Anschlägen ist auch in Deutschland mit einer erhöhten Relevanz der Versorgung von Schusswunden zu rechnen.

Aktuelle Studienlage zu Schusswunden

Schussverletzungen weisen in Deutschland eine Mortalität von 39,7 % auf (Bieler et al. 2024[3]). 86 % versterben präklinisch, 14 % erreichen ein Krankenhaus (Buschmann et al. 2015[4]).
In Deutschland nehmen Schussverletzungen am Kopf einen quantitativ überproportionalen Stellenwert ein. Diese geschehen meist in suizidaler Absicht und führen zu einer hohen Mortalität von 70 % bis 90 %. In etwa 25 % ist der Thorax betroffen, in ca. 20 % das Abdomen und die Extremitäten mit ca. 15 %. Hintergrund ist hier meist ein Gewaltverbrechen (Buschmann et al. 2015[4]; ▶ Abb. 2.8).
In den militärischen Operationen Iraqi Freedom und Operation Enduring Freedom (2001–2005) erlitten dagegen 19 % der schwerverletzten Soldaten Schusswunden. Die Verteilung der Lokalisationen zeigt sich hier ausgeglichen für Thorax, Abdomen und Extremitäten mit ca. 17 % bis 19 %. Die Kopf-Hals-Region ist mit ca. 8 % dagegen im militärischen Kontext seltener betroffen (Owens et al. 2008[5]).

2.2.2 Wundballistik

Trifft ein Geschoss auf Gewebe, wird es durch dessen Widerstand abgebremst, gibt seine Energie partiell an die direkte Umgebung ab und verdrängt diese radiär durch Gewebsdurchtrennung. Um den Kanal des Projektils bildet sich eine *Wundhöhle.* Teilweise bildet sich diese durch elastische Rückstellkräfte des Gewebes wieder zurück, sodass zwischen einer *bleibenden* und einer *temporären* Wundhöhle unterschieden wird. wird. Der strukturell verbleibende Kanal des Projektils im Gewebe – als residualer Defekt – wird *permanente* Wundhöhle genannt.

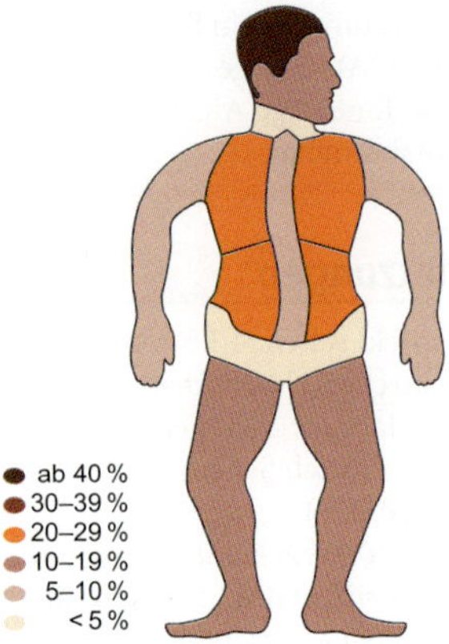

Kopf	52,20 %
Gesicht	13,60 %
Hals	3,70 %
Thorax	23,90 %
Abdomen	20,40 %
Zweihöhlenverletzung	10,50 %
Wirbelsäule	7,50 %
obere Extremität	8,60 %
untere Extremität	12,10 %
Becken	2,20 %

Abb. 2.8 Prozentuale Verletzungsverteilung von Schusswunden in Deutschland (modifiziert nach Bieler et al. 2021[1] [L138])

Zu Beginn des Wundkanals bildet sich ein Narrow Channel. Bei einem exakt orthograden Auftreffen des Geschosses ist dieser etwa kalibergroß. Durch flugballistische Eigenschaften eines Projektils, wie das „Gieren“ um die eigene Längsachse, kommt es jedoch meist nicht zu einem orthograden Auftreffen, sondern bereits kurz nach dem Eindringen zu einem Quer- oder Aufstellen des Projektils. Es beginnt zu taumeln und dreht sich in seiner Querachse, vergrößert somit seine Querschnittsfläche und wird stärker abgebremst. Der bleibende Wundkanal wird dadurch ebenso vergrößert wie die temporäre Wundhöhle. Diese kann je nach Gewebe- und Geschosstyp das 30-Fache der permanenten Wundhöhle messen.

Geschosse können ihre gesamte kinetische Energie im Verlauf eines Mediums abgeben und final im Medium verbleiben. Sie können auf ihrem Weg abgelenkt werden, ihre Richtung ändern oder aus dem Medium wieder austreten. So können Steck- oder Durchschüsse entstehen.

Welche *Energie* auf das Gewebe wirkt und somit das Verletzungspotenzial eines Geschosses ausmacht, ist von weiteren Faktoren abhängig:

- Geschossart (Konstruktionsmerkmale)

- Kaliber und Masse des Projektils
- Mündungsgeschwindigkeit
- Auftreffwinkel
- Stabilitätsverlust nach Eintreffen im Zielmedium

Ebenso wird das *Ausmaß der Verletzung* multifaktoriell bestimmt:

- Auftreffgeschwindigkeit
- Tatsächlicher Energietransfer
- Art des Treffergewebes
- Treffpunkt und Verlauf des Schusskanals

2.2.3 Geschossarten

Geschoss ist ein Oberbegriff für alle Flugkörper, mit denen geschossen werden kann. Geschosse haben keinen eigenen Antrieb, werden von außen beschleunigt und fliegen entlang einer individuellen Flugbahn, bis sie fallen. Ein *Projektil* ist ein Geschoss, welches aus Feuerwaffen und Geschützen geschossen wird. Der Begriff *Munition* oder auch *Patrone* umfasst alle Komponenten die notwendig sind, um ein Geschoss abzufeuern.
Vollgeschosse bestehen durchgehend aus einem Material (z. B. Kupfer, Messing). Sie können deformieren, aber zerlegen sich konstruktions- und materialbedingt nicht. Ihr Zweck ist ein maximales Penetrationsvermögen.
Mantelgeschosse besitzen einen in der Regel aus Tombak gefertigten Mantel und eine Füllung aus weicherem Material, z. B. aus Blei.
Vollmantelgeschosse weisen eine durchgehende Umhüllung durch den Tombakmantel auf, der nach hinten zeigende Geschossboden kann davon ausgenommen sein. Sie entsprechen den Forderungen der Haager Landkriegsordnung, wonach keine Projektile verwendet werden dürfen, die konstruktionsbedingt via Deformierung oder Zerlegung ungleich schlimmere Wunden generieren. Solange sie nicht auf ein hartes Medium (z. B. Knochen) treffen, bleiben sie formstabil bei ihrer Passage durch das Treffergewebe und verursachen regelhaft geringere temporäre wie bleibende Wundkavitäten. *Weichkerngeschosse* beinhalten als Vollmantelgeschosse in der Regel Blei. Die im militärischen Bereich verwendeten *Hartkerngeschosse* besitzen dagegen zusätzlich im inneren Aufbau weitere Komponenten aus besonders hartem Material (z. B. gehärteter Stahl, Wolfram, Uran), um die Durchschlagsleistung u. U. auch gegen gepanzerte Ziele zu erhöhen.
Teilmantelgeschosse besitzen einen Mantel, der den Kern an der Spitze nicht komplett umhüllt. Durch den vorne freiliegenden, weichen und vorn ungeschützten Kern kommt es bereits beim Auftreffen konstruktionsbedingt zu einer starken Deformierung (Aufpilzen) oder zu einer Fragmentierung. Beide Vorgänge potenzieren die Gewebszerstörung entlang des Schusskanals, wodurch die Wundhöhle größer wird und der Gewebeschaden zunimmt. Teilmantelgeschosse werden hauptsächlich in der Jagd mit dem Ziel der maximalen Augenblickswirkung genutzt. Da-

neben gibt es noch sehr spezielle Geschosskonstruktionen, die z. B. von der Polizei und Spezialeinheiten genutzt werden um, bei Minimierung von Kollateralschäden durch das Geschoss, ein Maximum an Mannstoppwirkung zu gewährleisten.

2.2.4 Auftreffgeschwindigkeit

Die Auftreffgeschwindigkeit ist die Geschwindigkeit (v) in Meter pro Sekunde (m/s), die das Geschoss beim Erstkontakt mit dem Zielmedium aufweist. Diese ist abhängig von der *Mündungsgeschwindigkeit* und der *Schussentfernung*. Die Mündungsgeschwindigkeit hängt grundsätzlich davon ab, wie die Geschossmasse durch eine Treibladung auf beschleunigt werden kann. Hierzu hat eine Schusswaffe dann entsprechende Konstruktionsmerkmale beizusteuern. Vereinfacht ausgedrückt stammen Geschosse mit niedriger Mündungsgeschwindigkeit (< 600 m/s, Low Velocity) in der Regel von Kurzwaffen (Gesamtlänge < 60 cm) und verursachen je nach Entfernung kleinere Verletzungen als Langwaffen (Gesamtlänge > 60 cm) mit hoher Mündungsgeschwindigkeit (> 600 m/s, High Velocity), da es eine bestimmte Lauflänge braucht, um den notwendigen Gasdruck hinter dem Projektil aufzubauen und dadurch die nötige Stabilität durch den „Drall" mitzugeben.

2.2.5 Zielmedium

Im Ziel wird das Geschoss durch das dortige Medium abgebremst. Wie sich eine Wundhöhle im menschlichen Gewebe verhält, hängt von dessen Dichte und Elastizität ab.
Medien hoher Dichte bremsen Geschosse stärker ab, wodurch mehr Energie abgegeben wird, die Geschosse bewirken somit eine größere Gewebezerstörung. Je elastischer ein Medium ist, desto mehr Energie kann es abfangen. Geschosse können sich durch Kontakt in ihrer Form verändern, fragmentieren und die Richtung ändern (▶ Tab. 2.2).

Tab. 2.2 Das Ausmaß der Gewebezerstörung durch Geschosse ist abhängig von der Dichte und Elastizität des Zielmediums.

Medium	Eigenschaften
Muskeln und Bindegewebe	• Hohe Dichte und elastisch. • Begrenzter Schusskanal. • Gefäße und Nerven und können durch die hohe Elastizität ihre Kontinuität bewahren, sie können allerdings auch durch Kontusion beschädigt werden. Je nach Gefäßgröße kann es zu schweren Blutungen kommen.

Tab. 2.2 Das Ausmaß der Gewebezerstörung durch Geschosse ist abhängig von der Dichte und Elastizität des Zielmediums. *(Forts.)*

Medium	Eigenschaften
Organe	• Solide Organe besitzen eine hohe Dichte, jedoch geringere Elastizität. • Luftgefüllte Organe wie die Lunge oder Teile des Gastrointestinaltrakts sind komprimierbar und können die Energie von Geschossen durch die Luft und ihrem elastischen Gewebe anteilig abfangen. • Flüssigkeitsgefüllte Organe wie die Harnblase oder große Gefäße übertragen die Energie an die Umgebung weiter, sodass es zu großen Schäden mit möglichen Organzerreißungen kommen kann.
Knochen	• Je nach Energieabgabe können einfache oder multifragmentäre Frakturen mit einem korrelierenden Weichteilschaden entstehen (▸ Abb. 2.9) • Knochenfragmente können durch den Energietransfer in das umgebende Weichgewebe geschleudert werden. • Durch den Kontakt zu Knochen können Geschosse deformieren, fragmentieren und abgelenkt werden.

2.2.6 Klinik und Therapie

Im Rahmen der Bewältigung von Lagen mit Schussverletzungen hat der *Eigenschutz* eine hohe Priorität (nach dem Motto: „Nur ein lebender Sanitäter ist ein guter Sanitäter“). Exakte Absprachen mit den Sicherheitskräften vor Ort sind unabdingbar. Ist die Lage unsicher, reduziert sich die Versorgung am Einsatzort auf das absolut Notwendige. Bei terroristischen Lagen besteht die Gefahr eines Zweitanschlags (Second Hit).
Der Tathergang wird durch Angaben der Sicherheitskräfte vor Ort orientierend rekonstruiert. Im Hinblick auf das grundsätzliche Verletzungspotenzial sind Angaben zum Hergang (Gewaltverbrechen, Suizid, Unfall), Art der eingesetzten Waffe(n), mutmaßliches Kaliber und im besten Fall Art der Munition hilfreich.
Die Gewinnung der Erkenntnisse darf zu keinem Zeitverlust führen. Im Fokus stehen Sicherheit, die tatsächliche Verletzung und ihr sofortiges Management.
Auswirkungen einer Schussverletzung sind vor allem vom Schussverlauf und der Organbeteiligung abhängig. Je größer die Wundhöhle ist, desto wahrscheinlicher ist es, dass lebenswichtige Organe getroffen wurden. Bei Schusswunden im Bereich Kopf-Hals-Rumpf und drohender oder eingetretener Kreislaufinstabilität ist ein chirurgischer Notfalleingriff die einzige Möglichkeit, Leben zu retten (▸ Abb. 2.10). In diesem Bereich

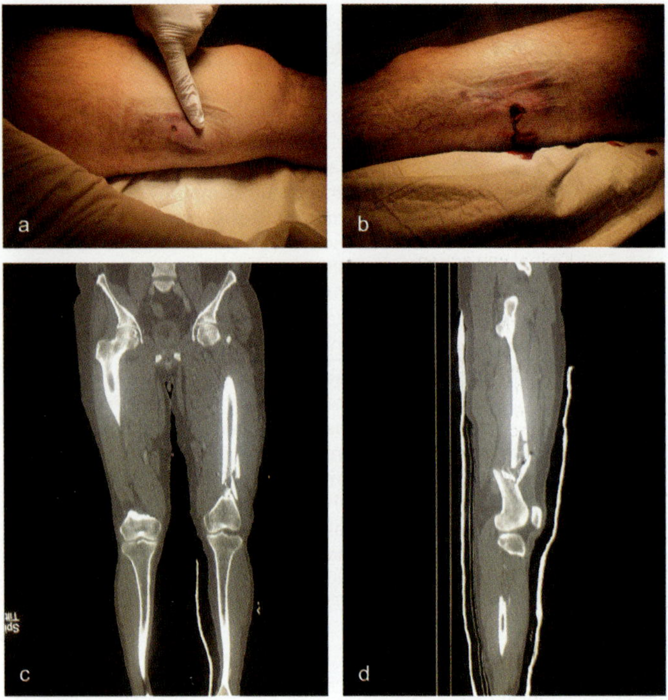

Abb. 2.9 Durchschuss linker Oberschenkel mit den Zielmedien Muskeln, Bindegewebe und Knochen (Aufnahme aus Masar-e-Sharif, Afghanistan 2020) [W1302]. Einschuss und Ausschuss (a und b) sind nur wenige Zentimeter groß, bedingt durch die hohe Elastizität und Dichte von Muskeln und Bindegewebe. Im CT (c und d) wird deutlich, welches Verletzungsausmaß der Schusskanal beim Auftreffen auf Knochen annehmen kann, wie in diesem Fall mit einer multifragmentären Femurfraktur.
a) Einschusswunde im Oberschenkel
b) Ausschusswunde im Oberschenkel
c) CT
d) CT seitlich

sind, bis auf die eingeschränkten Möglichkeiten der Junctional Lesions in Achsel- und Leistenbereich, keine blutstillenden Maßnahmen durch die Erstversorgenden (inkl. Rettungsdienst und/oder Notarzt) möglich.
Vor Ort inhaltlich nicht genutzte Zeit kann nicht wieder aufgeholt werden. Daher steht der zeitkritische Transport „Scoop and Run" im Vordergrund. Die präklinische Behandlung fokussiert sich auf einfache Maßnahmen, mit denen ein tödlicher Ausgang potenziell beeinflusst bis abgewendet werden kann. Dazu zählt das Stillen von äußeren Blutungen, Sicherstellen der Atemfunktion und die Entlastung eines Spannungspneumothorax.

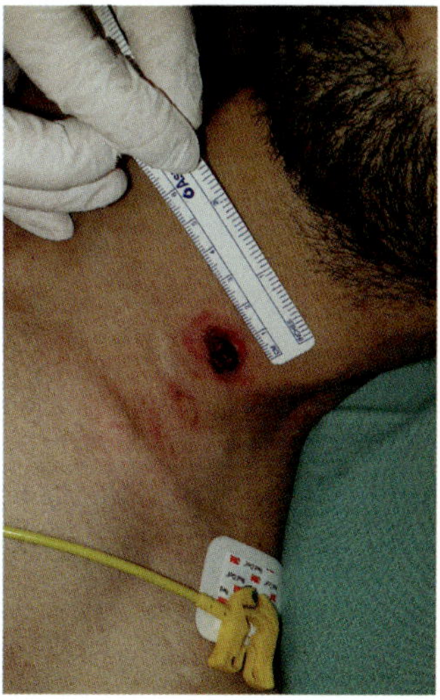

Abb. 2.10 Kleine, von außen blutarme Schussverletzung am Hals. Auch kleine Einschüsse können je nach Schusskanalverlauf größere Verletzungen verursachen. In diesem Fall ging der Schusskanal mit Verletzungen der Clavicula und der Lunge einher, sodass es zu einem Hämatothorax mit massivem Blutverlust kam, wodurch die Entlastung mit einer Thoraxdrainage notwendig wurde. [P1409]

Um das Management zu optimieren, empfiehlt sich ein algorithmusbasiertes Untersuchungs- und Behandlungskonzept, wie ihn die Formate PHTLS, ATLS, TECC und TCCC mit dem MARCH-Schema oder xABCDE (▶ Tab. 2.3) vorgeben.

DOS AND DON'TS

bei Schussverletzungen

Dos

- Ein typisches Verletzungsmuster gibt es bei Schussverletzungen nicht. Es gelten die Behandlungsgrundsätze für penetrierende Verletzungen: „Treat the wound, not the weapon!"
- Enge Zusammenarbeit mit den Sicherheitskräften!
- Algorithmusbasiertes Vorgehen (xABCDE, MARCH)!
- Zügiger Transport zur nächstgelegenen geeigneten chirurgischen Versorgungsmöglichkeit!

Don'ts

- Zu viel Zeit für die Rekonstruktion des Tathergangs aufwenden.
- Schusswunden an schlecht zugänglichen Stellen übersehen.
- Komplizierte zeitintensive Behandlungsmaßnahmen präklinisch.

NIEMALS VERGESSEN!

- Eigenschutz beachten!

Tab. 2.3 Besonderheiten der Versorgung von Schussverletzungen nach dem xABCDE-Schema

xABCDE	Klinik	Behandlung
x	• Extremitäten: Durch den geringeren Durchmesser ist häufig ein Ein- und Ausschuss vorhanden, v. a. bei Vollmantelgeschossen. Hauptkomplikationen sind Blutungen und Frakturen. • Wundhöhlen können in der Tiefe größer sein, als es eine Einschusswunde erahnen lässt. Daher ist auf ein adäquates Austamponieren und ausreichendes Material zu achten.	• Bei der Anlage eines Tourniquets muss die Schusswunde nicht explizit dargestellt werden. In dieser Phase reicht die Applikation des Tourniquets „high and tight". *Cave:* Adäquate Schmerztherapie! (▶ Abb. 2.11) • Die einfaschte und effektivste Methode ist im Zweifel manueller Druck, z. B. mit der handschuhgeschützten Faust und einem Packen (sterilen) Kompressen. • Gefäßblutungen mit Klemmen zu adressieren ist prähospital nicht sinnvoll!
A	• Sind Schussverletzungen im Gesicht vorhanden, besteht die Gefahr der Kompromittierung des Atemweges und einer etwaigen schwierigen Atemwegssicherung.	• Besitzt der Patient trotz Gesichtstrauma eine adäquate Spontanatmung mit konsekutiver Oxygenierung, kann auf eine Intubation zugunsten eines schnellen Transports verzichtet werden. • Ist eine Intubation notwendig, ist die Indikation einer Koniotomie großzügig zu stellen.
B	• Ein- und Ausschüsse müssen nicht einander gegenüberliegen. • Schussverletzungen am Thorax können mit einem (Spannungs-)Pneumo- und/oder Hämatothorax einhergehen. • Es muss eine stete Reevaluation erfolgen.	• Ggf. Entlastung des Pleuraraumes. Bei Vorliegen eines Spannungspneumothorax ist dies eine lebensrettende Maßnahme! • Offene Verletzungen sollten (z. B. durch Chest Seal) abgedeckt werden.

Tab. 2.3 Besonderheiten der Versorgung von Schussverletzungen nach dem xABCDE-Schema *(Forts.)*

xABCDE	Klinik	Behandlung
C	• Thorax: Die luftgefüllte Lunge kann die Geschossenergie im gewissen Maß „abpuffern", sodass ein Schusskanal relativ gesehen begrenzt bleibt. Werden jedoch das Herz oder große Gefäße getroffen, kann dies letal enden. • Abdomen: Schüsse am Abdomen durchdringen in 95 % der Fälle das Peritoneum und verursachen Organläsionen (Schwarz et al. 2010[6]). • Luftgefüllte Organe wie der Magen weisen ähnliche Eigenschaften wie die Lunge auf. • Flüssigkeitsgefüllte Organe können dagegen zerbersten. • Solide Organe können massiv bluten und die geringe Elastizität der Organe führt zu einer hohen Energieabgabe durch das Geschoss mit der Entstehung von großen Wundhöhlen. • Becken: Stabile oder instabile Beckenbrüche sind möglich. Im Becken sind große Gefäße vorhanden. Schusswunden am Becken führen zu einer Mortalität von 50 %. Bei Kombinationsverletzungen von Aorta und iliakalen Gefäßen wird von einer Mortalität von bis zu 100 % berichtet (Schwarz et al. 2010[6]).	• Wichtig ist ein gründliches Absuchen nach Schusswunden („Blood Sweep"), um alle Wunden zu detektieren und zu versorgen. *Cave:* Nicht erkannter Blutverlust im Bereich des Rückens. • Schusswunden am Abdomen können nicht mit einem Druckverband versorgt werden. Ziel ist es, die Wunde nach außen hin zu verschließen, um weitere Kontaminationen oder Eviszerationen zu verhindern. Eviszerationen von Omentum majus oder Dünndarm sollten nicht reponiert, sondern möglichst mit einer sterilen, feuchten Kompresse abgedeckt werden. • Besteht eine Beckenbeteiligung, kann eine Beckenschlinge zwar die Blutung nicht stoppen, jedoch durch Volumenreduktion eingrenzen und weitere Schäden am Becken verhindern. Beckenschlingen können auch bei Blutungen in der Leistenregion zusätzlich zum Druckverband eingesetzt werden.

Tab. 2.3 Besonderheiten der Versorgung von Schussverletzungen nach dem xABCDE-Schema *(Forts.)*

xABCDE	Klinik	Behandlung
D	• Vigilanzminderung: Auftreten bei einer Kreislaufinstabilität mit Minderperfusion des Hirns oder durch ein Schädel-Hirn-Trauma (SHT). • Kopf: Hirnsubstanz ist unelastisch und hat durch den knöchernen Schädel wenig Ausdehnungsmöglichkeiten (*Cave:* Hirnschwellung mit Hirndrucksymptomatik). Je nach Energieabgabe und Lokalisation kann es zu irreversiblen Substanzstörungen kommen. Verletzungen lebenswichtiger Strukturen können zum unmittelbaren Tod führen (z. B. Hirnstamm).	• Beim SHT ist das Ziel der prähospitalen Behandlung die Vermeidung eines sekundären Hirnschadens. • Anzustreben ist die Oberkörperhochlagerung, Oxygenierung, Normoventilation und die Normotension. (*Cave:* Etwaige notwendige permissive Hypotension.) • Zur Hirndrucksenkung kommen z. B. Mannitol und eine kurzfristige milde Hyperventilation in Betracht. • Bei Verdacht auf eine Wirbelsäulenbeteiligung ist auf eine achsengerechte Lagerung und Immobilisierung zu achten.
E	• Eine Hypothermie ist auf jeden Fall zu vermeiden. Sie beeinflusst die Gerinnung und v. a. die Thrombozytenfunktionsfähigkeit nachteilig und setzt die enzymatische Reaktionsgeschwindigkeit in der Gerinnungskaskade herab.	• Ist eine weiterbehandelnde Einrichtung nicht innerhalb von 3 Stunden zu erreichen, sollte mit einer antiinfektiven Therapie (z. B. Piperacillin/Tazobactam 4,5 g i. v., alternativ Cephalosporin 2. Generation + Metronidazol) begonnen werden. • Entsteht durch ein Schuss eine Fraktur, soll diese immobilisiert werden, wenn möglich mittels Schiene.

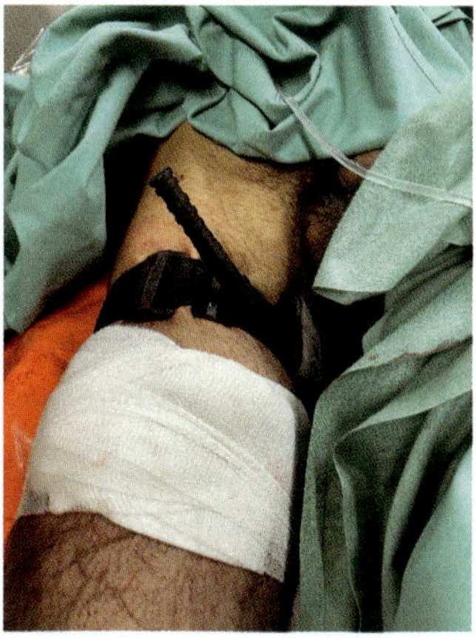

Abb. 2.11 Schussverletzung Bein. Zunächst wurde ein Tourniquet „high and tight" angelegt, um die Blutung am Oberschenkel zu stillen. Erst im weiteren Verlauf findet die Anlage eines Druckverbandes direkt auf die Wunde statt. [P1399]

NACH DER GOLDEN HOUR WEISS ICH, DASS ...

- ... Schussverletzungen in Deutschland selten sind, jedoch mit einer hohen Mortalität einhergehen.
- ... Schussverletzungen in Krisen- und Kriegsgebieten als häufige Todesursache eine relevante Rolle einnehmen und auch hierzulande mit steigender Terrorbedrohungslage bedeutsamer werden können.
- ... das Ausmaß einer Schussverletzung variabel und abhängig vom Verlauf des Schusskanals im Körper, potenzieller Deformation sowie vom Energietransfer ist.
- ... im Fokus der prähospitalen Behandlung die sorgfältige Untersuchung des Patienten mit der Detektion aller Schusswunden und die Versorgung potenziell behandelbarer Verletzungen steht.
- ... unter Fortführung der Therapie der schnellstmögliche Transport in die nächstgelegene geeignete chirurgische Versorgungseinrichtung zu gewährleisten ist.

Literatur

[1] Bieler D, Kollig E, Hackenberg L et al. Committee on Emergency Medicine, Intensive Care and Trauma Management(Sektion NIS) of the German Trauma Society (DGU). Penetrating injuries in Germany – epidemiology, management and outcome an analysis based on the TraumaRegister DGU®. Scand J Trauma Resusc Emerg Med. 2021;29(1):80. https://doi.org/10.1186/s13049-021-00895-1

[2] BMI – Bundesministerium des Innern und für Heimat. Polizeiliche Kriminalstatistik Ausgewählte Zahlen im Überblick 2020 (Version 1.0, 2021). Kapitel 4.1., S. 12. Online unter: https://www.bmi.bund.de/SharedDocs/downloads/DE/publikationen/themen/sicherheit/pks-2020.pdf?__blob=publicationFile&v=2 [letzter Aufruf: 01.03.2024]

[3] Bieler D, Franke A, Hentsch S et al. Schuss- und Stichverletzungen in Deutschland – Epidemiologie und Outcome – Eine Analyse aus dem TraumaRegister DGU® Unfallchirurg. 2014;117(11):995–1004

[4] Buschmann C, Fricke A, Tsokos M et al. Schusstodesfälle im Land Berlin von 2000 bis 2009. Rechtsmedizin. 2015;(25)130–138
[5] Owens B, Kragh J, Wenke J et al. Combat wounds in operation Iraqi Freedom and operation Enduring Freedom. J Trauma. 2008;64(2):295–299
[6] Schwarz N, Mayer J, Fuchs M et al. Schuss- und Stichverletzungen. Allgemein- und Viszeralchirurgie up2date. 2010;4(02):91–108

2.3 Explosionsverletzungen

Florian Pavlu, Axel Franke, Dan Bieler

Five Bullets auf dem Weg zum Einsatz

- Explosionsverletzungen sind komplexe Verletzungsmuster und die Patienten sind in der Regel polytraumatisiert – standardisiertes Herangehen nach xABCDE ist der Schlüssel zum Erfolg.
- Fehlende ballistische Schutzausrüstung verschiebt das Verletzungsmuster hin zu penetrierenden Traumata des Körperstammes und des Schädels.
- Kritische Atemwegsprobleme können Folge der thermomechanischen Traumatisierung sein
- Großflächige Weichteilverletzungen und schwere Extremitätentraumata sind zu erwarten
- „Treat first, what kills first – stop the bleeding!"

2.3.1 Grundlagen der Verletzungskinetik bei Explosionsverletzungen

Explosionsverletzungen sind häufig komplexe und mehrdimensionale Verletzungen, die neben stumpfen und penetrierenden Traumata auch Verbrennungen, schwere Kontaminationen von ausgeprägten Weichteilverletzungen und ein systemisches Barotrauma mit sich bringen können. Sie werden daher auch thermomechanische Kombinationsverletzungen genannt (Kollig et al. 2011[1]; Bieler et al. 2020[2]).

Die Effekte einer Explosion auf den menschlichen Körper lassen sich in 5 Kategorien mit charakteristischen pathophysiologischen Effekten auf den Patienten einteilen (primäre, sekundäre, tertiäre, quartäre und quintäre Explosionsverletzungen, s. u.). Jede Kategorie ist durch ein vorherrschendes Verletzungsmuster gekennzeichnet (Kollig et al. 2011[1]; Kluger et al. 2007[3]).

Aktuelle Studienlage zu Explosionsverletzungen: Kopfverletzungen stellen eine häufige Verletzungsentität dar. Sie treten bei ca. 50 % aller schwerverletzten Patienten entweder als Einzel- oder Begleitverletzung auf (Kollig et al. 2011[1]).

Primäre Explosionsverletzung

Wenn ein Sprengsatz umsetzt, entsteht eine Druckwelle, die als *Blast Wave* bezeichnet wird. Die Intensität der Blast Wave ist abhängig von der frei werdenden Energie bei der Umsetzung des Sprengsatzes. Die hochenergetische Blast Wave pflanzt sich mit Ultraschallgeschwindigkeit ausgehend vom Detonationszentrum allseitig in den Raum fort. Beim Durchwandern der Blast Wave durch den Körper entstehen insbesondere an Gewebegrenzen mit Strukturen unterschiedlicher Dichte (z. B. Lungengewebe und luftgefüllte Lungenbläschen, Muskulatur und Knochen etc.) Brechungseffekte und Scherkräfte. Dadurch kommt es zu einem Integritätsverlust des Gewebes und damit schlussendlich zur Geweberuptur, die sich in unterschiedlich starker Ausprägung in allen Organsystemen auf unterschiedliche Art und Weise entfaltet (Cullis 2001[4]).

Die Blast Wave verursacht so ein systemisches Barotrauma, das den gesamten Körper schädigen kann. Auch moderne ballistische Schutzausrüstung bietet keinen hinreichenden Schutz gegen die Wirkung der Blast Wave, da diese ohne relevante Abschwächung mehr oder weniger „hindurchschreitet".

Die *Primary Blast Injury* ist durch klassische Verletzungen des Schädels und der luftgefüllten (Hohl-)Organe wie z. B. des Thorax gekennzeichnet.

Sekundäre Explosionsverletzung

Die *Secondary Blast Injury* beschreibt Penetrationstraumata in Folge der Fragmentation des Sprengkörpers (Primärfragmente) und die durch die Blast Wave beschleunigten, mitgerissenen Elemente (Sekundärfragmente). Abhängig von der Detonationsenergie werden die Fragmente mit Spitzengeschwindigkeiten von bis zu 1800 m/s radiär in den Raum beschleunigt. Um die primäre Fragmentationswirkung zu verstärken, sind Sprengsätze häufig mit zusätzlichen Kleinteilen wie Schrauben oder Metallschrott versetzt. Beim Auftreffen auf den Körper des Patienten verursachen die Fragmente dann eine weites Spektrum an Penetrationstraumata (Kollig et al. 2011[1]; Bieler et al. 2020[2]).

Das Verletzungsmuster unterscheidet sich signifikant je nachdem, ob vom Patienten eine ballistische Schutzausrüstung getragen wurde. Bei vorhandener Schutzausrüstung dominieren penetrierende Verletzungen der Extremitäten, des Unterbauchs und des Beckens. Ohne Schutzausrüstung kommt es zu einer Verschiebung hin zu schweren Perforationsverletzungen des Schädels und der Körperhöhlen mit entsprechend deutlich höherer Letalität (Breeze et al. 2015[5]).

Tertiäre Explosionsverletzung

Die *Tertiary Blast Injury* ist durch stumpfe Traumata charakterisiert. Die Blast Wave beschleunigt den Körper des Patienten selbst in den Raum. Das Aufschlagen des Patienten selbst auf die nächste solide Fläche, die Verletzung durch große, nicht penetrierende Sekundärfragmente und einstürzende Gebäude (Verschüttung) verursachen das gesamte Spektrum stumpfer Traumata (Bieler et al. 2020[2]; Janiak 2021[6]).

Quartäre Explosionsverletzung

Nach der initialen Blast Wave wird der Patient von einer thermischen Welle, bestehend aus einem heißen Wind und einer Feuerwand, getroffen. Dieses thermische Trauma verursacht als *Quaternary Blast Injury* Verbrennungen, deren Ausprägung und Schwere von der Entfernung vom Detonationszentrum abhängig sind. Abhängig von der Intensität des Thermotraumas kann es zu großflächige Verbrennungen mit hohen Schweregraden bis zur Verkohlung kommen. Begleitend kann ein schweres Inhalationstrauma mit Schädigung des Gesichtes und der oberen und unteren Atemwege vorliegen (Janiak et al. 2022[7]).

Quintäre Explosionsverletzung

Die *Quinary Blast Injury* beschreibt alle Arten zeitversetzter inflammatorischer und immunologischer Reaktionen auf das Explosionstrauma (Patel et al. 2012[8]). Beim Bau von IED (unkonventionellen Sprengfallen) kommen auch nukleare, biologische und chemische Kampstoffe (z. B. Düngemittel) zum Einsatz. Diese Zusätze werden gezielt in die IED verbaut, um ein möglichst großes Komplikationsspektrum nach der initialen Verwundung zu erzeugen. Weiterhin kommt es sowohl bei den penetrierenden als auch bei den stumpfen Traumata mit ausgedehntem Gewebedefekt zu einer obligaten Wundkontamination (Franke et al. 2017[9]; Hutley, Green 2009[10]). Diese kann im Verlauf zu fulminanten Infektionskomplikationen führen. Insbesondere im Rahmen militärischer Konflikte in Krisenregionen spielen hier bakterielle Erreger mit ausgeprägtem Resistenzspektrum eine Rolle (Janiak 2021[6]).
Eine Besonderheit stellt unter diesem Aspekt der Selbstmordattentäter dar. Mit der Umsetzung des Sprengsatzes fragmentiert der Körper des Attentäters ebenfalls. Die damit aus menschlichen Geweben gebildeten Fragmente können potenziell bei Penetrationsverletzungen zur Übertragung von Infektionskrankheiten wie HIV und Hepatitiden führen. Bisher konnte jedoch kein Beweis einer tatsächlichen, auf diesem Weg übertragenen Infektion erbracht werden (Suzuki et al. 2009[11]).

2.3.2 Typische Verletzungsmuster bei Explosionsverletzungen

Explosionsverletzungen verursachen ein breites Spektrum an stumpfen und penetrierenden Traumata. Im größten Teil der Fälle liegen schwere Polytraumatisierungen vor (Janiak 2021[6]; ▶ Abb. 2.12). Eine orientierende Übersicht über Verletzungshäufigkeiten bei Explosionsverletzungen gibt ▶ Abb. 2.13. Durch die Weiterentwicklung von ballistischer Schutzausrüstung konnten penetrierende Verletzungen mit besonders hoher Mortalität im Bereich des Schädels, Thorax und des Abdomens im Rahmen militärischer Konflikte verringert werden (Eastridge et al. 2012[12]; Gordon et al. 2018[13]). Zivile Personen tragen jedoch keine Schutzausrüstung. Daher ist bei Anschlägen auf die Zivilbevölkerung von einer Verschiebung des Ver-

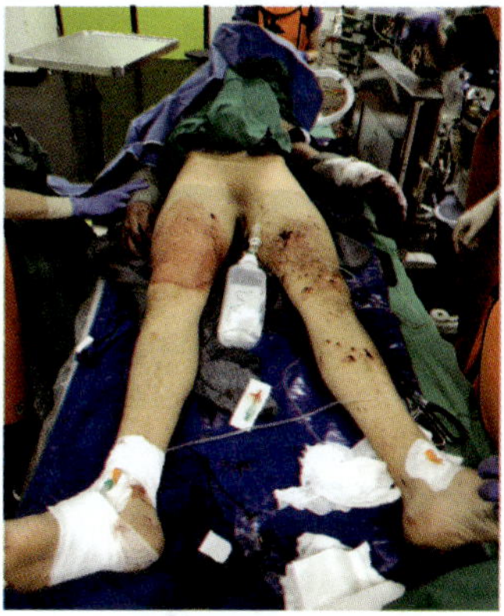

Abb. 2.12 Explosionsverletzung nach der Umsetzung einer Granate aus dem Zweiten Weltkrieg [P1409]

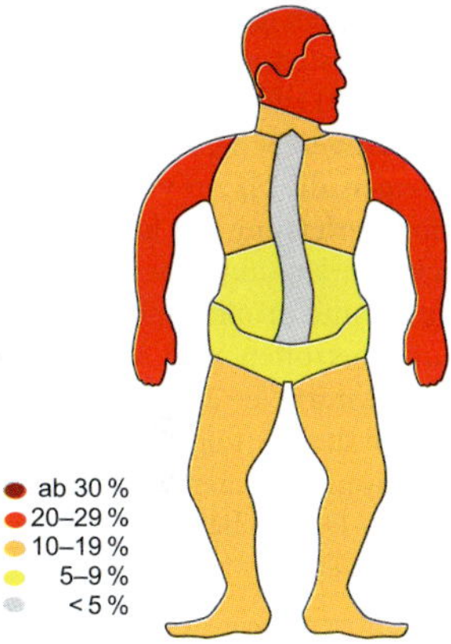

Abb. 2.13 Verletzungsmuster nach Häufigkeit bei Explosionsverletzungen (modifiziert nach Janiak 2021[6]) [X407, L138 (licensed by CC BY 4.0 DEED)]

letzungsmusters hin zu penetrierenden Verletzungen des Körperstammes und des Schädels auszugehen (Gordon et al. 2018[13]).

Kritische Blutung

90 % der prähospital verstorbenen Patienten mit Explosionstraumata im Rahmen militärischer Konflikte versterben an unkontrollierten Blutungen. Annähernd ein Viertel dieser Patienten verstirbt an Blutungen, die grundsätzlich überlebbar gewesen wären.

Blutungen werden nach ihrer Lokalisation und Komprimierbarkeit in *trunkal* (nicht komprimierbar, Körperhöhle), *junktional* (bedingt komprimierbar, Leiste/Axilla) und *peripher* (komprimierbar, Extremitäten) eingeteilt. Die häufigste tödliche Blutungsquelle ist die nicht komprimierbare, trunkale Höhlenblutung (Eastridge et al. 2012[12]).

2

Tab. 2.4 Häufigste Verletzungsmuster nach Körperregion

Region	Explosionsverletzung
Kopf	• Gesichtsverletzung, Mittelgesichtsfrakturen, Verletzungen der Ohren (Trommelfellruptur) und der Augen • Intrazerebrale Blutung und Kontusion
Thorax und Hals	• BLI (Blast Lung Injury), HWS-Verletzung • Kritische Blutung (Junctional Bleeding)
Becken und Abdomen	• Stumpfes oder penetrierendes Abdomen- und Beckentrauma • Blutung
Extremitäten	• Weichteildefekt • Amputationen, kritische Blutung (Peripheral Bleeding)

Verletzungen des Bewegungsapparates treten bei Explosionsverletzungen am häufigsten auf (Janiak 2021[6]; Ebrahimi et al. 2017[18]; Rozen, Dudkiewicz 2011[19]; Gordon et al. 2018[20]). Die Blast Wave verursacht durch die massiven Scherkräfte an den Extremitäten verheerende Gewebeschädigungen, die bis zur völligen Desintegration reichen und dann als Amputationsverletzung mit kritischer Blutung auftreten können. Penetrierende Beckenverletzungen betreffen häufig den knöchernen Beckenring, innere Organe und große Beckengefäße. Dabei sind die Illiakalgefäße besonders häufig betroffen und kritische, trunkale Blutungen können die Folge sein (Gordon et al. 2018[13]). Die Komplexität der kritischen Blutung mit der daraus folgenden systemischen Azidose, der Hypothermie und der traumainduzierten Koagulopathie wird als *tödliche Trias* (Trauma Triad of Death) bezeichnet (Gordon et al. 2018[13]; Sherren et al. 2014[14]; ▶ Tab. 2.4).

Atemwegsverlegung

Explosionstraumata des Schädels mit Weichteilverletzung des Gesichtes und Bewusstseinsstörungen können zu einer Verlegung oder zum Verlust des Atemweges führen. Ist der Wert nach der Glasgow Coma Scale < 9, soll ein sicherer Atemweg etabliert werden und der Patient anschließend normoventiliert werden.

Patienten mit schweren Weichteilverletzungen des Gesichtes können von Lagerung durch Aufsetzen profitieren, da so das Blut nicht mehr in den Atemweg laufen kann. Diese Maßnahme kann effizienter sein, als eine definitive Atemwegssicherung mittels Intubation zu erzwingen, die desaströs verlaufen und schnell in einer „Cannot intubate, cannot ventilate"-Situation enden kann.

Supraglottische Atemwegshilfen z. B. Wendl- oder Guedel-Tubus, können verwendet werden, um den Atemweg frei zu halten. Oft ist der Einsatz jedoch durch die Weichteilverletzungen im Gesichtsschädelbereich limitiert. Der *Goldstandard* zur Atemwegssicherung ist auch bei Explosionsverletzungen die sichere endotracheale Intubation. Abhängig von der Weichteilverletzung des Gesichtes und des Halses kann hier jedoch eine schnelle Eskalation bis zum chirurgischen Atemweg mittels Notfallkoniotomie notwendig werden. In bis zu 2 % aller Fälle ist ein akuter Verlust des Atemweges mit möglicher Notwendigkeit zur chirurgischen Atemwegssicherung beschrieben (Macdonald, Tien 2008[15]).

Traumatische Hirnverletzung durch Explosion

Die traumatische Hirnverletzung (Traumatic Brain Injury, TBI) ist eine der häufigsten klinischen Manifestationen einer Blast Injury (*Blast Traumatic Brain Injury, bTBI;* Rosenfeld et al. 2013[16]). Die Toleranz des Hirngewebes gegenüber Druckschwankungen ist sehr gering. Aufgrund des hohen Wassergehaltes des Hirnparenchyms und der damit verbundenen Inkompressibilität sowie der räumlichen Begrenzung durch den starren Schädelknochen sind die Scherkräfte bei Passage der Blast Wave verheerend und führen in der Regel zu schweren Gewebezerstörungen mit einem generalisierten Hirnödem und intrakraniellen Blutungen (Rosenfeld et al. 2013[16]; Rosenfeld et al. 2015[17]). Klinisch führt die Schädelverletzung zu einem Schädel-Hirn-Trauma (SHT) mit unterschiedlichen Schweregraden. Begleitend können Weichteilverletzungen des Gesichtes und des Halses, teilweise mit relevanten oder gar kritischen Blutungen (Halsgefäße, Junctional Bleeding) vorliegen. Es muss mit Bewusstseinsstörungen, Atemwegsverlust und Depression der Kreislauf- und Atemfunktion gerechnet werden.

Amputation, Beckenverletzung und kritische Blutung

Verletzungen des Bewegungsapparates treten bei Explosionsverletzungen am häufigsten auf (Janiak 2021[6]; Gordon et al. 2018[13]; Ebrahimi et al. 2017[18]; Rozen, Dudkiewicz 2011[19]). Die Blast Wave verursacht durch die massiven Scherkräfte an den Extremitäten verheerende Gewebeschädigungen, die bis zur völligen Desintegration reichen und dann als Amputationsverletzung auftreten können (siehe beispielhaft ▶ Abb. 2.15). Mehrfachamputationen sind nicht selten. Daneben kommt es zu komplexen Frakturen und Weichteilverletzungen, teilweise mit desaströsem Weichteildefekten (Rozen, Dudkiewicz 2011[19]; Gordon et al. 2018[20]; Belmont et al. 2011[21]; ▶ Abb. 2.14, ▶ Abb. 2.15).

Die Verletzung des Beckens ist dabei eine der häufigsten Verletzungsentitäten bei einer Explosionsverletzung (Ramasamy et al. 2012[22]). Der größte Teil der Beckenverletzungen sind als instabil (Becken-Typ-B- bzw. -Typ-C-Verletzung) zu werten. Offene Beckenverletzungen sind selten (Gordon et al. 2018[20]; Oh et al. 2016[23]).

Amputationen und Beckenverletzungen gehen dabei regelhaft mit kritischen Blutungen einher. Hier stellen insbesondere Blutungen im Bereich der Leisten und der Achselhöhlen (Junctional Bleeding) eine Herausforderung bei der akuten Blutungskontrolle dar, wohingegen kritische

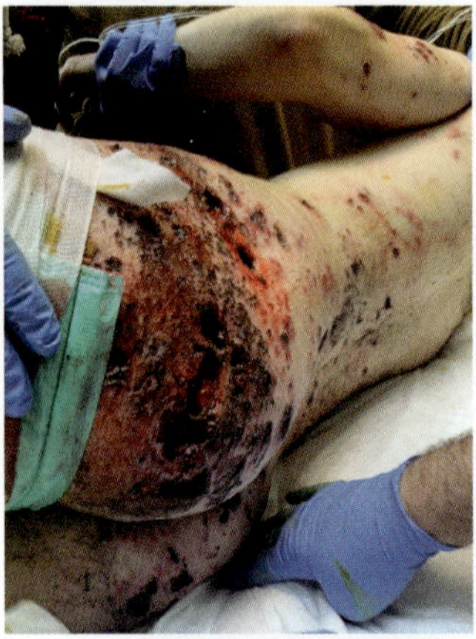

Abb. 2.14 Verletzung an Gesäß und Rücken nach Explosion einer Granate [P1409]

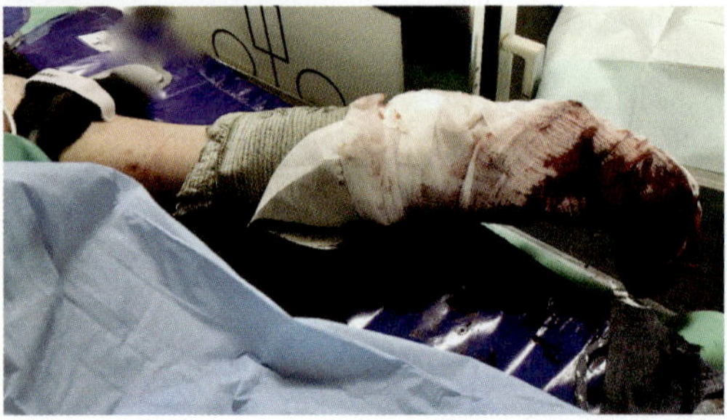

Abb. 2.15 Kombinationsverletzung mit Amputation der Hand und kritischer Blutung, kontrolliert mit Tourniquet [P1409]

Blutungen aus einem Amputationsstumpf in der Regel problemlos mit Tourniquet zu versorgen sind.
Verheerende Verletzungen sind Blutungen in die Körperhöhle (Truncal Bleeding). Diese Art der Blutung zeichnet sich dadurch aus, dass sie im Rahmen der prähospitalen Versorgung nicht komprimierbar ist und daher nicht mittels Tourniquet oder Kompressionsverband beherrscht werden kann. Die Möglichkeiten, hier therapeutisch einzuwirken, sind äußerst limitiert und beschränken sich auf die permissive Hypotension und die prähospitale Gerinnungstherapie.

Verbrennung

Bei thermomechanischen Kombinationsverletzungen kommt es regelhaft zu flächigen und schweren Verbrennungen. Bei begleitendem Inhalationstrauma ist ein Atemwegsverlust und eine relevante Einschränkung der Oxygenierung durch ein sich schnell entwickelndes toxisches Lungen-

ödem zu erwarten. Intubationsversuche können aufgrund des geschädigten Atemweges erschwert sein, sodass sich rasant entwickelnde „Cannot intubate, cannot ventilate"-Situationen einstellen können, in denen der kunstlose, aber sicher implementierte chirurgische Atemweg mittels Notfallkoniotomie der letzte Ausweg bleibt.
Verbrennungen bedingen einen relevanten Verlust des intravasalen Volumens. Die Hypovolämie kann zu einer Kreislaufdepression führen, die rascher Volumentherapie bedarf. Durch die Desintegration der Hautbarriere und den Volumenverlust gehen jedoch auch relevante Wärmemengen des Körpers verloren. Hierdurch kann es zu einer Verstärkung der tödlichen Trias (Trauma Triad of Death, Azidose-Hypothermie-Koagulopathie) kommen (Janiak et al. 2022[7]; Sherren et al. 2014[14]). Der Wärmeerhalt hat daher höchste Priorität im Rahmen der prähospitalen Versorgung. Auf eine forcierte Säuberung oder Spülung von Verbrennungswunden kann verzichtet werden. Das Débridement ist Domäne der nachfolgenden chirurgischen Behandlung. Verbrennungspatienten profitieren von einer suffizienten analgetischen Therapie (Rozen 2011[19]).

NACH DER GOLDEN HOUR WEISS ICH, DASS ...

- ... Explosionsverletzungen vielschichtige und komplexe Verletzungen sind.
- ... die Atemwegssicherung wegen Weichteilverletzungen des Gesichtes herausfordernd sein kann – der chirurgische Atemweg sollte beherrscht werden.
- ... großflächige Weichteilverletzungen und Verbrennungen obligat zum Verletzungsmuster gehören,
- ... die Blutungskontrolle bei kritischen Extremitätenverletzungen der Schlüssel zum Erfolg ist

Literatur

[1] Kollig E, et al. Current Strategies for the Treatment of Blast Injuries to the Extremities. NATO Hallifax conference 2011;1–16

[2] Bieler D, et al. Terrorist attacks: common injuries and initial surgical management. Eur J Trauma Emerg Surg. 2020;46(4):683–694

[3] Kluger Y, et al. The quinary pattern of blast injury. American journal of disaster medicine. 2007;2:21–25

[4] Cullis IG. Blast waves and how they interact with structures. J R Army Med Corps. 2001;147(1):16–26

[5] Breeze J, et al. Demonstrating the effectiveness of body armour: a pilot prospective computerised surface wound mapping trial performed at the Role 3 hospital in Afghanistan. Journal of the Royal Army Medical Corps, 2015;161:36–41

[6] Janiak F. Analyse der Schuss- und Explosionsverletzten des Bundeswehrzentralkrankenhauses Koblenz zu Verletzungsmuster, chirurgischem Versorgungskonzept, Infektiologie, Outcome und posttraumatischer Lebensqualität, in Universitätsmedizin. 2021, Johannes Gutenberg-Universität Mainz. Online unter: https://openscience.ub.uni-mainz.de/handle/20.500.12030/6041 [letzter Aufruf am 18.03.2024]

[7] Janiak, F et al. Verbrennungen und thermomechanischen Kombinationsverletzungen. Notarzt 2022;38(04):211–224

[8] Patel HDL, et al. Human body projectiles implantation in victims of suicide bombings and implications for health and emergency care providers: The 7/7 experience. Annals of the Royal College of Surgeons of England. 2012;94:313–317
[9] Franke A, et al. The first aid and hospital treatment of gunshot and blast injuries. Deutsches Arzteblatt International. 2017;114:237–243
[10] Hutley EJ, Green AD. Infection in wounds of conflict – old lessons and new challenges. Journal of the Royal Army Medical Corps. 2009;155:315–319
[11] Suzuki A, et al., Traumatic allogenic bone implantation. European Journal of Trauma and Emergency Surgery. 2009;35:190–191
[12] Eastridge BJ, et al. Death on the battlefield (2001–2011). Journal of Trauma and Acute Care Surgery. 2012;73:S431–S437
[13] Gordon W, et al. High Bilateral Amputations and Dismounted Complex Blast Injury (DCBI). Mil Med. 2018;183(suppl2):118–122
[14] Sherren PB, et al. Lethal triad in severe burns. Burns. 2014;40:1492–1496
[15] Macdonald JC, Tien HC. Emergency battlefield cricothyrotomy. CMAJ. 2008;178(9): 1133–1135
[16] Rosenfeld JV, et al. Blast-related traumatic brain injury. The Lancet Neurology. 2013;12(9)882–893
[17] Rosenfeld JV, Bell RS, Armonda R. Current Concepts in Penetrating and Blast Injury to the Central Nervous System. World Journal of Surgery. 2015;39:1352–1362
[18] Ebrahimi A, et al, Early Reconstructions of Complex Lower Extremity Battlefield Soft Tissue Wounds. World J Plast Surg. 2017;6(3):332–342
[19] Rozen N, Dudkiewicz I. Armed Conflict Injuries to the Extremities. Armed Conflict Injuries to the Extremities. 2011:21–34
[20] Gordon WT, et al. Acute Extremity Compartment Syndrome and the Role of Fasciotomy in Extremity War Wounds. Mil Med. 2018;183(suppl2):108–111
[21] Belmont PJ, et al. Combat Musculoskeletal Wounds in a US Army Brigade Combat Team During Operation Iraqi Freedom. The Journal of Trauma. 2011;71:E1-E7
[22] Ramasamy A, et al., The open blast pelvis: The significant burden of management. The Bone & Joint Journal. 2012;94-B:829–835
[23] Oh JS, et al. Dismounted Blast Injuries in Patients Treated at a Role 3 Military Hospital in Afghanistan: Patterns of Injury and Mortality. Military medicine. 2016;181:1069–1074

2.4 Verletzungen durch stumpfe Gewalt

Sebastian Hempe, Maximilian Völlmecke, Axel Franke

Five Bullets auf dem Weg zum Einsatz

- Prellmarken an Thorax und/oder Abdomen müssen bei entsprechendem Traumamechanismus immer an Organverletzungen mit entsprechender Blutungsmenge in den Körperhöhlen denken lassen.
- Bei Hinweisen auf ein Thoraxtrauma muss immer an die Möglichkeit eines Spannungspneumothorax mit entsprechendem Bedarf einer Entlastungspunktion bzw. Minithorakotomie gedacht werden.
- Da innere Verletzungen bei stumpfen Traumata auch ohne größere äußere Verletzungsanzeichen auftreten können, darf die

Verletzungsschwere von Patienten mit entsprechendem Traumamechanismus nicht unterschätzt werden.
- Bei V. a. auf Organverletzungen mit Blutungsschock ist eine schnellstmögliche Verlegung in eine geeignete Klinik angezeigt („Load and Go"). Präklinisch sollte 1 g Tranexamsäure i. v. gegeben werden.
- Stumpfe Gewalt ist das häufigste Trauma in der zivilen Rettung. Das penetrierende Trauma dominiert dagegen bei Gewalttaten, Anschlagsszenarien und Terrorlagen, in sog. lebensbedrohlichen Einsatzlagen (LebEL), sowie im Einsatz (Bundeswehr).

2.4.1 Definition und Relevanz stumpfer Gewalt

Unter stumpfer Gewalt versteht man eine Gewalteinwirkung auf den Körper, ohne dass hierbei Haut, Subkutangewebe und Faszie durchdrungen werden. In der Regel bleibt der Weichteilmantel in der Kontinuität erhalten und es kommt zu einer Kontusion der Weichteile mit Hämatombildung. Außerdem sind Akzelerations- und Dezelerationstraumata (Traumata durch starke Änderung der Geschwindigkeit) dieser Kategorie zuzuordnen.

Verletzungen durch stumpfe Gewalt sind bei Schwerverletzten in Deutschland deutlich häufiger als penetrierende Verletzungen (> 90 % vs. < 10 %) (Mühling 2017[1]).

Durch die stumpfe Krafteinwirkung kommt es hierbei je nach Wirkrichtung im Verhältnis zur Körperachse zu unterschiedlichen Verletzungsarten, welche auch in Kombination vorliegen können:
- Riss- und Quetschverletzungen, Décollements (sog. Ablederungsverletzungen)
- Knochenbrüche
- Gefäßeinrisse und -abrisse sowie Dissektionen mit entsprechender Ausbildung von Blutungen und Hämatomen und ggf. Durchblutungstörungen
- Organlazerationen und -rupturen

Typische Einsatzstichworte, bei denen mit Verletzungen durch stumpfe Gewalteinwirkung gerechnet werden muss, sind:
- Körperliche Auseinandersetzung
- Verkehrsunfall oder Fahrzeug in Menschenmenge
- Person oder Zweiradfahrer gegen Pkw oder Lkw
- (Ab-)Sturz
- Verschüttung
- Explosion
- Überrolltrauma

Während bei penetrierenden Verletzungen durch die sichtbare Wunde und ggf. vorliegende hämodynamische Instabilität die vitale Bedrohung offensichtlich ist, werden *stumpfe Verletzungen häufig unterschätzt bzw. übersehen.*

Hinweise auf eine stattgehabte Gewalteinwirkung sind Prellmarken, Schürfungen, Fehlstellungen und Blutergüsse. Eine relevante stumpfe Verletzung kann auch ohne äußere Verletzungszeichen vorliegen und zusätzlich erst zeitverzögert symptomatisch werden. Die *Kenntnis des Unfallhergangs bzw. -mechanismus* ist für die klinische Beurteilung der Verletzung von entscheidender Bedeutung. Dieser muss im Rahmen der Selbst- und Fremdanamnese bei der Erstversorgung erfragt werden.

Dieses Verständnis und die Wachsamkeit gegenüber den möglichen Folgen stumpfer Verletzungen bei entsprechendem Unfallhergang bzw. -mechanismus dient der Behandlungs- und Transportpriorisierung. Bei Verdacht auf eine relevante Blutung wird eine adäquate Versorgungseinrichtung angefahren. Die Klinik wird zur zeitgerechten Schockraumalarmierung vorab informiert (vgl. Alarmierung Schockraum: Sturz aus > 3 m Höhe, Pkw vs. Fahrradfahrer oder Fußgänger, Verkehrsunfall mit < 30 km/h Beschleunigungsdifferenz, Ejektion aus Fahrzeug, Tod eines Insassen, hohe Verformung des Fahrzeugs) (DGU 2022[2]).

Aufgrund der teilweise erst zeitverzögert auftretenden Symptomatik sind die Vitalparameter bei Verdacht auf das Vorliegen einer stumpfen Verletzung regelmäßig zu überprüfen und im Verlauf zu dokumentieren.

Die folgenden Abschnitte bieten einen Überblick über mögliche Folgen stumpfer Gewalteinwirkung, erheben aufgrund der vielfältigen Verletzungsarten allerdings keinen Anspruch auf Vollständigkeit.

Aktuelle Studienlage zu Verletzungen durch stumpfe Gewalt

- Gemäß Auswertungen im *TraumaRegister DGU®* erlitten 96,3 % der erfassten Patienten aus dem Basiskollektiv 2020 ein stumpfes Trauma. Diese Zahlen sind über die letzte Dekade betrachtet konstant (Basiskollektiv = Aufnahme über den Schockraum + Verletzungsschwere mind. MAIS 2 + Intensivaufenthalt oder MAIS 3) (Höfer, Lefering 2021[3]).
- Im Kollektiv relevant Verletzter Patienten (AIS ≥ 3) sind relevante Verletzungen von Kopf und Thorax jeweils in etwa der Hälfte Patienten zu erwarten. Ein Drittel der Patienten haben relevante Verletzungen der Extremitäten und/oder des Beckens. Relevante Verletzungen des Abdomens treten in ca. 12 % der Fälle auf (Höfer, Lefering 2021[3]). *Cave:* Mehrfachverletzungen sind immer möglich!
- Der Thorax ist in etwa 30 % aller stumpfen Traumata betroffen und bedingt im klinischen Verlauf eine höhere Letalität (Mühling 2017[1]). Betrachtet man die Daten aus dem TraumaRegister haben 45,4 % der Patienten aus dem Basiskollektiv eine Thoraxverletzung, wobei ungefähr die Hälfte aller Verletzungen auf Höhe des Thorax (inkl. BWS) eine relevante Verletzung (AIS ≥ 3) darstellen (Höfer, Lefering 2021[3]).

- In der Frühphase im Rahmen stumpfer Verletzungen stellen das Verbluten sowie das Schädel-Hirn-Trauma die häufigste Todesursache dar (Simon, Lopez, King 2022[4]).
- Das stumpfe Schädel-Hirn-Trauma ist die dominierende Verletzung hinsichtlich Morbidität und Mortalität beim Polytraumatisierten (Antoni, Heinz, Leitgeb 2017[5]).

2.4.2 Typische Verletzungen nach Körperregion

Wie in ▶ Tab. 2.5 dargestellt, sind die zu erwartenden Verletzungsmuster durch stumpfe Gewalteinwirkung vielfältig und können zu hohen Blutverlusten führen. Insbesondere bei Verletzungen des Abdomens ist mit schwerwiegenden Organverletzungen zu rechnen.

Tab. 2.5 Verletzungen nach Körperregion

Körperregion	Verletzung
Kopf und Hals	• Lazerationen der Kopfhaut • Schädelprellung oder -fraktur • Intrakranielle Blutung • Mittelgesichtsfraktur • Augenverletzungen • Verletzungen der Halsweichteile und -gefäße • HWS-Frakturen
Thorax	• Thoraxprellung • Rippen-, Sternum-, Wirbelsäulenfrakturen • Quetschungen und Lazerationen der Weichteile • Lungenkontusionen, -lazerationen • Atemwegsverletzungen • Zwerchfellrupturen • Contusio cordis • Aortendissektion • Pneumothorax
Abdomen und Becken	• Weichteilverletzungen • Organlazerationen, Rupturen von Leber, Milz, Nieren, Hohlorganverletzungen • Rupturen der ableitenden Harnwege • Aortendissektion • Wirbelsäulenfrakturen • Beckenfraktur
Extremitäten	• Weichteilverletzungen • Quetschungen mit Verletzung der tiefer gelegenen Muskulatur • Kompartmentsyndrom • Frakturen • Ischämie

Am häufigsten ist das Vorliegen einer *Milz*verletzung (40–55 % d. F.). Diese kann auch bei Patienten mit initial stabilen Vitalparametern nicht ausgeschlossen werden, da es zum Auftreten einer sekundären Milzruptur im weiteren Verlauf kommen kann. Auch das Risiko einer *Leber*- (35–45 %) oder *Darm*verletzung (5–10 %) darf nicht unterschätzt werden (ACS 2018a[6]). Im Rahmen von Oberbauchtraumata sollte außerdem die Möglichkeit von Verletzungen der *Bauchspeicheldrüse* bedacht werden. Der Ausschluss einer hämodynamisch relevanten Blutung kann durch eine eFAST-Ultraschalluntersuchung (**e**xtended **F**ocussed **A**ssessment with **S**onography for **T**rauma) erfolgen.
Ebenfalls zu stumpfer Gewalt zählen Verletzungen durch Beschleunigung (Akzeleration) und Abbremsen (Dezeleration). Im Bereich des *Schädels* zählen dazu Anprallverletzungen mit Ausbildung einer Stoß-Gegenstoß-(Coup-Contrecoup-)Verletzung des Gehirns.
Die Flexion und Extension z. B. der *Halswirbelsäule* im Rahmen von z. B. Verkehrsunfällen führt zu osteo-diskoligamentären Verletzungen. Insbesondere Organe und Strukturen, die eine interne Fixierung durch Bandstrukturen aufweisen, sind für Akzelerations- bzw. Dezelerationsverletzungen anfällig. Beispielhaft zu erwähnen ist hier der *Aortenbogen* mit seiner Fixation am Ligamentum arteriosum zum Truncus pulmonalis als Rudiment des fetalen Blutkreislaufes. Bei starker axialer Beschleunigung oder starkem Abbremsen kann dies zu einer thorakalen Aortendissektion führen, die häufig an dieser Stelle ihren Ursprung hat.
Für die akute präklinische Situation und die initiale Versorgung unwesentlich, jedoch im weiteren Verlauf relevant, ist insbesondere bei stattgehabter stumpfer Gewalt an *Extremitäten* an ein Kompartmentsyndrom zu denken. Dieses entsteht z. B. durch einen Druckanstieg in den muskulären Weichteilkompartimenten als Folge von Schwellung oder Einblutung. Häufigster Ort des Auftretens ist der *Unterschenkel.*
Pathomechanisch kommt es durch ansteigenden Druck, bei gleichzeitig fehlender Dehnbarkeit der Muskellogen und Faszien zu einer Störung des venösen Abflusses und initial noch erhaltener arterieller Perfusion. Durch den physikalischen Druckanstieg kommt es zu Druckschäden an *Muskeln* und *Nerven* sowie in der Maximalform zu einer Kompromittierung der arteriellen *Durchblutung* mit Ischämie und Absterben der Muskulatur in den betroffenen Kompartimenten. Das Leitsymptom sind stärkste, analgetikaresistente Schmerzen. Therapie der Wahl ist die suffiziente fasziokutane Kompartmentspaltung.
Ebenfalls durch stumpfes Trauma mit Weichteilkontusionen und Quetschungen kann es zu einem Zerfall von quergestreifter Muskulatur, der sogenannten Rhabdomyolyse, kommen. Muskeln zerfallen in ihre Bestandteile und insbesondere Myoglobin wird freigesetzt, ist als freies Protein im Serum nachweisbar und kann durch Ausfallen in den Glomerula und Tubuli zu einem akuten Nierenversagen führen. Therapie ist eine Harn-Alkalisierung und adäquate Spülung der *Niere* um die Myoglobinausscheidung zu steigern und das Ausfallen der Proteine in der Niere zu verhindern.

Eine besondere und seltene Verletzungsentität stellt die Morel-Lavallée-Läsion dar. Hier kommt es insbesondere durch Überrolltraumata zu einem „Durchwalken" der Weichteilkulisse, einer inkompletten Ablederung der Weichteile, die zu einem Abscheren von Haut und Unterhaut von der darunterliegenden Faszie kommt. Großflächig werden die Perforansgefäße zwischen den *Gewebeschichten* durchtrennt und es kommt zu Thrombosen und Durchblutungsstörungen an Haut- und Unterhaut mit nachfolgend großen primären Einblutungen und sekundären Gewebeverlusten an der Körperoberfläche.

Im Rahmen von Verkehrsunfällen kann es zur sog. Dashboard-Injury kommen. Hierbei führt der Aufprall der in sitzender Position in Hüft- und Kniegelenk um 90 Grad gebeugten Beine am Armaturenbrett dazu, dass es in der klassischen Form – durch Anprall vom Knie oder Tibiakopf am Armaturenbrett – zu eine axialen Krafteinwirkung kommt. Es resultieren zum einen direkte Verletzungen des *Kniegelenks,* zum anderen durch die fortgeleitete Energie proximale Femur- und/oder Acetabulumfrakturen bzw. *Hüftgelenk*sluxationen.

Die gleichzeitige Verletzung mehrerer nachgeordneter Teile einer Bewegungskette, z. B. Patellafraktur, Femurfraktur, Hüftluxation und/oder Acetabulumfraktur, bezeichnet man dann als sogenannte Kettenfraktur. Dieser Mechanismus der fortgeleiteten Energiewirkung und Schädigung einer Bewegungskette kann auch bei anderen axialen Stauchungstraumata (Sturz, Ansprengung von unten) auftreten.

Wie den oben aufgeführten Ausführungen entnommen werden kann, können Patienten mit stumpfen Traumata (insbesondere im Bereich des *Thorax, Abdomens* und *Beckens*) hochgradig hämodynamisch beeinträchtigt sein. Hier ist im Rahmen der Erstversorgung eine hämodynamische Stabilisierung durch eine kalkulierte Volumengabe und ggf. restriktive Katecholamintherapie anzustreben, wobei das Prinzip der „permissiven Hypotonie" anzuwenden ist. Hierbei werden systolische Blutdruckwerte von 80–100 mmHg toleriert. Höhere Werte sind zu vermeiden, da sie zu einer Verstärkung von Blutungen führen können (ACS 2018b[7]). Ferner scheint eine aggressive Volumentherapie mit einer niedrigeren Überlebensrate assoziiert zu sein (Albreiki, Voegeli 2018[8]).

Da die meisten dieser Verletzungen im präklinischen Kontext nicht kausal adressiert werden können, sollte nach kurzer Ganzkörperuntersuchung (ggf. mit eFAST-Sonografie) mit bedarfsangepasster Analgesie bzw. Sedierung (ggf. Narkose) und bei V. a. knöcherne oder ligamentäre Verletzungen insbesondere des Beckens und der Wirbelsäule eine Immobilisation (Pelvicbinder, Vakuummatratze, Spineboard o. Ä.) erfolgen.

Bei hämodynamischer Instabilität wird schnellstmöglich die Verlegung in eine entsprechend ausgestattete und vorinformierte Klinik angestrebt (Achtung: Klinik mit chirurgischer Fachexpertise anvisieren). Da stumpfe Verletzungen häufig nur wenige äußerlich erkennbare Veränderungen aufweisen, werden Patienten mit entsprechendem Traumamechanismus engmaschig reevaluiert, um eine eventuelle Blutung in die Körperhöhlen oder einen Spannungspneumothorax rechtzeitig zu erkennen (Mühling 2017[1]). Hierbei kann die *eFAST-Diagnostik* ein schnelles und bei entsprechender Erfahrung des Untersuchers sicheres Diagnosetool darstellen (Achatz et al. 2022[9]). *Gemeinsames Ziel des Teams ist es, die Verletzungsschwere eines solchen Patienten niemals zu unterschätzen.*

DOS AND DON'TS

bei Verletzungen durch stumpfe Gewalt

Dos

- Schnellstmögliche Rettung des Verletzten aus der Hot Zone und anschließend kurze Ganzkörperuntersuchung.
- Ggf. Anwendung des Prinzips der „permissiven Hypotonie".
- Bei V. a. Organverletzungen „Load and Go" mit Verlegung in die nächste, vorab informierte Behandlungseinrichtung mit chirurgischer Fachexpertise.
- Gabe von Tranexamsäure präklinisch (1 g TXA i. v.)

Don'ts

- Verletzungsschwere unterschätzen.
- Undifferenzierte Volumengabe.

NACH DER GOLDEN HOUR WEISS ICH, DASS ...

- ... stumpfe Gewalt die häufigste Verletzungsursache in der westlichen Welt ist.
- ... auch bei fehlenden äußeren Verletzungsanzeichen schwere innere Verletzungen vorliegen können.
- ... der Zustand und die Vitalparameter der Patienten regelmäßig reevaluiert werden sollen.
- ... das Prinzip der „permissiven Hypotonie" bei hämodynamisch relevanten Blutungen und fehlenden Hinweisen auf ein SHT angewendet werden kann.
- ... häufig Mehrfachverletzungen vorliegen können.
- ... in der Regel präklinisch keine ausreichende Therapiemöglichkeit besteht.
- ... Verletzte mit Verdacht auf hämodynamisch relevantes stumpfes Trauma zeitnah einer Behandlungseinrichtung mit chirurgischer Fachexpertise zugeführt werden sollen.

Literatur

[1] Mühling B. Stumpfes und penetrierendes Thoraxtrauma, Chirurg, 2017;88:807–816. https://doi.org/10.1007/s00104-017-0470-8

[2] DGU – Deutsche Gesellschaft für Unfallchirurgie e. V. S3-Leitlinie Polytrauma/Schwerverletzten-Behandlung (AWMF Registernummer 187-023), Version 4.0 (31.12.2022), Kapitel 2 Schockraum-Phase, 2.2 Schockraum – Team und Alarmierung. Online unter: https://register.awmf.org/assets/guidelines/187-023l_S3_Polytrauma-Schwerverletzten-Behandlung_2023-06.pdf [letzter Aufruf: 27.02.2024]

[3] Höfer C, Lefering R. Jahresbericht 2021 – TraumaRegister DGU® für das Unfalljahr 2020. Sept 2021. Online unter: https://www.traumaregister-dgu.de/fileadmin/user_upload/TR-DGU_Jahresbericht_2021.pdf [letzter Aufruf: 27.02.2024]
[4] Simon LV, Lopez RA, King KC. Blunt Force Trauma. 2022 Jul 1. StatPearls [Internet]. Treasure Island (FL): StatPearls Publishing; 2022
[5] Antoni A, Heinz T, Leitgeb J. Polytrauma und begleitendes Schädel-Hirn-Trauma. Unfallchirurg. 2017;120(9),722–727. https://doi.org/10.1007/s00113-017-0354-x
[6] ACS – American College of Surgeons®. Advanced Trauma Life Support® Student Course Manual, Tenth Edition, 2018a. Chapter 5 Abdominal and Pelvic Trauma.
[7] ACS – American College of Surgeons®. Advanced Trauma Life Support® Student Course Manual, Tenth Edition, 2018b. Chapter 3 Shock.
[8] Albreiki M, Voegeli D. Permissive hypotensive resuscitation in adult patients with traumatic haemorrhagic shock: a systematic review. Eur J Trauma Emerg Surg. 2018;44(2):191–202. https://doi.org/10.1007/s00068-017-0862-y
[9] Achatz G, Schwabe K, Brill S, et al. Diagnostic options for blunt abdominal trauma. Eur J Trauma Emerg Surg. 2022;48(5):3575–3589. https://doi.org/10.1007/s00068-020-01405-1. *Erratum* in: Eur J Trauma Emerg Surg. 2022;48(5):3591

2

2.5 Kopfverletzungen

Sebastian Hempe, Sebastian Hentsch, Philipp Florian Kittler

Five Bullets auf dem Weg zum Einsatz

- Zur schnellen Einschätzung des Schweregrades beim Schädel-Hirn-Trauma (SHT) dienen Glasgow Coma Scale (GCS) und AVPU-Schema.
- Es ist immer mit Begleitverletzungen, insbesondere im Bereich der Halswirbelsäule (HWS) zu rechnen. (HWS-Stütze, Stifneck anlegen!)
- Die frühzeitige Atemwegssicherung hat insbesondere bei Vigilanzminderung bei SHT oder ausgeprägten Gesichts- bzw. Halsverletzungen eine hohe Relevanz.
- Eine regelmäßige Reevaluation der Vigilanz gem. GCS und AVPU hat regelmäßig zu erfolgen (freies Intervall bei manchen intrakraniellen Blutungen).
- Bei V. a. Vorliegen einer schweren Kopfverletzung schnellstmögliche Verlegung in eine Klinik mit entsprechender Fachexpertise (Neurochirurgie, MKG-Chirurgie, Augenheilkunde) anstreben!

2.5.1 Relevanz von Kopfverletzungen

Kopfverletzungen, insbesondere das Schädel-Hirn-Trauma (SHT), stellen eine häufige Verletzungsentität dar. Nicht selten treten sie im Rahmen von Mehrfachverletzungen (Monoverletzung SHT 12,6 % und SHT Mehrfachverletzung 36,5 %, jeweils im Kollektiv der schwerverletzten Patienten) auf (Höfer, Lefering 2021[1]; ▶ Abb. 2.17).

Sie können bei beinahe allen Traumamechanismen vorkommen, beispielsweise im Rahmen eines Verkehrsunfalles (Dezelerationstrauma, direkter Kopfanprall) oder bei penetrierenden Verletzungen des Kopfes (Schuss, Splitter, Bolzen, Fremdkörper). Hierbei können unterschiedlichste Schweregrade der Verletzung auftreten – von der einfachen Schädelprellung bis hin zu intrakraniellen Blutungen oder massiven Mittelgesichtsfrakturen, jeweils mit akuter Lebensgefahr und ggf. anhaltenden, schwerwiegenden Folgen für die Patienten und deren Prognose.
Auch in der Taktischen Medizin zeigt sich die hohe Relevanz von Kopfverletzungen. Durch das Tragen von Schutzwesten ist der Rumpf (in Abhängigkeit von Schutzklasse und bedeckten Körperanteilen) grundsätzlich besser geschützt ist, während eine Traumatisierung des Kopfes nur zu einem gewissen Maße durch einen (Gefechts-)Helm kompensiert werden kann.
Nicht zu vernachlässigen sind hierbei auch etwaige Begleitverletzungen wie Frakturen der Wirbelsäule, des kraniozervikalen Übergangs (ca. 15 %; Firsching et al. 2015[2]) oder Gefäßverletzungen (Carotis- oder Vertebralisdissektionen), welche bei jeder Kopfverletzung mit hochintensivem Traumamechanismus angenommen werden müssen. Hier sollte die Anlage einer HWS-Stütze (Stifneck) erfolgen und der Patient entsprechend vorsichtig mobilisiert und gelagert werden.
Ebenfalls den Kopfverletzungen zuzuordnen sind Augenverletzungen, welche, wenn nicht adäquat behandelt, zu einem Verlust des Augenlichts führen können. Hierbei sei insbesondere auf das Retrobulbärhämatom mit nachfolgendem orbitalem Kompartmentsyndrom hingewiesen, welches bereits im präklinischen Kontext mittels lateraler Kanthotomie und inferiorer Kantholyse therapiert werden sollte (Duda et al. 2017[3]; s. ▸ Kapitel 2.6).
Verletzungen des Gesichtsschädels sowie der Kopf- und Halsweichteile sind häufig mit starken Blutungen und einer akuten Verlegung des Atemwegs (auch sekundären Schwellungszuständen) vergesellschaftet. Hier ist eine frühzeitige Atemwegssicherung (ggf. chirurgisch als Koniotomie) zu erwägen, wobei ein entsprechend schwieriger Atemweg anzunehmen ist (ACS 2018a[4]).

Aktuelle Studienlage zu Kopfverletzungen

- Kopfverletzungen stellen eine häufige Verletzungsentität dar. Sie treten bei ca. 50 % aller schwerverletzten Patienten entweder als Einzel- oder Begleitverletzung auf (Höfer, Lefering 2021[1]).
- Das Schädel-Hirn-Trauma tritt in Deutschland mit einer Häufigkeit von 332/100.000 Einwohner pro Jahr auf, wobei in > 90 % nur ein leichtes SHT vorliegt (Firsching et al. 2015[2]).
- Das SHT stellt einen wichtigen Faktor hinsichtlich Mortalität und Lebensqualität beim Schwerverletzten dar (gemessen anhand der Glasgow Outcome Scale) (Antoni, Heinz, Leitgeb 2017[5]).
- Patienten mit Mittelgesichtsverletzungen erleiden – im Kollektiv von Patienten mit Zustand nach Verkehrsunfall – häufiger begleitende

Frakturen im Bereich der HWS (11,3 % vs. 7,8 %) sowie SHT (62,6 % vs. 34,8 %) und werden trotz ausreichendem GCS (> 7) häufiger präklinisch intubiert (30,2 % vs. 18.8 %) (Pietzka et al. 2020[6]).
- Die intravenöse Anwendung von Mannitol und hyperosmolarer NaCl-Lösung kann bei Verdacht auf eine massive intrakranielle Druckerhöhung mit transtentorieller Einklemmung erwogen werden [2]. Bisher konnte hinsichtlich des Outcomes für keines der Präparate eine sichere Überlegenheit nachgewiesen werden (Schwimmbeck et al. 2021[7]).

2.5.2 Verletzungsarten

Schädel-Hirn-Trauma

Beim Schädel-Hirn-Trauma (SHT) kann es zu unterschiedlich ausgeprägten Verletzungschweregraden kommen: von der einfachen Schädelprellung bis hin zu Verletzungen von Hirn und Hirnhäuten mit entsprechenden intrazerebralen Einblutungen.
Typische *Symptome* hierbei sind Kopfschmerzen, (retrograde) Amnesie, Übelkeit bis zum Erbrechen, Doppelbilder, Schwindel, Bewusstseinsstörungen oder eine Anisokorie (Pupillendifferenz). Hierbei korrelieren die Dauer und Ausprägung der Symptome in der Regel mit der Verletzungsschwere.
In der klinischen Untersuchung sollten folgende Faktoren untersucht werden:
- *Äußere Inspektion:* Monokel- bzw. Brillenhämatom oder Battle-Zeichen (retroaurikuläres Hämatom) als indirekte Zeichen einer Schädelbasisfraktur, Liquoraustritt aus Nase oder Ohr, Stufenbildung der Kalotte (Impressionsfraktur), Skalpierungsverletzungen oder penetrierende Verletzungen?
- *Orientierende neurologische Untersuchung:* Bewusstseinsgrad, Pupillenfunktion, seitendifferente Motorik an Armen und Beinen oder im Rahmen des GCS.
- *(Fremd-)Anamnese* mit einbeziehen, wenn dies möglich ist.
- *Kurzfristige Verlaufskontrollen* der Befunde!

Eine erste Einteilung und Einschätzung des SHT bzw. der Bewusstseinsstörung kann mithilfe der weltweit gebräuchlichen **Glasgow Coma Scale,** welche in drei Rubriken aufgeteilt ist, geschehen (GCS; Teasdale, Jennett 1974[8]; Teasdale et al. 1979[9]; ▶ Tab. 2.6). Daraufhin kann nach Punktzahl eine erste Abschätzung der Schwere des SHT erfolgen (▶ Tab. 2.7).
Alternativ kann auch das vereinfachte **AVPU-Schema** angewendet werden (Janagama et al. 2022[10]):
- **A**lert (wach)
- **V**oice (Reaktion auf Ansprache)
- **P**ain (Reaktion auf Schmerzreiz)
- **U**nresponsive (keine Reaktion, bewusstlos)

Tab. 2.6 Glasgow Coma Scale (3–15 Punkte; nach Teasdale, Jennett 1974[8]; Teasdale et al. 1979[9]) [F210-010]

Augen öffnen	Verbale Reaktion	Motorische Reaktion	Punkte GCS
		Aufforderungen werden befolgt	6
	Orientiert	Gezielte Abwehrreaktion auf Schmerzreiz	5
Spontan	Desorientiert	Ungezielte Abwehrreaktion	4
Auf Ansprache	Inadäquate Antwort	Beugereaktion	3
Auf Schmerzreiz	Unverständliche Laute	Strecksynergismen	2
Kein Augenöffnen	Keine	Keine	1

Tab. 2.7 Schädel-Hirn-Trauma (SHT) in Bezug zur Glasgow Coma Scale (GCS; nach Teasdale, Jennett 1974[8]) [F210-010]

Punkte GCS	Stufen	Klinik
13–15	Leichtes SHT	Kein Bewusstseinsverlust, ggf. retrograde Amnesie
9–12	Mittelschweres SHT	Neurologische Symptomatik (Hemiparese, Vigilanzminderung), reduzierte Schutzreflexe
3–8	Schweres SHT	Schwere Vigilanzminderung, Anisokorie, Hirnstammsymptomatik, fehlende Schutzreflexe

Als *offenes SHT* bezeichnet man eine Schädelverletzung mit offener Weichteilverletzung, Kalottenfraktur und Duraverletzung. Hier besteht eine erhöhte Infektionsgefahr.

Es werden primäre von sekundären Traumafolgen unterschieden:

- *Primär:* Verletzung von Schädelkalotte, Hirnhaut oder Gehirn durch das initiale Trauma selbst. Schlechte Prognose bei initial niedrigem GCS.
- *Sekundär:* In der Folge zeitverzögert entstehende Schädigungen durch das Primärtrauma, vor allem verursacht durch erhöhten Hirndruck, bedingt durch das enstandene Hirnödem und/oder intrakranielle Blutungen.

Auch bei isolierten Verletzungen der Kopfhaut (Skalpierungsverletzungen) kann aufgrund des möglichen hohen Blutverlustes eine vitale

Gefährdung für den Patienten bestehen (DGU 2022[12]). Diese ist durch Kompression und Tamponade (direkter Druck, Notverband, Hämostyptika, IT-Clamp, Stapler) möglichst zu stoppen. *Cave:* Offenes SHT – kein Druck!

Therapeutische Maßnahmen beim SHT (ACS 2018b[11]):

- 30° Oberkörperhochlagerung
- Ausreichende Analgesie, ggf. Analgosedierung
- Aufrechterhaltung einer ausreichenden zerebralen Perfusion. Hierzu sollte ein systolischer Blutdruck (≥ 110 mmHg) durch ausreichende intravenöse Flüssigkeitsgabe und ggf. Gabe von Vasopressoren erreicht werden.
- Bei Bewusstlosigkeit und fehlenden Schutzreflexen sollte eine Narkoseeinleitung und Atemwegssicherung erfolgen.
- Grundsätzlich ist bei der Beatmung eine Normokapnie anzustreben (pCO_2 35–40 mmHg)
- Bei V. a. erhöhten Hirndruck kann eine kurzfristige Hyperventilation (pCO_2 30–35 mmHg) erwogen werden. Längere hypokapnische Phasen sind zu vermeiden.
- Bei drohender transtentorieller Einklemmung kann die intravenöse Gabe von Mannitol oder hyperosmolarer NaCl-Lösung erfolgen (z. B. 0,25–1 g Mannitol/kg KG).

Vor allem sekundäre Schädigungen können durch eine *richtige und gezielte Primärversorgung* vermieden werden. Danach Verlegung in eine Klinik mit entsprechender radiologischer Ausstattung (CT) und chirurgischer Expertise (Neurochirurgie).

Gesichtsverletzungen

Gesichtsverletzungen stellen eine relevante Art der Kopfverletzungen dar, welche u. U. mit massiven Knochen-, Weichteil-, Gefäß- und Nervenschäden einhergehen können. Es kann sich dabei um isolierte Frakturen einzelner Gesichtsknochen (Unterkiefer, Jochbein, Nasenbein) bis hin zur kompletten Ablösung des Gesichtsschädels oder Verletzungen mit massivem Weichteilschaden und ggf. starker Blutungsneigung handeln.

Typische Symptome bzw. Zeichen von Gesichtsverletzungen und -frakturen sind:

- Offensichtliche knöcherne und Weichteilverletzungen
- Schwellungszustände
- Blutungen aus Nase, Mund, Ohren
- Okklusionsstörungen (Kieferschlussstörung)
- Krepitation
- Palpable Instabilität
- Störungen der Augenmotorik

Klinisch sind bei Verdacht auf das Vorliegen eines Gesichtstraumas folgende Punkte zu untersuchen:

- Palpation des Gesichtsschädels (Stufenbildung? Krepitation?)

- Überprüfung der Mundöffnung und des Mundschlusses
- Überprüfung der Augenbeweglichkeit (in alle Richtungen blicken lassen, Doppelbilder?)
- Inspektion des Mundraums

Bei Vorliegen eines Gesichtstraumas sollte zeitnah eine angepasste Analgesie erfolgen. Bei bestehender deutlicher Instabilität, zervikalen Schwellungszuständen oder Schwellung im Bereich des Pharynx muss frühzeitig eine Atemwegssicherung erwogen werden. Hierbei scheint die Verwendung von supraglottischen Atemwegshilfen aufgrund der veränderten Anatomie eher nicht sinnvoll zu sein (Watt-Smith et al. 2013[13]). Auch bei initial suffizienter Oxygenierung und Atemmechanik kann es aufgrund zunehmender Schwellung jederzeit zu einer Verlegung des Atemweges mit nachfolgender Hypoxie kommen. Dementsprechend sollten Patienten mit Gesichtsverletzungen engmaschig reevaluiert werden.

Offene Verletzungen sollten ggf. mit etwas Kompression steril verbunden werden. Bei starker Blutung kann eine interne Tamponade bspw. mittels einem in den Pharynx eingelegten geblocktem Blasenkatheter oder einer Bellocq-Tamponade erfolgen.

Augenverletzungen

Siehe ▶ Kapitel 2.6 (Verletzungen der Augen).

DOS AND DON'TS

bei Kopfverletzungen

Dos

- Schnelle Evaluation mittels GCS oder AVPU.
- Frühzeitige Atemwegssicherung, insbesondere bei Vigilanzminderung sowie ausgedehnter Gesichts- oder Halsverletzung.
- Hypotension und Hypovolämie vermeiden, an Blutungen denken.
- Begleitverletzungen beachten und Anlage Stifneck.
- Engmaschige Reevaluation.
- Einsatzkräfte mit SHT entwaffnen (aufgrund möglicher Verwirrtheitszustände)

Don'ts

- Blutdrucksenkung bei Hypertonie. Dies kann zu einer zerebralen Minderperfusion führen, da der erhöhte Blutdruck meist eine Anpassung des Organismus auf den u. U. vorliegenden erhöhten intrakraniellen Druck darstellt.

NACH DER GOLDEN HOUR WEISS ICH, DASS …

- … Kopfverletzungen häufig und nur schwer vermeidbar sind (aufgrund mangelnder Schutzmöglichkeiten).
- … eine Ersteinschätzung von Patienten mit SHT mittels GCS und/ oder AVPU erfolgen kann.

- ... eine initial unauffällige GCS intrakranielle Verletzungen nicht ausschließt.
- ... Begleitverletzungen bspw. an der HWS häufig sind.
- ... eine frühzeitige Atemwegssicherung sinnvoll sein kann.
- ... Verletzungen der Kopfhaut mit entsprechenden Kompressionsverbänden versorgt werden sollten, da sonst ein hoher Blutverlust möglich ist.

Literatur

[1] Höfer C, Lefering R. Jahresbericht 2021 – TraumaRegister DGU® für das Unfalljahr 2020. Sept 2021. Online unter: https://www.traumaregister-dgu.de/fileadmin/user_upload/TR-DGU_Jahresbericht_2021.pdf [letzter Aufruf: 05.02.2024]

[2] Firsching R, Rickels E, Mauer UM, et al. Leitlinie Schädelhirntrauma im Erwachsenenalter. Leitlinien der Deutschen Gesellschaft für Neurochirurgie (DGNC), AWMF-Nr. 008/001, 2015. Online unter: https://register.awmf.org/assets/guidelines/008-001l_S2e_Schaedelhirntrauma_SHT_Erwachsene_2015-12-abgelaufen.pdf [letzter Aufruf: 05.02.2024]

[3] Duda S, Klein M, Zabel M, et al. Lateral canthotomy and inferior cantholysis for treatment of orbital compartment syndrome – case report and evaluation of relevance for military medicine. Wehrmedizinische Monatsschrift 2017;61(6):173–177

[4] ACS – American College of Surgeons® Advanced Trauma Life Support® Student Course Manual, Tenth Edition, 2018a. Chapter 2. Airway and Ventilatory Management

[5] Antoni A, Heinz T, Leitgeb J. Polytrauma und begleitendes Schädel-Hirn-Trauma. Unfallchirurg. 2017;120:722–727. https://doi.org/10.1007/s00113-017-0354-x

[6] Pietzka S, Kämmerer PW, Pietzka S, et al. Maxillofacial injuries in severely injured patients after road traffic accidents-a retrospective evaluation of the TraumaRegister DGU® 1993–2014. Clin Oral Investig 2020;24:503–513

[7] Schwimmbeck F, Voellger B, Chappell D, et al. Hypertonic Saline Versus Mannitol for Traumatic Brain Injury: A Systematic Review and Meta-analysis With Trial Sequential Analysis. Journal of Neurosurgical Anesthesiology: 2021;33(1):10–20. https://doi.org/10.1097/ANA.0000000000000644

[8] Teasdale G, Jennett B. Assessment of coma and impaired consciousness. A practical scale. Lancet. 1974;11:81–84. https://doi.org/10.1016/S0140-6736(74)91639-0

[9] Teasdale G, Murray G, Parker L, et al. Adding up the Glasgow Coma Score. Proceedings of the 6th European Congress of Neurosurgery. Acta Neurochirurgica. 1979;28. Springer, Vienna. https://doi.org/10.1007/978-3-7091-4088-8_2

[10] Srinivasa R, et al. Is AVPU comparable to GCS in critical prehospital decisions? – A cross-sectional study, The American Journal of Emergency Medicine. 2022;59:106–110. https://doi.org/10.1016/j.ajem.2022.06.042.

[11] ACS – American College of Surgeons®. Advanced Trauma Life Support® Student Course Manual, Tenth Edition, 2018b. Chapter 6 Head Trauma.

[12] DGU – Deutsche Gesellschaft für Unfallchirurgie e. V. S3-Leitlinie Polytrauma/Schwerverletzten-Behandlung (AWMF Registernummer 187-023), Version 4.0 (31.12.2022), Kapitel 1 Prähospitale Phase, 1.1 Stop the Bleed (STB) – Prähospital. Online unter: https://www.awmf.org/leitlinien/detail/ll/187-023.html [letzter Aufruf: 05.02.2024]

[13] Watt-Smith S, Wilson K. Chapter 7, Maxillofacial Trauma, ABC of Major Trauma, Fourth Edition. Skinner D, Driscoll P (Eds.). Blackwell Publishing 2013

2.6 Verletzungen der Augen

Frank M. Jakobs

Five Bullets auf dem Weg zum Einsatz

- Unfallanamnese, Augenanamnese, Allgemeinanamnese.
- Äußere Inspektion, Visusfunktion, Pupillenreaktion.
- Vorsichtige (!) Palpation im Seitenvergleich (Bulbus tonisiert, weich oder steinhart?).
- Bei offenen Verletzungen sofortige systemische Antibiose und Tetanusprophylaxe.
- Analgesie, Sedierung, Antiemese, Shield and Ship (Augenverband, Evakuierung).

Augenverletzungen machen etwa 6–7 % aller Körperverletzungen aus. Diese Zahl erhöht sich bei Auseinandersetzungen mit gewaltbereiten Personen auf 10 % und erreicht in bewaffneten Konflikten bis zu 15 % (Rohrbach et al. 2002[1]). Im zivilen Bereich überwiegen Arbeits-, Sport- und Verkehrsunfälle. Im militärischen Umfeld werden, bedingt durch die Taktiken asymmetrischer Kräfte, die ehemals dominierenden Geschossverletzungen zunehmend durch Minen und Sprengstoffverletzungen abgelöst.

NIEMALS VERGESSEN!

- Rigide Schalenverbände sind weichen Mullkompressen oder elastischen Binden vorzuziehen. Das Prinzip wird international als „Shield and Ship" bezeichnet.
- Die binokulare Applikation von Augenverbänden zur Reduktion von sympathischen Mitbewegungen des verletzten Auges hat sich als nicht zielführend erwiesen, da hierdurch der Patient immobilisiert, isoliert und verängstigt wird. Ein Binokulus wird deshalb nur noch bei Verletzungen beider Augen appliziert.

Aus unbekannten Gründen tritt die früher weitaus häufigere sympathische Ophthalmie mittlerweile nur noch sporadisch (< 0,5 %) auf. Heute sind Endophthalmitiden die gefürchtetsten Komplikationen; die antibiotische Prophylaxe nimmt einen entsprechend großen Stellenwert in der Akutversorgung von Augenverletzungen ein. Additive Tetanusprophylaxe empfiehlt sich. Neben Analgetika und Sedativa sind aufgrund der sympathischen (N. trigeminus) und parasympathischen (N. vagus) Innervation des Auges stets Antiemetika in Erwägung zu ziehen, da der intraorbitale Druckaufbau beim Erbrechen fatale Folgen in traumatisierten Augen haben kann.

Bei schweren augenfernen Traumata (Thoraxkompression, Extremitätenfrakturen, akute Pankreatitis, Nierenversagen) kann es zu Mitreaktionen der Netzhaut kommen. Dieses sog. Purtscher-Syndrom ist gekennzeich-

Tab. 2.8 Empfohlene Medikationen unter Einsatzbedingungen

Antibiose	Levofloxacin 750 mg i. v. plus Vancomycin 20 mg/kg i. v.
Analgesie	Fentanyl 50–100 µg i. v. und/oder Ketamin 20 mg i. v.
Sedierung	Midazolam (z. B. Dormicum®) 1–2 mg Bolus i. v.
Antiemese	Ondansetron (z. B. Zofran®) 4–8 mg i. v., Dimenhydramin (z. B. Vomex) p. o.
Drucksenkung	Acetazolamid (z. B. Diamox®) 500 mg p. o.

Tab. 2.9 Testung der Visusfunktion unter Einsatzbedingungen

Visus	Klassifikationskriterien
VF > 0,1	Schriftzeichen, z. B. Namensschilder oder Kfz-Kennzeichen
VF = FZ	Fingerzählen (Anzahl Finger der vorgehaltenen Hand)
VF = HBW	Handbewegungen (positiv, wenn Augenfolgebewegungen erkennbar sind)
VF = LP	Lichtperzeption (Pupillenleuchte; Testung in 4 Quadranten)
VF = NL	Nulla Lux (keine Wahrnehmung von Licht bei direkter Beleuchtung)

VF = Visusfunktion, FZ = Fingerzählen, HBW = Handbewegungen, LP = Lichtperzeption, NL = Nulla Lux

net durch retinale Blutungen, Cotton Wool Spots und fleckige Fundusveränderungen. Therapeutische Leitlinien hierzu gibt es nicht. Meist wird eine intravenöse Cortison-Stoßtherapie angewandt (1000 mg Bolus i. v.), gefolgt von oralen Steroiden (1 mg/kg KG) (▶ Tab. 2.8).
Eine suffiziente Visustestung unter Einsatzbedingungen ist nicht möglich und auch nicht erforderlich. Es kann aber eine wichtige Entscheidungshilfe für das weitere Prozedere sein, die Dimension der Visuseinschränkung zu kennen. Die im deutschen Sprachraum gebräuchlichen Kürzel sind nachfolgend aufgelistet – jeder Augenarzt versteht diese Angaben. Die Prüfung erfolgt in der angegebenen Reihenfolge (▶ Tab. 2.9).

2.6.1 Verletzungen der Lider

Zerfetzte Augenlider können durchaus auch erfahrene Ärzte und Rettungdienstpersonal verunsichern. Die Wiederherstellung normaler anatomischer Verhältnisse ist aber nicht Aufgabe der Primärversorgung. Die wichtigere Frage am Unfallort ist die nach Affektionen der Augenoberfläche bzw. der visuellen Funktion. Äußere Inspektion, Motilitäts-, Pupillen- und Visustestung sind deshalb mandatorisch. Obwohl die Inzidenz von Infekten im Lidbereich erfahrungsgemäß eher niedrig ist, wird auf-

grund der zahlreichen Ausnahmen (Septumdefekte, Verunreinigungen, Tierbisse u. a.) systemische Antibiose empfohlen. Weiterhin Tetanus-, gegebenenfalls Rabies-Prophylaxe. Bei defektbedingtem Lagophthalm Applikation von Bepanthen® oder Gentamicin AS, um eine Austrocknung der Hornhaut zu vermeiden. Debridements, Exzisionen oder Nahtversuche am Unfallort sind zu vermeiden. Schmerzkontrolle, Schalenverband und Evakuierung innerhalb von 24 Stunden.
Lidverletzungen gehen oft mit *Verbrennungen* einher, insbesondere wenn es sich um Explosionsverletzungen handelt. Klassisches Bild ist die Kombination von versengten Wimpern und Augenbrauen mit Rötung, Blasenbildung oder Nekrosen der Lider. Konjunktiven und Hornhaut sind meist beteiligt. Bei stromaler Hornhautschädigung kommt es zu Dekompensationserscheinungen mit weißlicher Eintrübung. Bei leichten Verbrennungen (Grad 1) ist Aristamid® für die Lidhaut und Bepanthen® AS in den unteren Tarsus ausreichend. Bei schweren Verbrennungen (Grad 2 und 3) steriler Augenverband und sofortige Verbringung in eine Fachklinik.

2.6.2 Hornhaut-Erosionen

Erosionen sind Epithelabschürfungen durch *oberflächliche Verletzungen* mit Fingernägeln, Zweigen, subtarsalen Fremdkörpern u. Ä. Leitsymptome sind Blepharospasmus, konjunktivale Injektion und starke Schmerzen, die auf Gabe von Lokalanästhetika (z. B. Novesine®) schlagartig verschwinden.
Die Therapie besteht in einem leichten Druckverband mit Bepanthen® oder Gentamicin AS. Normalerweise heilt der Defekt binnen 12 Std. ab. Keine Cortison-Mischpräparate, da dies die Reepithelialisierung verzögert und die lokale Immunabwehr blockiert! Das verwendete Lokalanästhikum wird dem Patienten grundsätzlich nicht ausgehändigt, um einen Mißbrauch durch Überdosierung vorzubeugen. Analgesie mit Ibuprofen p. o. nach Bedarf.

2.6.3 Okuläre Verätzungen

Zu unterscheiden sind *Säureverätzungen,* z. B. durch Salz- oder Salpetersäure, von *Laugenverätzungen,* z. B. durch Natron- oder Kalilauge sowie gelöschtem Kalk. Während Säuren zu selbstbegrenzenden Koagulationsnekrosen führen, verursachen Laugen Kolliquationsnekrosen, die sich durch Gewebeverflüssigung u. U. durch die gesamte Hornhaut bis hin zur Perforation durcharbeiten können.

NIEMALS VERGESSEN!

- Verätzungen der Augen sind immer akute Notfälle, die sofortiges Handeln noch am Unfallort verlangen.
- Im Vordergrund steht die Spülung, nicht die Spülsubstanz.

Erstmaßnahmen:

- Lokalanästhesie zur Beseitigung des Blepharospasmus (z. B. Novesine®)
- Entfernung von Restpartikeln aus dem Tarsus mittels Wattestäbchen (Ober- *und* Unterlid, Ektropionieren erforderlich)
- Ausgiebige Spülung der Augenoberfläche; für die Auswahl geeigneter Pufferlösungen ist gewöhnlich keine Zeit; deshalb Verwendung von Ringer Lactat oder fließendem Wasser (Richtwert: mindestens 1 Liter)
- Evakuierung/Transport in Fachklinik

Bei starker Chemosis kann eine radiäre Inzision der Bindehaut vorgenommen werden, um die toxischen Exsudate zu eliminieren. Applikation einer Illig-Prothese zur Verhinderung von Superinfektionen und Verklebungen. Langfristig können plastische Operationen und Hornhauttransplantationen erforderlich werden. Die Prognose von Laugenverätzungen ist deutlich schlechter als die von Säureverätzungen.

NIEMALS VERGESSEN!

- Tränengase (CS/CN/CR) und andere Reizgase verursachen ebenfalls Verätzungen. Ihre Wirkung beruht auf der Aktivierung von TRPA1-Schmerzrezeptoren an feuchten oder mukosalen Körperoberflächen durch aerosolisierte Reizstoffe.
- Eine Spülung mit Wasser ist deshalb *kontraindiziert!* Stattdessen Entfernung des Patienten aus der Aerosolwolke, Austrocknen/Wind zufächeln, gegebenenfalls Kleiderwechsel.

2.6.4 Bulbuskontusionen

Bulbusprellung durch stumpfe Gewalteinwirkung (Faustschlag, Wurfgeschosse, Sektkorken, Wasserwerfer etc.). Leitsymptome sind Monokelhämatome, subkonjunktivale und intraokulare Blutungen. Im Augeninneren kann es zu Gewebszerreißungen kommen (Hornhaut-Descemet-Ruptur, Irissphinkterriss, Iridodialyse, Linsenluxation, Katarakt, Aderhautruptur). In schweren Fällen Skleraruptur unterhalb der Bindehaut mit Vorfall von Uvea und Glaskörper (sog. gedeckte Perforation). Maximalvariante ist die *Bulbusberstung*.

NIEMALS VERGESSEN!

- Bei Kontusionsverletzungen ist die Applikation pupillenerweiternder Tropfen *kontraindiziert* (Gefahr von introkularen Blutungen und Irissphinkterrissen).

Die therapeutischen Maßnahmen am Unfallort beschränken sich auf Ruhigstellung der Augen mittels Monokulus, Analgesie und abschwellende Maßnahmen. Eine Evakuierung ist nicht immer erforderlich. Die Therapie bei intaktem Bulbus besteht in Bettruhe und Ruhigstellung mit Lochbrille.

Bei intraokularen Blutungen Oberkörperhochlagerung. Bei Vorderkammerblutungen Glaukomprophylaxe mit Acetazolamid 500 mg p. o. und Timolol AT 0,5 % 2× tgl. Bei gedeckter Perforation besteht OP-Indikation.

NIEMALS VERGESSEN!

- Bulbusverlagerungen, Motilitätseinschränkungen und Angabe von Doppelbildern weisen auf eine Orbitafraktur hin. In diesem Fall Diagnosesicherung durch Röntgen Orbita in 2 Ebenen und/oder MRT, falls vorhanden.

2.6.5 Perforierende Augenverletzungen

Perforationen sind die Folge von Stich-, Hieb- und Splitterverletzungen von Hornhaut oder Bulbuswand. Ein entsprechender *Fremdkörper* kann, muss aber nicht im Auge zurückbleiben. Im Fall, dass der Fremdkörper gegenüber der Eintrittsstelle wieder aus dem Auge austritt, spricht man von einer doppelten Perforation. Klassische Beispiele sind Eisensplitter bei Hammer- und Schleifarbeiten, abgebrochene Bohrer, Windschutzscheiben- und Granatsplitterverletzungen.

Leitsymptom ist der palpatorisch weiche Bulbus. Weitere klinische Zeichen sind

- *bei Hornhautperforation:* aufgehobene Vorderkammer, Irisprolaps oder -perforation, bei Linsenbeteiligung grauweißer Pupillenaspekt (traumatische Katarakt) oder Linsenmassen in der Vorderkammer;
- *bei Skleraperforation:* klaffender Wundspalt mit Vorfall von Uvea und Glaskörper, möglicherweise Aderhautamotio.

NIEMALS VERGESSEN!

- Die palpatorische Prüfung der Bulbustonisierung muss mit größter Vorsicht erfolgen, da das Ausüben von Druck auf den Augapfel zum Austritt intraokularer Flüssigkeiten und Gewebe durch den Wundspalt führen kann.

Erstmaßnahmen:

- Steriler Verband (kein Druck! keine Salben!)
- Systemische Antibiose/Tetanusprophylaxe
- Analgesie, Sedierung, Antiemese
- Evakuierung bzw. Einweisung in Fachklinik
- Keine Manipulation am verletzten Auge!
- Keine manuelle Fremdkörperentfernung am Unfallort!

2.6.6 Orbitales Kompartmentsyndrom

Definition: Unphysiologischer Anstieg des intraorbitalen Drucks mit Dehnung und Kompression des N. opticus sowie Zusammenbruch der retinalen Blutversorgung. Häufigste Ursache sind traumatische Blutungen hinter den Augapfel (*Retrobulbärhämatome*). Leitsymptom ist der steinharte Bulbus im Seitenvergleich bei akuter, meist schmerzhafter Proptosis des Auges; deutlich reduziertes Sehvermögen, traumatische Mydriasis oder auffälliger RAPD.

Die Therapie ist chirurgisch und besteht in einer lateralen Kanthotomie mit inferiorer Kantholyse (▶ Abb. 2.16). Das Zeitfenster für die chirurgische Intervention beträgt etwa 90 Minuten. Danach führen Ischämie und Drucknekrosen zum irreversiblen Verlust des Sehvermögens auf dem betroffenen Auge.

Beschreibung des Eingriffs: Nach Desinfektion mit einem Antiseptikum und Lokalanästhesie mit Bupivacain und Epinephrin via Injektion in den

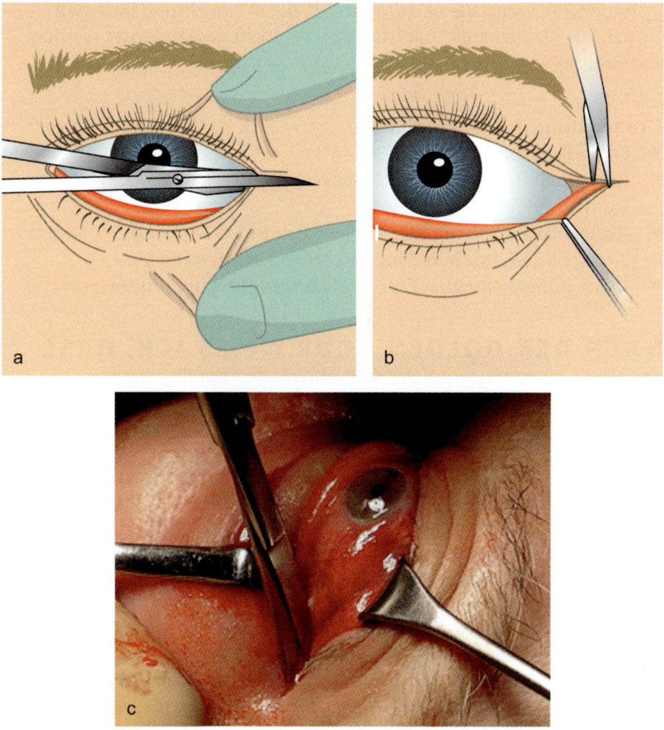

Abb. 2.16 Notoperation des orbitalen Kompartmentsyndroms (Wolbig, Dailey 2004[2]) [L138, F1012-003]

a) Laterale Kanthotomie mit Einschneiden des Augenwinkels bis an die laterale Orbitakante
b) Inferiore Kantholyse mit Durchtrennung des infero-lateralen Ligamentum palpebrale
c) Operationssitus bei Durchführung des Eingriffs

lateralen Kanthus werden Ober- und Unterlid retrahiert und die laterale Kanthotomie durch Einschneiden des Augenwinkels bis an die laterale Orbitakante durchgeführt. Hierzu sollte eine Schere mit abgerundeten Schneideblättern verwendet werden, um den Bulbus nicht zu gefährden. Durch Aufspannen des Zugangs und Retraktion des Unterlids wird das darunter liegende Ligamentum palpebrale als strangförmige Verdickung sichtbar, welche nach inferior durchtrennt wird (inferiore Kantholyse). Abschließend wird die Operationswunde mit einem sterilen Augenverband versorgt und der Patient evakuiert.

NIEMALS VERGESSEN!

- Eine Evakuierung bei V.a. orbitales Kompartmentsyndrom macht nur dann Sinn, wenn die nächste Fachklinik/OP-Einrichtung innerhalb von 60–90 min erreichbar ist. Kann dies nicht gewährleistet werden, muss die Kantothomie am Unfallort vorgenommen werden.

Vorbereitung der Evakuierung:

- Oberkörperhochlagerung (30–45°)
- Ruhigstellung, Eisbeutel, Schalenverband (auf keinen Fall Druckverband!)
- Acetazolamid 500 mg PO, Methylprednisolon 1000 mg i.v., Ketamin 20 mg i.v., Midazolam 2 mg i.v., Ondansetron 8 mg i.v.
- Keine höhenbedingten Einschränkungen für den Lufttransport

NACH DER GOLDEN HOUR WEISS ICH, DASS ...

- ... bei Lidverletzungen der Ausschluss einer Beteiligung der vorderen Augenabschnitte im Vordergrund steht.
- ... zur Therapie von Hornhaut-Erosionen keine Cortison-Präparate oder Cortison-Mischpräparate verwendet werden sollten.
- ... Säure- oder Laugenverätzungen der Augenoberfläche akute Notfälle sind, die eine sofortige Spülung noch am Unfallort erfordern.
- ... Bulbusverlagerungen, Motilitätseinschränkungen und Doppelbilder auf eine Orbitafraktur hinweisen und radiologisch abgeklärt werden müssen.
- ... perforierende Hornhaut- und Skleraverletzungen immer eine systemische Antibiose inklusive Tetanusprophylaxe erfordern.
- ... ein orbitales Kompartmentsyndrom eine chirurgische Intervention noch am Unfallort erfordert, wenn die nächste Fachklinik nicht innerhalb von 60 Minuten erreichbar ist.

Literatur

[1] Rohrbach JM, Steuhl KP, Knorr M, Kirchhoff B. Ophthalmologische Traumatologie. Textbuch und Atlas. Schattauer Verlag, Stuttgart/New York; 2002

[2] Wobig JL, Dailey RA (Hrsg). Oculofacial plastic surgery. Thieme, New York; 2004

[3] Webb LA (Hrsg). Augennotfälle. Ein Leitfaden für Diagnose und Management. Urban & Fischer Verlag/Elsevier GmbH. München, Jena; 2005
[4] Gervasio K, Peck T. The Wills Eye Manual: Office and Emergency Room Diagnosis and Treatment of Eye Disease. Wolters & Kluwer. 8th Edition, 2021
[5] Friedman NJ, Kaiser PK, Pineda R II. The Massachusetts Eye and Ear Infirmary Illustrated Manual of Ophthalmology. Expert Consult Elsevier. 5th Edition, Edinburg, London, New York, Oxford, Philadelphia, St. Louis, Sydney; 2021
[6] Pleyer U, Dutcscu M. Sympathische Ophthalmie. Der Ophthalmologe. 2009;106(2):167–175; quiz 176. German. https://doi.org/10.1007/s00347-008-1911-z
[7] Paulbuddhe V, Addya S, Gurnani B, Singh D, Tripathy K, Chawla R. Sympathetic Ophthalmia: Where Do We Currently Stand on Treatment Strategies? Clin Ophthalmol 2021;15:4201–4218. https://doi.org/10.2147/OPTH.S289688
[8] McCallum E, Keren S, Lapira M, Norris JH. Orbital Compartment Syndrome: An Update With Review Of The Literature. Clin Ophthalmol 2019;13:2189–2194. https://doi.org/10.2147/OPTH.S180058
[9] Duda S, Klein M, Zabel M, Stumper J. Laterale Kanthotomie und inferiore Kantholyse zur Behandlung des orbitalen Kompartmentsyndroms – Fallbericht und Bewertung der wehrmedizinischen Relevanz. Wehrmedizinische Monatsschrift 2017;61(6):173–177
[10] Gümbel H. Fluch und Segen der Kriegsophthalmologie im 20./21. Jahrhundert. Klin Monbl Augenheilkd 2009;226(8):624–628. https://doi.org/10.1055/s-0028-1109473

2.7 Verletzungen von Rumpf und Körperstamm

Jan-Henrik Rathjen, Erwin Kollig, Arnulf Willms

Five Bullets auf dem Weg zum Einsatz

- Verletzungen des Rumpfes und Körperstammes können potenziell lebensbedrohlich sein.
- Intrathorakale und/oder intraabdominelle Blutungen sind präklinisch nicht zu beherrschen.
- In vielen Fällen können penetrierende Verletzungen erst innerklinisch durch eine chirurgische Operation definitiv behandelt werden. Der Ansatz „Scoop and Run" soll bevorzugt werden.
- Bei diesen Verletzungsmustern soll primär ein Traumazentrum angefahren werden.
- Das Ausmaß der Verletzung und des Blutverlustes ist primär klinisch nur schwer einzuschätzen und wird zunächst kompensiert, kann sich dann im Verlauf teils dramatisch manifestieren.

Verletzungen des Rumpfes und Körperstamms betreffen den Torso. Dieser umfasst den Körper ohne Kopf, Hals und Extremitäten. Verletzungen in dieser Region können potenziell lebensbedrohlich sein. Die häufigste Todesursache ist die Hämorrhagie (Blutung). Die häufigste vermeidbare Todesursache im Bereich des Körperstamms ist der Spannungspneumo-

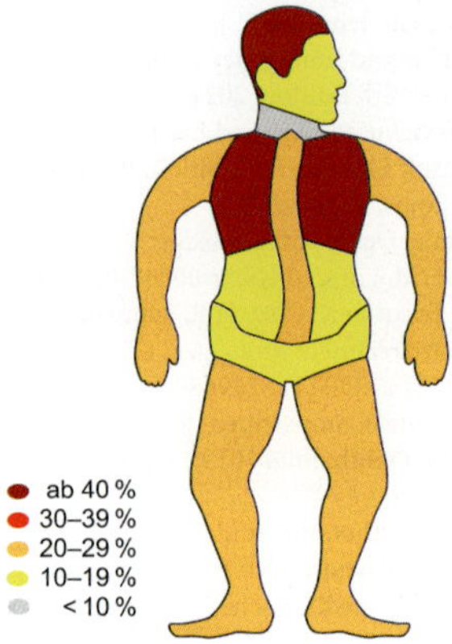

	TR-DGU 2019–2021
Patienten aus dem Basiskollektiv	100,00 % (n = 88.372)
Thorax	45,50 % (n = 39.940)
Abdomen	13,90 % (n = 12.315)
Wirbelsäule	29,60 % (n = 26.199)
Becken	15,40 % (n = 13.621)

Abb. 2.17 Durchschnittliche Verteilung der Verletzungen des Körperstamms aus dem Basiskollektiv laut TraumaRegister 2019–2021 (modifiziert nach DGU 2022a[1]) [W1290, L138 (TraumaRegister DGU® der Jahre 2019–2021)]

thorax. Die durchschnittliche Verteilung der Verletzungen des Körperstamms aus dem Basiskollektiv des TraumaRegister DGU® der Jahre 2019–2021 wird in ▶ Abb. 2.17 dargestellt.

2.7.1 Verletzungen des Thorax

Der Thorax enthält unter anderem das *Herz* und die *Lungen*. Diese Organe sind für den Kreislauf, die Oxygenierung und die Ventilation lebenswichtig.

Thoraxverletzungen können sowohl durch stumpfe Gewalteinwirkung als auch durch penetrierende Verletzungen entstehen. In Deutschland sind meist Verkehrsunfälle oder ein Sturz aus großer Höhe ursächlich. Penetrierende Verletzungen sind vergleichsweise selten. Verletzungen des Thorax sind häufig und können schwerwiegende Verletzungen darstellen. In 45,2 % (39.940 Verletzte) aller im TraumRegister der DGU® erfassten Fälle aus den Jahren 2019–2021 war der Thorax betroffen (DGU 2022a[1]).

Insbesondere Sauerstoffmangel im Blut (Hypoxie), erhöhter Kohlendioxidgehalt im Blut (Hyperkapnie), Übersäuerung (Azidose) und hämorrhagischer Schock mit Störung der Mikrozirkulation können zu einem drastischen Anstieg der *Mortalität* führen.

Die überwiegende Mehrzahl aller thorakalen Verletzungen können *mit einfachen Mitteln* wie Sauerstoffgabe, sofern indiziert, durch Beatmung, Analgesie und Anlage einer Thoraxdrainage versorgt werden. Thorax und Atemfunktion sind klinisch zu untersuchen und sollen mindestens die Feststellung der Atemfrequenz und die Auskultation der Lunge umfassen (DGU 2022b[2]).

Stumpfe Thoraxverletzungen

Eine Thoraxprellung ist eine stumpfe Gewalteinwirkung auf den Brustkorb ohne knöcherne Beteiligung. Initial können äußere Verletzungszeichen fehlen. Dennoch können Patienten über Druckschmerz und atemabhängige Schmerzen klagen. Es kann eine flache Schonatmung vorliegen, die eine spätere Lungenentzündung begünstigen kann.

Eine stumpfe Einwirkung auf die Thoraxwand mit stärkerer Kraft kann auch auf die inneren Organe fortgeleitet werden und Herz- und Lungengewebe schädigen. Eine Schädigung des Lungenparenchyms mit Einblutung in die Alveolen wird *Lungenkontusion* genannt. Sie ist die häufigste Begleitverletzung des stumpfen Thoraxtraumas. Durch die Einblutung und ein begleitendes interstitielles Lungenödem mit Atelektasen wird der Gasaustausch eingeschränkt. Die Kontusionen können initial unbemerkt bleiben und abhängig vom Ausmaß der Schädigung über Stunden bis Tage zu Dyspnoe bis hin zur pulmonalen Dekompensation mit ARDS und Ateminsuffizienz führen.

Rippen- und Brustbeinbrüche

Rippenfrakturen kommen beim Thoraxtrauma häufig vor. Beim stumpfen Thoraxtrauma insbesondere des älteren Patienten muss immer auch an eine Rippenfraktur gedacht werden. Fragmente gebrochener Rippen können Lungengewebe und Gefäße verletzen und zu Lungenkontusion, Pneumothorax und Hämatothorax führen. Sind drei oder mehr benachbarte Rippen auf einer Seite gebrochen, spricht man von einer *Rippenserienfraktur.* Sie ist häufig mit einer Lungenkontusion verbunden.

Frakturen der unteren Rippen können mit intraabdominellen Verletzungen des Bauchraums, insbesondere mit Blutungen aus Leber und Milz einhergehen. Klinisch imponieren Rippenfrakturen durch atemabhängige Schmerzen und nachziehende Atembewegungen der betroffenen Seite. Charakteristischerweise findet sich über der Fraktur ein deutlicher *Druckschmerz,* evtl. lässt sich eine Krepitation tasten.

Wenn mindestens zwei oder mehrere nebeneinanderliegende Rippen an mehreren Stellen gebrochen sind *(Stückfraktur),* kann ein instabiler Thorax, eine sogenannte *Flail Chest,* entstehen. Hierbei kommt es zu einer paradoxen Atmung. Da ein Teil des Brustkorbs nicht mehr mit der Tho-

raxwand verbunden ist, kommt es zu inspiratorischen Einziehungen und exspiratorischen Auswärtsbewegungen der entsprechenden Seite.
Kommt es durch direkte Krafteinwirkung zu einer Fraktur des *Brustbeins,* kann das Herz zwischen dem Brustbein und der Wirbelsäule gestaucht werden. Eine Herzkontusion (s. u.) kann die Folge sein.

Penetrierende Thoraxverletzungen

Der Innenseite des Brustkorbs liegt das *Rippenfell,* der Lunge selbst das *Lungenfell* an. Zwischen beiden Blättern befindet sich ein Flüssigkeitsfilm, der über Adhäsionskräfte ein Zusammenfallen der Lunge verhindert. Bei stumpfen oder penetrierenden Verletzungen der Pleurablätter kann Luft in den *Pleuraspalt* einströmen, was zum Kollaps der Lunge führt und eine suffiziente Ventilation behindert. Diese Luft im Pleuraspalt wird als **Pneumothorax** bezeichnet. Man unterscheidet drei Arten des Pneumothorax mit zunehmender Verletzungsschwere:

1. *Einfacher/geschlossener Pneumothorax:* Fehlt eine äußere Verletzung des Brustkorbs, kommt die Luft aus der verletzten Lunge durch ein defektes Lungenfell. Die Lunge fällt entsprechend durch Druck der ausgetretenen Luftmenge im Pleuraspalt zusammen und kann nur noch eingeschränkt an der Oxygenierung teilnehmen. Symptome sind Luftnot und atemabhängige Schmerzen auf der betroffenen Seite.
2. *Offener Pneumothorax:* Bei penetrierenden Verletzungen der Thoraxwand – mit Verbindung zur Umgebungsluft – gelangt bei Einatmung Luft in den Pleuraspalt und lässt die Lunge teilweise zusammenfallen. Bei den Atembewegungen kann die Luft in den Pleuraspalt ein- und ausströmen. Klinisch kann es zu ausgeprägter Luftnot, Tachypnoe und Ateminsuffizienz kommen.
3. *Spannungspneumothorax:* Beim Spannungspneumothorax gelangt bei Einatmung Luft in den Pleuraspalt. Durch einen Ventilmechanismus kann diese bei Ausatmung nicht wieder entweichen und führt so zu einem Anstieg des intrapleuralen Drucks. Infolgedessen wird das Mediastinum samt der enthaltenen Strukturen immer weiter zur gegenüberliegenden Seite verdrängt. Durch diesen Druck kommt es zur Kompression der unteren Hohlvene mit Behinderung des venösen Rückflusses zum Herzen. Das Herz wird nicht ausreichend gefüllt, deutlich weniger sauerstoffreiches Blut wird über das linke Herz in den Körper gepumpt – der Kreislauf bricht ein. Folge ist eine respiratorische und hämodynamische Dekompensation bis zum Schock.

Die *Verdachtsdiagnose Spannungspneumothorax* sollte gestellt werden bei einseitig fehlendem Atemgeräusch bei der Auskultation der Lunge (nach Kontrolle der korrekten Tubuslage) und dem zusätzlichen Vorliegen von typischen Symptomen, insbesondere einer schweren respiratorischen oder zirkulatorischen Störung (DGU 2022b[2]). Eine Entlastung, z. B. durch Nadeldekompression (▶ Abb. 2.18), ist unumgänglich.

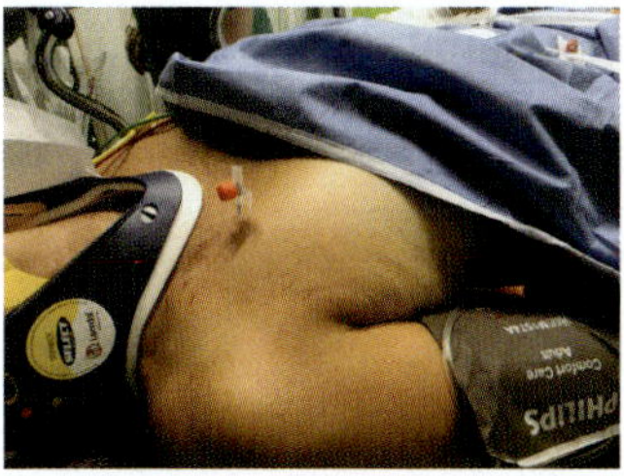

Abb. 2.18 Entlastungspunktion Polytrauma. Nadeldekompression, wach ansprechbar, zunehmende Luftnot [P1409]

Mögliche Symptome des Spannungspneumothorax:
- Gestaute Halsvenen
- Tachykardie
- Tachypnoe
- Dyspnoe
- Emphysem
- Trachealverschiebung
- Hypersonorer Klopfschall
- Abgeschwächtes oder fehlendes Atemgeräusch
- Zyanose
- Schock

NIEMALS VERGESSEN!
- Der Spannungspneumothorax ist ein lebensbedrohlicher Notfall!
- Ein klinisch vermuteter Spannungspneumothorax soll umgehend dekomprimiert werden!

Hämatothorax

Blut in der Pleurahöhle wird Hämatothorax genannt. Ein Hämatothorax kann Folge von stumpfen oder penetrierenden Verletzungen der Lunge, der Pleura oder der Thoraxwand sein. Blutungsquelle können Thoraxwandmuskulatur, große Gefäße, Interkostalgefäße, das Lungenparenchym oder frakturierte Rippen sein. Ein Hämatothorax kann zu einem schweren Blutverlust bis hin zum hypovolämen Schock führen.

Klinisch findet sich ein abgeschwächtes Atemgeräusch der verletzten Seite, ein gedämpfter Klopfschall, und in extremer Ausprägung Schockzeichen mit Tachykardie und Hypotonie. Ein Hämatothorax kann auch gemeinsam mit einem Pneumothorax auftreten (Hämatopneumothorax).

Sowohl Pneumothorax (Barcode Sign, kein Pleuragleiten, keine B-Linien) als auch Hämatothorax (echofreies bzw. echoarmes Areal zwischen Zwerchfell und Lungenparenchym) lassen sich darüber hinaus rasch und valide mittels Ultraschall (eFAST) diagnostizieren (DGU 2022b[2]).

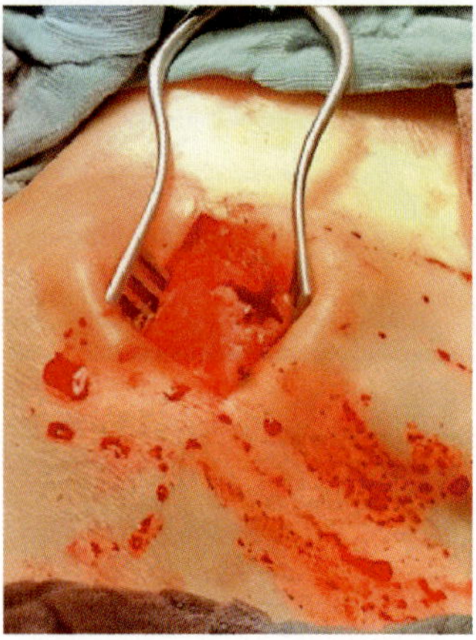

Abb. 2.19 Stumpfes Thoraxtrauma mit massiver Lungenzerreißung, Thorakotomie und Entlastung [P1409]

Stumpfe Herzverletzung

Durch direkte Einwirkung großer Kräfte auf den vorderen Brustkorb, beispielsweise im Rahmen von Hochrasanzunfällen, kann es zu einer Stauchung des Herzens zwischen Brustbein und Wirbelsäule, einer sogenannten *Herzkontusion*, kommen. Schwere Traumata können zur Herzklappenruptur bis zur stumpfen Herzruptur führen. Die Folge ist eine massive mechanische Einschränkung der Herzfunktion (▶ Abb. 2.19).

Bei der Herzkontusion ist Herzmuskelgewebe geschädigt. Typische Symptome sind Herzrhythmusstörungen bis hin zum Kammerflimmern. Seltener treten akute Herzinsuffizienz und kardiogener Schock auf. Laborchemisch findet sich eine Erhöhung der Herzenzyme. Echokardiografisch können Wandbewegungsstörungen festgestellt werden.

Eine *Herzklappenruptur* ist in der Regel mit einer akuten Herzinsuffizienz bis zum kardiogenen Schock vergesellschaftet.

Die *Herzruptur* ist äußerst selten und führt meist aufgrund einer massiven Blutung oder einer fulminante Herzbeuteltamponade zum unmittelbaren Versterben an der Unfallstelle.

NIEMALS VERGESSEN!

- Bei Hämatomen und/oder Krepitation im Bereich des ventralen Thorax, bei systolischen Herzgeräuschen oder Zeichen einer akuten Herzinsuffizienz mit Hypotension muss immer an das mögliche Vorliegen einer Herzverletzung gedacht werden.
- Bei V. a. eine stumpfe Myokardverletzung soll ein Zwölfkanal-EKG in Verbindung mit einer hsTroponin Bestimmung durchgeführt werden.

Herzbeuteltamponade

Der Herzbeutel (Perikard) besteht aus einem unelastischen Gewebe. Im Rahmen meist penetrierender Verletzungen kann es zur Einblutung in den Herzbeutel kommen. In der Folge kommt es zu einem Druckanstieg im Herzbeutel, der durch physikalische Verdrängung zu einer verminderten Füllung der Ventrikel und dadurch zu einer reduzierten Auswurfleistung des Herzens – bis zum *kardiogenen Schock* – führt. Der Zustand maximaler Kompression des Herzens mit folgender Unfähigkeit zur Aufrechterhaltung ausreichender Pumpfunktion wird Herzbeuteltamponade genannt. Die klassische *Symptomtrias* (Beck'sche Trias) besteht aus gedämpften Herztönen, gestauten Halsvenen und einer Hypotonie. Ein schnellstmöglicher Transport in ein geeignetes Traumazentrum, zumindest aber in die nächste Kardiologie ist entscheidend.
Mittels Sonografie (eFAST) oder Echokardiografie kann eine eindeutige Diagnose gestellt und werden (echofreies bzw. echoarmes Areal zwischen Herzmuskel und Perikard). Gleiches gilt für die Abschätzung der Pump- und Klappenfunktion.
Bei gesicherter Herzbeuteltamponade ist die Durchführung einer Perikardentlastung angezeigt.

NIEMALS VERGESSEN!

- Eine perforierende Wunde in einem gedachten Rechteck zwischen den Schlüsselbeinen und dazu rechtwinklig verlaufenden Linien entlang der Mamillen bis zum Rippenbogen soll immer an eine Herzbeuteltamponade denken lassen.
- Eine Perikardentlastung sollte bei nachgewiesener Herzbeuteltamponade und sich akut verschlechternden Vitalparametern durchgeführt werden.

Tracheobronchiale Ruptur

Eine tracheobronchiale Ruptur ist eine äußerst seltene, aber akut lebensbedrohliche Verletzung infolge sehr großer stumpfer Gewalteinwirkung bei schwerem Thoraxtrauma oder perforierender Verletzungen. Durch Leckage der *Trachea* oder der Haupt- oder *Lappenbronchien* können große Mengen Luft in das Mediastinum und/oder den Pleuraspalt einströmen.
Klinisch imponieren kritische Patienten mit massiver Atemnot und Hautemphysem insbesondere an Brust und Hals. Im Fall eines ausgeprägten *Pneumomediastinums* kann sich ebenfalls eine kardiale Hypotension (Verdrängungsmechanismus) entwickeln.

NIEMALS VERGESSEN!

- Bei schwerem Thoraxtrauma mit Anzeichen eines (Spannungs-) Pneumothorax ohne Besserung der Symptomatik trotz adäquater Entlastung an das Vorliegen einer tracheobronchialen Ruptur denken.

Therapeutische Maßnahmen bei Verletzungen des Thorax

Spannungspneumothorax: Nadeldekompression in Bülau- (4. bis 5. Intercostalraum in der vorderen Axillarlinie) oder Monaldi-Position (2. bis 3. in der mittleren Clavicularlinie), gefolgt von einer Minithorakotomie in Bülau-Position und Anlage einer Thoraxdrainage.
Hämatothorax/Pneumothorax: Thoraxentlastung mittels Minithorakotomie in Bülau-Position mit Anlage einer Thoraxdrainage

2.7.2 Verletzungen des Abdomens

Das Abdomen wird in drei Bereiche unterteilt:

- *Peritonealhöhle:* enthält die parenchymatösen Oberbauchorgane Milz und Leber sowie die Hohlorgane des Verdauungssystems.
- *Retroperitonealraum:* enthält Nieren und Harnleiter, die großen Gefäße, das Pankreas, Anteile des Verdauungssystems.
- *Subperitonealraum:* enthält die Harnblase, Teile der Geschlechtsorgane und den Enddarm.

Der Bauchraum reicht vom Unterrand des Zwerchfells bis ins Becken. Teile der Oberbauchorgane können aufgrund der Atemvariabilität im unteren Brustkorb gelegen sein. Insbesondere bei penetrierende Verletzungen im Bereich des Brustkorbs oder des Abdomens bedingt dies oft *Zweihöhlenverletzungen.*
Eine Verletzung im Bereich des Abdomens ist nicht selten mit einer *Polytraumatisierung* vergesellschaftet. In 14 % aller im TraumaRegister der DGU erfassten Patientenfälle ist das Abdomen mit betroffen. Hierzulande bedingen stumpfe Unfallmechanismen wie Verkehrsunfälle, gefolgt von Stürzen aus großer Höhe, 96 % der Verletzungen. Perforierende Verletzungen sind mit 4,1 % aller Fälle eher selten (DGU 2022a[1]).
Mechanistisch führen direkte Kompression mit Quetschung oder Scherkräfte mit tangentialer Separation von Gewebeschichten zur Schädigung von Organen. Die schnelle Dezeleration kann zum *Ausriss* von Organen oder deren Haltebändern oder Gefäßen führen.
Beim stumpfen Bauchtauma sind insbesondere Milz und Leber betroffen. Kommt es zu hohen Krafteinwirkungen, können diese parenchymatösen Organe zerreißen und zu einer schweren Blutung in die Bauchhöhle führen. Die schnellstmögliche chirurgische *Blutungskontrolle* ist für das Überleben essenziell (▶ Abb. 2.20).

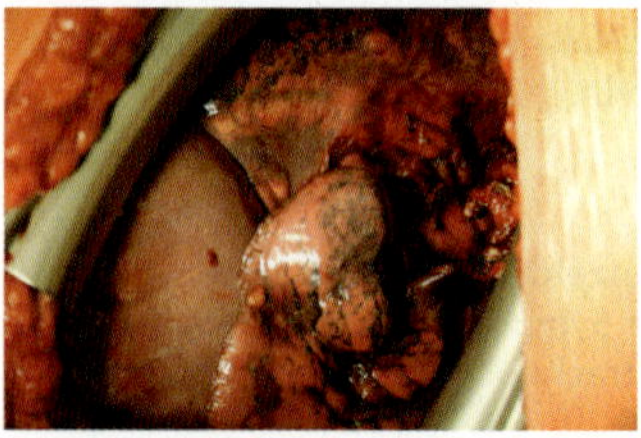

Abb. 2.20 Milzruptur nach stumpfem Bauchtrauma [P1409]

Im Rahmen penetrierenden Verletzungen überwiegen Verletzungen von Dünn- und Dickdarm, gefolgt von Leber und Gefäßen. Bei Hohlorganverletzung steht die schnellstmögliche chirurgische Kontrolle der möglichen abdominellen Kontamination zur Vermeidung einer *Peritonitis* und *konsekutiver Sepsis* im Vordergrund.

Wenn durch eine offene Verletzung Bauchfell oder Darmanteile aus der Bauchhöhle vorfallen, sollten diese *nicht reponiert,* sondern mit feuchten Kompressen oder Bauchtüchern bedeckt werden. Grundsätzlich müssen *Fremdkörper in situ belassen* werden.

Klinische Untersuchung des Abdomens

- *Inspektion:*
  - Äußerlich sichtbare Verletzungen
  - Prellmarken
  - Hämatome
- *Palpation:*
  - Abwehrspannung
  - Peritonismus
  - Druckschmerz

Die standardisierte Ultraschalluntersuchung (extended Focused Assessment with Sonography for Trauma, eFAST) ist der *Goldstandard* und sollte durchgeführt werden, um innere Blutungen festzustellen (DGU 2022b[2]). Dazu werden folgende Einstellungen gewählt:

- Rechtslateraler Längsschnitt (Morison-Pouch)
- Linkslateraler Längsschnitt (Koller-Pouch)
- Unterbauchlängsschnitt (Frauen: Douglas-Pouch, Männer: Proust-Pouch)
- Subcostaler Schnitt (Vierkammerblick)
- Transthorakaler Ultraschall der Pleura

Wird eine prähospital nicht beherrschbare Blutung angenommen oder festgestellt, hat sich das Konzept der *permissiven Hypotonie* etabliert. Hierbei wird ein Blutdruck um 80 mmHg toleriert, um die Organperfusion aufrechtzuerhalten, ohne die Blutung zu verstärken. Ausgenommen davon ist das Polytrauma mit gleichzeitig vorliegendem Schädel-Hirn-Trauma. Beim Erwachsenen sollte eine arterielle Normotension mit einem systolischen Blutdruck ≥ 110 mmHg angestrebt werden (DGU 2022b[2]). Zur Volumentherapie sollen balancierte, isotone kristalline Vollelektrolytlösungen eingesetzt werden, welche idealerweise vorgewärmt sind (DGU 2022b[2]).

Ergänzend sollte bei Patienten mit manifestem oder drohendem hämorrhagischen Schock zügig die Gabe von Tranexamsäure zur Hemmung einer Hyperfibrinolyse erfolgen (DGU 2022b[2]; Holcomb 2007[3]; Stein et al. 2018[4]).

NIEMALS VERGESSEN!

- Eine Blutung in eine Körperhöhle kann präklinisch nicht gestillt werden!
- Bei intraabdomineller Blutung steigt die Sterblichkeit alle 10 Minuten um 3 %!

2.7.3 Beckentrauma

Das Becken (Pelvis) verbindet das Achsenskelett mit den unteren Extremitäten. Es besteht aus stabilen *Knochen*. Daher sind Frakturen des Beckens häufig mit großer anterior-posteriorer oder vertikaler Krafteinwirkung und entsprechender *Polytraumatisierung* mit teils erheblichen Begleitverletzungen verbunden. Bei älteren Patienten mit Osteoporose können Frakturen oft auch durch Unfallmechanismen mit deutlich niedrigerer Energie auftreten.
Neben Frakturen der Sitz- und Schambeinäste sowie der Hüftpfanne sind besonders *Beckenringfrakturen* relevant. Diese können mit starken Blutungen vor allem aus präsakralen Venenplexus einhergehen.
Die genaue Einteilung und Klassifikation einer Beckenfraktur ist erst mit Röntgen oder Computertomografie möglich. Prähospital bleibt die genaue Differenzierung ohne therapeutische Konsequenz. Das Becken ist neben Thorax und Abdomen einer der relevanten Blutungsräume: Es kann bis zu 4 Liter Blut fassen. Mit höhergradiger knöcherner Instabilität steigt das Risiko eines relevanten Blutverlusts. Dabei werden Beckenverletzungen präklinisch häufig unterschätzt oder übersehen; sie können aber bereits als Monotrauma vital bedrohlich sein.

NIEMALS VERGESSEN!

- Bei jedem polytraumatisierten Patienten mit entsprechendem Unfallmechanismus muss an eine Beckenfraktur gedacht werden.
- Anterior-posteriore und vertikale Krafteinwirkungen können zu instabilen Beckenverletzungen führen und mit einem hohem Blutverlust einhergehen
- Schon ein isoliertes Trauma des Beckens kann bereits lebensbedrohlich sein.

Wegweisend für die Indikation zur präklinischen Immobilisation des Beckens ist das KISS-Schema (Lechner, Lampl, Treffer 2017[5]; ▶ Tab. 2.10) sowie die klinische Untersuchung (DGU 2022b[2]).

Tab. 2.10 KISS-Schema zur Indikationprüfung der Beckenimmobilisation (nach Lechner, Lampl, Treffer 2017[5])

	KISS	Erörterung
K	Kinematik	Hochrasanztrauma, Überrolltrauma, Sturz > 3 m, Verschüttung u. a.
I	Inspektion	Rotationsfehlstellung, Verkürzung, Prellmarken, Hämatome, urogenitale Verletzungen u. a.
S	Schmerzen	Schmerzangabe im Bereich des Beckens
S	Stabilisierung	Anlage Beckengurt auf Höhe der Trochanteren mit zusammengebundenen Beinen in Innenrotation

NIEMALS VERGESSEN!

- Bei mechanisch instabilem Beckenring und hämodynamischer Instabilität soll eine mechanische Notfallstabilisierung des Beckens vorgenommen werden.

2.7.4 Spinales Trauma

Das *zentrale Nervensystem* vermag sich nach einer Verletzung nicht zu regenerieren. Daher resultieren aus spinalen Verletzungen unter Umständen lebenslange Einschränkungen für den Patienten. Bei geeignetem Unfallmechanismus schließt das initiale Fehlen neurologischer Defizite eine Verletzung von Wirbelkörper und/oder Rückenmark keinesfalls aus. Bei hoher axialer Belastung im Rahmen von Hochrasanztraumata (z. B. Sturz aus großen Höhen mit Landung auf den Füßen oder mit dem Kopf sowie Überstreckung, Beugung, seitliches Verbiegen oder Rotation) entstehen durch hohe De- oder Akzelerationkräfte Verletzungen des *Achsenskeletts,* die mit Rückenmarkverletzungen einhergehen können. Zwei verschiedene Arten der Schädigung werden unterschieden:

1. Das Rückenmark kann durch das Trauma direkt verletzt sein.
2. Knochensplitter können im Rahmen von Wirbelfrakturen zu sekundären Schäden führen.

Eine *Rückenmarkserschütterung* und eine *Rückenmarkskontusion* sind potenziell reversibel, können aber zu einem vorübergehenden Funktionsverlust distal der Schädigung führen. Bei einer *Rückenmarkkompression* wird mechanischer Druck durch Einblutungen oder Knochenfragmente auf das Rückenmark ausgeübt, was konsekutiv ischämiebedingt zu bleibenden Schäden führen kann. Inkomplette oder komplette Durchtrennungen des Rückenmarks sind mit irreversiblen Schädigungen verbunden und resultieren in einer Parese bis zur vollständigen Querschnittslähmung.

Prädikatoren relevanter Wirbelsäulenverletzungen

Eine Analyse im TraumaRegister der DGU fand folgende Risikofaktoren für relevante Wirbelsäulenverletzungen (Häske et al. 2022[6]):

- Peripher motorisches/neurologisches Defizit
- Sturz > 3 m Höhe
- Schädel-Hirn-Trauma (SHT)
- Alter > 65 Jahre
- Schwerverletzte/polytraumatisierte Patienten (RR ≤ 90 mmHg)

Zur Indikation einer präklinischen Wirbelsäulenimmobilisation werden heute häufig die NEXUS-Kriterien oder die Canadian-C-Spine-Rule herangezogen (Hoffman et al. 1998[7]; Stiell et al. 2001[8]). Sie basieren ursprünglich auf der Indikations-Stellung zur Bildgebung der Wirbelsäule.

Indikation zur Immobilisation der Wirbelsäule nach PHTLS

Nach PHTLS muss in folgenden Situationen eine Immobilisation der Wirbelsäule durchgeführt werden (NAEMT 2016[9]):

- Herabgesetzter Bewusstseinszustand
- Schmerzen oder Hartspann im Bereich der Wirbelsäule
- Neurologische Ausfälle
- Deformierung der Wirbelsäule

Zur Immobilisation der Wirbelsäule sind die Zervikalstütze, das Spineboard mit Zervikalstütze oder die Vakuummatratze, unter Umständen kombiniert mit Headblocks oder Zervikalstütze, geeignete Hilfsmittel. Bei vorliegendem höhergradigem SHT können starre Zervikalstützen den intrakraniellen Druck unter Umständen erhöhen. Daher sollte bei schwerem SHT die Immobilisation mit Headblocks erfolgen.

NIEMALS VERGESSEN!

- Im Zweifel Immobilisation der gesamten Wirbelsäule!

NACH DER GOLDEN HOUR WEISS ICH, DASS ...

- ... Verletzungen des Körperstammes potenziell lebensbedrohlich sind.
- ... Blutungen in die Körperhöhlen präklinisch nicht gestoppt werden können und einer schnellstmöglichen chirurgischen Versorgung bedürfen.
- ... bei penetrierenden Verletzungen des Körperstammes primär ein Traumazentrum angefahren werden soll.

Literatur

[1] DGU – Deutsche Gesellschaft für Unfallchirurgie e. V. Jahresbericht, T. D., Jahresbericht 2022 – TraumaRegister DGU®. 2022a

[2] DGU – Deutsche Gesellschaft für Unfallchirurgie e. V. e. V., D. G. f. U. S3-Leitlinie Polytrauma/Schwerverletzten-Behandlung (AWMF Registernummer 187-023), Version 4.0 (31.12.2022). 2022 19.06.2023. 2022b. Online unter: https://www.awmf.org/leitlinien/detail/ll/187-023.html [letzter Aufruf: 19.06.2023]

[3] Holcomb JB. Damage control resuscitation. J Trauma. 2007;62(6):S36–37

[4] Stein P, et al. The Impact of Prehospital Tranexamic Acid on Blood Coagulation in Trauma Patients. Anesth Analg 2018;126(2):522–529

[5] Lechner R, Lampl L, Treffer D. Notfallbehandlung von Beckenverletzungen. Notarzt 2017;33(03):132–138

[6] Häske D, et al. Correction to: Epidemiology and predictors of traumatic spine injury in severely injured patients: implications for emergency procedures. European Journal of Trauma and Emergency Surgery 2022;48(3):1985–1986

[7] Hoffman JR, et al. Selective Cervical Spine Radiography in Blunt Trauma: Methodology of the National Emergency X-Radiography Utilization Study (NEXUS). Annals of Emergency Medicine 1998;32(4):461–469

[8] Stiell IG, et al. The Canadian C-Spine Rule for Radiography in Alert and Stable Trauma Patients. JAMA 2001;286(15):1841–1848

[9] NAEMT. Präklinisches Traumamanagement: Prehospital Trauma Life Support (PHTLS). Vol. 3. Aufl. 2016. Elsevier Urban & Fischer

2.8 Verbrennungen

Markus Stuhr

2

Five Bullets auf dem Weg zum Einsatz

- Die Ausdehnung der thermischen Verletzung wird in „Prozent **v**erbrannter **K**örper**o**ber**f**läche" (% VKOF) angegeben. Für eine erste Abschätzung eignen sich die Neuner-Regel (nach Wallace) und die Handflächen-Regel, nach der die Fläche der Hand inklusive der Finger des Patienten ca. 1 % seiner Körperoberfläche entspricht.
- Die Tiefe der Brandverletzung wird in die Grade I, IIa, IIb, III und IV eingeteilt.
- Der Prozentwert der betroffenen Körperoberfläche und die Tiefenausdehnung (Grad I bis IV) ergeben zusammen den Umfang und die Schwere der Brandverletzung bzw. die Diagnose (z. B. „23 % VKOF III°").
- Im Vordergrund der Behandlung eines Menschen mit thermischen Verletzungen stehen eine suffiziente Analgesie (ggf. Narkoseeinleitung), die Stabilisierung der Vitalfunktionen und die Versorgung der Brandverletzungen mit geeigneten Verbänden.
- Bei thermomechanischen Kombinationsverletzungen ist streng nach dem xABCDE-Algorithmus vorzugehen. Die Folgen des mechanischen Traumas (z. B. Blutung in einer der drei Körperhöhlen) bestimmen Art, Umfang und Reihenfolge von Diagnostik und Therapie.

2.8.1 Epidemiologie und Prognose

In Deutschland treten *thermische Verletzungen* mit einer Inzidenz von 600/100.000 Einwohner/Jahr (leichte Verletzungen), bzw. 1/50.000–60.000 Einwohner (schwere Verletzungen) auf. Männer (71 %) erleiden häufiger als Frauen (29 %) eine thermische Verletzung. Die am häufigsten (59,5 %) von einer thermischen Verletzung betroffene Altersgruppe ist die Gruppe der 20- bis 59-Jährigen, während bei Kindern unter 10 Jahren 9,7 % betroffen sind (DGV 2021). Ursächlich sind zumeist Unfälle im häuslichen Umfeld (65,4 %), gefolgt von Arbeitsunfällen (21,4 %) und anderen Ursachen wie z. B. Verkehrsunfällen. Die direkte Flammeneinwirkung (52 %) und Verbrühung (23 %) sind die häufigsten Schädigungsmechanismen (DGV 2021[1]).
Für die Behandlung von Patienten mit thermischen Verletzungen existieren zwei „AWMF-Leitlinien":

- S2k-Leitlinie „Behandlung thermischer Verletzungen des Erwachsenen" (DGV 2021[1])
- S3-Leitlinie „Polytrauma/Schwerverletztenbehandlung" (DGU 2022[2])

Die Prognose für Menschen mit einer thermischen Verletzung hängt von Ausmaß und Tiefe der Verletzung, potenziellen Begleitverletzungen sowie den vorhandenen Komorbiditäten des Patienten ab. Es stehen hierfür verschiedene Scores zur Verfügung, die in ihrer Gesamtheit eine differenzierte Betrachtung benötigen und überwiegend für die klinische Behandlung eine wesentliche Rolle spielen.

2.8.2 Pathophysiologie

Direkte und indirekte Wirkungen des Verbrennungstraumas führen zu Flüssigkeitsverlusten durch Transsudation sowie Evaporation über die Wundfläche und zu erheblichen Flüssigkeitsverschiebungen innerhalb des Organismus. Zusätzlich verliert der Körper bis zum endgültigen Wundverschluss große Mengen an Eiweiß und zellulären Bestandteilen des immunologischen Systems.

An der Entstehung und Unterhaltung der Verbrennungsödeme sind viele komplexe Faktoren beteiligt. Die Zerstörung biologischer Grenzen führt zum Verlust wichtiger zellulärer Funktionen, zu intra- und extrazellulären Ödemen sowie final der massiven Freisetzung von Mediatoren der Entzündungskaskade. Folge dieser Prozesse ist eine vorübergehende kapilläre Durchlässigkeitserhöhung, welche zu einem massiven interstitiellen Ödem führen. Endothelödem und Hämokonzentration fördern die lokale Minderdurchblutung

Bei kleineren Verletzungen sind diese Mechanismen auf den Bereich der Wunde begrenzt. Sind mehr als 10–15 % der Körperoberfläche betroffen, entwickelt sich hieraus eine generalisierte Störung, die als *Verbrennungskrankheit* bezeichnet wird. Man geht davon aus, dass es sich um eine durch Mediatoren (Botenstoffe) induzierte Allgemeinreaktion handelt, die dem Begriff des *Systemic Inflammatory Response Syndrome* (SIRS) entspricht.

Schon kurze Zeit nach einem Verbrennungstrauma kann es zu einem schweren *hypovolämischen Schock* kommen, der einer bilanzierten Infusionstherapie bedarf. Als Besonderheit des Verbrennungsschocks ist zu beachten, dass nach primärem Flüssigkeitsverlust keine Normalisierung eintritt, sondern fortlaufende Flüssigkeitsverluste die Verletzung aggravieren. Eine Anämie durch Zerstörung von Erythrozyten wird durch Flüssigkeitsverluste und einen Hämatokritanstieg verdeckt. Die Folge ist eine Störung der Mikrozirkulation in verschiedenen Organen auf dem Boden von Minderdurchblutung und dem daraus resultierenden Sauerstoffmangel. Ohne adäquate Therapie kann der Schock bei einer Verbrennungskrankheit frühzeitig zu einem multiplen Organversagen führen.

2.8.3 Symptome und Diagnose

Thermische Verletzungen werden nach ihrer *Ausdehnung und Tiefe* beurteilt und eingeteilt. Für die Tiefe hat sich die Einteilung in vier Grade etabliert. Überwiegend für klinische Belange (Differenzierung in „operationspflichtig“ und „nicht operationspflichtig“) wurde Grad II in IIa und IIb

Tab. 2.11 Übersicht der Verbrennungsgrade mit korrespondierender Symptomatik (nach DGV 2021[1]) [W937]

Klinisches Bild	Schmerzen	Verbrennungstiefe	Verletzungsgrad
Rötung, Schwellung (z. B. Sonnenbrand)	++	Oberflächliche Epithelschädigung ohne Zelltod	Grad I = I°
Blasenbildung, roter Untergrund, gut rekapillarisierend	+++	Schädigung der Epidermis und oberflächlicher Anteile der Dermis mit Sequestrierung	Grad IIa = IIa°
Blasenbildung, heller Untergrund, schwach rekapillarisierend	++	Weitgehende Schädigung der Dermis unter Erhalt der Haarfollikel und Drüsenanhängsel	Grad IIb = IIb°
Epidermisfetzen, Gewebe weiß, lederartig	+	Vollständige Zerstörung der Epidermis und Dermis	Grad III = III°
Verkohlung, Lyse	+	Zerstörung weitgehender Schichten mit Unterhautfettgewebe, eventuell Muskeln, Sehnen, Knochen und Gelenke	Grad IV = IV°

unterteilt. Für die prähospitale Diagnostik eignen sich die klinischen Befunde (▶ Tab. 2.11).
Für die grobe Abschätzung der verletzten Körperoberfläche eignet sich die *Neuner-Regel* nach Wallace (Wallace et al. 1951[4]; ▶ Abb. 2.21).
Praktikabler für die prähospitale Belange ist die sog. *Handflächen-Regel* (▶ Abb. 2.22), die insbesondere für weniger umfangreiche und fleckig verteilte Verletzungen zur Anwendung kommen soll (DGV 2021[1]). Hierbei entspricht die Handfläche einschließlich der gestreckten Finger des Patienten ca. 1 % seiner Körperoberfläche.
Ein Beispielbild für Verbrennungen der Hände zeigt ▶ Abb. 2.23.

Inhalationstrauma

Bei Exposition in einer *Brandrauchatmosphäre* sowie Symptomen wie Bewusstseinsstörungen, thermischen Verletzungen im Gesichtsbereich und Zeichen einer Atemwegsschädigung (z. B. Stridor) ist an das Vorliegen eines Inhalationstraumas zu denken.

Stromverletzungen

Thermische Verletzungen durch Strom stellen eine besondere und seltene Verletzungsentität dar. Das gesamte Ausmaß der Verletzung wird primär

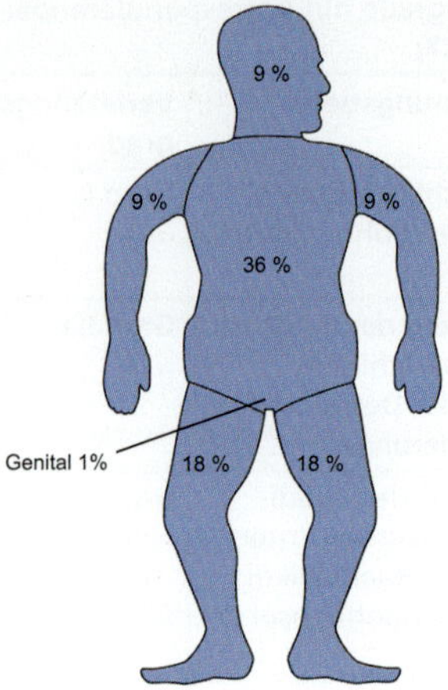

Abb. 2.21 Neuner-Regel (nach Wallace et al. 1951[4]). Dargestellt ist die prozentuale Verteilung von Körperoberfläche auf die verschiedenen Körperregionen. [L138]

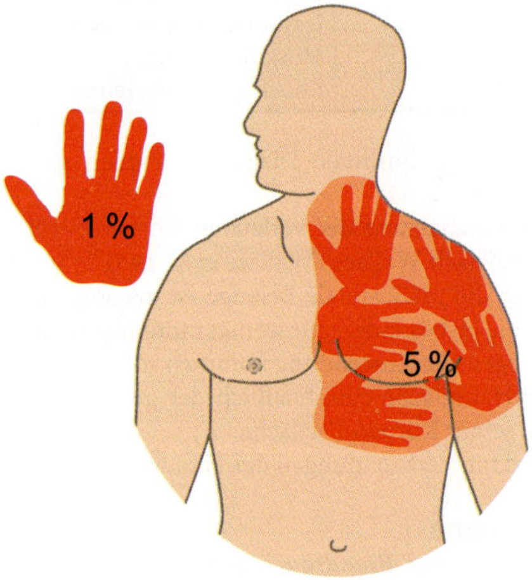

Abb. 2.22 Handflächen-Regel: Handfläche und ausgestreckte Finger des Betroffenen entsprechen ca. 1 % seiner Körperoberfläche. Im Beispiel wären ca. 5 % der Körperoberfläche von Verbrennungen betroffen. [L138]

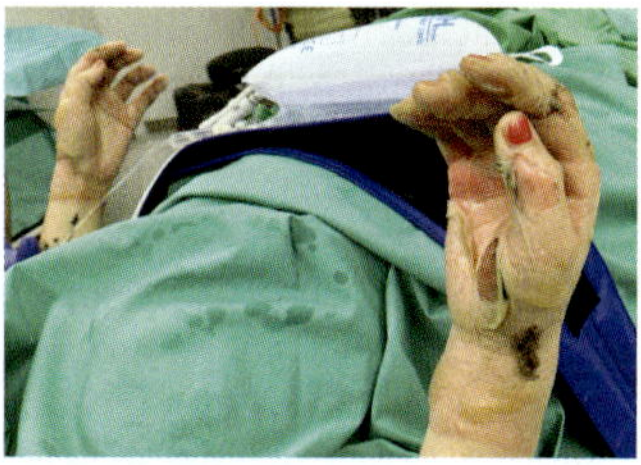

Abb. 2.23 Verbrennungen 2. Grades an beiden Händen. Typisch ist die Blasenbildung. [P1409]

häufig unterschätzt, da die Schädigung der Muskulatur zwischen Stromeintritt und -austritt erfolgt und damit zunächst nicht erkennbar ist. Aufgrund der durch den Muskelzerfall entstehenden Myoglobinurie sollte die Flüssigkeitssubstitution gesteigert werden.

DOS AND DON'TS

bei Verbrennungen

Dos

- Korrekte Ermittlung vom Ausmaß thermisch verletzter Körperoberfläche
- Suffiziente Analgesie
- Stabilisierung der Vitalfunktionen
- Infusionstherapie
- Hypothermieprophylaxe

Don'ts

- Überinfusion
- Inadäquate Analgesie
- Nicht diagnostizierte und behandelte Begleitverletzungen
- Hypothermie

2.8.4 Präklinische Versorgung

Die prähospitale Versorgung von Menschen mit thermischen Verletzungen folgt zunächst den *Grundprinzipien der Notfallmedizin.* Von zentraler Bedeutung ist eine möglichst detaillierte Anamnese des Unfallhergangs und die Bestimmung von Schweregrad und Ausdehnung der thermischen Verletzung (▶ Abb. 2.24). Auch hier eignet sich das Vor-

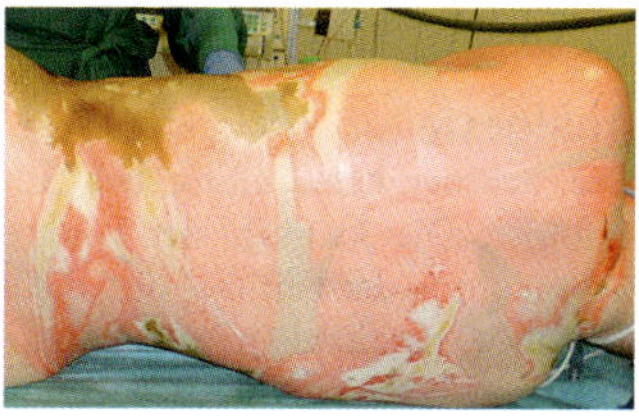

Abb. 2.24 Verbrennungen 3. Grades mit typischerweise abgeblasstem Wundgrund [T883]

gehen nach dem Traumaalgorithmus (xABCDE), sodass schwere Begleitverletzungen nicht übersehen werden können.

▶ Abb. 2.24 zeigt Brandverletzungen 3. Grades. Bei diesen Patienten ist oftmals das Ausmaß der Schmerzen durch die tiefgehende Verletzung reduziert.

Bei thermomechanischen Kombinationsverletzungen gelten die gleichen präklinischen Behandlungsprioritäten (DGU 2022[2]). Neben der Etablierung eines Basismonitorings mit EKG, peripherer Sauerstoffsättigung und Blutdruck richtet sich das weitere Vorgehen nach dem individuellen Befund der thermischen Verletzungen. Prioritätenorientiert ist hier zunächst nach *xABCDE* vorzugehen. Die Indikation zur Atemwegssicherung folgt den allgemeinen Kriterien (DGV 2021[1]) und sollte im Hinblick auf eine Hypothermieprophylaxe kritisch bewertet werden. Analgosedierung und Beatmung stellen einen unabhängigen Risikofaktor für das Auftreten einer prognostisch ungünstigen Hypothermie dar (Lönnecker, Schoder 2001[3]). Hinsichtlich der thermischen Verletzung steht die Stabilisierung der Vitalfunktionen, eine suffiziente Analgesie, die Infusionstherapie sowie die Hypothermieprophylaxe im Vordergrund. Für den Bereich der professionellen Rettung wird die Kühlung durch kaltes Wasser nicht mehr empfohlen (DGU 2022[2]).

Infusionstherapie

Primär sollten bei Patienten mit thermischer Verletzung zwei periphervenöse Zugänge in den nicht verletzten Hautareale angelegt werden. Sollte dieses nicht möglich sein, stehen alternativ alle anderen Zugangsmöglichkeiten einschließlich des intraossären Zugangs zur Verfügung (DGV 2021[1]).

Nach der S2k-Leitlinie der DGV sollen aufgrund ihres Fehlerpotenzials die Formeln nach Parkland und Baxter zur Berechnung der Infusionsmenge präklinisch *nicht mehr* angewendet werden. Zur Vermeidung einer Überinfusion wird empfohlen, präklinisch eine orientierende Volumenmenge bei erwachsenen Schwerbrandverletzten von 1000 ml in den ersten 2 Stunden nach der Verletzung zu geben. Zur Anwendung sollen balancierte, kristalloide Infusionslösungen kommen (DGV 2021[1]).

Zur Hypothermieprophylaxe sollen insbesondere bei Schwerbrandverletzten mit größerem Verletzungsumfang vorgewärmte Infusionen zur Anwendung kommen. Begleitverletzungen im Sinne eines thermomechanischen Kombinationstraumas erfordern eine individuelle Anpassung der Volumentherapie.

Analgesie

Die Schmerzbehandlung bei Schwerbrandverletzten sollte intravenös erfolgen. Die Auswahl der konkreten Präparate erfolgt adaptiert an die Empfehlung der Leitlinie und die individuelle Konstellation.

Bei geringumfänglichen Verletzungen (VKOF < 15 %) mit im Vordergrund stehender reiner Analgesie eignet sich danach eine Monotherapie

mit Opiaten/Opioiden, wobei eine supportive Behandlung mit Antiemetika notwendig sein kann.
Für Patienten mit großflächigeren Verletzungen und hämodynamischer Instabilität wird eine Behandlung Ketamin/Midazolam empfohlen. Zu beachten ist, dass Patienten mit drittgradigen thermischen Verletzungen einen reduzierten Bedarf an Analgetika haben (DGV 2021[1]).

Wundabdeckung und Hypothermieprophylaxe

Brandwunden sollten präklinisch mit sterilen Verbandmitteln bedeckt werden. Allein diese Maßnahme kann bereits zu einer Schmerzlinderung führen. Zur Vermeidung einer Hypothermie sollten Maßnahmen ergriffen werden wie beispielsweise das Aufwärmen des Rettungsmittels.

Auswahl der Zielklinik und Transportmanagement

Im Folgenden wird ein Überblick gegeben, bei welcher Form der Brandverletzung die Behandlung in einem Brandverletztenzentrum indiziert ist.
Für Patienten mit thermomechanischem Kombinationstrauma wird empfohlen, diese primär in das nächstgelegene Traumazentrum zu verbringen. Sofern in einer vergleichbaren Zeit ein Traumazentrum mit assoziiertem Brandverletztenzentrum erreicht werden kann, ist dieses zu bevorzugen (DGU 2022[2]).
Bei längeren Transportstrecken sollte frühzeitig die Nachforderung eines Rettungshubschraubers erwogen werden, um die Zeit der notfallmedizinischen Versorgung bestmöglich zu nutzen.
Indikationen zur Aufnahme in einem Brandverletztenzentrum (nach DGV 2021[1]).

- Verbrennungen II° von 10 % der Körperoberfläche und mehr
- Verbrennungen III°
- Verbrennungen an besonderen Lokalisationen (Gesicht, Hände, Genitalien)
- Verbrennungen durch Elektrizität (inklusive Blitzschlag)
- Verätzungen durch Chemikalien
- Inhalationstraumata, auch in Verbindung mit leichten äußeren Verbrennungen; vom Vorhandensein eines solchen ist grundsätzlich bei Explosionsunfällen auszugehen
- Verbrennungspatienten mit Begleiterkrankungen oder Verletzungen, die die Behandlung erschweren
- Verbrennungspatienten, die eine spezielle psychologische, psychiatrische oder physische Betreuung benötigen

NIEMALS VERGESSEN!

- Anamnese/Unfallhergang, Tiefenausdehnung, verbrannte Körperoberfläche in Prozent, Stabilisierung der Vitalfunktionen, suffiziente Analgesie, Indikationsstellung *zur Behandlung in ein Zentrum für Schwerbrandverletzte!*

2

NACH DER GOLDEN HOUR WEISS ICH, DASS ...

- ... sich der Schweregrad einer Brandverletzung durch die Kombination aus Verbrennungstiefe und Ausdehnung der Brandverletzungen zusammensetzt.
- ... im Vordergrund der Therapie die Sicherung der Vitalfunktionen, eine suffiziente Analgesie, die Infusionstherapie sowie die Hypothermieprophylaxe stehen.
- ... die Einweisung in ein Brandverletztenzentrum leitliniengestützt nach bestimmten Kriterien erfolgt.

Literatur

[1] DGV – Deutsche Gesellschaft für Verbrennungsmedizin e. V. S2k-Leitlinie. Behandlung thermischer Verletzungen des Erwachsenen (AWMF-Registernr.: 044-001), Februar 2021. Online unter: https://register.awmf.org/assets/guidelines/044-001l_S2k_Behandlung-thermischer-Verletzungen-des-Erwachsenen_2021-07.pdf [letzter Aufruf: 02.04.2024]

[2] DGU – Deutsche Gesellschaft für Unfallchirurgie e. V. S3-Leitlinie Polytrauma/Schwerverletztenbehandlung (AWMF-Registernummer: 187-023), Version 4.0, 31.12.2022. Online unter: https://register.awmf.org/assets/guidelines/187-023l_S3_Polytrauma-Schwerverletzten-Behandlung_2023-02.pdf [letzter Aufruf: 02.04.2024]

[3] Lönnecker S, Schoder V. Hypothermie bei brandverletzten Patienten – Einflüsse der präklinischen Behandlung. Der Chirurg 2001;72:164–167

[4] Wallace AB, McGill MB. The Exposure Treatment of Burns. Lancet 1951;257:P501–504

2.9 Überrolltrauma

Simon Martin Heinz

Five Bullets auf dem Weg zum Einsatz

- Bedenke Kinematik des Unfalls!
- Bei V.a. innere Blutungen: „Load and Go!“
- Sobald möglich: rasche Körperliche Untersuchung nach xABCDE!
- Mit Polytraumatisierung rechnen!
- Frühzeitige Information an Zielklinik – Schockraumindikation!

Wenn der Körper oder eine Körperregion der partiellen oder gesamten Last eines sich bewegenden Fahrzeugs ausgesetzt wird, spricht man zusammengefasst von einem Überrolltrauma („Run-over-Trauma“) (Ahmed, Kardar 2000[1]; Government of Alberta 2004[2]). Häufig sind die Unfallereignisse mit einer *Polytraumatisierung* vergesellschaftet. Das bedeutet, dass gleichzeitig mindestens zwei Körperregionen verletzt und sie dadurch allein oder in Kombination eine letale systemische Funktionsstörung nach sich ziehen können.

Meist sind ungeschützte Verkehrsteilnehmer wie Fußgänger und Zweiradfahrer von einem Überrolltrauma betroffen. Primär kommt es beim Unfallhergang oft zu einer Kollision einer Person mit einem Fahrzeug (z. B. Zweirad, Pkw, Lkw, Gabelstabler, Zug, landwirtschaftliche Nutzmaschine), woraufhin die Person überfahren wird. Kinder unter 15 Jahren und ältere Menschen über 75 Jahre sind von einem Überrolltrauma häufiger betroffen (Brainard, Slauterbeck, Benjamin 1992[7]; Remmers et al. 1989[8]).

2

Man spricht bei einem solchen Unfallmechanismus von einem *komplizierten Überfahren.* Das Erscheinungsbild der verschiedenen Verletzungsmuster ist vielfältig und von unterschiedlichsten Faktoren abhängig (DGU 2005[3]). Seltener liegt ein *einfaches Überfahren* als Unfallursache vor. In diesem Fall befindet sich das Unfallopfer meist schon am Boden liegend und wird überrollt (Einsiedel et al. 2006[4]; Fuchs 1999[5]; Horch et al. 2000[6]).

Gefahrenstelle ist dabei nicht nur der Straßenverkehr, häufig sind es auch Einfahrten, Garagen etc. Infolge der Unachtsamkeit beiderseits (Fahrer und/oder Fußgänger), z. B. beim Rückwärtsfahren, kann es zu den Unglücksfällen kommen (Bell, Ternberg, Bower 1980[9]; Lim, Lee 1982[10]; Mayr et al. 2001[11]). Auch im landwirtschaftlichen Bereich kommt es durch große Landmaschinen und Traktoren zu diesem Unfallereignis. Im Schienenverkehr kommt es zu Bahnunglücken, unbeabsichtigt oder im Rahmen von Suizidversuchen. Gerade im Schienenverkehr werden die Überrollten oft getötet oder überleben schwer verletzt (Katzer, Meenem 1998[12]).

Die *Analyse der wirkenden Kräfte* ist komplex: Gewicht, Größe, Körperschwerpunkt des Unfallverletzten sowie Geschwindigkeit, Bauart des Fahrzeugs, Überrollpunkt und Ausgangssituation sind nur einige Punkte, um den Mechanismus und die Kinematik des Unfallhergangs genau zu beschreiben. Bremsverhalten und das Verhältnis von Körper und zum Raddurchmesser stehen ebenfalls in einem direkten Bezug (Einsiedel et al. 2006[4]; Otte 1976[16]).

Die Bauart von Lieferwägen setzt bei einer Kollision beispielsweise Kinder einer viel höheren Gefahr des Überrollens aus als Erwachsene. Sollte die Räder blockieren, ist generell mit erheblichen Verletzungen zu rechnen (Henderson, Rouillard 1953[13]; Nussbaumer 1960[14]). Der Körper wird dabei über die Straßenoberfläche geschoben, was durch die entstehende Reibung zusätzlich zu Verbrennungen führt (Minten, Hovius, Gilbert 1992[15]).

Der Unfallmechanismus bestimmt das *Verletzungsmuster.* Dabei sind die unterschiedlichen Zeiträume des Überrollens berücksichtigen.

Nach dem initialen Kontakt zwischen Person und Fahrzeug wird die Person überrollt. Das Fahrzeug schiebt sich auf den Körper und komprimiert diesen, ggf. kommt es zum Mitschleifen. Typische Verletzungsmerkmale sind Quetschungen, Kompressions- und *Décollementverletzungen.* Mit Weichteilverletzungen mit typischen, in Fahrzeugrichtung aufgeklappten Hautlappen muss gerechnet werden.

Weiterhin sind knöcherne Kollisionsverletzungen, d. h. Frakturen an den Extremitäten (häufig Unterschenkel) und der Wirbelsäule, sowie Schädel-

2

hirntraumata und Amputationen typisch. Überrolltraumata können auch zu erheblichen Beckenfrakturen führen, die zusätzlich mit Verletzungen des Darm- und Urogenitaltraktes auftreten (Ahmed, Kardar 2000[1]; Boos et al. 2003[17]). Die offene Beckenfraktur, begleitet von weiteren Abdominalverletzungen, wird mit einer Letaliät von bis zu 50 % beschrieben (Mosheiff et al. 1999[18]).
Beim Überrollen richten sich die Kräfte der Reifen und der Straßenoberfläche am Körper in die gleiche Richtung. Dies führt zu Ablederungen an der Haut und dem darunterliegendem Weichteilgewebe. Diese Décollementverletzungen werden durch erhebliche auftretende Scherkräfte verursacht.
Die eigentliche Verletzung kann auch durch einen intakten Weichteilmantel verschleiert sein, sodass sie durch die Rettungskräfte unterschätzt wird. Man spricht dann von einem *atypischen Décollement*. Décollementverletzungen werden häufig an den unteren Extremitäten beobachtet, sie sind oft mit höhergradigen Frakturen der unteren Extremitäten vergesellschaftet (Hidalgo 1986[19]).
Kommt es zu einem Überrollen im Bereich von Thorax und Abdomen, besteht durch die *direkte Kompression* eine hohe Wahrscheinlichkeit für Verletzungen der inneren Organe und innerer Blutungen, die ggf. aufgrund intakter äußerer Strukturen nur schwer zu entdecken sind (Hill, Delaney, Duflou 1996[20]; Rieger et al. 1998[21]; ▶ Abb. 2.25). Im Bereich des Thorax sind neben Rippenfrakturen, Lungenverletzungen wie beispielsweise Kontusionen, Hämato- und Pneumothorax sowie Bronchusrupturen typische Verletzungen.
In der Zusammenschau muss bei einem Überrolltrauma mit Verletzungen jeglicher Art gerechnet werden. Aufgrund der Kinematik und des Unfallhergangs sollten immer *Begleitverletzungen* von Schädel, Thorax und Abdomen vermutet werden. Aufgrund der erheblich einwirkenden Kräfte sind auch letale Ausgänge zu erwarten.

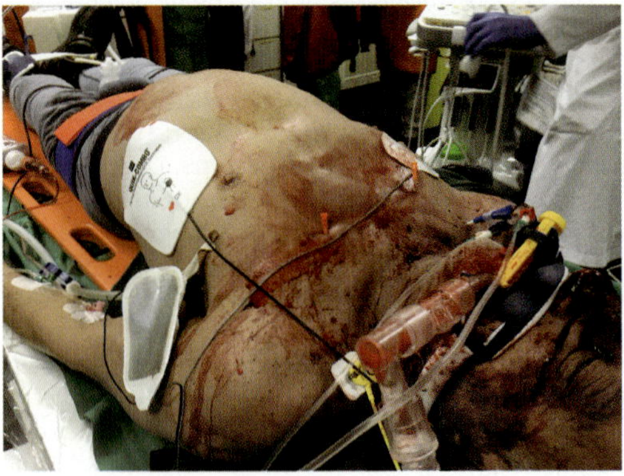

Abb. 2.25 Überrolltrauma Thorax [P1406]

Im Rahmen der Kontext abhängigen *Erstversorgung* sollte in der Herangehensweise eine *Polytraumatisierung* vermutet werden. Da die Schwere der Verletzung sich möglicherweise auch verschleiert darstellen kann (innere Blutungen, Organverletzungen, atypisches Décollement), sollte streng nach *xABCDE-Schema* vorgegangen werden. Ein eFAST kann weitere Hinweise geben. Grundsätzlich ist eine Kurzinfusion mit 1 g Tranexamsäure (TXA) sowie ein Volumenmanagement nach dem Prinzip *permissive Hypotonie* anzustreben.

DOS AND DON'TS

beim Überrolltrauma

Dos
- Primery Survey – Patient kritisch?
- Auf Polytraumaversorgung vorbereiten
- eFAST
- Tranexamsäure (1 g TXA i.v. als Kurzinfusion)
- Prinzip „permissive Hypotonie"
- Mit inneren Verletzungen rechnen

Don'ts
- Verletzungsschwere unterschätzen
- Undifferenzierte Volumengabe

NIEMALS VERGESSEN!
- Bei Unfallhergang mit Überrolltrauma ist mit einem Polytrauma und Mehrfachverletzungen zu rechnen.

NACH DER GOLDEN HOUR WEISS ICH, DASS …
- … Überrolltraumata häufig schwere Kombinationsverletzungen sind (Schädel, Knochen, Weichteile, Organe, Lunge, Gefäße).
- … massive sichtbare und nichtsichtbare Blutungen auftreten können.
- … Patienten sobald wie möglich gründlich zu untersuchen sind.
- … Überrolltraumata als primär lebensbedrohlich erkannte Verletzungen zu priorisieren sind.

Literatur

[1] Ahmed S, Kardar AH. Construction of a neourethra in girls: follow-up results. PediatrSurg Int 2000;16:584–58

[2] Government of Alberta. Agriculture, Food and Rural Development: Alberta Farm Injury Report 2004

[3] DGU – Deutsche Gesellschaft für Unfallchirurgie. Arbeitsgemeinschaft „Polytrauma". Traumaregister der DGU. Jahresbericht 2005

[4] Einsiedel T, Seitz D, Schultheiss M, et al. Amputation oder Rekonstruktion Extremitätenerhalt in Grenzsituationen. Akt Traumatol 2006;36:91–102

[5] Fuchs M. Die Überfahrung im Rahmen des Verkehrsunfalles. Med. Diss., Universität Münster, Institut für Rechtsmedizin, 1999

[6] Horch RE, Andree C, Walgenbach KJ, et al. Der Einsatz der Vakkuumversiegelung. V.A.C.-Therapie 2000;13/2
[7] Brainard JB, Slauterbeck J, Benjamin JB. Fracture patterns and mechanisms in pedestrian motor-vehicle trauma. J Orthop Trauma 1992;6:279
[8] Remmers D, Regel G, Neumann C, et al. Das polytraumatisierte Kind. Ein retrospektiver Vergleich zwischen Kindern, Jugendlichen und Erwachsenen. Unfallchirurg 1989;101: 388–394
[9] Bell MJ, Ternberg JL, Bower RJ. Low velocity vehicular injuries in children – runover accidents. Pediatrics 1980;66:628–631
[10] Lim SM, Lee ST. The pattern and management of traumatic soft tissue injuries of the lower limb. Ann Acad Med Singapore 1982;11:145–153
[11] Mayr JM, Eder C, Wernig J, et al. Vehicles reversing or rolling backwards: an underestimated hazard. Inj Prev 2001;7:327–328
[12] Katzer A, Meenem NM. Attempted suicide – a challenge for the trauma surgeon? Unfallchirurgie 1998;24:66–74
[13] Henderson RS, Rouillard LM. Types of injury in run-over lower limbs. Proc R Soc Med 1953;46:350–351
[14] Nussbaumer B. Die Überfahrung im Rahmen des Straßenverkehrsunfalles. Med. Diss., Basel: Schwaber, 1960
[15] Minten L, Hovius SE, Gilbert PM. Degloving injuries. A retrospective study at the University Hospital Rotterdam. Acta Chir Belg 1992;92:209–212
[16] Otte D. Die Mechanik des Überrollvorganges eines vom Kraftfahrzeug überfahrenen Fußgängers. Diplomarbeit, Institut für Landverkehrsmittel, Technische Universität Berlin, 1976
[17] Boos SC, Rosas AJ, Boyle C, et al. Anogenital injuries in child pedestrians run over by low speed vehicles: four cases with findings that mimic child abuse. Pediatrics 2003;112:77–84
[18] Mosheiff R, Suchar A, Porat S, et al. The "chrushed open pelvis" in children. Injury 1999;30(Suppl 2):B14–18
[19] Hidalgo DA Lower extremity avulsion injuries. Clin Plast Surg 1986;13:701–710
[20] Hill DA, Delaney LM, Duflou J. A population-based study of outcome after injury to car occupants and to pedestrians. J Trauma 1996;40:351–355
[21] Rieger H, Winde G, Brug E, et al. Die offene Beckenfraktur – eine Indikation zur Laparatomie? Chirurg 1998;69:278–283

2.10 Einwirkung von DEIG

Sebastian N. Kunz, Ines Ackermann

DEIG = Distanzelektroimpulsgerät; auch: Elektroschockdistanzgerät (Conducted Electrical Weapon, CEW)

Five Bullets auf dem Weg zum Einsatz

- DEIG übertragen mittels mindestens zwei Pfeilelektroden spezifische Stromimpulse auf eine getroffene Person.
- Bei optimaler Trefferlage kommt es zu einer Kontraktion der gesamten Skelettmuskulatur und somit zu einer willentlich nicht beeinflussbaren Handlungsunfähigkeit für die Dauer der Stromapplikation.

- Nach Beenden des Stromflusses haben DEIG keine (auch keine verzögerte) pathophysiologische Wirkung mehr auf die Skelettmuskulatur oder Organe.
- Der DEIG-Einsatz kann als zusätzlicher Stressor ein vorbestehendes physisches und/oder psychisches Gefährdungspotenzial intensivieren.
- Medizinischer Schwerpunkt der Versorgung nach DEIG-Einsatz ist eine medizinische Sicherheitsuntersuchung nach dem xABCDE-Algorithmus, eine symptomorientierte Diagnostik und Behandlung sowie eine Entfernung der Pfeilelektroden.

▶ Abb. 2.26 zeigt die Entwicklung gängiger DEIG-Modelle von 1976 bis 2023. Unterschiede werden im Folgenden erläutert.

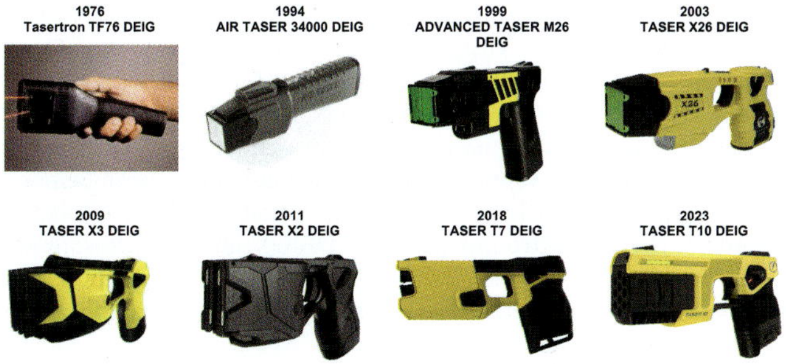

Abb. 2.26 Entwicklung der DEIG: Die ersten Modelle aus den Jahren 1976 bis 2003 sind mit starrem Impulsausstoß ausgestattet. Die neuen sog. SMART CEWs („Smart DEIG"), die Taser X2, Taser 7 und Taser 10, verwenden eine Rückkopplungsregelung, um die Impulsladung an die Belastung anzupassen. [V1040]

2.10.1 Relevanz und Wirkung von DEIG

Kommt es im Rahmen eines polizeilichen Einsatzes zu einer unvermeidbaren physischen Konfrontation zwischen Polizeibeamten und einem Zivilisten, so spielt die Verhältnismäßigkeit bzw. Zweckmäßigkeit der polizeilicherseits angewandten Gewalt gegenüber der Schwere der Straftat und dem legitimen Handlungsziel eine essenzielle Rolle (Kongress der Vereinten Nationen für Verbrechensverhütung und die Behandlung Straffälliger 1990[1]). Grundsätzlich ist es das Ziel eines *konfrontativen Polizeieinsatzes,* die durch einen Angriff oder einen Angreifenden ausgehende Gefahr effektiv abzuwehren. Dabei sollen Begleitschäden vermieden und die im Fokus stehende Person ohne bleibende Verletzungen überwältigt werden.

Idealerweise wird durch den Einsatz geeigneter Wirkmittel bei der Person, von der die abzuwendende Gefahr ausgeht, eine *temporäre Handlungsunfähigkeit* erreicht. Während dieser Phase der Immobilität wird der Kontrahent überwältigt und durch entsprechende Zwangsmittel gesichert. In diesem Zusammenhang wird die Handlungsfähigkeit definiert als die Fähigkeit, „nach der man unter Ausnutzung seiner physischen Voraussetzungen sowie seiner sensomotorischen, kognitiven und psychosozialen Fähigkeiten im Alltag dem jeweiligen individuellen Entwicklungsstand entsprechend kompetent zu handeln in der Lage ist" (Matschke et al. 2002[2]). Um diese Forderung einer sofortigen sogenannten *Mannstoppwirkung* erfüllen zu können, bedienen sich die Polizeibeamten einer Vielzahl alternativer Einsatzmittel.

Im Gegensatz zu den konservativen Schusswaffen haben *nichtletale Wirkmittel* (Non-Lethal Weapons, NLW) den Anspruch, bei einem Opponenten möglichst unversehrt eine Kampf- und Handlungsunfähigkeit hervorzurufen (Hymes 2009[3]). Eingesetzt werden chemische Reizstoffe (z. B. CS- oder CN-Gas), mechanische Geschosse (z. B. Wasserwerfer, Gummigeschosse, Bean Bags), akustische (z. B. Long Range Acoustic Device, LRAD) oder optische (z. B. Laser) Applikationsformen sowie elektrische Impulse (z. B. Distanzelektroimpulsgeräte, DEIG) (Davison 2006[4]).

Als Schnittstelle zwischen herkömmlichen nichtletalen Waffen auf der einen Seite und konservativen letalen Waffen auf der anderen Seite sind DEIG die derzeit *effektivste* Anwendungsoption von Strafverfolgungsbehörden. Distanzelektroimpulsgeräte (DEIG), auch *Elektroschockdistanzgeräte* (Conducted Electrical Weapons, CEW) genannt, nutzen die elektrospezifische Schmerzinduktion sowie die Stromwirkung auf die Skelettmuskulatur, um auf Distanz durch Applikation hochfrequenter Stromimpulse mittelhoher Spannung bei gleichzeitig niedriger Stromstärke eine allgemeine und vor allem willentlich nicht beeinflussbare tetanische Muskelkontraktion der Skelettmuskulatur bei einer getroffenen Person hervorzurufen (Kunz, Brandtner, Monticelli 2012[5]).

Diese Technologie wurde von der Firma Axon Enterprise Inc. In Ihren Taser®-Geräten seit deren Markteinführung im April 1974 umgesetzt (Tasertron TF76, ▶ Abb. 2.26) (Resnik, Murray 1997[6]). Andere Hersteller wie beispielsweise PhaZZEr Enforcer, Condor Spark, Jiun An Raysun X-1 und Karbon Arms Stinger spielen eine untergeordnete Rolle, weshalb auf diese Geräte im Folgenden nicht näher eingegangen wird.

Während die ersten DEIG (Tasertron TF76, Air Taser 3400, Taser M26, Taser X26; ▶ Abb. 2.26) einen *starren Impulsausstoß* hatten, applizieren die sogenannten Smart DEIG (Taser X26P, X3, X2, T7, T10; ▶ Abb. 2.26) ein *flexibles und auf das Ziel angepasstes Stromsignal.* So kann bei diesen Geräten durch verschiedene Rückkopplungsmechanismen (z. B. durch Impendanzmessung) unabhängig vom Widerstand im Zielmedium eine konstante Impulsabgabe und ein erhöhtes kardiales Sicherheitsprofil garantiert werden (Dawes et al. 2021[7]). Während sich die einzelnen Geräte in der Abgabe der Stromimpulse sowie der Art und Anzahl zu verschie-

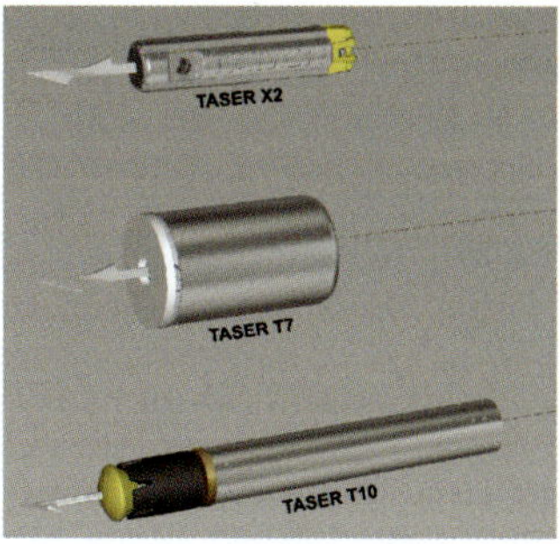

Abb. 2.27 Die Dartelektroden der DEIG-Taser X2, Taser 7 und Taser 10 im Vergleich, jeweils mit eingehaktem Metallende, das in das Zielmedium eindringt [V1040]

ßender Pfeilelektroden voneinander unterscheiden (▶ Abb. 2.27), differieren sie nur unwesentlich in Bezug auf deren Wirkung (Ho et al. 2020[8]; Kunz, Ho, Dawes 2023[9]), gesundheitliche Risiken (Ho et al. 2020[10]; Ho, Dawes, Kunz 2023[11]) und Verletzungen durch die Pfeilelektroden (Westkämper 2022[12]).

Aktuell (Stand Juli 2022) verfügen in Deutschland die Landespolizeien und Spezialeinheiten (SEK) über mindestens 2432 DEIG des Typs Taser X2 und Taser 7 (T7) (Brave 2022[13]).

Aktuelle Studienlage zu DEIG und deren polizeilichem Einsatz

- Mit über 950 Publikationen (Stand 9. August 2023) sind DEIG das meisterforschte taktische Einsatzmittel weltweit (Brave 2023[14]).
- Bei einer DEIG-Applikation können vor allem muskuläre, kardiale, adrenerge und metabolische Effekte beobachtet werden (Kunz 2018[15]; Bradley 2022[16]).
- Humanmedizinische Studien und statistische Auswertungen konnten bisher keine direkte lebensbedrohliche pathophysiologische Stromwirkung auf eine getroffene Person nachweisen (Kunz 2018[15]; Bradley 2022[16]).
- Statistische Untersuchungen haben ergeben, dass die Substitution konservativer polizeilicher Einsatzmittel durch DEIG zu einer deutlichen Reduktion der Verletzungsrate und Todesfälle auf beiden Seiten geführt hat (Ready 2011[17]).

2.10.2 Kardiale und adrenerge Wirkung von DEIG

Als internationale Normungsorganisation bestimmt die *Internationale Elektrische Kommission (IEC)* Sicherheitsanforderungen zum Schutz der Anwender und Verbraucher im Bereich der Elektrotechnik, Elektronik und Informationstechnik. Bei der Risikoeinschätzung von DEIG kann man sich an den Grenzwerten für Elektrozäune (UL 2009[18]), medizinische Geräte (IEC 2012[19]) sowie Stromwirkungen auf Menschen und

Tiere (IEC 2005[20]) orientieren. Vergleicht man diese Werte mit den Stromgrößen, die während einer DEIG-Applikation abgegeben werden, so liegen die Werte der DEIG innerhalb der angegebenen Standards (Panescu 2013[21]). Zusammen mit einer Vielzahl an Übersichtsarbeiten (Kunz 2017[22]; Kunz 2018[23]; Kunz 2024, Human- (Dawes 2010[25]; Ho 2008[26]; Ho 2011[27]) und Tierversuchen (Dawes 2021[7]; Dawes 2014[28]; Jenkins 2013[29]) sowie Computersimulationsmodellen (Kroll 2009[30]; Kunz 2014[31]) und epidemiologischen Studien (Bradley 2022[16]) kann bei fachgerechtem Gebrauch der DEIG eine direkte pathophysiologische Wirkung auf das Herz ausgeschlossen werden. Lediglich bei einem geringen Herz-Elektroden-Abstand von < 6 mm (Schwein [Wu 2008[32]]) bzw. von < 4 mm (Mensch [Brave 2016[33]; Kroll 2017[34]]) kann es zu einer stromabhängigen Herzbeeinflussung kommen. Eine solche Konstellation ist bei einem gesunden Erwachsenen nicht gegeben und kann nur bei kleinen Kindern oder Menschen mit kachektischem Körperbau und einem direkten Treffer über dem Herzen entstehen.

Auch wenn eine direkte kardiale Beeinträchtigung des Herzens durch DEIG als äußerst unwahrscheinlich einzustufen ist, so ist eine indirekte Beeinflussung durchaus möglich. Während einer DEIG-Exposition werden große Teile der Skelettmuskulatur für die Dauer von zumindest einem, öfters auch von mehreren Expositionszyklen von jeweils 5 Sekunden Dauer tetanisch angespannt. Eine solche ganzheitliche Muskelkontraktion führt zum einen zu einer Handlungsunfähigkeit, zum anderen handelt es sich hierbei um eine starke körperliche Belastung. Hinzu kommt der strominduzierte Schmerzreiz, welcher als zusätzlicher Stressfaktor im Sinne einer Kampf-oder-Flucht-Reaktion („Fight-or-Flight Response") das sympathische Nervensystem aktiviert (Motiejunaite 2021[35]). Es kommt u. a. zu einer Ausschüttung von Adrenalin, Noradrenalin, Dopamin und Glukokortikoiden. Reaktiv führt dies es zu einem Anstieg der Herzfrequenz bei gleichzeitigem systolischem und diastolischem Blutdruckabfall. Diese Veränderungen bewegen sich allerdings laut durchgeführten Humanstudien in einem Rahmen, der keine klinisch relevanten körperlichen Reaktionen bei einer gesunden Person hervorruft (Dawes 2010[36]; Ho 2013[37]).

Eine relevante Beeinflussung von implantierten Herzschrittmachern und Defibrillatoren durch DEIG konnte in keiner der bisher durchgeführten Studien belegt werden (Lakkireddy 2007[38];Leitgeb 2012[39]).

Aktuelle Studienlage zur kardialen und adrenergen Wirkung

- Eine DEIG-Exposition führt zu einem Anstieg der Herzfrequenz bei gleichzeitigem Abfall des Blutdrucks (Ho 2011[27]; Vanmeenen 2013[40]).
- Das Risiko eines unmittelbar DEIG-induzierten Herzkammerflimmerns oder einer Arrhythmie ist extrem gering und korreliert mit dem Herz-Elektroden-Abstand (Kroll 2014[34]).

- Trotz der theoretischen Möglichkeit, durch eine DEIG-Exposition einen Herzschrittmacher oder Defibrillator negativ beeinflussen zu können, gibt es bisher keinen bestätigten Fall (Vanga 2009[41]).

2.10.3 Metabole und respiratorische Wirkung von DEIG

Durch die Kombination von psychischem Stress und physischer Belastung während einer DEIG-Exposition kommt es zu einem primär stressbedingten Anstieg von Katecholaminen und Glukokortikoiden sowie zu einer physisch reaktiv bedingten Aktivierung belastungsbedingter Stoffwechselprozesse im Körper. Das Resultat ist eine temporäre metabolische Störung des Säure-Basen-Haushalts mit vermindertem pH-Wert und erhöhtem Laktat (Ho 2009[42]; Jauchem 2013[43]). Durch die maximale Anspannung der Muskulatur kann es zu Schädigungen von Muskelzellen und Freisetzung des intrazellulären Muskelenzyms Kreatinkinase (CK) kommen (Kroll 2021[44]; Dawes 2011[45]).
Diese Veränderungen zeigten in Humanversuchen mit gesunden Probanden keine klinische Relevanz und sind vergleichbar mit der zu erwartenden Reaktion einer mittel- bis höhergradigen körperlichen Belastung, kombiniert mit einer starken Stressreaktion (Ho 2013[36]).
Die Möglichkeit einer strominduzierten Atemlähmung durch Beeinträchtigung der Atemhilfsmuskulatur konnte in einer Vielzahl von Humanstudien widerlegt werden (Ho 2008[46]; Dawes 2008[47]). Insbesondere war es möglich, ein funktionsfähiges Zwerchfell während einer DEIG-Anwendung darzustellen (Ho 2008[46]). Gleichzeitig konnte ein Anstieg der Atemfrequenz während und direkt im Anschluss an eine DEIG-Exposition verzeichnet werden (Kunz 2018[15]; Ho 2007[48]). Befragungen von Probanden haben ergeben, dass durch die Kombination von Schmerzreiz und ganzheitlicher Muskelanspannung exponierte Personen zu einer flacheren höherfrequenten Atmung tendieren. Es ist ferner davon auszugehen, dass es sich hier um eine Reaktion des Körpers auf die körperliche Beanspruchung der Muskelkontraktion handelt. Die respiratorische Kompensation von anaeroben Stoffwechselprozessen bei körperlicher Anstrengung ist demnach als zu erwartende Reaktion ohne klinische Relevanz zu werten.

Aktuelle Studienlage zur metabolen und respiratorischen Wirkung

- Vergleichbar mit einer physischen Belastung kommt es im Rahmen eines DEIG-Einsatzes zu einem pH-Abfall, einem Anstieg von Laktat und Kreatinkinase (Kunz 2018[15]).
- Es gibt keine konkreten Anhaltspunkte für eine primär durch den Einsatz von DEIG hervorgerufenen Rhabdomyolyse oder Elektrolytentgleisung (Kroll 2021[44]).

- Während einer DEIG-Exposition ist die Atmung durch die Stromexposition nicht eingeschränkt (Ho 2008[46]).
- Eine DEIG-Exposition führt zu einem Anstieg der Atemfrequenz (Ho 2007[48]).

2.10.4 Mechanische Risiken beim Einsatz von DEIG

Beim Beschuss eines Kontrahenten mit einem DEIG werden zwei Pfeilelektroden mit einem Gewicht von 2,9 g beim Taser X2 und X26P und von 4,7 g beim Taser 7 mit einer Geschwindigkeit von ca. 50 m/s (X2 und X26) bis zu ca. 55 m/s (T7) beschleunigt (▶ Abb. 2.27). Der neue Taser T10 feuert jeweils eine ca. 3,7 g schwere Pfeilelektrode mit einer Geschwindigkeit von ca. 53 m/s ab, bei einer Gesamtkapazität von 10 Schuss.
Am Ende der als Geschosse verwendeten Elektroden befindet sich ein eingehaktes Metallende mit einer Länge von ca. 1,15 cm, was in die Haut bzw. in das Zielmedium eindringt. Während die reine *Hautverletzung* (▶ Abb. 2.28) kein gesundheitliches Risiko birgt, kann es in Abhängigkeit der verwendeten Waffen-Munitionskombination, der Trefferlage und der individuellen biologischen Gewebebeschaffenheit zu schwerwiegenden *Penetrationsverletzungen* kommen.
Besonders gravierend sind Gesichtstreffer mit Verletzungen des Auges, was neben leichten Verletzungsmustern auch zum Verlust des Augenlichtes führen kann (Kroll 2018[49]; Kroll 2019[50]). Hierbei ist es weniger der Stromimpuls als vielmehr die mechanische Verletzungskomponente der Dartelektroden, welche die Verletzung verursacht. In einigen wenigen Fällen kann es bei einem Kopftreffer auch zu Verletzungen der Gesichtsknochen (Campbell 2019[51]; Crawley 2023[52]) oder sogar des Schädels kommen (Bollinger 2019[53]). Auch Treffer im Genitalbereich können zu klinisch relevanten Penetrationsverletzungen führen (Theisen 2016[54]).

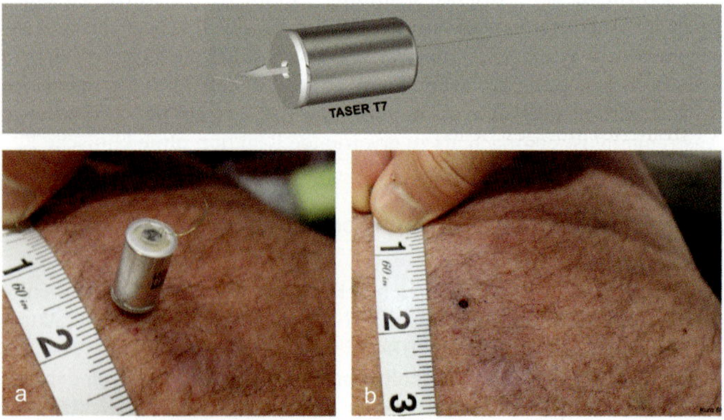

Abb. 2.28 Die Elektrode des Taser 7 dringt ca. 1 cm in die Cutis ein (a) und verursacht eine kleine Hautverletzung (b). [P1395]

Da im Rahmen einer körperlichen Auseinandersetzung und beim Beschuss eines bewegten Zieles die genaue Trefferlage nicht immer vorhergesagt werden kann, sollte der *Kopf- und Genitalbereich bei Anwendung der DEIG ausgespart* werden.

Durch die strominduzierte Muskelkontraktion wird eine getroffene Person handlungsunfähig. Als direkte Folge kommt es zu einem *Sturzgeschehen,* das bei optimalem Treffer und somit kontrahiertem Bewegungsapparat nicht abgebremst oder in seinem Ablauf geändert werden kann. Das tatsächliche Gesundheitsrisiko bei einem unkontrollierten Sturzgeschehen während einer DEIG-Exposition wird von vielen Faktoren beeinflusst, wie beispielsweise der Form und Materialeigenschaft des Objektes oder Untergrundes, auf den der Kopf trifft, der genauen Fallkinematik, der Körperstatur des Fallenden sowie individuelle biomechanische Toleranzschwellen des betroffenen Gewebes (Kroll 2016[55]). Biomechanische Untersuchungen haben ergeben, dass die Kopfaufprallgeschwindigkeit bei einem ungebremsten Sturz aus dem Stand über 7 m/s erreichen kann (Hajiaghamemar 2015[56]), was ausreichend ist, um lebensbedrohliche Verletzungen (Schädelfrakturen und/oder intrakranielle Blutungen) zu erzeugen.

Um unnötige Verletzungen zu vermeiden, ist es daher notwendig die Sturzkinematik einer getroffenen Person zu kennen und zu *antizipieren.* Gerade bei Personen, die sich in einer erhöhten Position befinden (z. B. auf einer Treppe, einem Vordach) und/oder eine erhöhte Geschwindigkeit haben (z. B. auf einem Fahrrad, Roller) müssen die potenziellen Folgen eines durch DEIG hervorgerufenen Sturzgeschehens gegenüber einer vorhandenen Gefahr bzw. deren Abwendung abgewogen werden.

Aktuelle Studienlage zu den mechanischen Verletzungsrisiken

- Eine Hauptgefährdung durch den Einsatz von DEIG sind Penetrationsverletzungen der Dartelektroden in vulnerablen Körperregionen (z. B. Gesicht, Genitalbereich) (Kroll 2019[50]; Bollinger 2019[53]; Theisen 2016[54]).
- Aus einer strominduzierten Handlungsunfähigkeit kann in Abhängigkeit der Ausgangsposition einer getroffenen Person ein unkontrolliertes Sturzgeschehen resultieren mit sich hieraus ergebenden Verletzungsrisiken, u. a. im Kopfbereich (Kroll 2016[55]).

2.10.5 DEIG-Einsatz in Ausnahmesituationen

DEIG-Einsatz bei Intoxikation

Die Einnahme von Alkohol führt je nach Gewöhnungsgrad und Alkohollevel zu einer erhöhten Herzfrequenz und einem erhöhten Blutdruck. Ab höheren Blutkonzentrationen wirkt Alkohol zentral dämpfend und atemdepressiv. Darüber hinaus geht Alkoholabusus oftmals mit einer metabolischen Azidose einher, einer Übersäuerung des Körpers (Kraut 2008[59]).

In Zusammenhang mit einer DEIG-Exposition sind ebenfalls vorbeschriebene physiologische Reaktionen zu erwarten, u. a. auch ein klinisch irrelevanter Anstieg an Laktat und Abfall des pH-Wertes. Diese Reaktionen des Körpers können unter Alkoholisierung durch eine gewisse additive Wirkung höher ausfallen, jedoch kann man nach aktuellem Wissensstand davon ausgehen, dass bei alkoholisierten Personen hierbei keine gesundheitlichen Schäden zu erwarten sind (Moscati 2010[58]; Dawes 2018[59]). Einschränkend ist anzuführen, dass es bisher keine Human- oder Tierstudien mit hochgradig alkoholisierten Probanden gibt. Eine statistische Auswertung von Bozeman et al. (2019[60]) zeigte eine 99-prozentige Anwendungssicherheit von DEIG. Bei dem untersuchten Gesamtkollektiv von 1201 Personen wurde bei 593 eine Alkohol- oder Drogenintoxikation festgestellt. In einer anderen Studie von Haileyesus et al. (2011[61]). wurde bei knapp 25 % der untersuchten Personen eine Alkoholisierung und/oder Drogeneinnahme in Zusammenhang mit einer DEIG-Exposition diagnostiziert. Diese Statistiken deuten auf einen nicht signifikanten additiven Effekt bei einem DEIG-Einsatz gegenüber einer alkoholisierten Person ohne zusätzliche Einschränkungen oder Erkrankungen hin.
Kokain (Lakkireddy 2006[62]) und Metamphetamin (Dawes 2010[63]) sind bisher die einzigen Drogen, deren Wirkung in Kombination mit einer DEIG-Anwendung wissenschaftlich untersucht wurden.

DEIG-Einsatz bei exzitiertem Delir

Extreme psychovegetative Erregungszustände sind oftmals das Resultat komplexer, multifaktorieller Ereignisse mit medizinisch vorbelasteten Personen. Getriggert durch eine Kombination unterschiedlicher Variablen kommt es bei der betroffenen Person zu einem sympathisch gesteigerten Zusammenwirken von Hormonen und Neurotransmittern mit dem Ergebnis einer Übersäuerung des Körpers mit Elektrolytentgleisung der (metabolische Azidose) (Kunz 2020[64]). Das hieraus entstehende exzitierte Delir (Excited Delirium Syndrome, ExDS) kann im Extremfall und vor allem unbehandelt zu lebensbedrohlichen Komplikationen führen: dopaminerge Übersteuerung, autonome kardiale Dysregulation, respiratorische Insuffizienz oder Rhabdomyolyse.
Eine typische, für ein ExDS prädisponierte Grundkonstellation ist eine Polizei-Personen-Konfrontation, der männliche Kontrahent zwischen 30–35 Jahren mit vorbestehender psychiatrischer Erkrankung, einer labilen Persönlichkeitsstruktur und Einnahme aufputschender Substanzen. Wird nun eine solche Person mit einem DEIG beschossen, so kommt es zu den zu erwartenden körperlichen Reaktionen, die als zusätzlicher Stressor additiv zum vorbestehenden agitierten Zustandsbild wirken. Die Möglichkeit eines allein hierdurch initiierten lebensbedrohlichen Zustandsbildes im Sinne eines fortgeschrittenen ExDS wurde von mehreren Forschungsgruppen widerlegt (Ross 2018[65]; Aw-Yong 2020[66]). Die Anwendung von DEIG an Personen mit Zeichen eines ExDS wird als notweniges Einsatzmittel zur schnellen und effektiven Sicherung mit der an-

schließenden Möglichkeit medizinischer Behandlung gesehen (Baldwin 2018[67]).
Es ist jedoch beim Einsatz von DEIG an Personen, die sich in einer physischen und/oder psychischen Extremsituation befinden, notwendig, die Exposition auf ein Minimum zu reduzieren (im Idealfall nur ein Applikationszirkel à 5 Sekunden) und anschließend für eine adäquate medizinische Behandlung und Überwachung zu sorgen.

Aktuelle Studienlage zum Einsatz von DEIG in Ausnahmesituationen

- Die DEIG-induzierte Stromwirkung auf stark intoxikierte Personen ist aktuell unzureichend erforscht.
- Es ergeben sich zum derzeitigen wissenschaftlichen Stand keine Hinweise für eine klinisch relevante, negativ-additive Wirkung eines DEIG auf eine intoxikierte Person (Lakkireddy 2006[62]; Dawes 2010[63]).
- Patienten mit dem Zustandsbild eines exzitierten Delirs nach DEIG-Anwendung sollten sofort medikamentös-medizinisch behandelt und überwacht werden (Kunz 2020[64]).

2.10.6 Medizinische Versorgung nach dem Einsatz von DEIG

Da bei einer gesunden Person, die einem DEIG ausgesetzt war, keine signifikanten physiologischen Veränderungen oder körperlichen Schäden zu erwarten sind, orientiert sich die medizinische Nachsorge primär an den auftretenden oder vorbestehenden Symptomen (Field 2016[68]).
Initial soll eine medizinische Sicherheitsuntersuchung nach dem xABCDE-Algorithmus stattfinden. Es sind hierbei Vitalparameter zu erheben, um gegebenenfalls schnellstmöglich reagieren und im Notfall auch lebensrettende Maßnahmen sofort einleiten zu können. Die Atemwege, die Atemfrequenz, die Sauerstoffsättigung, der Blutdruck, die Herzaktion (mittels eines 12-Kanal-EKGs), die Pupillenreaktion, die Bewusstseinslage (Glasgow Coma Scale) und der Blutzuckerspiegel sollten überprüft werden.
Müssen die Pfeile noch entfernt werden, so können sie manuell durch kurzen, impulsartigen kräftigen Zug mit einer Hand bei gleichzeitigem Körpergegendruck der anderen Hand entfernt werden (▶ Abb. 2.29). Sollte der Pfeilkörper abgebrochen sein, ist zur Entfernung eine chirurgische Zange zu verwenden. Bei Trefferlokalisation in vulnerablen Körperregionen wie Gesicht oder der Genitalbereich sollte die Elektrode vorsichtig fixiert vom Leitungskabel getrennt werden. Eine weitere Behandlung mit chirurgischer Entfernung der Elektrode sollte in einem klinischen Kontext erfolgen. Es muss auf jeden Fall sichergestellt werden, dass kein Fremdkörper in der Wunde bzw. im Körper verbleibt.
Bei einem unauffälligen oder stabilen Patienten müssen zunächst die Hautverletzungen durch die Pfeilelektroden identifiziert und wenn nötig behandelt werden. Bei komplikationslosem Treffer sind dies oberflächliche

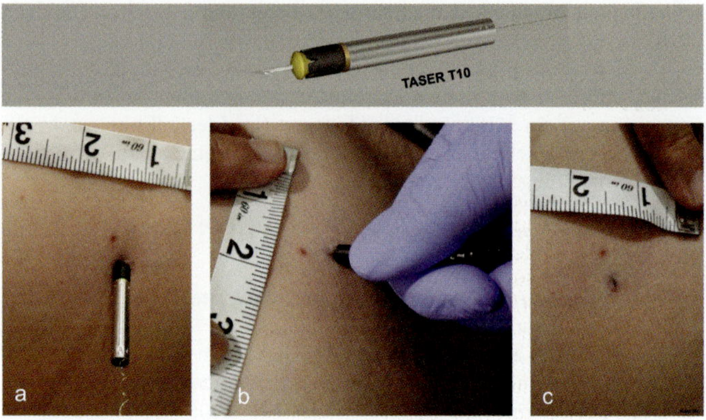

Abb. 2.29 Nach Beschuss mit einem Taser 10 steckt die Pfeilelektrode in der Cutis (a) und wird vorsichtig entfernt (b). Zurück bleibt eine kleine, oberflächliche Verletzung (c). [P1395]

Verletzungen. Auch wenn durch die Pfeilelektroden keine Infektionsgefahr besteht (Kroll 2016[69]), so ist eine Überprüfung des Tetanusschutzes des Patienten dennoch angeraten. Eine medikamentöse Therapie (Antibiotika und/oder Schmerzmittel) ist bei gesunden Patienten nicht notwendig. Befinden sich die Kontaktstellen der Elektroden im vorderen oder rückwärtigen Rumpfbereich unterhalb der Herzachse bzw. in einem Herz-Elektroden-Abstand > 4 mm, so ist eine kardiale Beeinflussung als äußerst unwahrscheinlich einzustufen. Bei unauffälligem 12-Kanal-EKG sind keine weiteren medizinischen Überwachungsmaßnahmen notwendig. Spätarrhythmien sind nicht zu erwarten.

Eine anschließende Ganzkörperuntersuchung dient dem Ausschluss weiterer, insbesondere sturzbedingter Verletzungen. Aufgrund der Ausnahmesituation bei vorangegangener polizeilicher Auseinandersetzung sind hierbei auch Negativbefunde zu vermerken. Eine Fotodokumentation ist ebenfalls hilfreich, vor allem in Zusammenhang mit etwaiger sich anschließender (rechts-)medizinischer Beurteilung.

Im Falle eines schwerwiegenden Schädel-Hirn-Traumas oder bei Hinweisen auf eine Verletzung der Wirbelsäule sind entsprechende weiterführende diagnostische Maßnahmen zu treffen.

Begleitsymptome und -diagnosen wie beispielsweise Intoxikation, exzitiertes Delir oder psychische Grunderkrankungen müssen abgeklärt und im Bedarfsfall entsprechend behandelt werden. Eine routinemäßig durchgeführte klinische Observation von Personen, die den Stromimpulsen eines DEIG ausgesetzt waren, ist laut derzeitigem Kenntnisstand nicht notwendig.

Aktuelle Studienlage zur medizinischen Versorgung

- Bei asymptomatischen Patienten orientiert sich die medizinische Untersuchung nach dem xABCDE-Algorithmus und der Entfernung der Dartelektroden mit anschließender Wundversorgung (Field 2022[68]).

- Symptomatische Patienten oder Personen mit einer Grunderkrankung sollten nach einem DEIG-Einsatz entsprechend ihrer Symptomatik diagnostiziert und medizinisch behandelt werden (Field 2022[68]).

NIEMALS VERGESSEN!

- Bei einem idealen Körpertreffer durch ein DEIG kommt es zu einer allgemeinen Muskelkontraktion und somit Handlungsunfähigkeit für die Dauer der Stromapplikation (5 Sekunden pro ausgelöstem Expositionszyklus).
- Ein durch eine DEIG-Exposition ausgelöstes Sturzgeschehen sollte immer abgeklärt und der Patient auf entsprechende Verletzungen untersucht werden.
- Die hochintensive Stressreaktion durch ein DEIG kann bei einer sich in einem physischen und/oder psychischen Ausnahmezustand befindlichen Person zu einer Intensivierung vorbestehender Symptome führen. Entsprechende diagnostische und therapeutische Maßnahmen sind durchzuführen.
- Im Fall einer metabolischen Entgleisung (z. B. ExDS) müssen Blutgase (u. a. pH, O_2, CO_2) geprüft und ein Blutbild (u. a. Kreatinkinase, Troponin, Lactat, Kalium, Natrium) abgenommen werden, ggf. muss diese symptomatisch (z. B. durch Ketamingabe i. v.) behandelt werden.
- Unabhängig von den Umständen einer DEIG-Exposition muss jeder Patient symptomatisch diagnostiziert, behandelt und ggf. reevaluiert werden, insbesondere bei anhaltender Symptomatik.

2.10.7 Limitationen

Trotz einer großen Anzahl an wissenschaftlichen human- und tierexperimentellen Untersuchungen, Computersimulationsmodellen sowie publizierten Kasuistiken konnte bisher die Lücke zwischen Laborbedingungen und Realsituationen nicht vollständig geschlossen werden. Insbesondere wenn sich eine später verstorbene Person zum Zeitpunkt einer DEIG-Applikation in einer physisch oder psychisch extremen Situation befunden hat, helfen die Ergebnisse vorhandener Studien nicht immer, eine todesursächliche Beteiligung von DEIG zweifelsfrei zu bestätigen oder auszuschließen.

Zudem existieren selbst unter wissenschaftlichen Experten im Bereich der DEIG unterschiedliche Meinungen und zum Teil auch Fehleinschätzungen, die eine gerichtsverwertbare rechtsmedizinische Beurteilung deutlich erschweren. Da das Ziel des vorliegenden Kapitels die Vermittlung von Grundkenntnissen im Bereich der DEIG ist, wurden nur zweifelsfrei belegbare Wirkungsmuster präsentiert. Auf eine Erörterung kontrovers diskutierter pathophysiologischer Vorgänge während oder nach dem Einsatz von Elektroschockdistanzwaffen wurde bewusst verzichtet.

DOS AND DON'TS

der medizinischen Versorgung nach einem DEIG-Einsatz

Dos

- Symptomorientierte Diagnostik und Behandlung.
- Medizinische Sicherheitsuntersuchung nach dem xABCDE-Algorithmus.
- Anlegen eines 12-Kanal-EKGs.
- Ganzkörperuntersuchung und Dokumentation von Verletzungen.
- Manuelle Entfernung der Dartelektroden bei einem Treffer in nicht vulnerablen Körperregionen und einfache Wundversorgung.
- Diagnostische Sicherheitsüberwachung implantierter Herzschrittmacher oder Defibrillatoren.
- Sicherung der freien uneingeschränkten Atemtätigkeit bei Verdacht auf metabolische Entgleisung (z. B. ExDS) und stationäre Krankenhausaufnahme.
- Medikamentöse Symptombehandlung von Nebendiagnosen, wie z. B. Injektion von Ketamin i. v. bei ExDS.
- Chirurgische Entfernung der Dartelektroden im Krankenhaus bei einem Treffer in vulnerablen Körperregionen.

Don'ts

- Manuelle Entfernung der Dartelektroden am Einsatzort bei einem Treffer in vulnerablen Körperregionen.
- Pauschal stationäre Aufnahme bei asymptomatischem Patienten nach DEIG-Exposition.

NACH DER GOLDEN HOUR WEISS ICH, DASS ...

- ... bei einem gesunden Patienten durch den DEIG-Einsatz keine klinisch relevanten pathophysiologischen Veränderungen der Blut- und Vitalparameter zu erwarten sind.
- ... eine direkte kardiale Beeinflussung durch DEIG nur bei einem Herz-Elektroden-Abstand < 4 mm möglich ist.
- ... bei unauffälligen Befunden einer DEIG-exponierten Person eine medizinische körperliche Untersuchung mit Abklärung der Vitalparameter und Ableitung eines 12-Kanal-EKGs grundsätzlich eine ausreichende medizinische Erstmaßnahme ist.
- ... es im Falle eines zeitlichen Zusammenhangs mit einem DEIG-Einsatz zu einem Todesfall kommt, ein nicht natürlicher Tod festzustellen und eine Ermittlung der Staatsanwaltschaft sowie die Durchführung einer rechtsmedizinischen Obduktion anzuraten ist.

Literatur

[1] Kongress der Vereinten Nationen für Verbrechensverhütung und die Behandlung Straffälliger: Grundprinzipien für die Anwendung von Gewalt und den Gebrauch von Schusswaffen durch Beamte mit Polizeibefugnissen. 8. Kongress der Vereinten Nationen für Verbrechensverhütung und die Behandlung Straffälliger. Havanna. Kuba. 1990. Online unter: https://www.un.org/depts/german/conf/ac144-28c.pdf [letzter Aufruf: 05.03.2024]

[2] Matschke J, Lohmann F, Giese A, Seifert D, Püschel K. Erhaltene Handlungsfähigkeit nach Kopfschuss. Archiv für Kriminologie. 2002;209:88–94
[3] Hymes K. Non Lethal Weapons in Escalation of Force. 5th European Symposium on Non-Lethal Weapons. Fraunhofer Institut Chemische Technologie. DWS Werbeagentur und Verlag GmbH. Karlsruhe. 2009;3–2
[4] Davison N. The Early History of „Non-Lethal" Weapons. Occasional Paper. University of Bradford. UK. 2006. Online unter: https://bradscholars.brad.ac.uk/bitstream/handle/10454/3994/BNLWRP_OP1_Dec06.pdf?seuence=1 [letzter Aufruf: 05.03.2024]
[5] Kunz SN, Brandtner H, Monticelli F. Elektrischer Strom im menschlichen Körper. Wirkung, Anwendungsgebiete und forensischer Nachweis. Rechtsmedizin 2012;22:495–505
[6] Resnik B, Murray J. A guide to TASER Technology: stun guns, lies and videotape. Whitewater. CO. Whitewater Press. 1997
[7] Dawes D, Ho JD, Halperin HR, Fink SJ, Driver BE, Klein LR. A comparison of three conducted electrical weapons in a surrogate swine cardiac safety model. J Forensic Leg Med. 2021;77:102088
[8] Ho J, Dawes D, Kunz SN, Satpathy R, Klein L. A comparative study of Conducted Electrical Weapon incapacitation during a goal-directed task. Forensic Sci Med Patho. 2020;16:613–621
[9] Kunz SN, Ho JD, Dawes DM. Comparative Effectiveness of a new Conducted Electrical Weapon: Taser X. 11th European Symposium on Non-Lethal Weapons. Brüssel. 2023
[10] Ho J, Dawes D, Kunz SN, Satpathy R, Jones GA, Klein LR. The physiologic effects of a new generation Conducted Electrical Weapon on human volunteers at rest. Forensic Sci Med Pathol. 2020;16:406–414
[11] Ho J, Dawes DM, Kunz SN. Safety Profile of New TASER Conducted Electrical Weapon Darts. NLW-Conference Booklet. Brussels. 2023.
[12] Westkämper A. Polizei setzt häufiger Elektroschockpistolen ein – wo Taser besonders of verwendet werden. RedaktionsNetzwerk Deutschland 2022. Online unter: https://www.rnd.de/politik/taser-einsatz-steigt-um-65-prozent-alle-bundeslaender-in-der-uebersicht-BX57J4LQB5C4LNJJOD7VVV5CZE.html [letzter Aufruf: 05.03.2024]
[13] Brave M. Conducted Energy Weapon (CEW) Research Index. (Internal Research Document Axon Inc.). Updated August 9th 2023.
[14] Kunz SN, Calkins H, Adamec J, Kroll MW. Cardiac and skeletal muscle effects of conducted electrical weapons: review of human and animal studies. Forensic Sci Med Pathol. 2018;14:358–366
[15] Kunz SN, Calkins H, Adamec J, Kroll MW. Adrenergic and metabolic effects of electrical weapons: review and meta-analysis of human data. Int J Legal Med. 2018;132:1469–1475
[16] Bradley J. 2022. Police use of force statistics, England and Wales: April 2021 to March 2022. Online unter: https://www.gov.uk/government/statistics/announcements/police-use-of-force-statistics-england-and-wales-april-2021-to-march-2022 [letzter Aufruf: 05.03.2024]
[17] Ready JT, White MD. Exploring patterns of TASER [ECD] use by the police: an officer-level analysis. Journal of Crime and Justice 2011;34:190–204
[18] UL – Underwriters Laboratories, UL Standard for Electric-Fence Controllers, UL 69 10th Ed. 2009. Northbrook. IL: UL Laboratories
[19] IEC – International Electrotechnical Commission, Medical electrical equipment – Part 1: General requirements for basic safety and essential performance. IEC 60601-1:2005+A1:2012. Geneva: IEC
[20] IEC – International Electrotechnical Commission, Effects of current on human beings and livestock: Part 1 – General aspects, IEC 60479-1, 2005, Geneva: IEC
[21] Panescu D, Nerheim M, Kroll M. Electrical Safety of Conducted Electrical Weapons Relative to Requirements of Relevant Electrical Standards. Conf Proc IEEE Eng Med Biol Soc. 2013;2013:5342–5347

[22] Kunz SN, Adamec J. Kardiale Aspekte von Elektroschockdistanzwaffen. Rechtsmedizin. 2017;27:79–86
[23] Kunz SN, Calkins H, Adamec J, Kroll MW. Cardiac and Skeletal Muscle Effects of Conducted Electrical Weapons: Review of Human and Animal studies. Forensic Sci Med Pathol. 2018;14:358–366
[24] Kunz SN, Krys L. Elektroschockdistanzwaffe Taser® X2 und T7 – Wirkung, Wirkungsweise und medizinische Beurteilung. Notfall Rettungsmed. 2022;25:1–9
[25] Dawes DM, Ho JD, Reardon RF, Miner JR. Echocardiographic evaluation of TASER X26 probe deployment into the chest of human volunteers. Am J Emerg Med. 2010;28:49–55
[26] Ho HJ, Dawes DM, Reardon RF, Lapine AL, Dolan BJ, Lundin EJ, Miner JR. Echocardiographic evaluation of a TASER-X-26 application in the ideal human cardiac axis. Acad Emerg Med. 2008;15:838–844
[27] Ho J, Dawes D, Reardon R, Strote S, Kunz S, Nelson R, Lundin E, Orozco B, Miner J. Human cardiovascular effects of a new generation conducted electrical weapon. Forensic Sci Int. 2011;204:50–57
[28] Dawes DM, Ho J, Moore JC, Laudenbach AP, Reardon RF, Miner JR. An evaluation of two conducted electrical weapons using a swine comparative cardiac safety model. Forensic Sci Med Pathol. 2014;10:329–335
[29] Jenkins DM Jr, Murray WB, Kennett MJ, Hughes EL, Werner JR. The effect of continuous application of the TASER X26 waveform on Sus scrofa. J Forensic Sci. 2013;58:684–692
[30] Kroll MW, Panescu D, Carver M, Kroll RM, Hinz AF. Cardiac effects of varying pulse charge and polarity of TASER conducted electrical weapons. Conf Proc IEEE Eng Med Biol Soc. 2009;2009:3195–3198
[31] Kunz SN, Aronshtam Y, Tränkler HR, Kraus S, Graw M, Peschel O. Cardiac Changes due to Electronic Control Devices? A computer-based analysis of electrical effects at the human heart caused by an ECD pulse applied to the bodýs exterior. J Forensic Sci. 2014. 59: 659–64
[32] Wu JY, Sun H, O'Rourke AP, et al. Taser blunt probe dart-to-heart distance causing ventricular fibrillation in pigs. IEEE transactions on bio-medical engineering. 2008;55(12):2768–2771
[33] Brave MA, Lakkireddy DR, Kroll MW, Panescu D. Validity of the Small Swine Model for Human Electrical Safety Risks. Conf Proc IEEE Eng Med Biol Soc. 2016;38:2343–2348
[34] Kroll MW, Lakkireddy DR, Stone JR, Luceri RM. TASER electronic control devices and cardiac arrests: coincidental or causal? Supplement. Circulation. 2014;129:93–100
[35] Motiejunaite J, Amar L, Vidal-Petiot E. Adrenergic receptors and cardiovascular effects of catecholamines. Ann Endocrinol (Paris). 2021;82:193–197
[36] Dawes DM, Ho JD, Reardon RF, Strote SR, Nelson RS, Lundin EJ, Orozco BS, Kunz SN, Miner JR. The respiratory, metabolic, and neuroendocrine effects of a new generation electronic control device. Forensic Sci Int. 2010;207:55–60
[37] Ho JD, Dawes DM, Nystrom PC, Collins DP, Nelson RS, Moore JS. Markers of acidosis and stress in a sprint versus a conducted electrical weapon. Forensic Sci Int. 2013;233:84–89
[38] Lakkireddy D, Khasnis A, Antenacci J, Ryshcon K, Chung MK, Wallick D, Kowalewski W, Patel D, Micochova H, Kondur A, Vacek J, Martin D, Natale A, Tchou P. Do electrical stun guns (TASER X26) affect the functional integrity of implanted pacemakers and defibrillators? Europace. 2007;9:551–556
[39] Leitgeb N, Niedermayr F, Neubauer R. Interference of implanted cardiac pacemakers with TASER X26 dart mode application. Biomed Tech. 2012;2057:201–206
[40] Vanmeenen KM, Lavietes MH, Cherniack NS, Bergen MT, Teichman R, Servatius RJ. Respiratory and Cardiovascular Response during Electronic Control Device Exposure in Law Enforcement Trainees. Front Physiol. 2013;4:78

[41] Vanga SR, Bommana S, Kroll MW, Swerdlow C, Lakkireddy D. TASER Conducted Electrical Weapons and Implanted Pacemakers and Defibrillators. Conf Proc IEEE Eng Med Biol Soc. 2009;1:3199–3204
[42] Ho JD, Dawes DM, Cole JB, Hottinger JC, Overton KG, Miner JR. Lactate and pH evaluation in exhausted humans with prolonged TASER X26 exposure or continued exertion. Forensic Sci Int. 2009;190:80–86
[43] Jauchem JR. Blood lactate concentration after exposure to conducted energy weapons (including Taser® devices): is it clinically relevant? Forensic Sci Med Pathol. 2013;9:386–394
[44] Kroll MW, Witte KK, Ritter MB, Kunz SN, Luceri RM, Criscione JC. Electrical weapons and rhabdomyolysis. Forensic Sci Med Pathol. 2021;17:58–63
[45] Dawes DM, Ho JD, Sweeney JD, Lundin EJ, Kunz SN, Miner JR. The effect of an electronic control device on muscle injury as determined by creatine kinase enzyme. Forensic Sci Med Pathol. 2011;7:3–8
[46] Ho J, Lapine A, Joing S, Reardon R, Dawes D. Confirmation of respiration during trapezial conducted electrical weapon application. Acad Emerg Med. 2008;15:398
[47] Dawes DM, Ho JD, Miner JR. The effect of a cross-chest electronic control device exposure on breathing. Annal Emerg Med. 2008;52:65
[48] Ho JD, Dawes DM, Bultman LL, Thacker JL, Skinner LD, Bahr JM, Johnson MA, Miner JR. Respiratory effect of prolonged electrical weapon application on human volunteers. Acad Emerg Med. 2007;14:197–201
[49] Kroll MW, Ritter MB, Kennedy EA, Silverman NK, Shinder R, Brave MA, Williams HE. Eye injury from electrical weapon probes: Incidents, prevalence, and legal implications. Forensic Legal Med. 2018;55:52–57
[50] Kroll MW, Ritter MB, Kennedy EA, Siegal NK, Shinder R, Brave MA, Williams HE. Eye injury from electrical weapon probes: Mechanism and treatment. Am J Emerg Med. 2019;37:427–432
[51] Campbell F, Clark S. Penetrating facial trauma from a Taser barb. R J Oral Maxillofac Surg. 2019;57:188–189
[52] Crawley K, Taylor R, Sandhu A. Frontal Sinus Injury Secondary to TASER Dart: A Narrative Review. J. Maxillofac. Oral Surg. 2023;22:666–668
[53] Bollinger SA, Gort S, Kaelin V, Barrera V, Thali MJ, Martinez RM. Penetration depths of conducted electrical weapon probes into human skull phantoms. Am J Forensic Med Pathol. 2019;40:102–107
[54] Theisen K, Slater R, Hale N. Taser-related Testicular Trauma. Urology 2016;88:e5
[55] Kroll MW, Adamec J, Wetli CV, Williams HE. Fatal traumatic brain injury with electrical weapon falls. J Forensic Legal Med. 2016;43:12–19
[56] Hajiaghamemar M, Seidi M, Ferguson JR, Caccese V. Measurement of head impact due to standing fall in adults using anthropomorphic test dummies. Ann Biomed Eng. 2015;43:2143–2152
[57] Kraut JA, Kurtz I. Toxic alcohol ingestions: clinical features, diagnosis, and management. Clin J Am Soc Nephrol. 2008;3:208–225
[58] Moscati R, Ho JD, Dawes DM, Miner JR. 2010. Physiologic effects of prolonged conducted electrical weapon discharge in ethanol-intoxicated adults. Am J Emerg Med. 2010;28:582–587
[59] Dawes D, Ho J, Vincent AS, Nystrom P, Driver B. The neurocognitive effects of a conducted electrical weapon compared to high intensity interval training and alcohol intoxication – implications for Miranda and consent. J Forensic Leg Med. 2018;53:51–57
[60] Bozeman WP, Hauda 2nd WE, Heck JJ, Graham DD, Martin BP, Winslow JE. Safety and injury profile of conducted electrical weapons used by law enforcement officers against criminal suspects. Ann Emerg Med. 2009;53:480–489
[61] Haileyesus T, Annest JL, Mercy JA. Non-fatal conductive energy device-related injuries treated in US emergency departments, 2005–2008. Inj Prev. 2011;17:127–130

[62] Lakkireddy D, Wallick D, Ryschon K. Effects of cocaine intoxication on the threshold for stun gun induction of ventricular fibrillation. J Am Coll Cardiol. 2006;48:805–811
[63] Dawes D, Ho J, Cole J, Readon R, Lundin E, Terwey K, Falvey D, Miner J. Effect of an Electronic Control Device Exposure on Methamphetamine-intoxicated Animal Model. Acad Emerg Med. 2010;17:436–443
[64] Kunz SN, Horn J, Krys L. Das Exzitierte Delir – Pathophysiologische und rechtsmedizinische Aspekte. Rechtsmedizin. 2020;30:201–208
[65] Ross DL, Hazlett MH. Assessing the symptoms associated with excited delirium syndrome and the use of conducted energy weapons. Forensic Res Criminol Int J. 2018;6:187–196
[66] Aw-Yong DM. Ormrod Lecture October 2019: Police restraint – causes of death. Med Sci Law. 2020;60:227–233
[67] Baldwin S, Hall C, Blaskovits B, Benell C, Lawrence C, Semple T. Excited delirium syndrome (ExDS): Situational factors and risks to officer safety in non-fatal use of force encounters. Int J Law and Psych. 2018;60:26–34
[68] Field L, Bannerman M, Davidson J, Gorton A, Haring A, Lindridge J, Peel M, Shepherd R, Smith J, Smith S, Tamblyn F, Tremlett D. Healthcare assessment in police custody after conducted energy device (CED) discharge. Full Guideline. August 2021. CED Joint Working Group. UK Association of Forensic Nurses and Paramedics (UKAFNP) and the Faculty of Forensic and Legal Medicine (FFLM). Online unter: https://fflm.ac.uk/wp-content/uploads/2022/09/Healthcare-assessment-in-police-custody-after-conducted-energy-device-CED-discharge-Aug-2022.pdf [letzter Aufruf: 05.03.2024]
[69] Kroll MW, Ritter MB, Guilbault RA, Panescu D. Infection Risk from conducted electrical weapon probes: What do we know? J Forensic Sci. 2016;61:1556–1562

2.11 Verletzungen durch Laser

Frank M. Jakobs

Five Bullets auf dem Weg zum Einsatz

- Unfallanamnese, Allgemeinanamnese (Gerinnungsstörungen? Antikoagulation? Letzte Mahlzeit?)
- Inspektion (Rötungen? Blasenbildungen? Verkohlungen? Augen- und Gesichtsverletzungen?)
- Schmerzkategorisierung, Medikamentenanamnese (Photosensibilisatoren?), Augen: Pupillenreaktion, Visusfunktion, Bulbustonisierung
- Vorsichtige Entfernung nicht mit der Haut verbackener Kleidungsreste, bei weichem Auge (Bulbusruptur): Antibiose und Tetanusprophylaxe
- Analgesie, sterile Abdeckung, Kreislaufstabilisierung, Abtransport (Fachklinik)

Laser sind quantenmechanische Systeme, die stark gebündelte *elektromagnetische Strahlung* diskreter Wellenlängen erzeugen. Diese Strahlung reicht vom unsichtbaren ultravioletten Bereich (100–400 nm) über den

Bereich des sichtbaren Lichts (400–780 nm) bis in den infraroten, wiederum unsichtbaren Bereich (780–10.000 nm) des elektromagnetischen Spektrums.
Die bisherige *militärische Nutzung* war primär auf IR-Applikationen wie Entfernungsmesser, Zielmarkierer und Beam Rider ausgerichtet. Verletzungen in diesem Umfeld waren praktisch ausschließlich akzidenteller Natur. Durch die exponentielle Steigerung der Emissionsenergien bis in den Kilowatt-Bereich stehen mittlerweile Laser zur Verfügung, die auch als Waffen eingesetzt werden können. In Abhängigkeit von der Wellenlänge können dies Blendlaser oder Hochenergielaser sein.
Obwohl die derzeitige Entwicklung im Bereich der Laserwaffen die sichtbaren und infraroten Wellenlängenbereiche zu favorisieren scheint, ist damit zu rechnen, dass früher oder später auch Waffensysteme auf der Grundlage von UV-Lasern zur Verfügung stehen werden. Im Jahr 2002 wurde bereits ein Laser-Dazzler vorgestellt, dessen Wirkung auf die Auslösung von UV-Fluoreszenzen im menschlichen Auge ausgerichtet war und den *Gegner orientierungsunfähig* machen sollte. Im Folgenden werden deshalb auch die biologischen Wirkungen von UV-Strahlung in die Betrachtung miteinbezogen.
Aufgrund der unterschiedlichen Verletzungsmuster und Therapieprinzipien erscheint es sinnvoll, die Laserverletzungen des Auges von denen der Haut zu trennen. Es liegt auf der Hand, dass das *Auge ungleich sensitiver* auf Strahlung reagiert als die vergleichsweise robuste Struktur der Haut. Andererseits ist die theoretische Eintrittswahrscheinlichkeit eines Körpertreffers höher als die eines Augentreffers, zumal im Fall einer okulären Exposition aufgrund der zu erwartenden Strahldivergenz auch Gesicht und Lider mitbetroffen sein können.

2.11.1 Laserverletzungen des Auges

Ob eine Laserexposition zu einer okulären Verletzung führt oder nicht, ist primär eine Frage der Energie. Hierfür gibt es festgelegte Grenzwerte (MPE, NOHD), die in Abhängigkeit von Emissionsstärke, Strahldurchmesser, Pupillenweite und Entfernung nicht überschritten werden dürfen. Wo der Schaden auftritt, ist hingegen eine Frage der absorbierten Wellenlänge. Im Prinzip werden die für das menschliche Auge unsichtbaren Wellenlängen unterhalb von 400 nm und oberhalb von 1400 nm von den vorderen Augenabschnitten (Cornea, Linse), der sichtbare und nahinfrarote Bereich von den hinteren Augenabschnitten (Netzhaut, retinales Pigmentepithel) absorbiert (▶ Abb. 2.30).

Blendlaser

Blendlaser emittieren sichtbares Licht hoher Intensität, um die Zielperson physiologisch oder psychologisch zu überlasten und an der Erfüllung der ihr zugedachten Aufgaben zu hindern (sog. Inkapazitierung). Der beabsichtigte Effekt ist nach den Vereinbarungen von „UN Protocol IV on Blinding Laser

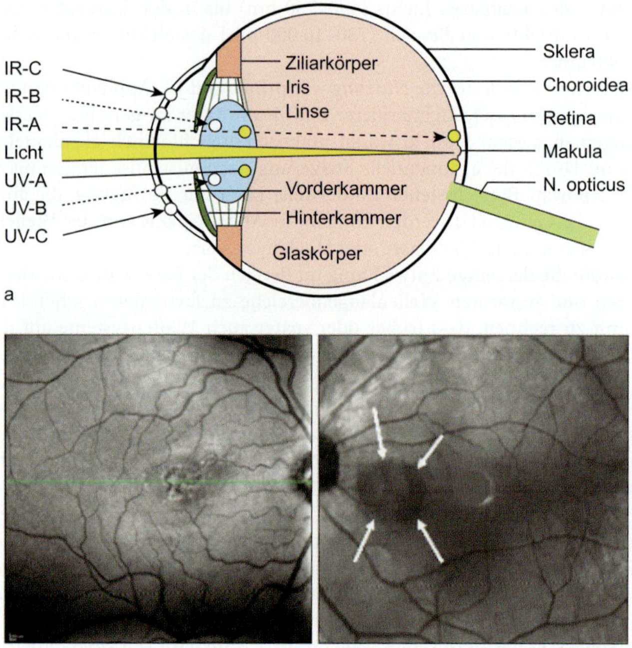

Abb. 2.30 Prinzip und Erscheinungsbild okulärer Laserverletzungen [P1403, L138]
a) Laserbedingte Strahlenschäden in Abhängigkeit von der absorbierten Wellenlänge
b) Makulanarbe nach Verletzung durch grünen Laserpointer
c) Laserschaden mit Ödem durch Infrarot-Laser im Bereich des papillomakulären Bündels

Weapons“ transient und reversibel (UNODA 1995[1]). Zu dieser Gruppe von Lasern zählen z. B. der US-amerikanische PHASR (Personnel Halting and Stimulation Response Rifle), der chinesische ZM-87 Portable Laser Disturber und im weitesten Sinn auch Laser Pointer, wie sie z. B. zur Illumination von Luftfahrzeugen eingesetzt werden ([2]; Zohuri 2014[3]).
Die Beeinträchtigung des Sehvermögens durch sichtbare Laser kann in drei Schweregrade eingeteilt werden:

- *Grad I* entspricht einer Blendung, definiert als transiente Visusbeeinträchtigung durch Licht, dessen Intensität ein sensorisches Missempfinden auslöst.
- *Grad II* entspricht einer Verblitzung, d. h. der totalen oder partiellen Unfähigkeit, Dinge oder Strukturen noch adäquat wahrnehmen zu können.

- *Grad III* entspricht einer Verblitzung mit retinalen Nachbildern, die von einigen Minuten bis zu mehreren Stunden persistieren können.

Ob und inwieweit distante Blendlaser zu okulären Verletzungen führen können, wird kontrovers diskutiert. Die meisten Spezialisten halten dies aufgrund von Strahldivergenz, atmosphärischer Streuung und der Streuung an Schutzverglasungen für unwahrscheinlich. Es darf aber nicht übersehen werden, dass durch die Akkommodation eine Fokussierung des einfallenden Lasers auf eine Fläche von 10–30 µm erfolgt, was einer Energieverdichtung um einen Faktor von mehr als 100.000 entspricht. Aus klinischer Sicht empfiehlt es sich deshalb, die Möglichkeit einer retinalen Verletzung prinzipiell in Erwägung zu ziehen.

NIEMALS VERGESSEN!

- Die wichtigste Regel zum Selbstschutz bei sichtbarer Laserexposition lautet: Niemals und unter keinen Umständen direkt in den Laserstrahl schauen!

Hochenergielaser

Hochenergielaser (HEL) operieren nahezu ausschließlich im unsichtbaren Infrarotbereich. Es besteht Konsens, dass für eine effiziente Nutzung als Waffe gegen Drohnen, Mörser und Interkontinentalraketen Energien von 100 kW und mehr erforderlich sind (Zohuri 2014[3]). Obwohl das UN Protocol IV on Blinding Laser Weapons ([4]) den antipersonellen Einsatz von Hochenergielasern verbietet, ist mit Augenverletzungen bei militärischem Einsatz zu rechnen. Dies betrifft akzidentelle Verletzungen bei Bedienfehlern sowie inzidentelle, z. B. durch vergrößernde Optiken oder asymmetrische Kräfte verursachte Schäden auf der einen und Kollateralschäden infolge der zu erwartenden Streu- und Reflexionsstrahlung beim Beschuss der Zielobjekte auf der anderen Seite.

Die zu erwartenden Verletzungsmuster sind abhängig von der verwendeten Wellenlänge. Nahinfrarote Strahlung wird ähnlich wie sichtbare Strahlung retinal absorbiert, während die längerwelligen Infrarotbereiche in den vorderen Augenabschnitten absorbiert werden.

- *Corneale Schäden* reichen von epithelialen und stromalen Trübungen bis hin zu operationspflichtigen Perforationen. Begleitend können intraokulare Entzündungen (Iritiden) mit der klassischen Trias Photophobie, Schmerzen und Reizmiosis auftreten.
- *Lentale Schäden* äußern sich in kortikalen oder nukleären Linsentrübungen. Langfristig muss mit einer beschleunigten Kataraktogenese gerechnet werden.
- *Retinale Schäden* führen zu Visusverlusten, deren Ausmaß maßgeblich von der Größe des Laser-Spots und seiner Nähe zur Fovea abhängt. Bei einem makulären Schädigungsareal von 50–100 µm ist von einem mindestens 50-prozentigen Visusverlust auszugehen.

- Weiterhin kommt es zu Gesichtsfelddefekten (Absolutskotome). Im Extremfall eines fovealen Treffers wird ein Zentralskotom mit Visusreduktion bis auf Werte im Bereich von einem Zehntel der normalen Sehschärfe resultieren. Im Fall von Begleithämorrhagien kommt es zu zusätzlichen Visusbeeinträchtigungen, insbesondere wenn das Blut in den präretinalen Glaskörper vordringt.

NIEMALS VERGESSEN!

- Aufgrund der zu erwartenden Strahldivergenz in operationell relevanten Entfernungen muss bei Hochleistungslasern mit einer Affektion beider Augen gerechnet werden, da der Strahldurchmesser in jedem Fall größer sein wird als die Interpupillardistanz.

Die beschriebenen Schädigungsmuster gelten ausschließlich für nieder- und mittelenergetische Expositionen, wie sie z. B. im Fall von reflektierter, gestreuter oder weit entfernter HEL-Strahlung auftreten. Im Extremfall einer direkten Nahexposition gegenüber einem Hochenergielaser werden die thermischen Effekte überwiegen und zu einer explosionsartigen Aufsiedung der intraokularen Flüssigkeiten führen. Unter experimentellen Bedingungen resultiert eine Bulbusruptur mit irreversibler Schädigung aller okulären Strukturen und Totalverlust des Auges.

Work-up bei vermuteter Laserexposition des Auges

Laserverletzungen der Augen sind insbesondere unter Einsatzbedingungen nur selten zweifelsfrei diagnostizierbar. Letzten Endes wird es sich in den meisten Fällen um eine *Verdachtsdiagnose* handeln, die auch durch den Facharzt nur unter Hinzuziehung spezieller Untersuchungsmethoden wie der zentralen Gesichtsfeld-Perimetrie (CGF) und der optischen Kohärenztomografie (OCT) gesichert werden kann. Trotzdem können auch unter reduzierten Untersuchungsbedingungen wichtige Informationen gewonnen werden (▶ Abb. 2.31). Zur Frage der Visustestung wird auf ▶ Kapitel 2.6 verwiesen.

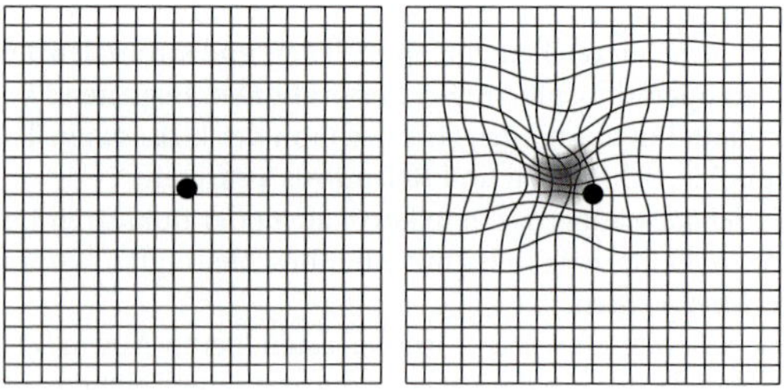

Abb. 2.31 Amsler-Test. Links: Normalbefund. Rechts: Zentralskotom mit Metamorphopsien [L138]

Untersuchungsumfang bei vermuteter Laserexposition:
- Anamnese, Inspektion, grobe Visusbestimmung
- Konfrontationsgesichtsfeld (Fingerperimetrie)
- Amsler-Test (Metamorphopsien, Zentralskotome)
- Ishihara-Farbsehtest (Chromatopsien)
- Funduskopie (falls Ophthalmoskop zur Hand)

Von zentraler Bedeutung in diesem Zusammenhang ist der Amsler-Test, da er in der Lage ist, retinale Mikroläsionen bis zu einer Untergrenze von 50 µm zu detektieren. Hierzu wird dem Patienten die Amsler-Karte in die Hand gegeben mit der Aufforderung, diese ca. 30 cm vor dem Auge zu halten und verzogene oder verschwundene Linien zu beschreiben oder einzuzeichnen. Der Test funktioniert nur bei monokularer Fixation des in der Bildmitte eingezeichneten schwarzen Punktes, d. h., ein Auge muss jeweils abgedeckt oder zugehalten werden. Wenn keine Testtafel verfügbar ist, kann auch ein kariertes Blatt aus einem Notizbuch o. Ä. benutzt werden. Der Fixierpunkt ist in diesem Fall von Hand einzuzeichnen.

Intervention/Evakuierung

Die Meinungen über die medizinische Behandlung okulärer Laserschäden gehen auseinander. Bislang existieren hierzu keine evidenzbasierten Empfehlungen. In Anlehnung an die *Leitlinien* des NATO Standardization Office for Aeromedical Affairs und des JTS Defense Commitee on Surgical Combat Casualty Care (Reynolds et al. 2020[5]; NSO 2019[6]) werden folgende Therapieregimes empfohlen:

- *Hornhaut:* Laserverletzungen der Hornhaut verursachen erhebliche Schmerzen. Im Vordergrund steht deshalb die Analgesie. Geeignet sind Ibuprofen 800 mg (THD 2400 mg) sowie Indomethazin 25 mg (THD 75 mg). Monokularer Salbenverband mit Gentamicin. Bei Iritis Scopolamin AT 1× tgl. und Cortison 1 mg/kg p. o. Bei Perforation Shield and Ship.
- *Linse:* Laserbedingte Linsentrübungen sind medikamentös nicht beeinflussbar. Die Indikation zur Katarakt-OP wird in der Regel bei Visuswerten < 0,5 gestellt.
- *Retina:* Verschiedene Studien weisen darauf hin, dass eine frühzeitige Behandlung mit nonsteroidalen Antiphlogistica in Verbindung mit systemischer Cortison-Applikation ein erfolgversprechender therapeutischer Ansatz sein könnte, zumal auch Makulaödeme durch COX-1- und -2-Inhibitoren therapeutisch beeinflussbar sind (Brown et al. 2007[7]; Mtanes, Mimouni, Zayit-Soudry 2018[8]; Chen et al. 2017[9]). Die Behandlung orientiert sich am postexpositionellen Visus:

NIEMALS VERGESSEN!

- *Visus ≥ 0,5* und subjektive Begleitsymptome von mehr als 4 Std. Dauer:
  Ibuprofen 800 mg 3× tgl. oder Indomethacin 25 mg 3× tgl.
- *Visus < 0,5* und jede Auffälligkeit im Amsler Grid:
  Addition von 0,5–1,0 mg Prednisolon/kg Körpergewicht

Die respektive JTS Clinical Practice Guideline ([10]) weist explizit darauf hin, dass *wenig klinische Erfahrung mit Energiewaffen* besteht und deshalb eine frühzeitige Konsultation von ärztlichem Fachpersonal empfehlenswert ist. Ab einer Visusreduktion von mehr als 50 % und abnormem Amsler sowie Glaskörper- und Vorderkammer-Einblutungen kann gem. NATO STANAG 7165 eine Notfallevakuierung (Repatriierung) in Erwägung gezogen werden. Sollten intraokulare Blutungen bestehen, empfiehlt sich ein Transport mit angehobenem Oberkörper, um den Blutschwaden die Möglichkeit zu geben, nach unten abzusinken. Augenverbände sind im Fall von retinalen Laserschäden grundsätzlich nicht indiziert.

2.11.2 Laserverletzungen der Haut

Laser können die Haut in Abhängigkeit von der Wellenlänge entweder thermisch, photochemisch oder photomechanisch schädigen. *Thermische Verletzungen* treten auf, wenn längerwelliges Licht eine Denaturierung der Gewebeproteine verursacht. *Photochemische Verletzungen* entstehen durch kürzere Wellenlängen, die die Gewebe-DNA durch freie Radikale oder direkte Strangbrüche schädigen. *Photomechanische Verletzungen* treten in Gestalt von Gewebeablationen bei gepulsten Lasern und sehr hohen Energiedosen auf. Im militärischen Kontext sind insbesondere die thermischen und ablativen Schäden relevant.

NIEMALS VERGESSEN!

- Funktionsbekleidungen (Uniformen) bieten einen durchaus effektiven Schutz gegen Laserstrahlung. Bei hochenergetischer Strahlung kann die Kleidung jedoch angesengt werden und/oder Feuer fangen. In diesem Fall sollten keine Versuche vor Ort unternommen werden, mit der Haut verbackene Stoffreste gewaltsam oder chirurgisch zu entfernen.

Wirkmechanismen

Das Ausmaß der Hautschädigung hängt im Wesentlichen von der Eindringtiefe des Lasers und seiner Photonenenergie ab. Die Eindringtiefe ist eine Funktion der Wellenlänge (▶ Abb. 2.32). Sie nimmt bis in den kurzwelligen IR-Bereich (1400 nm) kontinuierlich zu und in den langwelligen IR-B/C Bereichen wieder ab. Ob ein Schaden eintritt oder nicht, ist eine Frage der physikalischen Menge absorbierter Lichtquanten. Die Absorption erfolgt durch sogenannte Chromophore, Zielmoleküle in menschlichen Zellen und Geweben wie z. B. Wasser, Nukleinsäuren, Proteine, Hämoglobin und Melanin.

Die Wassermoleküle in der Epidermis und oberen Dermis absorbieren insbesondere langwelliges Infrarot, sodass diese Strahlung nicht bis in die tieferen Hautregionen durchdringt. Kurzwellige IR-Strahlung kann hingegen problemlos bis in die untere Dermis und Subcutis penetrieren.

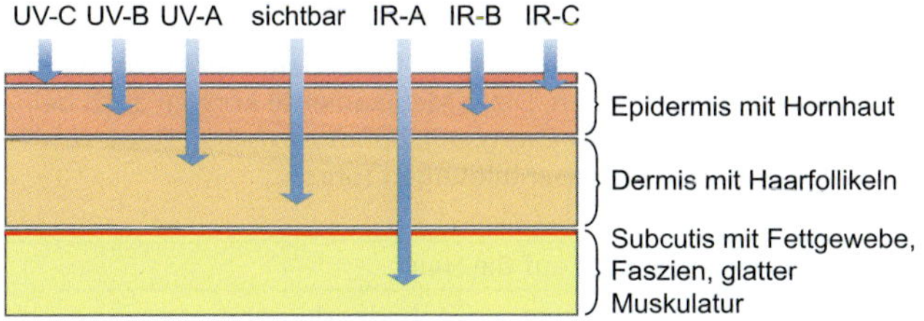

Abb. 2.32 Laser-Eindringtiefe in die Haut in Abhängigkeit von der Wellenlänge [P1403, L138]

Hämoglobin absorbiert sichtbares Licht, insbesondere im gelb-grünen Wellenlängenbereich. Melanin absorbiert in allen drei Wellenlängenbereichen (UV, sichtbares Licht, IR).

Schädigungsmechanismen

Ultraviolette Strahlung verursacht durch Freisetzung von Radikalen primär photochemische Reaktionen. Da der Mensch keinen Rezeptor besitzt, der ihn auf eine mögliche UV-Exposition aufmerksam machen könnte (anders als bei Exposition gegenüber infraroter Wärmestrahlung), treten UV-Schäden in aller Regel akut und unvermutet auf. Klassisches Beispiel ist der Sonnenbrand. Spätfolgen sind vorzeitige Hautalterung, Hyperpigmentierung und Malignome. Auch wenn UV-Laser bislang nur in der Materialbearbeitung eine Rolle spielen, sollte nicht vergessen werden, dass ultraviolette Photonen als Sekundärstrahlung bei der Verwendung von hochenergetischem Mischlicht (Quecksilberdampflampen, Lichtbogengeräte etc.) freigesetzt werden können.

Sichtbare Strahlung (Licht) ist allein nicht in der Lage, chemische Bindungen zu spalten. Hierzu benötigt sie molekularen Sauerstoff und einen Photosensibilisator. Dieser sogenannte photodynamische Effekt ermöglicht unter Aussendung von Fluoreszenzstrahlung die therapeutische Destruktion erkrankter Gewebe.

Eine direkte kollaterale Schädigung der Haut durch einen Blendlaser kommt deshalb eher nicht in Betracht. Denkbar wäre aber eine indirekte Schädigung durch Inbrandsetzung der getragenen Kleidung. Einer Pressenotiz aus dem Jahr 2018 zufolge existiert bereits ein Lasergewehr, das sich dieses Prinzip zunutze macht. Die in China entwickelte ZKZM-500 soll eine Reichweite von 800 Metern haben.

NIEMALS VERGESSEN!

- Die Einnahme bestimmter Medikamente kann zu einer Photosensibilisierung führen. Hierzu zählen insbesondere Diuretika wie Hydrochlorothiazid, Antiarrhythmika wie Amiodaron, nonsteroidale Antiphlogistika wie Ketoprofen und Antibiotika wie Fluorochinolone. Die vollständige Liste kann auf der Website des BfArM abgerufen werden. Diese Medikamente können auch bei Exposition mit niedrigen Energien zu phototoxischen Hautreaktionen bis hin zu Blasenbildungen führen.

Tab. 2.12 Laserwirkungen auf die Haut

Strahlung	Wellenlänge	Schadwirkung
Ultraviolett C	200–280 nm	Erytheme, kutane Malignome
Ultraviolett B	280–315 nm	Sonnenbrand, Hautalterung, Pigmentierung
Ultraviolett A	315–400 nm	Starke Pigmentierung, Hautverbrennungen
Sichtbares Licht	400–780 nm	Photosensitive Reaktionen, Verbrennungen
Infrarot A	780–1400 nm	Hautverbrennungen
Infrarot B	1400–3000 nm	Hautverbrennungen
Infrarot C	3000–10.000 nm	Hautverbrennungen

Infrarote Strahlung ist aufgrund ihrer niedrigen Quantenenergie nicht in der Lage, Biomoleküle chemisch zu modifizieren. Dies gilt auch für die extremen Energiedichten moderner Hochleistungslaser. Da Wasser das primäre Chromophor ist, kommt es bei Exposition mit einem IR-Hochenergie-Laser zu einer schlagartigen Aufsiedung des Gewebewassers mit konsekutiver Koagulation und Destruktion der umliegenden Zellverbände. Diese Schäden sind grundsätzlich irreversibel. Bei schwächeren Expositionen überwiegt der Effekt der Eindringtiefe. Während kurzwelliges Infrarot (IR-A) die oberen Hautschichten transmittiert und erst auf Höhe der subkutanen Blutgefäße absorbiert wird, werden mittel- und längerwelliges Infrarot (IR-B/C) bereits in den Kapillaren der oberen Epidermis absorbiert. In beiden Fällen resultiert eine reaktive Hyperämie durch reflektorische Gefäßweitstellung.

▶ Tab. 2.12 zeigt die Laserwirkungen auf die Haut bei ultravioletter, sichtbarer und infraroter Strahlung im Vergleich.

NIEMALS VERGESSEN!

- UV-Strahlung verursacht photochemische Gewebeschäden, die sich primär in inflammatorischen Reaktionen äußert.
- IR-Strahlung verursacht photothermische Gewebeschäden, die sich entweder als Gewebekoagulation (< 100 °C) oder Gewebeablation (> 100 °C) manifestieren.
- Gepulste und Hochenergie-Laser verursachen photomechanische Reaktionen mit explosiver Vaporisation der Gewebeflüssigkeit und Substanzdefekten.

Schädigungsgrade

Die aktuelle Daten- und Faktenlage zu den medizinischen Implikationen von Laserverletzungen der Haut ist aufgrund fehlender klinischer Erfahrungen mit Hochenergielasern limitiert. Da davon auszugehen ist, dass die zu erwartenden Verletzungsmuster im IR-Bereich *Ähnlichkeiten mit klassischen Brandwunden* aufweisen werden, stützen sich die nachfolgenden Ausführungen und Empfehlungen im Wesentlichen auf die Prinzipien der Verbrennungsmedizin.

In der amerikanischen Literatur werden gewöhnlich drei Verbrennungsgrade nach der RBC-Regel unterschieden: First Degree Burns (Leitsymptom: **R**eddening, Rötung), Second Degree Burns (Leitsymptom: **B**listering, Blasenbildung) und Third Degree Burns (Leitsymptom: **C**harring, Verkohlung). Um den Charakteristika einer Laser-Verbrennung gerecht zu werden, empfehlen wir die in der deutschen Einsatzmedizin eher gebräuchliche Einteilung in 4 (auch therapiebestimmende) Schweregrade:

- *Grad 1:* Moderate Schmerzen, Rötung und leichte Schwellung der Haut. Nur Epidermis betroffen, vollständig reversibel.
- *Grad 2:* Blasen auf rotem Grund, starke Schmerzen. Epidermis und obere (Grad 2a) oder tiefe (Grad 2b) Dermis betroffen. Vollständige Abheilung (Grad 2a) oder mit Narbenbildung (Grad 2b).
- *Grad 3:* Kartonartige, trocken-schuppige Konsistenz, weißliche oder schwärzliche Gewebsnekrosen mit thrombosierten Venen, geringe Schmerzen. Dermis und Subkutis betroffen, irreversibel.
- *Grad 4:* Verkohlung, Substanzdefekte, keine Schmerzen. Alle Hautschichten und darunterliegende Knochen/Faszien betroffen, irreversibel.

▶ Abb. 2.33 zeigt eine Laserschädigung dritten Grades, ▶ Abb. 2.34 die Materialprüfung in einer Versuchsreihe.

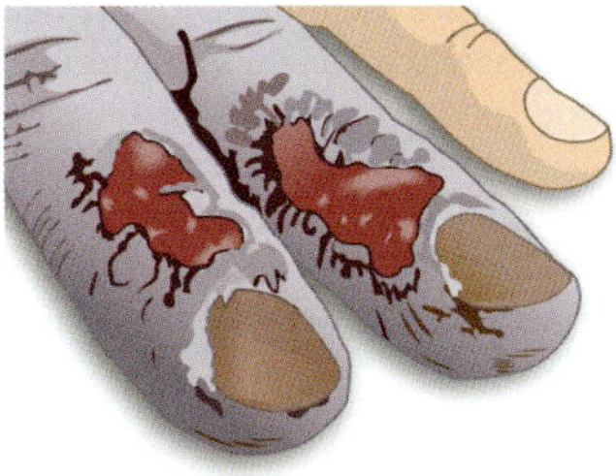

Abb. 2.33 Schädigung der Haut dritten Grades nach Unfall mit CO_2-Laser [L138]

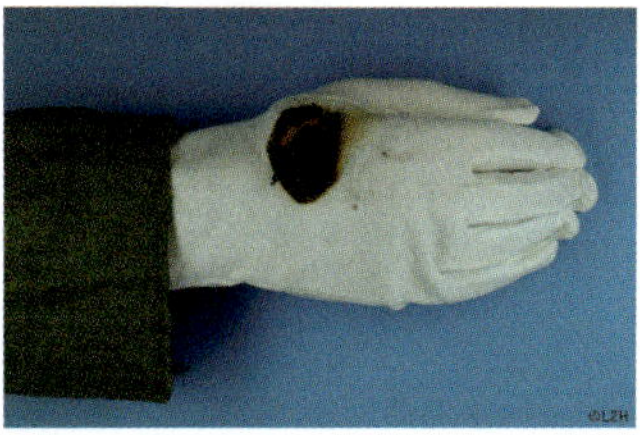

Abb. 2.34 Materialschaden nach Bestrahlung von Schutzkleidung (Baumwollhandschuh) mit einem CO_2-Hochenergielaser. Bestrahlungsstärke: 105 W/m^2, Flammenbildung nach 1,5 s, Lochbildung nach 2 s (aus: Udovicic, Janßen 2022[11]) [F1182-002]

NIEMALS VERGESSEN!

- Die Schmerzmanifestation bei Verbrennungstraumen verhält sich invers zum Schädigungsgrad der Haut. Im Fall einer viertgradigen Verbrennung sind aufgrund der Zerstörung der Nervenenden so gut wie keine Schmerzen mehr präsent.

Sofortmaßnahmen

Lasertreffer auf der Haut werden naturgemäß eher kleinflächig sein. Andererseits können sie im Extremfall kraterförmige Wunden mit Penetration bis in tiefe Gewebe bzw. Organe hinterlassen. In Abhängigkeit vom Schädigungsgrad empfiehlt sich folgendes Vorgehen:

- *Grad 1:* Kühlung mit lauwarmem, nach Möglichkeit keimarmem Wasser (z. B. Leitungswasser). Keine Applikation von Eis, da dies das ohnehin vorgeschädigte Gewebe weiter schädigt. Bei Verbrennungen im Gesicht feuchte Tücher. Analgesie, falls erforderlich.
- *Grad 2:* Blasen belassen (nicht aufschneiden!). Geplatzte Blasen zeigen einen roten und feuchten Grund, der hochgradig schmerzempfindlich ist. Keine Applikation von Salben oder Gelen vor Ort! Analgesie mit Fentanyl 1 µg/kg i. v. oder Morphin 0,1 mg/kg i. v.
- *Grad 3:* Operative Nekrektomie mit plastischer Deckung erforderlich. Keine Escharatomie oder Fasziotomie vor Ort, da Kompartmentsyndrome aufgrund der eher geringen Ausdehnung von Laserläsionen nicht zu erwarten sind. Sterile Abdeckung, Volumensubstitution, Sedierung, Evakuierung.
- *Grad 4:* Chirurgische Behandlung, im Bereich der Akren möglicherweise Amputation erforderlich. Sterile Abdeckung, Volumensubstitution, Sedierung, Evakuierung.

Verbrannte Kleidung und sonstige eingebrannten Materialien verbleiben grundsätzlich bis zur Einlieferung in eine Fachklinik am Verwundeten. Eine Infektprophylaxe ist innerhalb der ersten 3 bis 5 Tage nach dem Event nicht indiziert, ebenso sollte von einer Katecholamin-Applikation innerhalb der ersten 24 Stunden Abstand genommen werden. Zum Abtransport sollte die Brandwunde mit einer sterilen, nicht flusenden (im Idealfall metallinen) Wundauflage abgedeckt werden.

NIEMALS VERGESSEN!

- Die Studienlage zum Thema Kühlung ist nicht gesichert. Bislang existieren keine kontrollierte Studien, die einen positiven präventiven oder therapeutischen Effekt nachgewiesen hätten. Als gesichert gilt lediglich ein analgetischer Effekt.
- Kühlmaßnahmen am Unfallort können deshalb nur bei Verbrennungen ersten und zweiten Grades empfohlen werden.

Verbrennungsopfer sind grundsätzlich nicht mehr einsatzfähig, entweder aufgrund der Schmerzen bei leichtgradigen oder aufgrund der organischen

Funktionseinbußen bei höhergradigen Laserverletzungen. Hinzu kommt aufgrund der Unsichtbarkeit der meisten Laser eine nicht zu unterschätzende psychologische Belastung, die bis hin zu Schockreaktionen reichen kann. Die Versorgungsmöglichkeiten vor Ort sind limitiert, sodass sich die zügige Verbringung in eine Trauma Care Unit oder eine Fachklinik empfiehlt.
Der Vollständigkeit halber sei erwähnt, dass eine zweit- bis drittgradige Verbrennung ab 10 % verbrannter Körperoberfläche zu lebensgefährlichen hypovolämischen Schockzuständen führen kann. In diesem Fall gelten die Prinzipien der Traumamedizin (Volumensubstitution, Alkalinisierung, Sedierung etc.). Weiterhin ist darauf hinzuweisen, dass verbrannte Gewebeückstände prinzipiell toxisch, antigen und immunmodulatorisch wirken, sodass mit systemischen Begleitreaktionen gerechnet werden muss.

NACH DER GOLDEN HOUR WEISS ICH, DASS ...

- ... Laser in Abhängigkeit von der Wellenlänge photochemische, thermische oder ablative Hautverletzungen hervorrufen können.
- ... nahinfrarote Strahlung von allen Wellenlängen am tiefsten in kutanes Gewebe penetriert und im Hochenergiebereich tiefe, kraterförmige Wunden hinterlassen kann.
- ... die Schmerzmanifestation sich bei Verbrennungstraumen invers zum Schädigungsgrad der Haut verhält.
- ... Kühlmaßnahmen nur sehr kontrolliert durchgeführt, keine Salben appliziert und keine chirurgischen Maßnahmen vor Ort ergriffen werden sollten.

Literatur

[1] UNODA – UN Office for Disarmament Affairs. Additional Protocol to the Convention on Prohibitions or Restrictions on the Use of Certain Conventional Weapons which may be deemed to be Excessively Injurious or to have Indiscriminate Effects (Protocol IV, entitled Protocol on Blinding Laser Weapons). Oct 13, 1995. Online unter: https://treaties.unoda.org/t/ccwc_p4 [letzter Aufruf: 05.03.2024]

[2] Wikipedia: ZM-87 Portable Laser. Online unter: https://en.wikipedia.org/wiki/ZM-87 [letzter Aufruf: 05.03.2024]

[3] Zohuri B. High Energy Laser (HEL): Tomorrow's Weapon in Directed Energy Weapons. Trafford Publishers, Bloomington IN, USA, 2014

[4] United Nations: Protocol IV, entitled: Protocol on Blinding Laser Weapons. Additional Protocol to the Convention on Prohibitions or Restrictions on the Use of Certain Conventional Weapons which may be deemed to be Excessively Injurious or to have Indiscriminate Effects. United Nations Treaty Collection. 12 November 2021. Online unter: https://en.wikipedia.org/wiki/Protocol_on_Blinding_Laser_Weapons#Protocol_text [letzter Aufruf: 05.03.2024]

[5] Reynolds ME, Auvil JR, Colyer MH, Jenkins C, Danes L, Landis TR, Rings MC, Wang HCH, Wood RL, Gurney JM, Shackelford SA. Ocular Evaluation and Disposition after Suspected Laser Exposure. Joint Trauma System Clinical Practice Guideline (JTS CPG ID:79). Feb 2020. Online unter: https://jts.health.mil/assets/docs/cpgs/Ocular_Evaluation_Disposition_After_Laser_Exposure_14_Feb_2020_ID79.pdf [letzter Aufruf: 05.03.2024]

[6] NSO – North Atlantic Treaty Organization Standardization Office. Initial Investigation and Immediate Management of Laser Eye Damage in Aircrew. AAMedP-1.9.

Edition B, Version 1. Nov 2019. Online unter: https://www.coemed.org/files/stanags/04_AAMEDP/AAMedP-1.9_EDB_V1_E_7165.pdf [letzter Aufruf: 05.03.2024]
[7] Brown J Jr, Hacker H, Schuschereba ST, Zwick H, Lund DJ, Stuck BE. Steroidal and nonsteroidal antiinflammatory medications can improve photoreceptor survival after laser retinal photocoagulation. Ophthalmology. 2007;114(10):1876–1883. https://doi.org/10.1016/j.ophtha.2007.04.035
[8] Mtanes K, Mimouni M, Zayit-Soudry S. Laser Pointer-Induced Maculopathy: More Than Meets the Eye. J Pediatr Ophthalmol Strabismus. 2018;55(5):312–318. https://doi.org/10.3928/01913913-20180405-01
[9] Chen YY, Lu N, Li JP, Yu J, Wang L. Early Treatment for Laser-induced Maculopathy. Chin Med J (Engl). 2017;130(17):2121–2122. https://doi.org/10.4103/0366-6999.213412
[10] The Department of Defense Center of Excellence for Trauma: Ocular Evaluation and Disposition after Suspected Laser Exposure. Joint Trauma System Clinical Practice Guideline (JTS CPG) ID:79; 14 Feb 2020. Online unter: https://jts.health.mil/index.cfm/PI_CPGs/cpgs [letzter Aufruf: 05.03.2024]
[11] Udovicic L, Janßen W. Laser sicher anwenden. Bundesanstalt für Arbeitsschutz und Arbeitsmedizin (baua: Praxis). Dortmund 2022. https://doi.org/10.21934/baua:praxis20220901

2.12 Gefahren durch CBRN

Sophia Wilk-Vollmann, Philipp Marks

CBRN von „chemisch, biologisch, radiologisch, nuklear"

Five Bullets auf dem Weg zum Einsatz

- Selbstschutz vor Patientenversorgung! Notwendige Schutzausstattung dabeihaben! Prüfen: „Bin ich geschult und körperlich fit, sie zu tragen?"
- Kontaminationsverschleppung vermeiden! Kritische Infrastrukturen (Verkehr, Krankenhaus, Versorgung) sind besonders gefährdet!
- Unterstützung und Spezialkräfte nachfordern!
- Lage melden und kommunizieren – im Team, mit Betroffenen und mit der Einsatzleitung!
- CBRN-Lagen verbreiten Angst! Mit psychischer Belastung aller Beteiligten rechnen und das öffentliche/mediale Interesse bedenken.

Unter dem Begriff *CBRN-Gefahrstoffe* werden künstlich erzeugte oder natürlich vorkommende **c**hemische, **b**iologische, **r**adiologische und **nu**kleare Stoffe, die eine Gefahr darstellen, zusammengefasst.
Der Begriff *ABC-Gefahrstoffe* (**a**tomar, **b**iologisch, **c**hemisch) unterscheidet nicht zwischen radioaktiven und nuklearen Bedrohungen: *radiologisch* beschreibt die Ausbringung und Verteilung radioaktiver Stoffe; unter *nuklear* werden Kernwaffenexplosionen, Kernbrennstoffe und die

Auswirkungen von nuklearen Kettenreaktionen zusammengefasst. Das Akronym ABC wurde daher von CBRN abgelöst.

2.12.1 Relevanz von CBRN-Lagen

Einsatzkräfte (Feuerwehr, Rettungsdienste, Polizei etc.), Krankenhäuser, öffentliche Einrichtungen und Verwaltung müssen auf CBRN-Lagen vorbereitet sein. Potenzielle Bedrohungen können sich sowohl aus der zivilen Infrastruktur ergeben (z. B. Industriestandorte oder Logistikinfrastruktur) als auch durch die Auswirkungen möglicher terroristischer Ereignisse, Seuchen und Pandemien.

- CBRN-Lagen sind selten. Ihre Nachwirkungen sind jedoch nicht zu unterschätzen und können schnell in einem Massenanfall von Verletzten oder Erkrankten (MANV/E) oder zu einem Infektionsausbruch führen.
- CBRN-Lagen sind häufig schwer zu erkennen. Viele Gefahrstoffe sind farb-, geruchs- und geschmacklos. Einige wenige hingegen haben sehr markante Gerüche (z. B. Senfgas bzw. „S-Lost“ hat einen markanten Senf- oder Knoblauchgeruch).
- CBRN-Gefahrstoffe sind jeden Tag auf Europas Straßen, Schienen, Häfen und Flughäfen unterwegs.
- Es ist möglich, CBRN-Gefahrstoffe zu beschaffen oder selbst herzustellen. Das wurde auch in der jüngsten Vergangenheit immer wieder intensiv und oft erfolgreich versucht.

2.12.2 Besonderheiten von CBRN-Lagen

Das Management von CBRN-Lagen ist aus verschiedenen Gründen herausfordernd. Einsatzkräfte unterliegen einem hohen Risiko der eigenen Kontamination oder Ansteckung. Das gilt insbesondere dann, wenn die Gefahren noch nicht identifiziert sind. Zudem lastet eine außerordentliche *physische und psychische Belastung* auf den Beteiligten. Die Covid-19-Pandemie kann exemplarisch als biologische Gefahrenlage betrachtet werden.

Die Behandlung potenzieller Patienten wird durch erforderliche Schutzmaßnahmen und Dekontaminationsprozesse erschwert und verlangsamt (Calder, Bland 2015[1]). Großflächige Ausbrüche von Infektionskrankheiten sind mit mentaler Belastung assoziiert (Bao et al. 2020[2]), insbesondere in den Ländern und Regionen, in denen die Anzahl der Betroffenen ausgesprochen hoch ist (Dong, Bouey 2020[3]). In der Konsequenz fordert das psychologische Unterstützung der Betroffenen.

Im Fall einer terroristischen CBRN-Lage ist die Verbreitung von Angst und Panik Ziel der Akteure. Hilf- und Hoffnungslosigkeit und die eigene Verwundbarkeit beeinflussen die Stimmung und Resilienz in der Zivilbevölkerung, aber auch bei den Helfenden. Die psychische Belastung ist bei terroristischen CBRN-Lagen höher als in vergleichbaren zivilen Szenarien (McCabe et al. 2004[4]).

Aufgrund der großen Anzahl verschiedener vorgehaltener PSA und der Anzahl ihrer Bestandteile ist neben dem Aspekt der eingeschränkten Sicht und Kommunikation unter der Brille und Schutzmaske das regelmäßige Training für ein sicheres Arbeiten unabdingbar.
Zur Vorbereitung auf solch seltene Einsatzlagen sollten CBRN Alarm- und Taschenkarten in den Fahrzeugen und auf den Wachen vorgehalten werden.

2.12.3 Lageerkundung, -beurteilung und Erstmaßnahmen

Einsatzlagen mit CBRN-Kampf- oder -Gefahrstoffen erfordern eine schnelle und gezielte Alarmierung von Spezialkräften: Feuerwehr, Analytische Task Force (ATF), Medizinische Task Force (MTF) etc. Das in ▶ Tab. 2.13 gezeigte Schema kann helfen, ungewöhnliche Lagen und Einsatzstellen bewusster einzuschätzen, mögliche Gefahren zu erkennen und daraus Erstmaßnahmen abzuleiten.

Lagebeurteilung

- Für wen bestehen welche Gefahren (Einsatzkräfte, Mensch, Tier, Material)?
- Second Hit (zweiten Anschlag, ggf. auf Rettungskräfte) in Erwägung ziehen!

Maßnahmen

- GAMS-Regel nutzen:
  - **G**efahr erkennen
  - **A**bsperren lageabhängig, jedoch mindestens 50–100 Meter
  - **M**enschenrettung durchführen
  - **S**pezialkräfte alarmieren
- Verfügbare PSA anlegen (FFP2/3, Handschuhe, Schutzbrille, Helm usw.)
- Vorgehen: *mit* der Windrichtung
- Rückzug: *entgegen* der Windrichtung
- Kommunikation sicherstellen
- Deckungs- und Rückzugsmöglichkeiten erkunden und nutzen
- Ungewöhnliche Gegenstände *nicht berühren* (nach Möglichkeit gar nichts berühren)
- Eigene Symptome *sofort* melden (Übelkeit, Schwindel etc.)

NIEMALS VERGESSEN!

- *Faustregel:* Einer ist ein Notfall, zwei sind ein Zufall, drei sind ein Ereignis!

Tab. 2.13 Lageerkundung bei Verdacht auf Einsatz von CBRN-Substanzen

Ort, Zeit, Symbolwert	Besteht ein (ungewöhnlicher) Zusammenhang zwischen den Faktoren? Sind Personen von besonderem öffentlichen Interesse beteiligt?
Einsatzmeldung	Gibt es Verbindungen mit der politischen Situation oder anderen Ereignissen?
Betroffene, Erkrankte, Verletzte	Große Anzahl Betroffener? Unklarer Grund für Erkrankung oder ungewöhnliche Symptome?
Umgebung	Ungewöhnliche Eindrücke, Geräusche, Gerüche oder Gegenstände?
Tiere, Insekten	Sind Tiere oder Insekten tot, verhaltensauffällig oder auffällig abwesend?
Führungsorganisation	Geeignete Kommunikationsmittel oder -wege? Wer sind die Ansprechpartner?
Windrichtung	In welche Richtung wehen Blätter von Laubbäumen oder Flaggen?

DOS AND DON'TS

bei CBRN-Lagen

Dos

- Gefahrenbeurteilung: Potenzielle Angriffsziele und Risiken frühzeitig identifizieren!
- An Logistik und Nachschub denken: „Was benötige ich wann, wo und wie viel?"
- Verbindung zur Einsatzführung halten!
- Kommunikation im Team jederzeit sicherstellen!

Don'ts

- Eigenschutz vernachlässigen. Der Eigenschutz ist der Patientenversorgung übergeordnet!
- Körperliche Fähigkeiten überschätzen. Das Arbeiten unter Vollschutz ist anstrengend und limitiert mentale Kapazitäten!

2.12.4 Kontaminationsverschleppung vermeiden!

In jeder Gefahrenlage: *Beachte deinen Eigenschutz!*
Ein erster Überblick kann Erkenntnisse zu Ausmaß, Ursache und Gefährdungspotenzial geben. Das betroffene Gebiet sollte großflächig abgesperrt werden, ggf. sollten Isolationsmaßnahmen ergriffen werden. Dekontaminationsmaßnahmen müssen sowohl das Material als auch Personal einschließlich potenziell Betroffener umfassen.
Zeitnah sollten Prioritäten für die Dekontamination festgelegt und geeignete Dekontaminationsstellen für Betroffene, kontaminiertes Personal und für Material und Ausrüstung eingerichtet werden. Eine *Kontamina-*

tionsverschleppung muss unbedingt vermieden werden. Zutrittsbeschränkungen zu Anlagen der kritischen Infrastruktur verringern das Risiko einer Verschleppung. Gerade bei Betroffenen mit vitaler Bedrohung kann die Dynamik der Zustandsverschlechterung dazu führen, dass sich medizinisches Personal in der Versorgung selbst gefährdet.

NIEMALS VERGESSEN!

- Wenn kein ausreichender Schutz gewährt werden kann, sollten medizinische Untersuchungen und Interventionen auf das Nötigste beschränkt werden.
- Eigenschutz geht immer vor!

2.12.5 Chemische Kampf- und Gefahrstoffe

Chemische Kampfstoffe sind toxische Chemikalien, die zur Kriegsführung oder für Terrorakte produziert oder eingesetzt werden können mit dem Zweck, Menschen und Tiere zu töten bzw. schwer zu schädigen und ganze Regionen unbewohnbar zu machen.
Chemische Kampf- und Gefahrstoffe gelangen durch Inhalation, Verschlucken oder über die Haut in den Körper. In ihrer Wirkweise unterscheiden sich zum Beispiel

- Blutkampfstoffe wie Cyanwasserstoff (Blockierung der Zellatmung),
- Nervenkampfstoffe wie Sarin (Blockierung der Acetylcholinesterase),
- Hautkampfstoffe wie Lewisit (Störung des enzymatischen Stoffwechsels) und
- Lungenkampfstoffe wie Chlorgas (Atemwegsreizung, toxisches Lungenödem).

Bereits kleinste Mengen eines chemischen Kampf- und Gefahrstoffes sind hochgefährlich.

Erkennen

Ein *Toxidrom* beschreibt das Beschwerdebild Betroffener, die einem Toxin ausgesetzt waren. In ▶ Tab. 2.14 werden einige bekannte und vermutete chemische Kampfstoffe vorgestellt (modifiziert nach Ciottone 2018[5]).

Tab. 2.14 Chemische Kampf- und Gefahrstoffe (Auswahl)

Toxidrome	Potenzielle Kampf- und Gefahrstoffe	Erwägbare Antidote
Asphyxie • Bradypnoe oder Apnoe, Keuchen, Kollaps und Krampfanfälle mit oder ohne Zyanose	• Cyanwasserstoff, Cyanochlorid	• 4-Dimethylaminophenol (4-DMAP) • Natriumthiosulfat 10 %, Hydroxycobalamin (Cyanokit®)

Tab. 2.14 Chemische Kampf- und Gefahrstoffe (Auswahl) *(Forts.)*

Toxidrome	Potenzielle Kampf- und Gefahrstoffe	Erwägbare Antidote
Cholinerg (muskarinerg, Überstimulation Parasympathikus) • Erhöhte Sekretion (Speichelfluss und Schwitzen), Durchfälle, Miosis, Sehstörungen, Bradykardie, Lähmungen, Krämpfe	• G-Reihe (Sarin, Soman, Tabun) • V-Reihe (VE, VG, VM, VX) • Nowitschok-Reihe • Alkylphosphate, Phosphorsäureester	• Atropin • Obidoxim (Toxogonin®) • Trimedoxin
Anticholinerg (antimuskarinerg, Ausschaltung des Parasympathikus) • Verwirrtheit, Mydriasis, trockene Haut, erhöhte Temperatur, Bewegungsstörungen, Tachykardie	• 3-Chinuclidinylbenzilat (BZ), Agent 15, Atropin, Diphenhydramin, Doxylamin	• Physostigmin (Anticholium®)
Opioid • Bradypnoe oder Apnoe, Sedierung, Miosis	• Fentanyl, Carfentanil, Remifentanil	• Naloxon
Ätzende Substanzen • *Hautreizung:* Hautreaktionen, Blasenbildung • *Atemwegsreizung:* Husten, Heiserkeit, Stridor, Rachenreizungen, Schleimhautreizung	• Flusssäure • Weitere Säuren und ätzende Stoffe, z. B. Salzsäure, Chlorwasserstoff • Ammoniak, Schwefeldioxid • Tränen-, Reizgase (CS, CN, Oleoresin capsicum), Stickstoffoxide, Phosgen, Chlor	• *Bei Verätzung:* Betroffene Hautstellen mit Wasser spülen; ggf. Calciumgluconat 10 % s. c. • *Bei Inhalation:* Inhalative Beta-2-Sympathomimetika (z. B. Salbutamol®), Adrenalin; inhalative Anticholinergika (Atrovent®); Sauerstoffgabe, Kortikosteroide erwägen

2

Management und Antidote

Die Betroffenen, die eine sofortige Verabreichung eines Antidots und eine Dekontamination für eine dringende Behandlung benötigen, sollten in einer (Vor-)Sichtung zuerst identifiziert werden. Alle Betroffenen sollten engmaschig überwacht werden. Besonders auf Verlegungen der Atemwege, Dyspnoe und verminderte Vigilanz muss geachtet werden. Eine Behandlung sollte erst nach der Dekontamination bzw. unter ausreichendem Eigenschutz erfolgen.

Das Gefahrenstoffinformationssystem („GESTIS-Stoffdatenbank") der Deutschen Gesetzlichen Unfallversicherung ist online abrufbar (DGUV[6]).

2.12.6 Biologische Kampf- und Gefahrstoffe

Biologische Gefahrstoffe sind Viren, Bakterien, Pilze und Toxine, natürlich vorkommend oder synthetisch hergestellt (z. B. als Kampfstoffe in Biowaffen-Programmen). Das Erkennen einer B-Lage – und damit die Initiierung der entsprechenden zeitkritischen Maßnahmen – ist die größte Herausforderung. Biologische Gefahrstoffe sind, anders als radioaktive Strahlung oder chemische Gase, weder vor Ort nachweisbar noch messbar.

Erkennen

Erste Symptome einer Infektion zeigen sich oft erst Tage bis Wochen nach dem Ereignis und ähneln zu Beginn oft gewöhnlichen Erkrankungen. Hier ist zu beachten, dass die *Inkubationszeiten* abhängig von der Erregermenge und der Erkrankungsform sind. Zumeist äußern sie sich in allgemeinen Krankheitssymptomen (z. B. Fieber, Abgeschlagenheit, Husten, Kopfschmerzen) und erst im Verlauf zeigen sich spezifischere Erkrankungszeichen wie Bluthusten (Hämoptysen) oder Einblutungen (Petechien).

In ▶ Tab. 2.15 wird eine Auswahl von Symptomkomplexen, potenziellen Erregern und möglichen Übertragungswegen dargestellt.

Tab. 2.15 Biologische Kampf- und Gefahrstoffe (Auswahl)

Symptomkomplex	Potenzielle Erreger	Mögliche Übertragungswege
Respiratorisch • Husten (trocken oder produktiv), Fieber, Atemnot, Bronchospasmus	• SARS-CoV-2, Tuberkulose • Rizin (Ricinus communis)	• Respiratorische Aufnahme erregerhaltiger Partikel bzw. Tröpfchen
Gastrointestinal • Übelkeit, Erbrechen, Fieber, Durchfälle, abdominelle Schmerzen	• Botulismus (zusätzliche neurologische Symptomatik mögl.), Rizin	• Respiratorische Aufnahme erregerhaltiger Partikel bzw. Tröpfchen • Nahrungsaufnahme • Schmierinfektionen

Tab. 2.15 Biologische Kampf- und Gefahrstoffe (Auswahl) *(Forts.)*

Symptomkomplex	Potenzielle Erreger	Mögliche Übertragungswege
Dermal • Hautveränderungen, Hautjucken, Fieber	• Milzbrand (Anthrax), Pocken, Tularämie, Rizin	• Kontakt mit Sporen über kleine Hautverletzungen • Inhalation von sporenhaltigem Staub oder Aerosolen • Nahrungsaufnahme
Fieber unklarer Genese • Leitsymptom Fieber, weitere unspezifische Symptome (Nasen- oder Schleimhautbluten, Schüttelfrost, Schwäche), Lymphknotenschwellung	• Pest (Yersinia pestis), Q-Fieber (Coxiella burnetii) • Virales hämorrhagisches Fieber: Ebola, Lassa	• Respiratorische Aufnahme erregerhaltiger Partikel bzw. Tröpfchen, Inhalation von sporenhaltigem Staub oder Aerosolen • Kontakt mit Tieren oder ihren Ausscheidungen, Flohstich oder Zeckenbiss • Nahrungsaufnahme
Neurologisch • Kopfschmerzen, Vigilanzminderung, Verwirrtheit, Fieber, Krampfanfälle, Meningismus	• Kryptokokken, Meningokokken, virale Meningitis	• Kontakt mit Sporen über kleine Hautverletzungen • Inhalation von sporenhaltigem Staub oder Aerosolen • Tröpfcheninfektion

Management

Im Vordergrund stehen die symptomatische Therapie und die Gewinnung von Proben. Erbrochenes, Urin, Sputum oder Blut können beispielsweise asserviert werden. Je nach Erreger kann eine Postexpositionsprophylaxe erwogen werden.

Da initiale Ursache und Übertragungsweg oft unbekannt sind, muss eine strenge Absonderung der Betroffenen sichergestellt werden. Die persönliche Schutzausrüstung sollte immer einen Schutz der Haut (Handschuhe, Kittel, Stiefelüberzieher) und Atemwege (mind. FFP3-Maske) umfassen.

2.12.7 Radiologische und nukleare Kampf- und Gefahrstoffe

Ionisierende Strahlung ist farb-, geruchs- und geschmacklos. Für spezialisierte Kräfte von Feuerwehren, Hilfsorganisationen und Sicherheitsbehörden bestehen aber Möglichkeiten der *Strahlenmessung.* Gemessen werden Strahlungsart und Strahlungsbelastung.

Weiterhin kann mittels eines Personendosimeters die individuelle Strahlenbelastung bestimmter Strahlungsarten im Anschluss an stattgefundene Exposition ausgewertet werden. Ein Alarmdosimeter kann bei Überschreitung eines vordefinierten Grenzwertes den Träger vor erhöhter Strahlung effektiv warnen.

Erkennen

Frühe Symptome (bis zu 15 Minuten nach erfolgter Exposition und ausreichender Strahlungsintensität) einer Strahlenerkrankung können sein: Vermehrte Speichelbildung, Kopfschmerzen, Übelkeit, Erbrechen und Bewusstseinsstörungen.
Nach mehreren Tagen können sich weitere Symptome zeigen, hierunter fallen unter anderem Fieber, Schwäche, Durchfälle, Infektionen, Haarausfall, Radiodermatitis und Schleimhautgeschwüre.
Oft erst Jahre später treten Spätschäden von erhöhter Strahlenbelastung auf.
Radioaktive Stoffe und die davon ausgehende Strahlung können zu Veränderungen in den Erbanlagen führen und somit das Risiko für Tumorerkrankungen deutlich erhöhen. Extrem hohe Strahlungsdosen können innerhalb weniger Tage zum Tod führen.

Management

Die wichtigste Maßnahme ist die frühzeitige Information der Bevölkerung. Die Bevölkerung sollte im Haus verbleiben, direkt betroffene Gebiete sollten evakuiert werden. Die Einnahme von Jodtabletten kann helfen, das Risiko für Schilddrüsenkarzinome zu minimieren, muss aber rechtzeitig initiiert werden.

NIEMALS VERGESSEN!

- Die Einsatzkräfte müssen Situationsbewusstsein einsetzen, die Kommunikationsfähigkeit muss geschult sein. Die Zusammenarbeit im Team ist ein Schwerpunkt des effektiven Ressourcen- und Aufgabenmanagements.
- Die Verschleppung von kontaminiertem Material vermeiden!

Die Resilienz im Umgang mit rauer Umgebung und körperliche Ausdauer helfen den beteiligten Einsatzkräften in der Bewältigung der Lage (Hu, Chen, Yu 2020[7]).

2.12.8 Dekontamination

Dekontamination ist die Reinigung zur Reduzierung einer Kontamination mit Gefahrstoffen. Unterschieden wird zwischen *Dekon P* (Personen), *Dekon V* (Verletzten) und *Dekon G* (Gerät). Hierzu werden regional spezialisierte Einheiten von Feuerwehr und Katastrophenschutz vorgehalten. Ebenso verfügen bundesweit viele Notaufnahmen über die Fähigkeit zur Dekontamination.

Unter der sog. *Spot-Dekontamination* wird eine vorgezogene Dekontamination von einzelnen Körperregionen verstanden, um eine Stoffaufnahme oder Kontamination der Einsatzkräfte während der Versorgung und Dekontamination zu verhindern.

Eine *Not-Dekontamination* bzw. *Selbst-Dekontamination* muss durch jedes wasserführende Feuerwehreinsatzfahrzeug durchgeführt werden können.

Ein Selbst-Dekontamination kann von den Betroffenen selbst durchgeführt werden. Hierzu wird empfohlen:

- Schnellstmöglich PSA- bzw. FFP-Maske (wieder) anlegen
- Entkleiden bzw. Ablegen der Oberbekleidung (in luftdichte Plastikbeutel verpacken)
- Gründliches Händewaschen unter fließendem Wasser mit Seife
- Gesicht, Haare, Nase und Ohren unter fließendem Wasser mit Seife waschen
- Händedesinfektion (biologische Gefahrstoffe)

NACH DER GOLDEN HOUR WEISS ICH, DASS ...

- ... Selbstschutz immer Vorrang vor der Patientenversorgung hat.
- ... eine gründliche Lageerkundung und Rückmeldung das schnelle Hinzuziehen von Spezialkräften ermöglicht, womit die Lage schneller kontrolliert werden kann.
- ... CBRN-Lagen selten sind, aber sowohl Einsatzkräfte als auch Betroffene physisch und psychisch enorm fordern.
- ... vorbereitete Checklisten und Taschenkarten bei der Bewältigung außergewöhnlicher Einsatzlagen hilfreich sind.
- ... sich anhand von Symptomkomplexen und Toxidromen potenzielle Kampf- und Gefahrstoffe sowie deren Therapie eingrenzen lassen.

Literatur

[1] Calder A, Bland S. Chemical, biological, radiological and nuclear considerations in a major incident. Surgery (Oxf). 2015;33(9):442–448

[2] Bao Y, Sun Y, Meng S, Shi J, Lu L. 2019-nCoV epidemic: address mental health care to empower society. Lancet. 2020;395(10224):e37–e8

[3] Dong L, Bouey J. Public Mental Health Crisis during COVID-19 Pandemic, China. Emerg Infect Dis. 2020;26(7):1616–1618

[4] McCabe OL, Everly GS, Jr., Siegel ER, Heitt MC, Kaminsky MJ. Psychiatry and terrorism: the profession's role in disaster response planning. Int J Emerg Ment Health. 2004;6(4):197–204

[5] Ciottone GR. Toxidrome Recognition in Chemical-Weapons Attacks. New England Journal of Medicine. 2018;378(17):1611–1620

[6] DGUV – Deutsche Gesetzliche Unfallversicherung. GESTIS-Stoffdatenbank. Gefahrstoffinformationssystem der Deutschen Gesetzlichen Unfallversicherung. Online unter: https://www.dguv.de/ifa/gestis/gestis-stoffdatenbank [letzter Aufruf: 05.03.2024]

[7] Hu X, Chen H, Yu M. Exploring the non-technical competencies for on-scene public health responders in chemical, biological, radiological, and nuclear emergencies: a qualitative study. Public Health. 2020;183:23–29

2.13 Andere einsatztypische Verletzungs- oder Erkrankungsmuster

Fabian Spies, Frank Thiele, Raimund Lechner

Five Bullets auf dem Weg zum Einsatz

- Stürze, Abstürze, Wurfgeschosse (Steine) können einen stumpfen Verletzungsmechanismus bewirken.
- Unter Umständen handelt es sich um Kombinationsverletzungen.
- Infektionskrankheiten können Einsatzkräfte der Polizei oder des Rettungsdienstes betreffen.
- Abhängig von der Wetterlage sind Erfrierungen und Unterkühlungen oder Dehydratation, Sonnenbrand und Hitzschlag möglich.
- Nach Ankunft an der Einsatzstelle ist zeitnah die Persönliche Schutzausrüstung (PSA) anzulegen.

2.13.1 Stumpfe Gewalt oder Stürze

Beim *Fast-Roping* erfolgt im Einsatz ein schnelles Abseilen ohne Abseilgerät an dicken Seilen bzw. Tauen (Abseilen im Bergsport wird mit einem Abseilgerät an einem Bergseil mit ca. 10 mm Durchmesser gemacht). Verletzungen betreffen ähnliche Körperregionen wie Unfälle mit einem Fallschirm. In bis zu 30 % sind die Sprunggelenke betroffen (Kragh, Taylor 1995[1]).
Das *Hängesyndrom* ist eine mögliche Folge des freien Hängens beim Klettern oder Abseilen mit Nutzung eines Gurtsystems (Rauch et al. 2019[2]).
Bei Demonstrationen können *Wurfgeschosse* eingesetzt werden und Stürze aus geringer Höhe provoziert werden.
Verletzungen können auch im Rahmen von *Verkehrsunfällen* auftreten.

Fast-Roping

Unter Fast-Roping versteht man eine Infiltrationsmethode, die in der Regel von SOF (Special Operation Forces) und SF (Special Forces) genutzt wird. Hierbei dient meistens ein Hubschrauber als Plattform. Dieser begibt sich über eine Einsatzstelle, lässt ein dickes Tau ab, an dem sich die Einsatzkräfte zügig abseilen. Typische Orte zum Absetzen sind Dächer oder Innenhöfe.
Die Methode gewährleistet bei ausreichendem Training eine relativ sicheres Absetzen. Allerdings ist ein absetzender Hubschrauber für die Dauer des Vorgangs potenziellen Angreifern schutzlos ausgeliefert. Im Rahmen von Trainings wird dieses Verfahren meist an Trainingstürmen geübt.
Probleme und Abstürze passieren, wenn die Anwender das Verfahren, den Umgang mit Waffen, Einsatzweste und Rucksack nicht trainiert haben und nicht auf die Hitzeentwicklung durch Reibung an den Händen vorbereitet sind oder wenn das Tau aus Unachtsamkeit bzw. reflektorisch

losgelassen wird. Auch plötzliche Ausweich- und Flugmanöver des absetzenden Helikopters können zur Instabilität am Seil, zu einem Pendeln oder Kontakt mit Gegenständen und einem Kontrollverlust, damit ggf. zum Absturz führen. Einer der berühmten Abstürze passierte während des „Black Hawk Down"-Ereignisses in Mogadischu im Oktober 1993, als ein Ranger aus großer Höhe abstürzte. Hierbei zog er sich ein Schädel-Hirn-Trauma, multiple Rippenfrakturen, eine Femur- und Beckenfraktur sowie ein retroperitoneales Hämatom zu (Schwartz, McManus, Swienton 2008[3]).

Durch das zusätzliche Gewicht auf dem Rücken erfolgt der Bodenkontakt primär mit dem Torso. Bei senkrechtem und noch leicht gebremstem Absturz kann es am ehesten zu Verletzungen der Sprunggelenke kommen (Kragh, Taylor 1995[1]).

▶ Abb. 2.35 zeigt exemplarisch das Absetzverfahren eines Polizisten von einem Hubschrauber mittels Abseilen.

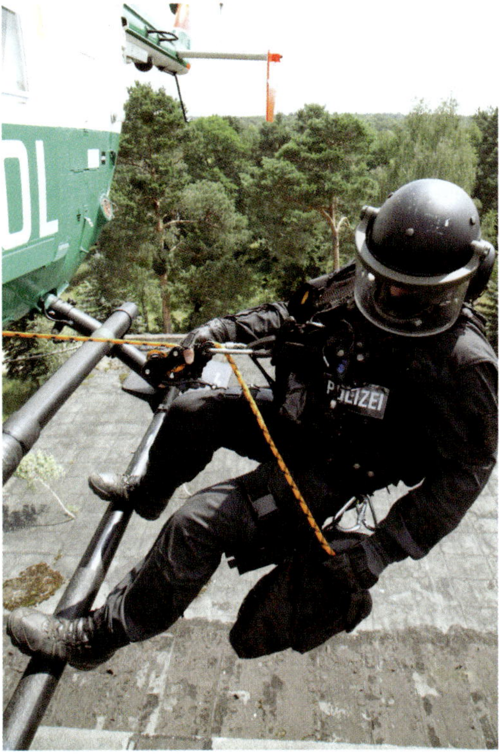

Abb. 2.35 Abseilen eines Einsatzbeamten von einem Polizeihubschrauber [P1401]

Hängesyndrom

Das Hängesyndrom (alt: Hängetrauma; Begriff sollte nicht mehr verwendet werden, da eine Verletzung im eigentlichen Sinne nicht vorliegt) ist eine seltene lebensgefährliche Kreislaufdysregulation, die beim freien Hängen auftreten kann. Ursächlich ist ein schwerkraftbedingtes *venöses Pooling* in den Beinen, gefolgt von einer neurokardiogenen Synkope mit Bradykardie (Rauch et al. 2019[2]; Rauch et al. 2020[4]). In der Ebene wird durch die synkopenbedingte Flachlagerung die Gehirndurchblutung wiederhergestellt. Dies bleibt durch das Hängen im Gurt oder Seil jedoch aus, was zu einer anhaltenden Minderperfusion mit Organschäden führen kann, im schlimmsten Fall mit Todesfolge (Lechner et al. 2018[5]).

Da die Zeitspanne vom Beginn des Hängens bis zu ersten Symptomen (Kaltschweißigkeit, Übelkeit, Sehstörung, Schwindel) und in der Folge bis zur Synkope stark variiert, sollte die betroffene Person so schnell wie möglich gerettet werden (Eigenschutz beachten!). Auch deshalb sollten seilgesicherte Tätigkeiten niemals allein durchgeführt werden. Die verwendeten Gurtsysteme sind individuell optimal anzupassen, um ein schmerzarmes Hängen zu gewährleisten. Die hängende Person sollte dazu angehalten werden, ihre Beine zu bewegen, um durch die Aktivierung der Muskelpumpe das venöse Pooling zu reduzieren. Dies kann durch „Luftradfahren", Abstoßen von naheliegenden festen Strukturen (z. B. Felswand) oder das Steigen in eine Trittschlinge erfolgen. Durch das Anbringen einer Schlinge unter den Kniekehlen oder das Anheben der Beine durch den Retter sollte versucht werden, eine möglichst horizontale Position einzunehmen (Lechner et al. 2018[5]; Rauch et al. 2023[6]).

Die Behandlung erfolgt nach unverändertem xABCDE-Algorithmus mit Flachlagerung des Patienten und frühem EKG zur Rhythmusüberwachung. Bei Reanimationspflichtigkeit muss als reversible Ursachen vor allem an eine Hyperkaliämie, Lungenarterienembolie oder Hypothermie gedacht werden. Ab einer Hängezeit von zwei Stunden sollte die klinische Überwachung wegen eines erhöhten Risikos für eine Rhabdomyolyse und Elektrolytentgleisung erfolgen (Lechner et al. 2018[5]; Rauch et al. 2023[6]).

Stumpfe Gewalt (Wurfgeschosse, Stürze < 3 m)

Im Rahmen von Demonstrationen sind Steine, Feuerzeuge, Flaschen, Zwillen bis hin zu Molotowcocktaills häufig eingesetzte „alternative" Waffen oder Wirkmittel. In der Regel sind die eingesetzten Polizeibeamten zu diesem Zeitpunkt mit Helmen, Protektoren und Einsatzstiefeln geschützt.

Insbesondere bei den Ausschreitungen zum G20-Gipfel in Hamburg 2017 kam es zu erheblichen Verletzungen auf Seiten der Polizei und der Demonstranten. Die vorliegenden Verletzungen waren mehrheitlich Prellungen und Platzwunden, hervorgerufen durch Bewurf mit Fremdkörpern, Knalltraumata und Augenverletzungen sowie Sturzverletzungen aus unterschiedlicher Höhe und durch Einsatzmittel (BT 2017[7]).

Aktuelle Studienlage zu Verletzungen bei Polizisten

- Eine Untersuchung der Verletzungen bei Polizisten der südafrikanischen Polizeikräfte konnte eine jährliche Inzidenz von 4,3 % bis 6,8 % über die Jahre 2013 bis 2016 erheben (SAPS 2016[8]; SAPS 2015[9]; SAPS 2014[10]).
- In verschiedenen Ländern (USA, Indien, Kanada) führten Verkehrsunfälle während der Dienstausübung zu schwerwiegenden Unfällen und Ausfällen (Chen et al. 2015[11]; Berg et al. 2006[12]; Ellis, Choi, Blaus 1993[13]; Larsen, Aisbett, Silk 2016[14]; Ferguson et al. 2011[15]; Thejus et al. 2013[16]; Brandl 1996[17]; James 2015[18]).
- Eine in Mexiko an Polizeikräften durchgeführte Studie konnte ein erhöhtes Risiko einer Übertragung von HIV und anderer viraler Infektionen mit dem Erfordernis einer Postexpositionsprophylaxe nachweisen (Mittal et al. 2016[19]).
- Lesage et al. konnten bei 1692 französischen Polizisten eine nahezu doppelt so hohe Inzidenz an Hörstürzen im Vergleich zu regulären Beamten des Staatsdienstes ermitteln (Lesage et al. 2009[20]).

NIEMALS VERGESSEN!

- Sturzverletzungen bei Einsatzkräften und Demonstrierenden können die Folge einer Kombination ursächlicher Auslöser (Kausalkette) sein.
- Mitunter kann eine absichtlich beigebrachte Verletzung durch ein Geschoss o. Ä. den Sturz begünstigt haben. Deshalb ist es zwingend erforderlich, im Rahmen der körperlichen Untersuchung jeden Quadratzentimeter der Haut zu untersuchen!

2.13.2 Chemische, biologische und physikalische Noxen

Einsatzlagen bei Demonstrationen machen mitunter den Einsatz von Tränengas (ω-Chloracetophenon) erforderlich. Diese können zu Reizungen der Augen, des Respirationstraktes und der Haut in Form einer Dermatitis führen (Treudler et al. 1999[21]).

Für alle Einsatzkräfte verbindlich ist das konsequente Tragen der *Persönlichen Schutzausrüstung (PSA)* bei Einsätzen mit potenziellen biologischen Risiken. Einer der wenigen positiven Effekte der Covid-19-Pandemie ist, dass die Bereitschaft, im Rettungsdienst die PSA bei relevanten Einsätzen anzulegen, gestiegen ist.

Der Einsatz eines *Mund-Nase-Schutzes* in Form einer FFP2-Maske („Filtering Face Piece" der Schutzstufe 2) war während der Pandemie nicht mehr wegzudenken und schützt nachweislich Einsatzkräfte. Masken und *Schutzbrillen* können bisweilen vor Inokulation von Erregern schützen, insbesondere wenn Einsatzkräfte bespuckt oder angehustet werden. Bei Einsätzen im Drogenmilieu kann es zu akzidentellen oder vorsätzlichen Verletzungen durch kontaminierte Nadeln kommen (Mittal et al. 2016[19]).

Nicht zu unterschätzen ist zudem die Möglichkeit einer Schädigung des Gehörs durch Lärm. Folgende Quellen können infrage kommen (ILO 2012[22]):

- Sirene und Martinshorn
- Abschuss von Feuerwaffen
- Einsatz von Megaphonen
- Einsatz von Blend- und Rauchgranaten

2.13.3 Thermische Einflüsse

Taktische Einsatzlagen können mitunter von langer Dauer sein. Ist es für das Rettungsdienstpersonal bisweilen vertretbar, Schutz vor verschiedenen Einflüssen (u. a. Witterung) im Rettungswagen zu suchen, ist dies für Polizeibeamte nicht jederzeit möglich. Diese können über Stunden Hitze, Kälte und/oder Feuchtigkeit ausgesetzt sein. Weiterhin haben sie je nach Lage ihre PSA zu tragen, die mitunter eine Dehydratation forcieren kann. Hier gilt es, durch regelmäßige adäquate Hydratation und Nahrungszufuhr vorzubeugen und bei zeitintensiven Einsätzen ausreichend Getränke und Nahrung mitzuführen bzw. bereitzustellen.

Der Rettungsdienst sollte hinsichtlich etwaiger *Witterungseinflüsse* insoweit vorbereitet sein, dass je nach thermischen Bedingungen das Fahrzeug für eine Patientenversorgung gekühlt oder geheizt werden kann.

Relevante Hitzeschäden sind Sonnenbrand (Verbrennung Grad I), Dehydration, Sonnenstich und/oder Hitzschlag. *Cave:* Die verschiedenen Hitzeschäden können sowohl einzeln als auch gemeinsam auftreten! Wichtigstes Gebot ist insbesondere beim Hitzschlag Kühlung, Sauerstoffgabe, differenziertes Flüssigkeitsmanagement und die weiterführende intensivmedizinische Therapie zur Vermeidung von Organschäden (Asmara 2020[23]).

In kalten Wetterlagen kann es zu signifikanten Unterkühlungen oder sogar Erfrierungen kommen. Zur Therapie und Management der Hypothermie sei auf das ▶ Kapitel 3.10 verwiesen.

DOS AND DON'TS

bei einsatztypischen Verletzungen und Erkrankungen

Dos

- Prävention durch intensives körperliches Training.
- Tragen der Persönlichen Schutzausrüstung (PSA), i. e. S. Protektoren/Helme
- Meldung der Verletzung (Statistik, Versorgungsanspruch etc.)

Don'ts

- Bagatellisieren von Unfällen (Gefahr einer posttraumatischen Belastungsstörung)
- Grunderkrankungen (Diabetes mellitus, KHK etc.) unbeachtet lassen im Hinblick auf eine geeignete Verwendung im Dienst

NACH DER GOLDEN HOUR WEISS ICH, DASS …

- … Verletzungen bei Einsatzbeamten häufig sind.
- … bei Absturzverletzungen im Sinne eines Fast-Roping Schädel, Rücken mit Wirbelsäule, Retroperitoneum, Becken und Femur betroffen sein können.
- … beim Fast-Roping mit 30 % mehrheitlich die Sprunggelenke verletzt sind.
- … Einsatzbeamte und Rettungsdienst einem erhöhten Infektionsrisiko unterliegen.
- … das Tragen der PSA zu jeder Zeit erwogen werden sollte.
- … vermeintlich kleine Verletzungen im Verlauf der Zeit über eine Arbeitsunfähigkeit in einer Berufsunfähigkeit mit der Gefahr einer PTBS münden können.
- … ein Hitzschlag oder eine Hypothermie als Extremform der Reaktion auf Witterungseinflüsse erkannt und eine intensivmedizinische Therapie angebahnt werden muss.

Literatur

[1] Kragh JF Jr, Taylor DC. Fast-roping injuries among Army Rangers: a retrospective survey of an elite airborne battalion. Mil Med. 1995;160(6):277–279

[2] Rauch S, Schenk K, Strapazzon G et al. Suspension syndrome: a potentially fatal vagally mediated circulatory collapse-an experimental randomized crossover trial. Eur J Appl Physiol. 2019;119(6):1353–1365. https://doi.org/10.1007/s00421-019-04126-5

[3] Schwartz RB, McManus Jr. JG, Swienton RE. Tactical Emergency Medicine. 1st ed. Philadelphia: Lippincott Williams & Wilkins, 2008

[4] Rauch S, Schenk K, Gatterer H et al. Venous Pooling in Suspension Syndrome Assessed with Ultrasound. Wilderness Environ Med. 2020;31(2):204–208. https://doi.org/10.1016/j.wem.2019.08.012

[5] Lechner R, Staps E, Brugger H, Rauch S. Notärztliche Strategie beim Hängetrauma. Notarzt. 2018;34(03):156–161. https://doi.org/10.1055/a-0632-3733

[6] Rauch S, Lechner R, Strapazzon G, Mortimer RB, Ellerton J, Skaiaa SC, Huber T, Brugger H, Pasquier M, Paal P. Suspension syndrome: a scoping review and recommendations from the International Commission for Mountain Emergency Medicine (ICAR MEDCOM). Scand J Trauma Resusc Emerg Med. 2023;31(1):95. https://doi.org/10.1186/s13049-023-01164-z

[7] BT – Deutscher Bundestag. Verletzte Bundespolizisten bei G20-Gipfel. Inneres, Antwort, hib 521/2017 vom 20.09.2017. Online unter: https://www.bundestag.de/webarchiv/presse/hib/2017_09/527010-527010 [letzter Aufruf: 05.03.2024]

[8] SAPS – South African Police Service. Annual Report 2015/16. Pretoria: South Africa; 2016

[9] SAPS – South African Police Service. Annual report 2014/15. Pretoria: South Africa; 2015

[10] SAPS – South African Police Service. Annual Report 2013/14. Pretoria: South Africa; 2014

[11] Chen Y, Hsu C, Wang CC, Tsai P, Wang C, Chen M, et al. Particulate Matter Exposure in a Police Station Located near a Highway. Int J Environ Res Public Heal. 2015;12:14541–14556

[12] Berg AM, Hem E, Lau B, Ekeberg Ø. An exploration of job stress and health in the Norwegian police service : a cross sectional study. J Occup Med Toxicol. 2006;1(1):1–26

[13] Ellis D, Choi A, Blaus C. Injuries to police officers attending domestic disturbances: An empirical study. Can J Criminol. 1993;35:149

[14] Larsen B, Aisbett B, Silk A. The Injury Profile of an Australian Specialist Policing Unit. Int J Environ Res Public Health. 2016;13:370

[15] Ferguson P, Prenzler T, Sarre R, Caires B, De de Caires B. Police and Security Officer Experiences of Occupational Violence and Injury in Australia. Int J Police Sci Manag. 2011;13(3):223–233

[16] Thejus T, Jayakrishnan T, Meharoof R, Jeeja MC. Pattern of occupational injury and its effect on the health of male police of male police officers in Calicut, India. An Trop Med Public Heal. 2013;6(6):622–626

[17] Brandl SG. In the line of duty: a descriptive analysis of police assaults and accidents. J Crim Justice. 1996;24:255–264

[18] James SM. Distracted driving impairs police patrol officer driving performance. Polic An Int J Police Strateg Manag. 2015;38(3):505–516

[19] Mittal ML, Beletsky L, Patiño E, Abramovitz D, Rocha T, Arredondo J, Bañuelos A, Rangel G, Strathdee SA. Prevalence and correlates of needle-stick injuries among active duty police officers in Tijuana, Mexico. J Int AIDS Soc. 2016;19(4Suppl3):20874. https://doi.org/10.7448/IAS.19.4.20874

[20] Lesage FX, Jovenin N, Deschamps F, Vincent S. Noise-induced hearing loss in French police officers. Occup Med (Lond). 2009;59(7):483–486. https://doi.org/10.1093/occmed/kqp091

[21] Treudler R, Tebbe B, Krasagakis K, Orfanos CE. Occupational contact dermatitis due to 2-chloracetophenone tear gas Case reports. Br J Dermatol. 1999;140:513–534

[22] ILO – International Labour Organization. International Hazard Datasheets on Occupation: Police/Law Enforcement Officer. Geneva: International Labour Office; 2012.

[23] Asmara IGY. Diagnosis and Management of Heatstroke. Acta Med Indones. 2020;52(1):90–97

2.14 Besondere Patientengruppen in Bedrohungslagen

Mark Schoberer, Elmar Rose, Fabian Spies, Gereon Schälte

Five Bullets auf dem Weg zum Einsatz

- Beim Krampfanfall des *Säuglings* immer an das Schütteltrauma denken.
- *Kinder und Jugendliche* sind potenzielle Opfer von Gewalt- und Amoktaten und verstecken sich vielfach.
- Gewalt gegen *Frauen allgemein* und *Schwangere* tritt häufig auf.
- *Gebrechliche Patienten* (hochbetagte, pflegebedürftige und Menschen mit Behinderung) werden Opfer von Missbrauch sowie Gewalttaten und erleiden, bedingt durch (altersspezifische) Veränderungen, häufig schwerere Verletzungen bei Anschlägen. Bezugspersonen einbinden, nicht mit rationalen Handlungen der Patienten rechnen.
- Bei längeren Geisellagen kann sich die gesundheitliche Situation vorerkrankter Personen deutlich verschlechtern.

2.14.1 Kinder

Kinder sind bei gewaltsamen Konflikten nahezu ausnahmslos als unbeteiligte Opfer, regional jedoch zunehmend häufig auch als „Kindersoldaten" betroffen. Als besondere Personengruppe bedürfen sie insbesondere vor dem jugendlichen Alter einer intensiveren Beachtung bei Gefahrensituationen, so z. B. bei der Evakuierung aus Gefahrenzonen. Zudem sind die personellen Ressourcen mit hoher Expertise bei der Versorgung pädiatrischer Traumata sowohl präklinisch als auch innerklinisch häufig limitiert.
Im Vergleich zu Erwachsenen bestehen bei Kindern Unterschiede hinsichtlich der Verletzungsmuster und klinischen Zeichen nach Traumata. In vielen Bereichen werden, in Ermangelung evidenzbasierter Daten, Algorithmen und therapeutische Standards aus der Erwachsenenmedizin übernommen. Kinder finden in den einschlägigen Richtlinien zur Triage keine spezifische Berücksichtigung. Sie sind also nach den gleichen Kriterien zu triagieren wie andere Patientengruppen.
Als wesentliche Mechanismen sind Sturzverletzungen, Unfälle mit Kraftfahrzeugen, Explosionstraumata inklusive der assoziierten Verbrennungen, Schussverletzungen und Verletzungen durch chemische Kampfstoffe zu nennen. Ein besonderes Verletzungsmuster durch Gewaltanwendung bei Säuglingen stellt das Schütteltrauma dar.
Prinzipien der Taktischen Medizin, welche den Umfang der Erstversorgung des Patienten gemäß TECC oder TCCC beschreiben, gelten kongruent zu den Leitlinien für Erwachsene.
Aufgrund der besonderen Physiognomie sind schwere Kopfverletzungen bei Kindern häufiger und mit einer hohen Mortalität assoziiert. Die Größe der intrathorakalen, abdominellen Organe im Verhältnis zur Körperoberfläche, der physiologische Zwerchfelltiefstand sowie der dünne Weichteilmantel und das flexible Thoraxskelett erhöhen die Wahrscheinlichkeit für Verletzungen in den genannten Bereichen auch ohne assoziierte Rippenfrakturen. Darüber hinaus begünstigt die relativ gesehen größere Körperoberfläche die Gefahr einer relevanten Hypothermie sowie einer höheren Konzentration über die Haut resorbierbarer chemischer Kampfstoffe (Debus et al. 2014[1]).
Als weitere Besonderheit im Kindesalter ist das niedrigere Blutvolumen zu nennen, wodurch ein Blutverlust – auch bei scheinbar nicht ausgeprägter Hämorrhagie – schnell ein lebensbedrohliches Ausmaß annimmt (Rayes, Dong, Hirashima 2022[2]).

Primary Survey

Diese erfolgt analog dem xABCDE- bzw. MARCH-Schema. Im Rahmen des Primary Survey (Erstuntersuchung) hat das Erkennen und die Versorgung kritischer Blutungen höchste Priorität.

Kritische Blutung

Die (assistierende) Kompression blutender Wunden durch den nicht gefahrlos zugänglichen Verletzten selbst kann allenfalls ab dem Schulkinde-

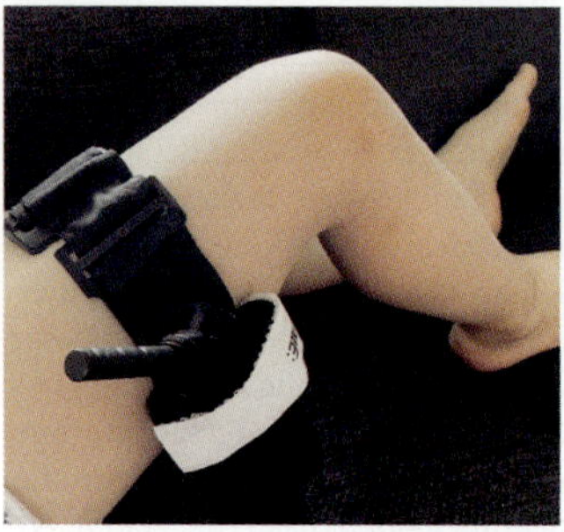

Abb. 2.36 Anlage eines Tourniquets (CAT 6) am Oberschenkel eines 4-jährigen Kindes (Übung). Hierbei gilt es zu beachten, dass die Platte des Tourniquets flächig auf der Extremität zum Liegen kommen muss, um den notwendigen Druck ausüben zu können. Weiterhin sind Überlängen des Bandes zu sichern. [P1400]

salter bewerkstelligt werden. Über die Behandlung von Blutungen an den Extremitäten sowie von Amputationsverletzungen mit einem *Tourniquet* besteht auch bei Kindern ein breiter Konsens. Die Anwendung ist in der Regel auch durch Laien ohne vorheriges Training möglich.

Für Erwachsene konzipierte Tourniquets können auch bei Kindern effektiv eingesetzt werden. In Studien mit dem Combat Application Tourniquet® (CAT®) der 7. Generation konnte bei Kindern > 2 Jahren dopplersonografisch ein sicheres Sistieren der arteriellen Perfusion nachgewiesen werden. Speziell für den Einsatz bei Kindern entwickelte Tourniquets werden nur selten vorgehalten. Die Anlagestellen und Prinzipien sind bei Kinder und Erwachsenen identisch (Charlton et al. 2021[3]; Kelly et al. 2020[4]; ▶ Abb. 2.36).

Sollte aufgrund der Körpergröße des Kindes ein Tourniquet nicht suffizient einsetzbar sein, muss und kann eine ausreichende Kompression über einen *Druckverband* (Notverband, Israeli-Bandage) oder manuell erreicht werden.

Bei stark blutenden Wunden, bei denen der Einsatz eines Tourniquetes anatomisch bedingt schwerfällt, können auch bei Kindern hämostatische Wunddressings (z. B. auf Chitosanbasis) angewendet werden (Misgav et al. 2014[5]).

Bei mutmaßlichen Verletzungen des Beckens, die durch eine Blutung (v. a. aus dem venösen Plexus) zu einer kritischen Hämorrhagie führen können, soll eine Kompression durch eine *Beckenschlinge* durchgeführt werden. Bei kleineren Kindern, für welche die üblicherweise verwendeten Systeme nicht suffizient einsetzbar sind, wird eine Kompression durch Umschlingen mit „geknebelten" Tüchern (z. B. Rettungsdecke) realisiert.

Liegt eine präklinisch nicht ausreichend kontrollierbare Blutung vor, sind alle Interventionen auf unbedingt notwendige Maßnahmen zu reduzieren, um die Zeit bis zu einer operativen Versorgung zu verkürzen.

Atmung

Die Beherrschung des kindlichen Atemwegs stellt insbesondere unter präklinischen Bedingungen für das nicht pädiatrisch spezialisierte Team eine Herausforderung dar. Insbesondere im Säuglings- und Kleinkindesalter besteht eine verkürzte Apnoetoleranz sowie eine anatomisch bedingte erhöhte Tendenz zum Atemwegskollaps. Die *Hypoxie* ist im Kindesalter die häufigste Ursache für einen Kreislaufstillstand.

Die Sicherung des Atemwegs mittels Tubus oder *Larynxmaske* muss bei nicht atmenden Kindern oder Kindern mit Schnappatmung erfolgen. In allen anderen Situationen mit respiratorischer Instabilität (SpO_2 < 90 %, trotz effektiver Sauerstoffgabe), bei schwerem Schädel-Hirn-Trauma, traumaassoziierter hämodynamischer Instabilität sowie bei relevantem Thoraxtrauma sollte vor einer präklinischen Narkoseeinleitung eine sorgfältige *Risiko-Nutzen-Analyse* erfolgen. Es besteht bei Kindern ein hohes Risiko für frustrane Intubationsversuche oder *Tubusfehllagen*. Überbrückend können Guedel- oder Wendltuben ggf. auch ein nasopharyngeal (in CPAP-Position) vorgeschobener Endotrachealtubus, eingesetzt werden wie auch eine SGA (Larynxmaske). Bei Explosionsverletzungen muss immer mit dem Vorliegen eines Inhalationstraumas gerechnet werden. Aufgrund der anatomischen Enge des kindlichen Atemwegs kommt es bei thermisch bedingten Schwellungen des Larynx häufiger zu einer respiratorischen Insuffizienz, sodass hier eine prophylaktische Intubation sinnvoll sein kann.

Rückfallebenen und alternative Atemwegs-Devices müssen vor Beginn einer *Narkoseeinleitung* eingeplant werden. Bis zum Kleinkindalter sowie bei hypoxiegefährdeten Kindern aller Altersklassen soll zur Intubation die pädiatrisch modifizierte Rapid Sequence Induction (RSI) erfolgen. Die Verwendung von Dosiertabellen bzw. Notfall-Linealen (z. B. Broselow-Tape®) erhöht die Sicherheit bei der Medikation zur Narkoseeinleitung. Für die vieldiskutierte Zurückhaltung bei der Gabe von Ketamin bzw. Esketamin bei Patienten mit Schädel-Hirn-Trauma gibt es keine Evidenz, sodass die Vorteile der Erhaltung stabiler Kreislaufverhältnisse das Medikament zu einer geeigneten Alternative für die präklinische Narkoseeinleitung (Dosierung ab 2 mg/kg) machen. Als Muskelrelaxans kommen für alle Altersklassen Substanzen mit kurzer Anschlagzeit wie Rocuronium oder Succinylcholin (1 mg/kg) infrage (Bar-Joseph et al. 2009[6]).

Kreislauf (Circulation)

Ein Schockzustand durch Blutverluste sollte zur Vermeidung von Sekundärschäden auch im Kindesalter schnellstmöglich therapiert werden. Ein Blutverlust von bis zu 45 % kann bei Kindern ohne relevante *Schocksymptomatik* einhergehen. Die arterielle Hypotension tritt als Schockzeichen in den Hintergrund. Als Kompensationsmechanismen bei Hypovolämie kommt es zunächst zu einer Tachykardie und Erhöhung des peripheren Gefäßwiderstands, ein *Blutdruckabfall* folgt erst sekundär.

Isolierte *Kreislaufparameter* sind zudem altersabhängig variabel und daher zur Einschätzung der Schwere einer Hypovolämie wenig geeignet. Vielmehr ergibt sich ein Gesamtbild aus Vitalparametern und klinischen Untersuchungsbefunden wie Vigilanz, Hautkolorit und Capillary Refill Time (CRT). Die Bestimmung der CRT sollte standardisiert durch moderaten Fingerdruck für 5 Sekunden auf das Sternum des Kindes erfolgen. Eine CRT > 2 Sekunden gilt als pathologisch. Die Entwicklung einer Bradykardie kann ein Zeichen für einen bevorstehenden Kreislaufstillstand sein (Fleming et al. 2015[7]).

Zur Identifizierung vital bedrohter Kinder werden im primären Ranking zur initialen Orientierung im Rettungsdienst darüber hinaus die kinderspezifischen Indikatoren Zyanose, Nasenflügeln, Blässe, Lethargie und punktförmige Hauteinblutungen genannt (DGKM/BBK 2016[8]).

Die Etablierung eines intravenösen Zugangs ist bei einem zentralisierten Kind häufig nicht möglich, sodass frühzeitig ein *intraossärer Zugangsweg* etabliert werden sollte. Die Volumentherapie erfolgt mit einer Vollelektrolytlösung (repetitiver Flüssigkeitsbolus, 20 ml/kg), bei fehlender Effizienz auch mit Kolloidlösungen. Nach jedem Volumenbolus sollten die oben genannten Vital-*Parameter reevaluiert* und die Therapie ggf. wiederholt werden. Nach dreimaliger Volumengabe kann der zusätzliche Einsatz von Vasokonstriktoren erwogen werden. Die Dosierung von Noradrenalin oder Adrenalin erfolgt streng gewichtsadaptiert. Ein einfaches Dosierungsschema bei einer Konzentration von 1000 µg/50 ml ist, als Startlaufrate (ml/h) das Körpergewicht (kg), geteilt durch 3, zu wählen, dann beträgt die Dosierung 0,1 µg/kg/min (DGKCH 2020[9]).

Die akute *Koagulopathie* beim Traumapatienten, begünstigt durch Verlust von Gerinnungsfaktoren, Hypothermie, Azidose und Dilution mit Infusionslösungen, ist auch beim Kind Risikofaktor für eine erhöhte Mortalität. Der Wärmeerhalt hat aus diesen Gründen einen besonders hohen Stellenwert. Ob allerdings Konzepte der Damage Control Resuscitation (DCR) mit entsprechenden Massentransfusionsprotokollen aus der Erwachsenenmedizin unverändert auf das Kindesalter übertragbar sind, ist unklar. Ein Transfusionsregime mit hohem Plasma-Erythrozytenkonzentrat-Verhältnis war in verschiedenen Untersuchungen vorteilhaft. Für den Einsatz der permissiven Hypotonie bei nicht kontrollierbarer Blutung im Kindesalter gibt es aktuell keine Evidenz (Russell et al. 2023[10]).

Die präklinische Verwendung von Tranexamsäure hingegen führt mindestens beim *„combat"assoziierten Trauma* zu einer Reduktion des Transfusionsbedarfs und einer verbesserten Prognose. Eine erhöhte Rate an thrombembolischen Komplikationen wurde in keiner Studie bei Kindern gesehen, sodass der Einsatz im Zweifelsfall befürwortet werden sollte. Die gewichtsadaptierte, auf den Erfahrungen aus der perioperativen Anwendung beruhende Dosierung beträgt 10–20 mg/kgKG (Eckert et al. 2014[11]).

Thoraxtraumata sind im Kindesalter wie bei Erwachsenen mit einer hohen Mortalität assoziiert. Der elastische, knöcherne Thorax resorbiert wenig Energie, sodass intrathorakale Organe einem höheren Verletzungsrisiko ausgesetzt sind. Klinische Zeichen für Lungenverletzungen sind thorakale Prellmarken, Tachydyspnoe, Hypoxie, Hautemphysem und die obere Einflussstauung (Störmann et al. 2018[12]).

An einen *Spannungspneumothorax* muss bei rascher Kreislaufdekompensation bei o.g. Klinik gedacht werden und eine sofortige Entlastung

Tab. 2.16 Einsatz von Venenverweilkanüle bzw. Thoraxdrainage bei Kindern verschiedenen Alters

	Neugeborenes/Säugling	Kleinkind	Schulkind
Venenverweilkanüle	18 G	16 G	14 G
Thoraxdrainage	(10–)12 Ch	14(–16) Ch	16(–20) Ch

nach sich ziehen. Bis zum Vorschulalter sollte die Drainierung im 4. Interkostalraum (ICR) der vorderen Axillarlinie erfolgen, danach kann auch im 2. ICR medioclaviculär drainiert werden. Aufgrund der anatomischen Verhältnisse gelingt eine Minithorakotomie erst ab dem Schulkindesalter, davor muss eine *Entlastungspunktion* z. B. mit einer Venenverweilkanüle erfolgen (Terboven et al. 2019[13]; ▶ Tab. 2.16).

Schädel-Hirn-Trauma

26 % aller stationär behandelten Schädel-Hirn-Traumata (SHT) in Deutschland betreffen Kinder unter 15 Jahren, die höchste Inzidenz betrifft dabei Kinder im Vorschulalter. Der Anteil leichter SHT liegt bei > 90 % aller SHT, mittelgradige und Schwere SHT machen je nach Erhebung zwischen 2,7 % und 9 % aus, die Mortalität beträgt 0,5 %.

Die Einteilung in Schweregrade erfolgt bei Kindern analog dem Vorgehen bei Erwachsenen anhand der Schwere der Bewusstseinsstörung mittels Glasgow Coma Scale (GCS) (Kochanek et al. 2019[14]). Die Schwere kann bereits im Rahmen der präklinischen Stabilisierung beurteilt werden (GNPI 2022[15]). Eine *modifizierte Glasgow Coma Scale* für Kinder < 3 Jahren findet sich in ▶ Tab. 2.17.

Jede ein- oder beidseitige weite Pupille (Mydriasis) weist bei fehlendem Bewusstsein auf akute Lebensgefahr hin und muss, sofern die Triagesi-

Tab. 2.17 Modifizierte Glasgow Coma Scale für Kinder unter 3 Jahren (nach Kochanek et al. 2019[14]; GNPI 2022[15]) [H352-001]

Punkte	Augen öffnen	Beste verbale Reaktion	Beste motorische Reaktion
6			Spontane Bewegung
5		Lautieren	Abwehr von Berührungen
4	Spontan	Irritables Schreien	Abwehr von Schmerzreizen
3	Bei Ansprache	Schreien	Beugesynergismen auf Schmerzreiz
2	Bei Schmerzreiz	Stöhnen oder Jammern	Strecksynergismen auf Schmerzreiz
1	Keine Reaktion	Keine verbale Reaktion	Keine Reaktion auf Schmerzreiz

tuation es zulässt, notfallmäßig abgeklärt werden. Dabei ist die Prognose von Kindern mit dieser Befundkonstellation kritisch, aber günstiger als bei Erwachsenen. Sekundäres Eintrüben der Vigilanz nach primär erhaltenem Bewusstsein ist verdächtig auf intrakranielle Blutungen (Emami et al. 2017[16]).

Die *Leitlinie* zum SHT im Kindes- und Jugendalter (GNPI 2022[15]) empfiehlt für die Kreislaufstabilisierung mindestens eine arterielle Normotension (syst. Blutdruck > 5. Altersperzentile), weist aber darauf hin, dass gemäß der Studienlage eher höhere Werte angestrebt werden sollen (50. bis > 75. Altersperzentile). Eine Hypervolämie sollte im Rahmen der Kreislaufstabilisierung mittels kristalloider Lösungen vermieden werden, bei volumenrefraktärem Schock kann bereits präklinisch eine Katecholamintherapie indiziert sein (z. B. Norepinephrin 0,05–0,5 µg/kg/min).

Zur Einleitung einer Intubation wird die Co-Medikation aus Esketamin und Rocuronium empfohlen. Normoxämie und Normokapnie sind bei der mechanischen und unterstützenden Beatmung zum Schutz vor Sekundärschäden anzustreben. Medikamentöse Maßnahmen der Hirndrucksenkung sowie eine mögliche Hyperventilation zur Senkung des Hirndrucks sind nicht allgemein empfohlen, ihr Einsatz liegt im Ermessen des behandelnden Arztes. Glukokortikoide werden nicht empfohlen.

Die Mehrzahl tödlicher SHT von Kindern vor dem dritten Lebensjahr sind nicht akzidentell (NASHT), also Folge einer *Misshandlung* (Choudhary et al. 2018[17]). Besonders gefährdet sind junge Säuglinge (medianes Alter 4 Monate). Klinisch fallen die Kinder durch unklare Bewusstseins- und Atemstörungen sowie Krampfanfälle auf. Anamnestisch hinweisend sind die Negation eines Traumas oder eine inadäquate Trauma-Anamnese, welche die Schwere des tatsächlichen Traumas nicht oder nicht gut erklären kann. Die häufig als Erklärung vorgebrachten Stürze aus niedriger Fallhöhe können Schädelfrakturen und Epiduralblutungen auslösen, führen aber in der Regel nicht zu primären Hirnverletzungen (Duhaime, Christian 2019[18]). Ebenso suspekt sind inkonsistente anamnestische Angaben im Verlauf bzw. durch verschiedene Zeugen. Typische Befunde sind schwere, häufig mehrzeitige Verletzungen, insbesondere subdurale Hämatome (bei Mehrzeitigkeit auch Hygrome) sowie Netzhauteinblutungen.

Jedes Kind mit *suspektem SHT* sollte sorgfältig auf Begleitverletzungen untersucht werden. 18 % bis 55 % der missbrauchten Kinder haben Knochenbrüche, ebenfalls häufig multilokulär und mehrzeitig (Choudhary et al. 2018[17]; Duhaime, Christian 2019[18]).

Secondary Survey

Im Rahmen des Secondary Survey (Zweituntersuchung) werden Verletzungen erfasst, die nicht zu einer unmittelbaren Lebensbedrohung führen.

Thermische Verletzungen

Hierzu zählen einerseits *Verbrennungen,* die z. B. im Rahmen von Explosionstraumata auftreten. Es handelt sich fast nie um isolierte Verlet-

zungen, sie beeinflussen aber abhängig von ihrer Ausdehnung in erheblichem Maße die Gesamtprognose der Patienten.
Die Ausdehnung der Verbrennung wird am einfachsten mit der Handflächen-Regel bestimmt: eine Handfläche mit ausgestreckten Fingern des Patienten entspricht 1 % der Körperoberfläche (s. ▶ Kapitel 2.8).
Eine Kühlung empfiehlt sich nur bei kleinflächigen Verbrennungen und nur in den ersten Minuten nach dem Trauma mit mindestens 20 °C kaltem Wasser. Vermieden werden sollte in jedem Fall die Entwicklung einer Hypothermie, da die resultierende Vasokonstriktion zu einer Zunahme der Verbrennungsausmaße führt. Zur Wundversorgung empfiehlt sich steriles, nichtadhäsives Verbandsmaterial, z. B. aus aluminisiertem Vlies. Bereits ab 10 % verbrannter Körperoberfläche kann das entstehende Kapillarleck zu einem intravasalen Volumendefizit bis hin zur Ausbildung eines Volumenmangelschocks führen, eine Substitution sollte präklinisch mit 10 ml/kg/h balancierter Elektrolylösung erfolgen. Hyperinfusionsschemata (z. B. modifiziert nach Parkland) sind für die innerklinische Behandlung vorgesehen (DGKCH 2009[19]).

Abdomen

Abdominelle Verletzungen betreffen fast immer Milz, Leber oder Nieren. Aufgrund der im Vergleich zum Erwachsenen dickeren und elastischen Organkapsel handelt es sich häufig um intraparenchymatöse Verletzungen oder subkapsuläre Hämatome. Die *Gefahr, abdominelle Verletzungen zu übersehen,* ist umso größer, je jünger das Kind ist, insbesondere da eine präzise Schmerzlokalisation meist nicht erfolgen kann. Hinweisende Zeichen können Prellmarken und Abwehrspannung sein. Als Folge von Explosionstraumata treten Rupturen von intestinalen Strukturen, mesenterielle Scherverletzungen oder Luftembolien auf. Die Therapie erfolgt symptomatisch und schnellstmöglich chirurgisch.

Extremitäten

Bei Traumata an den Extremitäten sind knöcherne Verletzungen häufig, oftmals verursachen z. B. Schussverletzungen ausgedehnte Defekte der Schaftknochen. Mit begleitenden Verletzungen von peripheren Nerven oder arteriellen Gefäßen muss gerechnet werden. Trotz allem weisen diese Verletzungen im Kindesalter eine gute Prognose auf (Bertani et al. 2015[20]; ▶ Abb. 2.37).
Präklinisch ist neben der Blutstillung auf die Reponierung von Fehlstellungen und auf eine konsequente Immobilisation durch Schienung, z. B. Splints, zu achten (Alexa et al. 2018[21]).

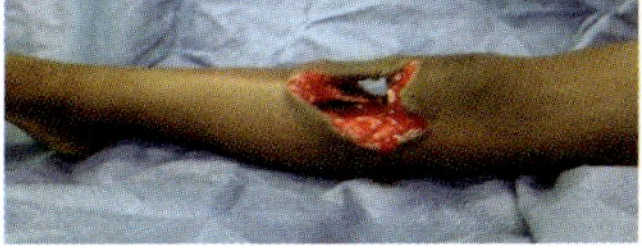

Abb. 2.37 4-jähriges Mädchen, Schussverletzung proximale Tibia [P1409]

Verletzungen der Wirbelsäule sind bei Kindern vor dem Jugendalter insgesamt seltener. Eine relative Häufung besteht hingegen für Halswirbelsäulen-Traumata, oftmals auch mit neurologischen Komplikationen. Entsprechende klinische Zeichen zusammen mit typischer Schmerzlokalisation und auffälligem Untersuchungsbefund sollten eine Immobilisation der Halswirbelsäule (HWS) nach sich ziehen. Bei Säuglingen und Kleinkindern gelingt dies durch Zervikalstützen oftmals nur unzureichend, die Fixierung mit Headblocks auf einer Vakuummatratze oder dem Spineboard ist meist effektiver (Voth, Nau 2013[22]).

Analgesie

Eine analgetische Unterversorgung pädiatrischer Traumapatienten ist häufig und sollte unbedingt vermieden werden, auch wenn altersbedingt die Verbalisierung von Schmerzen nicht möglich ist. *Altersadaptierte Schmerzskalen* sollten verwendet werden, um die Schmerzintensität zu quantifizieren und den Erfolg analgetischer Maßnahmen zu messen. Im Gegensatz zum Erwachsenen ist die Etablierung eines intravenösen Zugangs beim Kind oft zeitaufwendig, sodass frühzeitig eine intranasale Medikation mit Fentanyl (1–2 µg/kg) oder S-Ketamin (0,5–1,5 mg/kg) erfolgen sollte. Bei liegendem intravenösem oder intraossärem Zugang ist Piritramid eine Alternative. Zur Komedikation oder bei leichteren Schmerzen kommen Paracetamol, Ibuprofen oder Metamizol infrage (Bailey, Trottier 2016[23]; Nemeth et al. 2019[24]).
Die intraossäre Gabe von Lokalanästhetika zur Analgesie ist obsolet und wird ausdrücklich nicht empfohlen (AkdÄ 2022[25]).

Psychosoziale Notfallversorgung

Ein besonderes Augenmerk sollte auf die psychischen Auswirkungen auf das traumatisierte Kind gelegt werden. Das Projekt „Kind und Katastrophe“ der Medical School Hamburg hat die aktuelle Versorgungslage und die besonderen Bedürfnisse von Kindern in Gefahrenlagen in Deutschland untersucht. Kinder und Jugendliche sind hinsichtlich ihrer Psyche eine *besonders vulnerable Gruppe*. Strukturen, die auf die besonderen Bedürfnisse dieser Altersgruppe eingehen, sind allerdings bislang noch wenig entwickelt. Ereignisse wie der Amoklauf in München oder der Anschlag auf dem Berliner Weihnachtsmarkt haben gezeigt, dass Kinder häufiger als Erwachsene *Traumafolgestörungen* erleiden. Die Inzidenz einer posttraumatischen Belastungsstörung im Kindesalter liegt nach Geiselnahmen oder Terroranschlägen bei über 50 % der Betroffenen. Die psychologische erste Hilfe beinhaltet das Verbringen in eine kindgerechte geschützte Umgebung und die Vermittlung einer sicheren Atmosphäre. Das betroffene Kind darf in der Akutsituation nicht allein gelassen werden. Anwesende Elternteile sollten, wann immer möglich, nicht vom Kind getrennt werden. Grundbedürfnisse wie Wärme und Durststillung aber auch individuelle Bedürfnisse sollten versorgt sein. Die frühe Verbalisierung des Erlebten ist wichtig und fördert die adäquate Verarbeitung.

Kinder müssen noch dringender als Erwachsene vor Medienvertretern oder Schaulustigen sowie vor belastenden Anblicken geschützt werden. Alle Informationen und geplanten Maßnahmen sollten altersgerecht, ruhig und *empathisch* erklärt werden. Beim nicht zu tröstenden Kleinkind ist immer auch an eine insuffiziente Analgesie zu denken (Karutz, Fegert, Blank-Gorki 2020[26]).

NIEMALS VERGESSEN!

- Bei einem Krampfanfall im Säuglingsalter immer an die Option eines Schütteltraumas denken!

2.14.2 Hochbetagte und gebrechliche Patienten

Terroristische Anschläge haben schwerwiegende Auswirkungen auf die Gesundheit und das Wohlbefinden von Menschen jeden Alters. Ältere Menschen stellen jedoch eine *besonders vulnerable Bevölkerungsgruppe* dar und sind bei terroristischen Anschlägen aufgrund ihrer spezifischen altersphysiologischen körperlichen Konstitution (reduzierte Muskelmasse, vermindertes Seh- und Hörvermögen, Störung des Gleichgewichts) und psychischen Verfassung sowie häufig bestehender chronischer Erkrankungen und deren Therapie (Diabetes mellitus: Insulin, Herzrhythmusstörungen und koronare Herzerkrankung: Gerinnungshemmstoffe) einem erhöhten Risiko ausgesetzt. In Summe besitzen betagte Menschen ein erhöhtes Risiko für schwere Verletzungen, insbesondere auch einer Polytraumatisierung und in Summe aller verletzungsbedingter, nachfolgender Komplikationen (Sengstock, Andrews 2012[27]; Baker et al. 2917[28]).

Physische Traumatisierung

Eine physische Traumatisierung erfolgt in der Regel entweder durch direkte Waffenwirkung (Schusswaffen, Messer, stumpfe Gewalt, Fahrzeuge, Schrapnell), das Umsetzen von Explosivstoffen mit nachfolgender, typischer „Blast-Kaskade" oder indirekt durch einstürzende Gebäudeteile, auftreffende Gegenstände oder beispielsweise Sturz auf der Flucht.

Aufgrund der im Alter physiologisch oft reduzierten Knochendichte sind Frakturen mit die häufigsten Verletzungen nach terroristischer Exposition. Hier dominieren Frakturen des Handgelenks, der Hüfte sowie von Becken und Wirbelsäule (Baker et al. 2917[28]; Giannou et al. 2015[29]).

Weichteilverletzungen durch Prellungen oder Schnittverletzungen sind aufgrund einer veränderten Haut- und Gewebetextur im Alter – sowie der häufigen Einnahme von Thrombozytenaggregationshemmern oder/und direkten oralen Antikoagulanzien (DOAK) bzw. von Marcumar – oft Auslöser schwerer Blutungen und großer Weichteilhämatome. Auch haben Verbrennungen schon bei geringerer Intensität und geringerem Ausmaß der betroffenen Körperoberfläche eine deutlich höhere Morbidität

und Letalität (Baker et al. 2917[28]; Giannou et al. 2015[29]). Viele Verletzungen dieser Gruppe sind in Intensität und Inzidenz oft erst Folge einer eingeschränkten oder aufgehobenen Mobilität (Sturz auf der Flucht, keine Möglichkeit, sich dem Trauma zu entziehen). In diesem Kontext sind aus gleichen Gründen auch extra- und intrakranielle Verletzungen sowie intrakranielle Blutungen häufiger und i. d. R. schwerer.
Aus eben diesen altersspezifischen, jedoch physiologischen Veränderungen und Einschränkungen resultiert eine erhöhte Prävalenz von abdominellen Verletzungen (Baker et al. 2917[28]; Giannou et al. 2015[29])Alter per se ist darüber hinaus ein signifikanter Risikofaktor für eine höhere Letalität nach Polytrauma (Bergeron et al. 2003[30]). Aufgrund altersbedingter Veränderungen wie einer verminderten Elastizität der Gefäße, reduzierter Immunfunktion und entsprechend erhöhter Anfälligkeit für Infektionen hatten alte Menschen schlechtere Überlebenschancen (Rizkallah 2017[31]).
Terroranschläge haben nicht nur direkte physisch-traumatische Auswirkungen, sondern können auch zu erheblichen internistischen Problemen führen. Kardiovaskuläre Ereignisse sind dabei eine der häufigen Folgen solcher Ereignisse. Terroranschläge erhöhen das Risiko für Herzinfarkte, Herzrhythmusstörungen und Bluthochdruck (Sengstock, Andrews 2012[32]; Rubin et al. 2007[33]). Auch die Exposition gegenüber Rauch, Staub, Schadstoffen und Chemikalien kann, neben akuten Atemwegsbeschwerden und respiratorischen Störungen, zu einer erhöhten kardiovaskulären Morbidität führen (Lazarus et al. 2018[34]; Schwartz et al. 2012[35]).

Psychische Traumatisierung

Auch ältere Menschen können eine posttraumatische Belastungsstörung (PTBS) entwickeln. Die Leitsymptome – wiederkehrende Flashbacks, Albträume und eine anhaltende psychische Belastung aufgrund des Erlebten – sind dabei identisch mit den Symptomen jüngerer Patienten (Benedek 2007[36]). Die erstmalige Erfahrung von Angst- und Panikstörungen sowie spezifischer Phobien (Gerüche, Musik, Tageszeit) tritt dabei ebenso auf wie sekundäre Depressionen, etwa durch den Verlust von Angehörigen, der Reflexion auf die eigenen (neuen) körperlichen Beeinträchtigungen oder deren Aggravation sowie die Realisation der eigenen Hilflosigkeit und Verletzlichkeit. Vielfach resultieren aus diesen Traumatisierungen ein emotionaler und sozialer Rückzug, Antriebslosigkeit, ein reduzierter Lebenswille sowie die Isolation (Schwartz et al. 2012[35]; Benedek 2007[36]).
Für die Praxis ergeben sich folgende Implikationen: Menschen jenseits der 7. Lebensdekade und mobilitätseingeschränkte Personen sind durch physiologische Einschränkungen und erworbene Krankheiten besonders durch körperliche Traumatisierung gefährdet. Die Folgen körperlicher Schäden können häufig weniger gut kompensiert werden als in Jugend, adoleszent oder im mittleren Lebensalter. Faktoren wie eine vorbestehende Anämie, Herz-Kreislauferkrankungen oder die Einnahme von

Antikoagulanzien potenzieren die Auswirkung physischer Verletzungen, sei es durch einen stärkeren und ggf. nicht beherrschbaren Blutverlust (Antikoagulanzien) oder eine inital bestehende Anämie, dem Wegfall von kardiovaskulären Kompensationsmöglichkeiten durch Erkrankung (Herzrhythmusstörungen, Infarkt, Herzinsuffizienz) oder einer Kombination. Diese lässt ein Missverhältnis von Sauerstoffangebot und -bedarf in Form eines frühen Schockgeschehens (sei es kardiogen oder hämorrhagisch) und seiner pathophysiologischen Konsequenzen früher eintreten.
Betagte Menschen kompensieren weniger und bedürfen einer früheren medizinischen Intervention. Komorbiditäten wie Asthma, stressinduzierte Blutzuckerentgleisungen und hypertone Krisen sind nach den klassischen notfallmedizinischen Algorithmen zu behandeln. Hinsichtlich der erlittenen psychischen Traumata haben die allgemeinen anlassbezogenen psychiatrisch-psychotherapeutischen Interventionen Gültigkeit (Baker et al. 2917[28]; Rizkallah 2017[31]; Sengstock, Andrews 2012[32]).

Antikoagulation

Direkte orale Antikoagulanzien DOAK (Apixaban, Dabigatran, Endoxaban, Rivaroxaban) sind bei Patienten höheren Alters weit verbreitet und werden (wie Marcumar) zur Prophylaxe und Therapie von Thrombosen, Lungenembolien und thrombembolischen Ereignissen bei Vorhofflimmern oder nach Herzklappenersatz eingesetzt. Patienten mit koronarer Herzerkrankung erhalten häufig Aspirin und in Abhängigkeit von erfolgten Stent-Interventionen ggf. eine doppelte Thrombozytenhemmung (z. B. ASS und Clopidorel). Nebenwirkung dieser Substanzen können schwere Blutungskomplikationen, insbesondere Hirnblutungen (z. B. nach Schlaganfall), intrakranielle Blutungen nach Schädel-Hirn-Trauma oder anderen Verletzungen (Frakturen, Platzwunden, Schnittverletzungen) sein. Exemplarisch seien erhebliche (Weichteil-)Einblutungen nach Sturz und/oder Fraktur bzw. schwerste Blutverluste bei einer Kopfplatzwunde genannt.
Aufgrund der unbekannten Medikamenten-Compliance, unbekannter Wirkspiegel und in der Notfallmedizin nicht vorgehaltenen Antidots erfolgt präklinisch ausschließlich eine symptomorientierte Behandlung nach xABCDE. Der frühe Einsatz von Hämostyptika und All-in-one-Verbänden (Notverband „Israeli Bandage“) kann dabei vorteilhaft sein (Landers et al. 2021[37]; Lechner et al. 2023[38]). Spezifische und unspezifische Antidote wie PPSB, Idarucizmab und Andexanet alfa oder die Gabe Thrombocyten kommen erst klinisch, i. d. R. nach Point-of-Care-Testung und/oder Labordiagnostik, zum Einsatz.

2.14.3 Menschen mit Behinderung

Menschen mit Behinderung treten aufgrund ihres physischen oder psychischen Handicaps oft deutlich anders als Menschen ohne Behinderung

2

mit ihrer Umwelt in Interaktion. Neben Einschränkungen in der Mobilität (z. B. Rollstuhlpflichtigkeit) und wichtiger Sinne (Sehen, Hören) gibt es eine große Zahl von Menschen mit kognitiven Einschränkungen, geistiger Behinderung und psychischen Erkrankungen (Mann et al. 2021[39]). Nicht selten liegen auch Kombinationen somatischer und psychischer Einschränkungen im Sinne einer Mehrfachbehinderung vor, die es oft nicht möglich machen, ein Ziel zu formulieren, dieses zu planen und final auszuführen (Fluchtplan, Verstecken). Auch können traumatische Erlebnisse der Vergangenheit zu Flashback und phlegmatischer Starre führen (Mann et al. 2021[39]).

Für Außenstehende sind Behinderungen teils direkt erkennbar (körperliche Einschränkungen, Körperschema, Artikulation), teils bleiben sie zunächst verborgen (Gehörlosigkeit, psychische Erkrankung). Der Kontakt zu vielen Menschen mit Behinderung kann auf „normalem" Weg (Sprache, Gesten) schwierig, teilweise unmöglich sein. Auch der Kontakt zu Menschen mit psychischer oder geistiger Behinderung ist teilweise erschwert. Problem können im Bereich des Sprachverständnisses, des Verstehens und der Interpretation des Gesagten liegen. Umgekehrt verstehen „gesunde" Menschen oft ihr Gegenüber nicht. Vielfach leben Menschen mit Behinderung in Betreuungseinrichtungen oder sind auf eine temporäre oder permanente Unterstützung durch Angehörige oder professionelle Pflege- bzw. Betreuungspersonal angewiesen (Mann et al. 2021[39]; Shpigelman, Gelkopf 2019[40]).

So berichteten Menschen mit körperlichen Behinderungen, Gehörlosigkeit oder Visusverlust über die Barrieren in ihrer Umwelt: Schutzräume können nicht allein erreicht werden, sei es aus Gründen der eingeschränkten Mobilität oder der Orientierungslosigkeit ohne begleitende sehende Personen. Diese Hilflosigkeit führt zu einem höheren Maß an Verletzlichkeit wie auch höherem Stress. Auch besteht häufig ein Kommunikations- und Informationsdefizit, das die Benachrichtigung eines Betreuers verhindert.

Menschen mit Behinderung, die Krieg oder terroristischen Anschlägen ausgesetzt waren, haben ein erhöhtes Risiko für PTBS, nicht aber für Depressionen (Shpigelman, Gelkopf 2019[40]). Menschen mit Behinderung erfahren in ihrem Leben eine 3- bis 5-mal höhere Traumatisierung durch körperliche Gewalt (Mann et al. 2021[39]).

Menschen mit Behinderung bedürfen in Einsätzen spezieller Fürsorge und besonderen Schutzes. Geistig behinderte Menschen verhalten sich oft für Außenstehende wenig präjudizierbar, häufig aufgrund fehlender Kognition bzw. Fehlinterpretation und Angst. Bezugspersonen oder Betreuer um Unterstützung zu bitten wäre eine Möglichkeit, Zugang zu finden und Impulse in die gewünschte Richtung zu setzen. Menschen mit körperlichen Behinderungen benötigen unmittelbare, oft direkte körperliche Hilfe bzw. klare, verständliche Ansagen und Anleitung („auf den Boden, nicht bewegen").

2.14.4 Frauen in Partnerschaften

Sucht man im Rahmen einer Literaturrecherche bei PubMed nach häuslicher Gewalt bei Frauen kommt man auf 15.000 Ergebnisse. Dies reflektiert die Relevanz dieses Themas – lange Zeit ein totgeschwiegenes Thema. Im Jahr 2021 kam es in Deutschland zu 143.016 Fällen von Gewalt in Partnerschaften, wovon 80,3 % weiblich und 19,7 % männlich waren (BKA 2022[41]).

Delikte im Rahmen von Partnerschaftsgewalt 2021 (BKA 2022[41]):
- 59,6 % vorsätzliche einfache Körperverletzung
- 24,2 % Bedrohung, Stalking, Nötigung
- 12,2 % gefährliche Körperverletzung
- 2,5 % Vergewaltigung, sexuelle Nötigung, sexuelle Übergriffe
- 0,3 % Mord und Totschlag
- 1,3 % andere Delikte

Zunehmend wird auf dem Hintergrund der gezielten Verletzung und Tötung von Frauen vom „Femizid" gesprochen. Hierzu haben sich die Bundesländer Niedersachsen und Baden-Württemberg zu einer gemeinsamen Studie zusammengefunden, deren Ergebnisse noch ausstehen (Bartsch, Hellmann, Kinzig 2017[42]).

Bei den infolge von Gewalt in Partnerschaften verstorbenen Opfern waren von 127 Opfern 87 % (n = 111) weiblich. Obwohl der Anstieg der registrierten Fälle trotz Pandemie und Corona-Schutzmaßnahmen lediglich um 0,6 % im Vergleich zum Vorjahr stieg, bewegt sich die Dunkelziffer in einem deutlich höheren Bereich. So ergab die Auswertung des bundesweiten Hilfetelefons „Gewalt gegen Frauen", dass es mit 54.000 Beratungen (2021) zu einem Anstieg von 5 % im Vergleich zum Vorjahr kam (BKA 2022[41]).

Zusätzlich zu den erfassten Delikten (s. Liste oben) kann sich die Gewalt in emotionaler oder psychischer Misshandlung (Drohung, Kinder wegzunehmen; Kontrollverhalten, z. B. Isolation von der Familie) äußern (Garcia-Moreno et al. 2005[43]). Schätzungen der WHO gehen davon aus, dass weltweit über 30 % der Frauen physischer und/oder sexueller Gewalt ausgesetzt sind (WHO 2021[44]).

Studien zum Thema Gewalt in der Partnerschaft

- Eine WHO-Studie (2005) mit 24.000 befragten Frauen in zehn Ländern (Garcia-Moreno et al. 2005[43]) kommt zu dem Ergebnis, dass Frauen vielfachen Gewaltformen in einer Partnerschaft ausgesetzt sind:
  - 13–61 % Gewalt durch den Partner
  - 4–49 % schwere Gewalt durch den Partner
  - 6–59 % sexuelle Gewalt durch den Partner
  - 20–75 % psychische Gewalt durch den Partner
  - Gewalt im Rahmen der Schwangerschaft liegt zwischen 1 % (Stadt, Japan) und 29 % (ländlicher Abschnitt, Peru)

- Eine südafrikanische Studie berichtet von Gewalterfahrungen bei 42 % der 13- bis 23-jährigen Mädchen/Frauen im Rahmen des Datingprozesses (Swart, Seedat, Stevens 2002[45]).
- Eine Review mit Studien aus 19 Ländern zum Thema Gewalt gegen Schwangere ergab (Devries et al. 2010[46]):
  - 2 % Partnerschaftsgewalt in Ländern wie Australien und Dänemark
  - bis zu 13,5 % Partnerschaftsgewalt (z. B. Uganda)
- Weitere Studien zu Gewalt gegen Schwangere:
  - Ägypten: Prävalenz bis 32 % (Campbell et al. 2004[47])
  - Review von Studien aus Afrika: Prävalenz bis 40 % (Shamu et al. 2011[48])

2.14.5 Schwangere

Die Physiologie einer Schwangeren unterschiedet sich gravierend von der einer Nichtschwangeren. Für die Erstversorgung messbare Veränderungen betreffen insbesondere:

- Per se durch Wassereinlagerungen und Gewichtszunahme schwieriger Atemweg
- Hyperventilation mit respiratorischer Alkalose
- Im dritten Trimenon Tachykardie mit Steigerung der Herzfrequenz (HF) zwischen 15 und 20 Schlägen und eine Hypotension mit Blutdruckwerten, die im Vergleich 15–20 mmHg niedriger sein können

Mögliche Auswirkungen körperlicher Gewalt im Rahmen einer Schwangerschaft auf die schwangere Frau und das Ungeborene (Garcia-Moreno et al. 2005[43]):

- Abort
- Verzögerte Feststellung in Pränataldiagnostik
- Totgeburt
- Vorzeitige Wehen
- Frühgeburt
- Verletzungen des Fötus
- Geringeres Körpergewicht, geringere Körpergröße des Fötus

Bei Schwangeren sollte man unabhängig davon, ob es sich um eine Gewalttat handelt oder nicht, je nach Traumamechanismus von stumpfen oder penetrierenden Verletzungen oder Strangulationen ausgehen. Diese können mild bis schwer ausfallen. Schwere Verletzungen sind z. B. bei einem Hochrasanztrauma (Sturz aus großer Höhe, Verkehrsunfall) zu erwarten. Bei solchen Verletzungsmustern liegt das Risiko eines Fruchttods bei 40–50 % (Rubin et al. 2018[49]; Sjömark et al. 2018[50]).

Prinzipiell unterscheidet sich die Versorgung eines Traumas bei Schwangeren nicht von der eines Standardtraumas. Es erfolgt immer die Herangehensweise nach dem xABCDE-Schema nach dem Motto „Treat first, what kills first".

Als isoliert gynäkologische Verletzungen bzw. Probleme können genrell auftreten:

- Vorzeitige Wehen (unter 36. Schwangerschaftswoche)
- Plazentalösung (1–5 %) als Haupttodesursache für die Frucht ohne Letalität der Mutter
- Fruchtwasserembolie
- Uterusruptur (nur 0,06 %) mit nahezu 100-prozentiger Letalität im dritten Trimenon

Deshalb ist es entscheidend, bei einer schwangeren Patientin das Vorhandensein einer vaginalen Blutung zu detektieren. Weiterhin sollte die Erstversorgung in Abhängigkeit vom führenden Trauma in einem Krankenhaus mit Geburtshilfe und ggf. Sectiobereitschaft erfolgen (Krywko et al. 2022[[51]]).

Das Worst-Case-Szenario tritt ein, wenn die Schwangere reanimationspflichtig wird. Die American Heart Association (AHA) hat hierzu klare Empfehlungen für die innerklinische kardiopulmonale Reanimation (CPR) formuliert (Soskin, Yu 2019[[52]]). Mit zunehmender Invasivität der Maßnahmen im Rettungsdienst (mechanische Reanimation, Clamshell-Thorakotomie etc.) muss nach fünf Minuten Reanimation ggf. eine Crash-Sectio vor Ort in Erwägung gezogen werden (O'Grady 2019[[53]]).

2.14.6 Geiseln mit Grunderkrankungen

In zivilen taktischen Lagen bilden die betroffen Personen häufig ein Spektrum der Gesellschaft ab. Patienten können neben den akuten und individuell erlittenen Verletzungen multiple Komorbiditäten haben. Nicht nur, aber insbesondere Geisellagen stellen die Erstversorgenden diesbezüglich vor große Probleme. Mitunter können Geiseln oder betroffene Personen über mehrere Stunden, wenn nicht Tage ihre Dauermedikation nicht einnehmen. Folgende Komorbiditäten können bei ausbleibender Medikamenteneinnahme oder Therapie rasch aggravieren:

- Diabetes mellitus (insulinpflichtig)
- Herzinsuffizienz (mit Einnahme von Diuretika)
- Niereninsuffizienz (terminale, mit u. U. Nierenersatzverfahren)
- Arterieller Hypertonus
- Erkrankungen, die eine Antikoagulation oder Plättchenhemmung erfordern
- Zerebrale Krampfleiden
- Chronisch obstruktive Lungenerkrankung/Asthma bronchiale

Aktuell gibt es keine repräsentativen Studien, die die physische und psychische Befindlichkeit von Menschen nach durchgemachter Geiselhaft untersucht haben. Exemplarisch ist die dreijährige Geiselhaft des US-amerikanischen Lehrers Kevin King in Afghanistan, der unter einer relevanten Herz- und Niereninsuffizienz litt und schlussendlich im Rahmen eines Austausches freigelassen wurde (O'Grady 2019[[53]]; DGU 2022[[54]]).

Geiselnehmer beabsichtigen oft nicht, ihre Geiseln gravierend zu verletzen, verfolgen aber das Ziel, einen Vorteil zu erhandeln (Geld, Gefangenenaustausch, sicherer Transfer). Handelt es sich bei der Geisel hingegen um eine Person, die wichtige Informationen preisgeben kann, werden oft Gewalt und Folter angewandt. Diese können körperliche, psychische Gewalt und Manipulation beinhalten. Dauert die Geisellage länger an, muss bei sich reduzierenden Ressourcen an die Möglichkeit einer Dehydratation und Elektrolytverschiebungen (Hyperkaliämie, Azidose, Hyperglykämie, Erhöhung der Creatinkinase etc.) gedacht werden.
Kommt es im Rahmen der Geiselnahme zu körperlichen Misshandlungen, muss der Erstversorgende ein „doppeltes" Polytrauma therapieren. Je nach körperlicher Haltung (Stresshaltung, enge Zelle/Loch) ist die Geisel über mehrere Stunden oder Tage in einer schmerzhaften Position gewesen, welche eine rasche und suffiziente Analgesie notwendig machen. Hierzu sei auf ▶ Kapitel 3.8 hingewiesen.

DOS AND DON'TS

bei besonderen Patientengruppen

Dos

- Aufmerksam sein; alle Informationen, welche auf eine Misshandlung hinweisen, berücksichtigen.
- Komorbiditäten und Dauermedikation in der Versorgung berücksichtigen.
- Schwangere Patientinnen gemäß xABCDE behandeln und in eine Einrichtung mit geburtshilflicher/gynäkologischer Expertise transportieren.
- Bezugspersonen von Menschen mit Behinderung in Evakuierung und Versorgung einbinden.
- Menschen mit Behinderung aktiv „führen".

Don'ts

- Die Patientenversorgung nach Geisellagen bagatellisieren.
- Eine Anisokorie übersehen.

NACH DER GOLDEN HOUR WEISS ICH, DASS...

- ... Misshandlung ein allgegenwärtiges Thema ist.
- ... ein Schütteltrauma in Form von Krampfanfällen verschleiert sein kann.
- ... bei pflegebedürftigen Patienten bei eingeschränkter Vigilanz immer die Möglichkeit einer Intoxikation oder eine anders herbeigeführte Verletzung bedacht werden muss.
- ... bis zu 40 % der schwangeren Frauen Formen von Misshandlung ausgesetzt sind.
- ... Kinder bei einer Amoklage einen ausgeprägten Überlebenswillen entwickeln und sich häufig verstecken.

- ... eine Geisel neben offensichtlichen Verletzungen, die durch die Geiselnehmer beigebracht wurden, bei Vorliegen relevanter Grunderkrankungen doppelt gefährdet ist.
- ... Menschen mit Behinderung und alte Menschen aus physischen und/oder psychischen Gründen häufig anders als erwartet oder gar nicht reagieren.

Literatur

[1] Debus F, Lefering R, Kühne CA, Ruchholtz S: Verletzungsmuster und präklinische Versorgungvon polytraumatisierten Kindern und Jugendlichen. OUP. 2014;12:565–571

[2] Rayes R, Dong C, Hirashima ET. Pediatric firearm injuries to the extremity: management in the emergency department. Pediatr Emerg Med Pract. 2022;19(8):1–28

[3] Charlton NP, Goolsby CA, Zideman DA, Maconochie IK, Morley PT, Singletary EM. Appropriate Tourniquet Types in the Pediatric Population: A Systematic Review. Cureus. 2021;13(4):e14474. https://doi.org/10.7759/cureus.14474

[4] Kelly JR, Levy MJ, Reyes J, Anders J. Effectiveness of the combat application tourniquet for arterial occlusion in young children. J Trauma Acute Care Surg. 2020;88(5):644–647. https://doi.org/10.1097/TA.0000000000002594

[5] Misgav M, Kenet G, Martinowitz U. Chitosan-based Dressing for the Treatment of External/Accessible Bleedings in Children with Bleeding Tendency. J Pediatr Hematol Oncol. 2014;36(2):140–142

[6] Bar-Joseph G, Guilburd Y, Tamir A, Guilburd JN. Effectiveness of ketamine in decreasing intracranial pressure in children with intracranial hypertension. J Neurosurg Pediatr. 2009;4(1):40–46. https://doi.org/10.3171/2009.1.PEDS08319

[7] Fleming S, Gill P, Jones C, Taylor JA, Van den Bruel A, Heneghan C, Thompson M. Validity and reliability of measurement of capillary refill time in children: a systematic review. Arch Dis Child. 2015;100(3):239–249. https://doi.org/10.1136/archdischild-2014-307079

[8] DGKM/BBK – Deutsche Gesellschaft für Katastrophenmedizin/Bundesamt für Bevölkerungsschutz und Katastrophenhilfe. PRIOR – Primäres Ranking zur Initialen Orientierung im Rettungsdienst. 2016. Online unter: https://www.bbk.bund.de/SharedDocs/Downloads/DE/Mediathek/Publikationen/Gesundheit/Sichtung/prior-download.pdf?__blob=publicationFile&v=9 [letzter Aufruf: 08.03.2024]

[9] DGKCH – Deutsche Gesellschaft für Kinderchirurgie. S2k-Leitlinie Polytraumaversorgung im Kindesalter. Version: 2.1. Stand: 31.10.2020. AWMF-Registernummer 006/120. Online unter: https://www.awmf.org/leitlinien/detail/ll/006-120.html [letzter Aufruf: 08.03.2024]

[10] Russell RT, Esparaz JR, Beckwith MA, et al. Pediatric traumatic hemorrhagic shock consensus conference recommendations. Journal of Trauma and Acute Care Surgery. 2023;94(1S):S2–S1. https://doi.org/10.1097/TA.0000000000003805

[11] Eckert MJ, Wertin TM, Tyner SD, Nelson DW, Izenberg S, Martin MJ. Tranexamic acid administration to pediatric trauma patients in a combat setting: the pediatric trauma and tranexamic acid study (PED-TRAX). J Trauma Acute Care Surg. 2014;77(6):852–858

[12] Störmann P, Weber JN, Jakob H, Marzi I, Schneidmueller D. Thoracic injuries in severely injured children: Association with increased injury severity and a higher number of complications. Unfallchirurg. 2018;121:223–229

[13] Terboven T, Leonhard G, Wessel L, Viergutz T, Rudolph M, Schöler M et al. Chest wall thickness and depth to vital structures in paediatric patients – implications for prehospital needle decompression of tension pneumothorax. Scand J Trauma Resusc Emerg Med. 2019;27:45

[14] Kochanek PM, Tasker RC, Bell MJ, et al. Management of Pediatric Severe Traumatic Brain Injury: 2019 Consensus and Guidelines-Based Algorithm for First and Second Tier Therapies. Pediatric Critical Care Medicine. 2019;20(3):269–279. https://doi.org/10.1097/PCC.0000000000001737

[15] GNPI – Gesellschaft für Neonatologie und pädiatrische Intensivmedizin. S2k-Leitlinie Das Schädel-Hirn-Trauma im Kindes- und Jugendalter. Version 3.1 vom 14.02.2022. AWMF-Registernummer 024–018. Online unter: https://register.awmf.org/assets/guidelines/024-018l_S2k_Schaedel-Hirn-Trauma-Kinder-Jugendliche-SHT_2022_11.pdf [letzter Aufruf: 01.02.2023]

[16] Emami P, Czorlich P, Fritzsche FS, Westphal M, Rueger JM, Lefering R, Hoffmann M. Impact of Glasgow Coma Scale score and pupil parameters on mortality rate and outcome in pediatric and adult severe traumatic brain injury: a retrospective, multicenter cohort study. J Neurosurg. 2017;126:760–767

[17] Choudhary AK, Servaes S, Slovis TL, Palusci VJ, Hedlund GL, Narang SK, Moreno JA, Dias MS, Christian CW, Nelson MD Jr, Silvera VM, Palasis S, Raissaki M, Rossi A, Offiah AC. Consensus statement on abusive head trauma in infants and young children. Pediatr Radiol. 2018;48(8):1048–1065. https://doi.org/10.1007/s00247-018-4149-1

[18] Duhaime AC, Christian CW. Abusive head trauma: evidence, obfuscation, and informed management. J Neurosurg Pediatr. 2019;24(5):481–488. https://doi.org/10.3171/2019.7.PEDS18394

[19] DGKCH – Deutsche Gesellschaft für Kinderchirurgie. S2k-Leitlinie Thermische Verletzungen im Kindesalter (Verbrennung, Verbrühung). Version 2.0 vom 30.04.2015, aktuell in Überarbeitung. AWMF-Registernummer 006–128. Online unter: https://register.awmf.org/de/leitlinien/detail/006-128 [letzter Aufruf 04.04.2024]

[20] Bertani A, Mathieu L, Dahan JL, Launay F, Rongiéras F, Rigal S. War-related extremity injuries in children: 89 cases managed in a combat support hospital in Afghanistan. Orthop Traumatol Surg Res. 2015;101(3):365–368. https://doi.org/10.1016/j.otsr.2015.02.003

[21] Alexa J. Karkenny, Jonathan Morris, Kyle Hamm, Kathleen Maguire, Jose Toro, Melvin Stone, Eric Fornari, Jacob F. Schulz; Follow-up and Functional Outcomes of Pediatric Patients with Firearm Injuries to the Extremities. Pediatrics. 2018;141:621. https://doi.org/10.1542/peds.141.1MA7.621

[22] Voth M, Nau C. Brust- und Lendenwirbelsäulenverletzungen im Kindes- und Jugendalter. Unfallchirurg. 2013;116:1062–1068

[23] Bailey B, Trottier ED. Managing Pediatric Pain in the Emergency Department. Paediatr Drugs. 2016;18(4):287–301. https://doi.org/10.1007/s40272-016-0181-5

[24] Nemeth M, Jacobsen N, Bantel C, Fieler M, Sümpelmann R, Eich C. Intranasal Analgesia and Sedation in Pediatric Emergency Care-A Prospective Observational Study on the Implementation of an Institutional Protocol in a Tertiary Children's Hospital. Pediatr Emerg Care. 2019;35(2):89–95. https://doi.org/10.1097/PEC.0000000000001017

[25] AkdÄ – Arzneimittelkommission der deutschen Ärzteschaft. „Aus der UAW-Datenbank“: Intraossäre Gabe von Lidocain zur Schmerztherapie bei pädiatrischen Patienten – eine nicht sachgerechte, potenziell gefährliche Off-Label-Empfehlung. DÄB 2022;119(48):2157–2158

[26] Karutz H, Fegert AK, Blank-Gorki V. Kind und Katastrophe: Psychosoziale Notfallversorgung für Kinder und Jugendliche in komplexen Gefahren- und Schadenslagen. MSH Medical School Hannover. 2020

[27] Sengstock MC, Andrews JA. The Impact of Terrorism on Older Adults: A Review of the Literature. Journal of Gerontological Social Work. 2012;55(8):722–743

[28] Baker DF, et al. Elderly victims of blast injury: An analysis of the National Trauma Data Bank. Journal of Surgical Research. 2017;218:12–16

[29] Giannou C, et al. Management of limb injuries caused by civilunrest. Journal of Bone and Joint Surgery, 2015;97(20):1703–1709

[30] Bergeron E, Lavoie A, Clas D, Moore L, Ratte S, Tetreault S, Lemaire J, Martin M. Elderly trauma patients with rib fractures are at greater risk of death and pneumonia. J Trauma. 2003;54(3):478–485. https://doi.org/10.1097/01.TA.0000037095.83469.4C
[31] Rizkallah J. Conflict-related injuries in humanitarian emergency settings: A systematic review of surgical interventions. World Journal of Surgery. 2017;41(9):2306–2317
[32] Sengstock MC, Andrews JA. The Impact of Terrorism on Older Adults: A Review of the Literature. Journal of Gerontological Social Work. 2012;55(8):722–743
[33] Rubin GJ, et al. Health Consequences of the London Bombings on July 7, 2005: A Summary of Findings. Public Health. 2007;121(7):494–497
[34] Lazarus RS, et al. The Impact of Terrorism on the Health and Well-Being of Older Adults: A Scoping Review. The Gerontologist. 2018;58(3):e180–e190
[35] Schwartz BG, French WJ, Mayeda GS, Burstein S, Economides C, Bhandari AK, Cannom DS, Kloner RA. Emotional stressors trigger cardiovascular events. Int J Clin Pract. 2012;66(7):631–639. https://doi.org/10.1111/j.1742–1241.2012.02920.x
[36] Benedek DM. Guideline watch (March 2009): Practice guideline for the treatment of patients with acute stress disorder and posttraumatic stress disorder. Focus. 2007;5(2):214–233
[37] Landers GD, Townsend C, Gaspary M, Kachur R, Thorne B, Stuart S, Henao J, Zarow GJ, Natarajan R, Boboc M. Efficacy of Hemostatic Gauzes in a Swine Model of Prolonged Field Care with Limb Movement. Mil Med. 2021;186(Suppl1):384–390. https://doi.org/10.1093/milmed/usaa403
[38] Lechner R, Hanke K, Schmid A, Mayer B, Helm M, Kulla M, Hossfeld B. Hemostatics in patients with inhibited coagulation-A viscoelastic in-vitro analysis. Transfusion. 2023;63(Suppl3):S159–S167. https://doi.org/10.1111/trf.17333
[39] Mann M, McMillan JE, Silver EJ, Stein REK. Children and Adolescents with Disabilities and Exposure to Disasters, Terrorism, and the COVID-19 Pandemic: a Scoping Review. Curr Psychiatry Rep. 2021;23(12):80. https://doi.org/10.1007/s11920-021-01295-z
[40] Shpigelman CN, Gelkopf M. The impact of exposure to war and terror on individuals with disabilities. Psychol Trauma. 2019;11(2):189–196. https://doi.org/10.1037/tra0000381
[41] Bundeskriminalamt: Partnerschaftsgewalt, Kriminalstatistische Auswertung 2021. 2022:1–63 Online unter: https://www.bka.de/SharedDocs/Downloads/DE/Publikationen/JahresberichteUndLagebilder/Partnerschaftsgewalt/Partnerschaftsgewalt_2021.html?nn=63476 [letzter Aufruf: 14.03.2024]
[42] Bartsch T, Hellmann DF, Kinzig J. Femizide: Umfassende Studie zur Tötung von Frauen in Deutschland. Pressemitteilung. 2017. Online unter: https://kfn.de/wp-content/uploads/2022/02/PM_Femizid.pdf [letzter Aufruf: 14.03.2024]
[43] Garcia-Moreno C, Jansen HAFM, Ellsberg M et al. WHO multi-country study on women's health and domestic violence against women: initial results on prevalence, health outcomes and women's responses. Geneva: World Health Organization, 2005:1–206.
[44] WHO. Violence against women Prevalence Estimates, 2018. Global, regional and national prevalence estimates for intimate partner violence against women and global and regional prevalence estimates for non-partner sexual violence against women. WHO: Geneva, 2021:1–87.
[45] Swart LA, Seedat M, Stevens G. Violence in adolescents' romantic relationships: findings from a survey amongst school-going youth in a South African community. Journal of Adolescence. 2002;25(4):385–395
[46] Devries KM, Kishor S, Johnson H et al. Intimate partner violence during pregnancy: analysis of prevalence data from 19 countries. Reproductive Health Matters. 2010;18(36):158–170
[47] Campbell J, Garcia-Moreno C, Sharps P et al. Abuse during pregnancy in industrialized and developing countries. Violence Against Women. 2004;10:770–789
[48] Shamu S, Abrahms N, Temmerman M et al. A systematic review of African studies on intimate partner violence against pregnant women: prevalence and risk factors. PLoS One. 2011;6(3):e17591

[49] Rubin ES, Rullo J, Tsai P, Criniti S, Elders J, Thielen JM, Parish SJ. Best Practices in North American Pre-Clinical Medical Education in Sexual History Taking: Consensus From the Summits in Medical Education in Sexual Health. J Sex Med. 2018;15(10):1414–1425. https://doi.org/10.1016/j.jsxm.2018.08.008

[50] Sjömark J, Parling T, Jonsson M, Larsson M, Skoog Svanberg A. A longitudinal, multi-centre, superiority, randomized controlled trial of internet-based cognitive behavioural therapy (iCBT) versus treatment-as-usual (TAU) for negative experiences and posttraumatic stress following childbirth: the JUNO study protocol. BMC Pregnancy Childbirth. 2018;18(1):387. https://doi.org/10.1186/s12884-018-1988-6

[51] Krywko DM, Toy FK, Mahan ME, Kiel J. Pregnancy Trauma. StatPearls [Internet]: StatPearls Publishing. 2022

[52] Soskin PN, Yu J. Resuscitation of the Pregnant Patient. Emerg Med Clin North Am. 2019;37(2):351–363. https://doi.org/10.1016/j.emc.2019.01.011

[53] O'Grady S. What we know about American Kevin King's Time in Taliban captivity. Washington Post. 2019. Online unter: https://www.washingtonpost.com/world/asia-pacific/what-we-know-about-american-kevin-kings-time-in-taliban-captivity/2019/11/19/b4752316-055b-11ea-9118-25d6bd37dfb1_story.html [letzter Aufruf: 14.03.2024]

[54] DGU – Deutsche Gesellschaft für Unfallchirurgie e. V. S3 Leitlinie Polytrauma/Schwerverletzten-Behandlung (AWMF Registriernummer 187-023), Version 4.0 (31.12.2022). Online unter: https://www.awmf.org/leitlinien/detail/II/187-023.html. Zugriff am 31.03.2024 [letzter Aufruf: 14.03.2024]

2.15 Psychiatrische Notfälle und Erstkontakt

Michael Paulzen, Marc Augustin

Five Bullets auf dem Weg zum Einsatz

- Verwirrtheitssyndrome, Intoxikation, bizarres Verhalten sowie Eigen- oder Fremdgefährdung sind typische Erscheinungsbilder von psychiatrischen Notfällen.
- Ruhige und klare Kommunikation unter Beachtung von Sicherheitsabstand einsetzen.
- Verbale Deeskalation (Talking-down) nutzen und Patienten ernst nehmen.
- Pharmakotherapie mit Antipsychotika oder Benzodiazepinen syndromorientiert auswählen.
- Kontraindikation: Benzodiazepine bei Intoxikation mit zentralnervös dämpfender Substanz (z. B. Alkohol, Benzodiazepine).

Psychiatrische Notfälle sind häufige Einsätze mit hoher Dynamik. Dieses Kapitel gibt Empfehlungen zu vier wesentlichen Aspekten beim Umgang mit psychiatrischen Notfällen: 1. Kennzeichen, 2. Vorgehensweise beim Erstkontakt, 3. rechtliche Grundlagen und 4. Medikamente für psychiatrische Notfallsituationen.

2.15.1 Kennzeichen psychiatrischer Notfälle

Psychiatrische Notfälle sind in der ambulanten und stationären Versorgung von großer Bedeutung. Oft handelt es sich um komplexe Situationen mit einem *breiten Spektrum* an möglichen Ursachen und Einflussfaktoren. Gemeinsamkeiten sind häufig ein akuter Beginn, erschwerte Anamnesebedingungen und ein dynamischer Verlauf. Nicht selten sind neben den unmittelbaren Betroffenen eine Vielzahl an Disziplinen und Personen involviert (u.a. Notfallmediziner, Rettungsdienstpersonal, Polizei und Ordnungsbehörde, Angehörige und Klinikpersonal).

Der Anteil psychiatrischer Notfälle in Deutschland liegt bei etwa 10–15 % aller Noteinsätze. Dies entspricht ca. 500.000 Patienten, die der Notarzt versorgt, sowie 1,5 Millionen Patienten, die in Notaufnahmen versorgt werden (Messer, Pajonk, Schmauß 2018[1]). Häufige Ursachen für psychiatrische Notfälle sind Intoxikationen, Verwirrtheitssyndrome, Erregungszustände sowie Eigen- oder Fremdgefährdung bzw. eine drohende gesundheitliche Schädigung.

Definitionsgemäß kann von einem psychiatrischen Notfall ausgegangen werden, „wenn plötzlich und unerwartet eine wesentliche gesundheitliche Schädigung zu befürchten ist, die unverzüglich in einer besonderen Behandlungseinrichtung (z.B. einem Krankenhaus) versorgt werden muss, auch wenn noch keine unmittelbare Lebensgefahr besteht, und bei der eine Versorgung durch niedergelassene Ärzte definitiv nicht ausreicht" (Pajonk, Messer, Berzewski 2020[2]).

Charakteristisch für psychiatrische Notfälle ist, dass diese häufig nicht in medizinischen Einrichtungen, sondern unter schwierigen Umständen an präklinischen Orten stattfinden (z.B. Wohnung, Bahnhof, öffentliche Plätze, Extremorte wie Brücken oder Dächer von Gebäuden, Arztpraxis). Sie treten meist akut auf und sind unvorhersehbar. Dabei dominiert kein messbarer, objektivierbarer Befund; der Notfall wird vielmehr charakterisiert durch Verhaltensauffälligkeiten und den psychopathologischen Befund des Patienten sowie Störungen des psychosozialen Umfeldes (Pajonk, Messer, Berzewski 2020[2]). Rettungsdienst, Notarzt oder Polizei sind in den Erstkontakt involviert und der Kontakt mit einem Psychiater steht erst am Ende des Einsatzes bei Ankunft in der Klinik.

Bei psychiatrischen Notfällen in der präklinischen Notfallmedizin können *absolute von relativen Notfallindikationen abgegrenzt* werden (▶ Tab. 2.18). Da es sich häufig um dynamische, komplexe Situationen handelt, kann die Notarztindikation nur grob abgeschätzt werden. So kann sich während des Einsatzes eine zunächst relative in eine absolute Notfallindikation verändern durch beispielsweise zunehmende Erregung und Aggressivität (Pajonk, Messer, Berzewski 2020[2]; Kardels, Kinn, Pajonk 2007[3]).

Notfallpsychiatrisch relevante Syndrome und Störungen zeigen ein breites Erscheinungsbild. Sie umfassen Suizidalität, Erregungszustände, delirante Syndrome, einhergehend mit Bewusstseinsstörungen und Verwirrtheit,

2

Tab. 2.18 Psychiatrische Notfälle in der präklinischen Notfallmedizin (nach Pajonk, Messer, Berzewski 2020[2]; Kardels, Kinn, Pajonk 2007[3])

Absolute Notfallindikation	Relative Notfallindikation
Notarztindikation	Keine dringliche Notarztindikation
• Erfolgter Suizidversuch • Konkrete Suizidpläne oder -vorbereitungen • Hochgradiger Erregungszustand • Aggressivität/Gewalttätigkeit im Rahmen psychischer Erkrankungen • Konkrete Fremdtötungsabsicht im Rahmen psychischer Erkrankungen • Schwere Intoxikation • Delir	• Verwirrtheit • Entzugssyndrome ohne Delir • Suizidgedanken ohne konkrete Pläne • Angst und Panik • Akute Belastungsreaktion

Intoxikationen in suizidaler Absicht oder aufgrund akzidenteller Ursache und weitergehende substanzassoziierte Störungen wie Entzugssyndrome, paranoid-halluzinatorische Syndrome, manische Syndrome, Stupor und Katatonie, Angststörungen oder auch psychosoziale Krisen und Traumatisierungen. Hinzu kommen noch die durch Psychopharmaka ausgelösten Notfälle wie akute Dystonien bzw. Frühdyskinesien, ein malignes neuroleptisches Syndrom oder auch ein zentrales Serotoninsyndrom, eine Lithiumintoxikation oder ein anticholinerges Syndrom.

Oftmals sind psychiatrische Notfälle durch eine *Prodromalphase* gekennzeichnet, die in eine Form krisenhafter Zuspitzung mit psychomotorischer Erregung, Aggressivität oder Suizidalität übergehen kann. Dabei definiert nicht ein konkret erhebbarer und operationalisiert messbarer Befund den psychiatrischen Notfall, sondern vielmehr beobachtbare Verhaltensauffälligkeiten, Störungen der psychosozialen Interaktion und psychopathologische Auffälligkeiten.

▶ Abb. 2.38 zeigt die besondere Dimension psychiatrischer Notfallsituationen. Zunächst ist zwischen einer *Krise* und einem *Notfall* zu unterscheiden, wobei die Differenzierung nicht immer überschneidungsfrei gelingt. In der Notfallsituation ist dann zunächst einmal eine medizinisch-psychiatrische Situation von einer sozialen Dimension zu trennen, in die der psychiatrische Notfall oftmals eingebettet ist (z. B. Erregungszustände). Geprägt ist die Notfallsituation überdies oft auch von individuellen Persönlichkeitsfaktoren der beteiligten Personen. Zur Notfalltherapie gehören dann das ärztliche Gespräch, die Möglichkeit einer syndromorientierten Psychopharmakotherapie und das Ganze vor dem Hintergrund einer Erfassung und Beeinflussung der unmittelbaren Umgebung des Notfallgeschehens.

In der Notfallsituation bedarf es zudem einer Kenntnis der *rechtlichen Grundlagen ärztlichen Handelns.* Neben einer rechtsverbindlichen Einwilligung in die vorgeschlagene (ärztliche) Maßnahme durch den Patienten be-

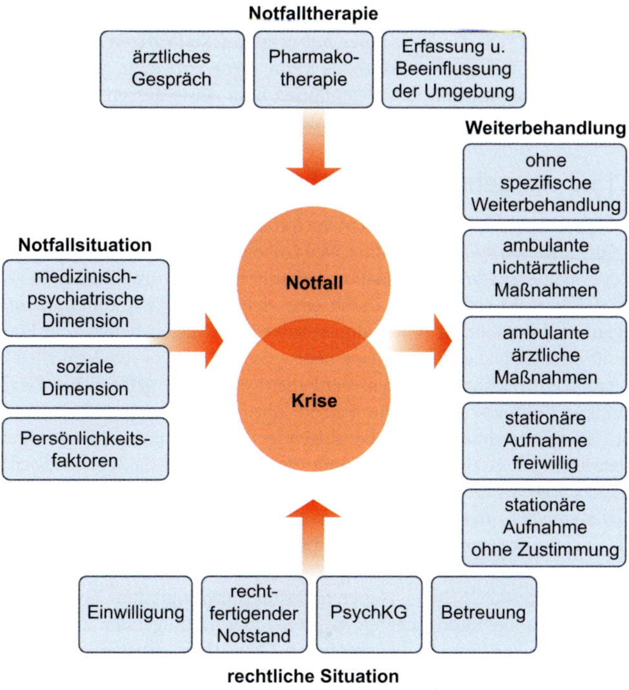

Abb. 2.38 Dimensionale Betrachtung von psychiatrischen Notfallsituationen. Im Rahmen der Notfallsituation bedarf es bei der Auswahl der geeigneten Notfalltherapie einer konsequenten Handlungsbereitschaft unter Kenntnis wesentlicher rechtlicher Rahmenbedingungen. Auf dieser Basis erfolgt die Entscheidung, welche Form einer möglichen Weiterbehandlung nach dem Notfalleinsatz ausgewählt wird. [L138]

steht mit der Rechtsgrundlage des rechtfertigenden Notstands (§ 34 StGB) die Möglichkeit, ärztlich indizierte Handlungen zur Abwehr von Gefahr im Notfall auch ohne Einwilligungsfähigkeit des Patienten durchzuführen. Das bundesländerspezifische PsychKG (Psychisch-Kranken-Gesetz) regelt die Unterbringungsmodalitäten („Zwangseinweisung“) im Rahmen der sogenannten öffentlich-rechtliche Unterbringung. Schließlich besteht im Rahmen des 2023 novellierten Betreuungsgesetzes die Möglichkeit einer freiheitsentziehenden Unterbringung nach Betreuungsrecht, wenn ein Betreuer für den Aufgabenbereich Aufenthaltsbestimmungsrecht bestellt ist.
Bereits im Rahmen der psychiatrischen Notfallsituation ist sodann die Notwendigkeit einer *Weiterbehandlung* zu klären. Hier reicht das Spektrum der Vorgehensweisen von der Feststellung der Nicht-Notwendigkeit weiterer Handlungsschritte über den Verweis an den ambulanten Sektor

sowohl zur Inanspruchnahme ärztlicher wie auch nichtärztlicher Behandlungsmaßnahmen. Im Falle einer notwendigen stationären Aufnahme in ein (psychiatrisches) Krankenhaus kann diese entweder mit rechtsverbindlicher Zustimmung des Betroffenen oder ohne dessen Zustimmung unter Beachtung der besonderen Rechtsgrundlagen erfolgen.

2.15.2 Vorgehensweise beim Erstkontakt

Akut psychisch erkrankte Patienten in Notfallsituationen befinden sich häufig in einer *angstvoll erlebten Situation,* weil Unbekanntes oder Irreales erlebt wird oder krankheitsbedingt die Situation verkannt wird (Pajonk, Flüchter 2020[4]). Der Erstkontakt sollte daher durch eine *ruhige und klare Kommunikation* gekennzeichnet sein. In Innenräumen sollte der Untersuchende zum Eigenschutz stets die Nähe zum Ausgang halten, um bei aggressivem Verhalten der Situation entweichen zu können. Der Patient sollte keine gefährlichen Gegenstände in Griffnähe haben. Eine Person führt das Gespräch und der Patient wird ernst genommen. Mittels beruhigender Zuwendung wird versucht, eine Deeskalation zu erreichen. Hierbei sollte der Patient offen dahingehend befragt werden, was passiert ist und wie es ihm geht.
In weiteren Schritten werden dann zunächst Krankheitssymptome objektiv erfasst sowie weitere Daten erfragt. Hierzu gehören die Vormedikation, die Einnahme von Suchtmitteln und körperliche Vorerkrankungen (Pajonk, Messer, Berzewski 2020[2]). Neben nichtpharmakologischen Kompetenzen wie einem ruhigen und sicheren Auftreten, der beruhigenden Zuwendung, der für den Patienten wahrnehmbaren Gewissheit, ernst genommen zu werden, einer wohlwollend direktiven Gesprächsführung mit dem Ziel eines „Down-Talkings" und einer konsequenten Handlungsbereitschaft stellen sehr gute (psycho-)pharmakologischen Kompetenzen eine wesentliche Säule im Umgang mit psychiatrischen Akutsituationen dar.

DOS AND DON'TS

beim Erstkontakt

Dos

- Abstand wahren, Beachtung des persönlichen Raums
- Gespräch beginnen und klare, verständliche Sprache benutzen
- Ruhig sprechen und nicht provozieren
- Bedürfnisse und Gefühle erfragen
- Genau zuhören, was der Patient sagt
- Zustimmung oder fehlende Zustimmung akzeptieren
- Wahlmöglichkeiten anbieten und optimistisch bleiben

Don'ts

- Nicht zuhören oder nicht auf Gesagtes eingehen
- Genervt wirken, von oben herab wirken
- Keine klaren Grenzen setzen
- Maßnahmen gegen den Willen des Patienten durchführen ohne Erläuterung oder Nachbesprechung mit Team und Patient

Wichtigstes Einsatzmittel im psychiatrischen Notfall ist eine klare, deeskalierende Kommunikation. Diese ist besonders relevant, da die Einsatzstruktur häufig geprägt ist durch dynamische Änderungen der Situation, zunehmende Aggression oder eingeschränkte oder fehlende Einwilligung in eine Behandlung. Das Gespräch sollte prägnant, kurz und in einfacher, verständlicher Sprache geführt werden. Deeskalierende *Kommunikation verläuft häufig in „Schleifen"* (Richmond et al. 2012[5]):

- Zuhören, was der Patient sagt
- Bestätigung oder Zustimmung zur Position des Patienten
- Aufforderung, was der Patient tun soll (z. B. sich hinsetzen, Medikation einnehmen)

Die Schleife beginnt dann erneut, indem gehört und wahrgenommen wird, was der Patient zu der Aufforderung sagt. Häufig müssen diese Schleifen mehrfach, mitunter Dutzende Male durchlaufen werden, bis die Aufforderung vom Patienten wahrgenommen und gehört wird. Wiederholungen sind notwendig, weil aufgrund des Erregungszustands Patienten gehörte Informationen nur langsam verarbeiten können.

Regeln für den Erstkontakt im psychiatrischen Notfall (Pajonk, Flüchter 2020[4]):

- Herstellung einer vertrauensvollen Atmosphäre zur Vermeidung des Umschlags von erlebter Angst in Aggression, z. B. persönliche Vorstellung und Erläuterung der Funktion
- Wiederherstellung des Bezugs zur Realität durch Erklärung der Situation
- Einhalten von Distanzgrenzen
- Auf Eigensicherung achten, z. B. Nähe zum Ausgang, keine gefährlichen Gegenstände für den Patienten erreichbar
- Anwesenheit Dritter, z. B. Rettungsdienst-Fachpersonal
- Freien Bericht des Patienten über die akute Situation in Gesprächsatmosphäre ermöglichen
- Klare Grenzen setzen
- Rückzug (z. B. aus einer Menschenmenge) oder körperliche Bewegung ermöglichen

2.15.3 Rechtliche Grundlagen des psychiatrischen Notfalls

Grundkenntnisse der diagnostischen Einschätzung und der Einleitung einer symptomorientierten Therapie psychiatrischer Notfälle sind wichtige Voraussetzungen, um dem psychiatrischen Notfall adäquat zu begegnen. Ebenso wichtig ist aber die klare Kenntnis der rechtlichen Rahmenbedingungen zur Behandlung psychisch Kranker auch bei Ärzten anderer Fachrichtungen sowie bei Mitarbeitern der Rettungsdienste oder der Feuerwehr. Eine Besonderheit ergibt sich zudem dadurch, dass bei psychiatrischen Akuterkrankungen die *Krankheitseinsicht und Kooperationsbereitschaft der Patienten sehr häufig eingeschränkt* sein können und in akuten Ge-

fährdungssituationen auch Behandlungen *gegen den formulierten Willen* betroffener Patienten erfolgen können. Hier müssen bisweilen freiheitsentziehende Maßnahmen eingeleitet werden.
Die wichtigsten rechtlichen Grundlagen im Rahmen psychiatrischer Notfallsituationen umfassen den rechtfertigenden Notstand im Strafgesetzbuch (§ 34 StGB), das Psychisch-Kranken-Gesetz (PsychKG; Gesetz zu „Schutz" und „Hilfen" für psychisch kranke Menschen; als Landesgesetz teilweise auch als „Unterbringungsgesetz" oder „Freiheitsentziehungsgesetz" bezeichnet) sowie das Betreuungsgesetz (BtG).

Gesetzeslage im psychiatrischen Notfall (Mavrogiorgou, Brüne, Juckel 2011[6]):

- Nach dem *Strafgesetzbuch (§ 34 StGB)* erlaubt der rechtfertigende Notstand ärztlich indizierte Behandlungsmaßnahmen zur Abwendung von Gefahr im Notfall, auch ohne Einwilligungsfähigkeit des Patienten.
- Das *Psychisch-Kranken-Gesetz (PsychKG)* regelt die Unterbringungsmodalitäten (öffentlich-rechtliche Unterbringung, „Zwangseinweisung") bundesländerspezifisch. Die Unterbringung kann bei Eigen- oder Fremdgefährdung durch jeden Arzt und Bürger beim Gericht angeregt werden. Sie erfolgt durch einen richterlichen Beschluss.
- Das *Betreuungsgesetz (BtG)* tritt ein bei krankheitsbedingtem Unvermögen des Patienten, seine Angelegenheiten zu regeln: Dann kann eine Betreuung eingerichtet werden; wenn diese schon besteht, kann der Betreuer hinzugezogen werden. Ein Antrag hierfür kann beim zuständigen Gericht eingereicht werden und wird meist nach fachärztlichem (psychiatrischem) Gutachten entschieden. Die Betreuung kann zeitlich und für umschriebene Wirkungsbereiche (zum Beispiel Gesundheitsfürsorge, Aufenthaltsort) begrenzt werden.

Außerhalb von Notfallsituationen bieten nach der Rechtsprechung des Bundesgerichtshofs (BGH) weder die betreuungsrechtlichen noch die unterbringungsrechtlichen Vorschriften nach Landesrecht eine ausreichende *Ermächtigungsgrundlage* für die Zwangsbehandlung von psychisch erkrankten Menschen (Mavrogiorgou, Brüne, Juckel 2011[6]).
In der Akutsituation eines psychiatrischen Notfalls greift unter Wahrung der Angemessenheit der Mittel der *rechtfertigende Notstand.* Dazu muss ein *Rechtfertigungsgrund* vorliegen. Der rechtfertigende Notstand (§ 34 StGB) setzt eine gegenwärtige, dabei nicht anders abzuwendende Gefahr für Leib und Leben des Patienten voraus. Das bedrohte Rechtsgut und der Grad der Gefahr gegen das zu verletzende Rechtsgut und der Grad seiner Beeinträchtigung sind gegeneinander abzuwägen. Hierbei muss das bedrohte Rechtsgut wesentlich überwiegen. In der Rechtsprechung des BGH übernimmt jeder Arzt, der die Behandlung eines Patienten übernimmt, eine *Garantenstellung.* Es kann auf diesem Wege eine Körperverletzung oder eine fahrlässige Tötung durch Unterlassen begangen werden, indem

der Garant (z. B. der Notarzt) Maßnahmen unterlässt, die ihm möglich wären, um das Fortschreiten einer Erkrankung oder den Eintritt des Todes zu verhindern. Bei nicht einsichtsfähigen, unkooperativen Patienten findet die *Hilfeleistungspflicht* jedoch ihre Grenze in der *Zumutbarkeit* weiterer Maßnahmen für Arzt und Rettungsdienstpersonal. Wo die Grenze der Zumutbarkeit zu ziehen ist, lässt sich allerdings nur unter Berücksichtigung der Umstände des jeweiligen Einzelfalls beurteilen (Biermann 2010[7]).

Insbesondere im Rahmen psychiatrischer Notfallsituationen dürfen in Situationen einer akuten Eigen- oder Fremdgefährdung dringend erforderliche (unterbringungsähnliche) freiheitsentziehende Maßnahmen vorgenommen oder weitergeführt werden. Zu diesen sogenannten unterbringungsähnlichen Maßnahmen zählt z. B. auch eine *Fixierung* (vgl. rechtfertigender Notstand). Generell ist bei Fixierungen Folgendes zu beachten (Paulzen, Augustin 2024[8]):

- Fixierungen sollten eine Ausnahmesituation darstellen und sind nur durchzuführen, wenn Situationen anders nicht bewältigbar sind.
- Für die Dauer der Fixierung bedarf es einer ständigen personellen, also 1:1-Betreuung.
- Mindestens alle 15 Minuten sollte kontinuierlich eine Vitalzeichenkontrolle erfolgen.
- Erforderlich ist ein regelmäßiges Überprüfen des Sitzes der Gurte (mindestens alle 15 Minuten); auf Druckstellen ist zu achten.
- Die lückenlose Dokumentation durch Führen eines Fixierprotokolls ist notwendig.

2.15.4 Medikamente in psychiatrischen Notfallsituationen

Die verbale Deeskalation kann im psychiatrischen Notfall von einer medikamentösen Behandlung begleitet werden. Diese erfolgt meist ohne Kenntnis einer genauen Diagnose und richtet sich nach dem dominierenden Syndrom (z. B. Erregungszustand, psychotischer Erregungszustand bei bekannter psychischer Grunderkrankung, Delir mit oder ohne Hinweis auf Entzug, Intoxikation mit zentralnervös stimulierender oder dämpfender Substanz). Dabei müssen Kontraindikationen wie Vormedikation, Vorerkrankungen und möglicherweise begleitende Intoxikation beachtet werden – in einer häufig von unklaren oder fehlenden Informationen geprägten Notfallsituation.

Eine Pharmakotherapie sollte die Präferenzen des Patienten berücksichtigen (z. B. ihm vertrautes Präparat mit gleicher Wirkung) und von einer ruhigen, kooperativen und deeskalierenden Kommunikation begleitet sein (Richmond et al. 2012[5]; ▶ Tab. 2.19).

Bei der Auswahl von Psychopharmaka im Notfall sind drei Aspekte zu berücksichtigen: *Wirkstoff*, *Dosis* und *Applikationsform*. Das entsprechende

Tab. 2.19 Beispielformulierungen in der psychiatrischen Notfallsituation mit dem Ziel der Deeskalation und dem Angebot einer Medikation (Richmond et al. 2012[5]) [CC BY 4.0]

Beispielformulierung	Strategie
„Was hilft Ihnen üblicherweise in dieser Situation?"	Eigene Ideen des Patienten erfragen
„Ich denke, es würde Ihnen helfen, ein Medikament zu nehmen."	Sachlich und ruhig die Situation benennen
„Ich bin wirklich überzeugt, dass Sie ein Medikament brauchen."	Überzeugung darlegen
„Sie sind gerade in einer Krise. Nichts scheint zu helfen. Ich helfe Ihnen jetzt gerne mit einem Medikament. Es ist verträglich und sicher. Sagen Sie mir, wenn Sie starke Bedenken haben."	Situation in klarer Sprache benennen, Aktion veranlassen
„Ich muss darauf bestehen."	Maßnahmen gegen den Willen des Patienten als letztes Mittel nutzen (risikoreich)

Psychopharmakon muss mehrere Anforderungen erfüllen. Es soll auf ein Zielsymptom (z. B. Angst, Erregung) möglichst rasch und ohne Kumulation wirken und zudem gut steuerbar, sicher und verträglich sein (Müller, Benkert 2023[9]). Dies begrenzt die Auswahl auf wenige Benzodiazepine und Antipsychotika, die im Notfall eingesetzt werden können. Die individuelle Erfahrung der Behandler mit dem Wirkstoff sollte neben der Präferenz des Patienten bei der Auswahl berücksichtigt werden (Pajonk, Messer, Berzewski 2020[2]).

Das **Anforderungsprofil an ein Pharmakon** orientiert sich an den folgenden Kriterien (Liebe 2020[10]):

- Die Wirkung des Pharmakons sollte effektiv gegen die Zielsymptomatik sein.
- Das Pharmakon sollte in der Indikation zugelassen und in der Anwendung (Applikationsform) sicher sein.
- Die Wirklatenz (Zeitpunkt bis zum maximalen Plasmaspiegel, T_{max}) und die Halbwertszeit (HWZ) sollten möglichst kurz sein.
- Substanzen mit starkem Kumulationseffekt sollten vermieden werden.
- Ein schneller Wirkeintritt und gute Steuerbarkeit sollten gewährleistet sein.
- Ein geringes Interaktionspotenzial bzw. potenzielle Interaktionen müssen dem Anwender bekannt sein.
- Eine Möglichkeit zur raschen Sedierung (Rapid Tranquilization) bei hochangespannten, erregten und aggressiven Patienten sollte gegeben sein.

Atypische Antipsychotika (z.B. Risperidon, Olanzapin) werden aufgrund des besseren Nebenwirkungsprofils gegenüber klassischen Antipsychotika (z.B. Haloperidol) bevorzugt. Ebenso wird eine *orale Medikation* gegenüber einer intramuskulären Gabe präferiert.
Bei Verdacht auf Intoxikation mit einer zentralnervös dämpfenden Substanz (Alkohol, Benzodiazepine) dürfen auf keinen Fall *Benzodiazepine* gegeben werden. Da Entzugssyndrome mitunter nur schwer von Intoxikationen abgegrenzt werden können, sollte der Einsatz von Benzodiazepinen aufgrund des Risikos einer additiven Dämpfung und Atemdepression generell zurückhaltend erfolge. Zudem besteht für Benzodiazepin Midazolam (Dormicum®) keine Indikation und auch keine Zulassung für eine Notfallbehandlung. Ein Einsatz erfolgt damit off-label und es fehlen Anwendungsvorschriften zu der im Rettungsdienst häufigen Praxis einer nasalen Anwendung mittels Spritzenzerstäuber.
Die Auswahl des Medikaments erfolgt anhand des vorliegenden Syndroms im psychiatrischen Notfall. Eine Übersicht über syndromale Erregungszustände und Empfehlungen zur Auswahl des Wirkstoffes zur Behandlung gibt ▶ Tab. 2.20 (nach Müller, Benkert 2023[9] auf der Grundlage von Wilson et al. 2012[11]).

2.15.5 Fazit

- Psychiatrische Notfallsituationen sind sehr häufig.
- Das Erscheinungsbild notfallpsychiatrisch relevanter Syndrome und Störungen ist vielfältig. Suizidalität, Intoxikationen und akute Erregungszustände stellen häufige und bedrohliche Notfallsituationen dar.
- Verbale Deeskalation oder Reizabschirmung sollten als nichtpharmakologische Maßnahmen immer begleitend angewendet werden. Nur eine Person sollte das Gespräch mit dem Patienten führen, dieser soll sich ernst genommen fühlen.
- Die pharmakotherapeutische Behandlung erfolgt auf der Basis einer ersten syndromalen Verdachtsdiagnose.
- Rechtsgrundlage beim behandlungsunwilligen Patienten kann der rechtfertigende Notstand gemäß § 34 StGB sein oder ein entsprechendes Landesunterbringungsgesetz, soweit die rechtlichen Voraussetzungen zur Anwendung in der Notfallsituation bereits vorliegen.
- Im Falle einer nicht erfolgreichen verbalen Deeskalation und Krisenintervention wird ein entschlossenes und koordiniertes Vorgehen erforderlich.
- Bei akuten Erregungszuständen kann oftmals erst durch eine geeignete psychopharmakologische Intervention („Rapid Tranquilization“) eine Beruhigung des Patienten erzielt werden.
- Bei der Auswahl von Psychopharmaka sind die Aspekte hohe Sicherheit (Verträglichkeit, Zulassung), hohe Wirksamkeitswahrscheinlichkeit in Bezug auf die Zielsymptomatik sowie hohe Applikationssicherheit und kurze Wirklatenz wichtig.

Tab. 2.20 Empfehlungen zur Behandlung von syndromalen Erregungszuständen (nach Müller, Benkert 2023[9] auf der Grundlage von Wilson et al. 2012[11])

Unklarer oder komplexer Erregungszustand	Psychotischer Erregungszustand bei bekannter psychischer Grunderkrankung	Delir ohne Hinweis auf Entzug (Alkohol, BZD) oder Intoxikation	Delir mit Hinweis auf Entzug (Alkohol, BZD)	Intoxikation mit zentralnervös stimulierenden Substanzen (Amphetamine, Kokain)	Intoxikation mit zentralnervös dämpfenden Substanzen (Alkohol)
Kein Hinweis auf Intoxikation, Entzug, Delir *Ohne psychotische Symptome:* Lorazepam, Diazepam	AAP p. o. Olanzapin 5–10 mg *oder* Risperidon 2 mg	Internistische Basisbehandlung, BZD vermeiden AAP p. o. Risperidon 1–2 mg *oder* Olanzapin 5–10 mg	Clomethiazol p. o. *oder* Lorazepam p. o. *oder* Diazepam p. o.	BZD (Lorazepam, Diazepam) p. o.	BZD vermeiden Haloperidol p. o. 2–10 mg
Mit psychotischen Symptomen: Wie beim psychotischen Erregungszustand	KAP p. o. Haloperidol 2–10 mg *und* Lorazepam	KAP p. o. Haloperidol 3–10 mg*	Lorazepam *oder* Diazepam i. m. *oder* langsam i. v.	Lorazepam *oder* Diazepam i. m. *oder* langsam i. v.	Haloperidol i. m. 2–10 mg
	KAP i. m. Haloperidol 2–10 mg i. m.	KAP i. m. Haloperidol 3–10 mg	Ggf. Haloperidol p. o./i. m. bei psychot. Symptomen		

	und Lorazepam *oder* Promethazin. Zuclopenthixolacetat 50–150 mg i. m.				
	AAP i. m. Olanzapin 10 mg *oder* Aripiprazol 9,75 mg *oder* Ziprasidon 10–20 mg	AAP i. m. Olanzapin 5–10 mg *oder* Aripiprazol 5,25–9,75 mg *oder* Ziprasidon 10 mg			

BZD = Benzodiazepine, AAP = atypische Antipsychotika, KAP = konventionelle Antipsychotika.
Die Behandlung eines **Delirs** ist wenig empirisch abgesichert, sodass die Empfehlung für AAP oder KAP gleichberechtigt scheint. Die American Psychiatric Association (APA) empfiehlt in ihrer Leitlinie aus dem Jahr 1999 Haloperidol, die britischen NICE Guidelines empfehlen ebenfalls eine niedrigdosierte Gabe von Haloperidol. Wahrscheinlich bestehen die besten Erfahrungen mit Haloperidol.
* Niedrigere Dosierungen von Haloperidol (max. 3–5 mg/d) im höheren Lebensalter.

2

NACH DER GOLDEN HOUR WEISS ICH, DASS …

- … psychiatrische Notfälle sehr häufig sind.
- … in der Notfallsituation eine konsequente Handlungsbereitschaft erforderlich ist.
- … eine ruhige und klare Kommunikation erforderlich ist.
- … Kenntnisse der wesentlichen Rechtsgrundlagen Handlungssicherheit garantiert.
- … bei der Behandlung von syndromalen Erregungszuständen nur einige wenige Medikamente infrage kommen.
- … für das Benzodiazepin Midazolam (Dormicum®) keine Indikation und auch keine Zulassung für eine Notfallbehandlung besteht.

Literatur

[1] Messer T, Pajonk FGB, Schmauß M. Die S2k-Leitlinie Notfallpsychiatrie. S2k guideline on psychiatric emergencies. 2018;86(12):742–743

[2] Pajonk FGB, Messer T, Berzewski H. Störungsspezifische Versorgung. S2k-Leitlinie Notfallpsychiatrie. Springer. 2020:99–175

[3] Kardels B, Kinn M, Pajonk FGB. Akute psychiatrische Notfälle: ein Leitfaden für den Notarzt- und Rettungsdienst. Georg Thieme Verlag. 2007

[4] Pajonk FGB, Flüchter P. Handlungsempfehlung zur prähospitalen Versorgung psychiatrischer Notfälle. S2k-Leitlinie „Notfallpsychiatrie“. Notarzt. 2020;36(05):278–283

[5] Richmond JS, Berlin JS, Fishkind AB, Holloman GH, Zeller SL, Wilson MP, Rifai MA, Ng AT. Verbal de-escalation of the agitated patient: consensus statement of the American Association for Emergency Psychiatry Project BETA De-escalation Workgroup. Western Journal of Emergency Medicine. 2012;13(1):17

[6] Mavrogiorgou P, Brüne M, Juckel G. Ärztlich-therapeutisches Vorgehen bei psychiatrischen Notfällen. Dtsch Arztebl Int. 2011;108:222–230

[7] Biermann E. Rechtliche Aspekte in der Notfallmedizin – Teil 2. Notfallmedizin up2date. 2010;5(1):25–41

[8] Paulzen M, Augustin M. Psychiatrische Notfälle. In: Litmathe (Hrsg.) Neurologische Notfälle. Springer. 2024

[9] Müller MJ, Benkert O. Pharmakotherapie psychiatrischer Notfallsituationen. Kompendium der Psychiatrischen Pharmakotherapie. Springer. 2023:885–930

[10] Liebe C. Pharmakotherapie in der Akut- und Notfallpsychiatrie. Der Klinikarzt. 2020;49(04):164–171

[11] Wilson MP, Pepper D, Currier GW, Holloman GH, Feifel D. The psychopharmacology of agitation: consensus statement of the american association for emergency psychiatry project Beta psychopharmacology workgroup. West J Emerg Med. 2012;13(1):26–34

2.16 Pathophysiologische Schwerpunkte

Sebastian Casu

Five Bullets auf dem Weg zum Einsatz

- Hämorrhagischer Schock: Das Verbluten gehört zu den häufigsten frühen Todesursachen nach Trauma.
- Die traumainduzierte Koagulopathie unterliegt einer eigenständigen Pathoyphysiologie und beginnt mit dem Zeitpunkt des Traumas.
- Die Hyperfibrinolyse ist eine mögliche Folge der traumainduzierten Koagulopathie, auch wenn sie nicht bei allen Patienten zu beobachten ist.
- Die frühzeitige Gabe von Tranexamsäure innerhalb der ersten drei Stunden nach Trauma kann lebensrettend sein.
- In der initialen Phase eines hämorrhagischen Schocks wird beim gesunden Herz das Herzzeitvolumen vor allem durch Steigerung der Herzfrequenz aufrecht erhalten.

In der frühen Traumaversorgung haben die Vermeidung sowie Behandlung des *hämorrhagischen Schocks* und der hiermit verbundenen *traumainduzierten Koagulopathie* (TIC) einen maßgeblichen Stellenwert. Für die effektive Behandlung sind grundlegende Kenntnisse der relevanten Pathophysiologie essenziell.

2.16.1 Hämorrhagischer Schock

Der hämorrhagische Schock ist eine Form des Schocks und grenzt sich von anderen Schockformen durch seine Ursache und die nachfolgend genannten pathophysiologischen Prozesse ab (▶ Tab. 2.21).

Tab. 2.21 Die Einteilung des Schocks in vier Klassen (mit Unterformen) sowie Sonderformen des Schocks (adaptiert nach Standl et al. 2018[1])

Volumenmangelschock	Kardiogener Schock	Distributiver Schock	Obstruktiver Schock	Sonderformen
• Hypovolämisch • Traumatisch-hypovolämisch • **Hämorrhagisch** • **Traumatisch-hämorrhagisch**	• Myokardiales Pumpversagen • Akute Insuffizienz • Brady- und Tachyarrhythmien	• Septisch • Anaphylaktisch/anaphylaktoid • Neurogen	• Rechtsherzbedingt • Vorlastbedingt • Nachlastbedingt	• Spinal • Endokrin • Weitere Formen

Beim hämorrhagischen Schock werden zwei Subtypen unterschieden:
- *hämorrhagischer Schock* durch akute Blutung *ohne* ausgedehnte Gewebeschädigung
- *traumatisch-hämorrhagischer Schock* durch akute Blutung *und* ausgedehnte Gewebeschädigung

NIEMALS VERGESSEN!

- Die Unterscheidung von hämorrhagischem und traumatisch-hämorrhagischen Schock ist wichtig, da das Ausmaß der Gewebeschädigung einen wesentlichen Einfluss auf die Pathophysiologie des Schockgeschehens hat.

Das Schockgeschehen läuft prinzipiell in drei Phasen ab:
1. Asymptomatisch
2. Kompensiert-symptomatisch
3. Dekompensation mit potenziell irreversiblem Endorganschaden

Der Verlauf des Schockgeschehens ist maßgeblich vom Ausmaß des Traumas, den aktuellen Umweltbedingungen, der Grundkonstitution des Patienten, bestehenden Vorerkrankungen (z. B. Herzinsuffizienz oder koronare Herzerkrankung), Lebensalter sowie von Zeitpunkt (Geschwindigkeit) und Effektivität der medizinischen Maßnahmen abhängig.

Störung der Makro- und Mikrozirkulation

Im Mittelpunkt der Pathophysiologie des hämorrhagischen Schocks stehen der akute Blutverlust sowie die hormonellen und neurohumoralen Kompensationsmechanismen, die dem akuten Blutverlust entgegenwirken sollen.

Frühe Kompensationsmechanismen

Durch den akuten Blutverlust kommt es zur Reduktion des venösen Rückstroms (Preload bzw. Vorlast) und daraus resultierendem „Low Output“, d.h., zu einem Abfall des Herzzeitvolumens. Dies hat eine sympathoadrenerge Gegenreaktion zur Folge, die durch Barorezeptoren vermittelt wird. Es resultiert eine vermehrte Adrenalin- und Noradrenalin Freisetzung, die sowohl eine Vasokonstriktion sowie eine Tachykardie wie auch eine Kontraktilitätssteigerung bewirken. Aufgabe der Kompensationsmechanismen ist die *Aufrechterhaltung eines adäquaten Herzzeitvolumens.*

NIEMALS VERGESSEN!

- In der intialen Phase eines hämorrhagischen Schocks wird beim gesunden Herzen das Herzzeitvolumen vor allem durch die Steigerung der Herzfrequenz aufrechterhalten.

Die Vasokonstriktion im arteriellen und venösen Gefäßsystem führt zu einer regionalen Erhöhung des Gefäßwiderstandes und damit zu einer

Umverteilung des verminderten Blutvolumens mit dem Ziel, eine ausreichende Blutversorgung zentraler Organe zu gewährleisten. Aus der Engstellung der venösen Gefäße resultiert eine Verbesserung des venösen Rückstroms zum Herzen (verbesserte Vorlast).
Mithilfe verschiedener Kompensationsmechanismen versucht der Körper, Flüssigkeit in die Gefäße zu mobilisieren. Durch eine Reduktion des kapillären Filtrationsdrucks wird interstitielle Flüssigkeit in das Gefäßsystem mobilisiert (Volumenkompensation). Ein noch weitergehender Volumenverlust führt zu einer hormonal vermittelten (ADH und RAAS) Hemmung der Wasserausscheidung. Alle oben genannten Kompensationsmechanismen werden in ihrer Gesamtheit als Zentralisation bezeichnet.

Dekompensation des Schocks

Zu Beginn des hämorrhagischen Schocks kommt es regelhaft zu einer Vasokonstriktion mit Umverteilung von extrazellulärer Flüssigkeit in das Gefäßsystem. Dieser Kompensationsmechanismus kann jedoch nur für einen begrenzten Zeitraum aufrechterhalten werden. Im weiteren Verlauf kommt es zunehmend zur Weitstellung der Arteriolen. Dieser Mechanismus wird durch saure Metabolite verstärkt. Die postkapilläre Vasokonstriktion bleibt allerdings bestehen und führt durch Filtration zu einer Verschiebung der Flüssigkeit aus dem Gefäßsystem ins Interstitium. Ein gleichzeitig auftretendes Leck des Kapillarsystems (Capillary Leak) forciert den weiteren Flüssigkeitsverlust. Dieser Mechanismus wird durch die Ausschüttung sogenannter vasoaktiver Substanzen wie Interleukinen, TNF-α, Histamin und anderen Mediatoren verursacht.
Bleibt der Schock weiter bestehen, entstehen *Mikrozirkulationsstörungen* mit der Bildung von Blutgerinnseln (sog. Sludge-Phänomene), die die Durchblutung von Organen mechanisch verhindern kann. Diese generalisierte Aggregation von Erythrozyten und Thrombozyten beschreibt eine mechanische Obstruktion der Gefäße mit dem Effekt einer Minderdurchblutung. Ergebnis dieser pathophysiologischen Abläufe ist Sauerstoffmangel in vielen Geweben mit teilweise irreversiblen Organschäden einschließlich einem Multiorganversagen.

Schweregrade des hämorrhagischen Schocks

Der hämorrhagische Schock kann nach vier Schweregraden unterteilt werden (nach Cannon 2018; ▶ Tab. 2.22). Ab Schweregrad III wird der Schock als „nicht kompensiert" bezeichnet. Diese Klassifikation spielt jedoch präklinisch (keine Möglichkeit zur Blutgasanalyse) eine untergeordnete Rolle.

2.16.2 Traumainduzierte Koagulopathie

Die traumainduzierte Koagulopathie (TIC) hat bereits in der frühen Phase nach dem Trauma einen wesentlichen Einfluss auf den weiteren

Tab. 2.22 Klassifikation des hämorrhagischen Schocks am Beispiel eines männlichen Patienten mit 70 kg Körpergewicht (nach Cannon 2018[2])

Schockklasse	Blutverlust	Puls	Blutdruck	Pulsdruck	Atemfrequenz	Mentaler Zustand
Grad	ml (%)	Schläge/Min.			Atemzüge/Min.	
I	< 750 ml (15 %)	< 100	Normal	Normal	14–20	Beunruhigt
II	750–1500 ml (15–30 %)	100–120	Normal	Vermindert	20–30	Ein wenig ängstlich
III	1500–2000 ml (30–40 %)	120–140	Verringert	Vermindert	30–40	Ängstlich, verwirrt
IV	> 2000 ml (> 40 %)	> 140	Verringert	Vermindert	> 35	Verwirrt, apathisch

medizinischen Verlauf und wird im Gegensatz zu vergangenen Ansichten heute nicht mehr ausschließlich als Folge von Hypothermie, Azidose und Dilution angesehen, sondern vielmehr als umgehend nach dem Trauma beginnende, eigenständige Pathophysiologie verstanden.
Sowohl der Volumenverlust mit konsekutivem Schock als auch der mit dem Trauma einhergehende Endothelschaden sind maßgeblich für das Ausmaß der nachfolgend pathophysiologischen Prozesse verantwortlich, wobei vor allem ein Mangel an Fibrinogen sowie die Hyperfibrinolyse eine entscheidende Rolle spielen.
Unmittelbar nach dem Trauma kommt es zur Ausschüttung von Tissue-Plasminogen-Activator (t-PA). Dieser Mechanismus wird derzeit als Hauptursache für die Entstehung einer Hyperfibrinolyse nach Trauma angesehen. t-PA führt über eine vermehrte Aktivierung von Plasminogen zu einer *Plasminaktivierung* und damit zu einer *gesteigerten Fibrinolyse.* Durch diese Überaktivierung werden bereits gebildete Fibringerinnsel wieder aufgelöst (Hyperfibrinolyse). Es kommt einerseits zum klinischen Bild der persistierenden Blutung und andererseits zu einem vermehrten Verbrauch von Gerinnungsfaktoren.
Dieser Effekt wird durch die Ausschüttung von Thrombomodulin noch weiter verstärkt (▶ Abb. 2.39 und ▶ Abb. 2.40).
Heute wissen wir, dass nicht alle Patienten nach Trauma eine Hyperfibrinolyse erleiden. Vielmehr können drei Gruppen unterschieden werden:

- Hyperfibrinolyse
- Physiologische Lyse
- Auffallend niedrige Lyse (sog. „Shutdown“)

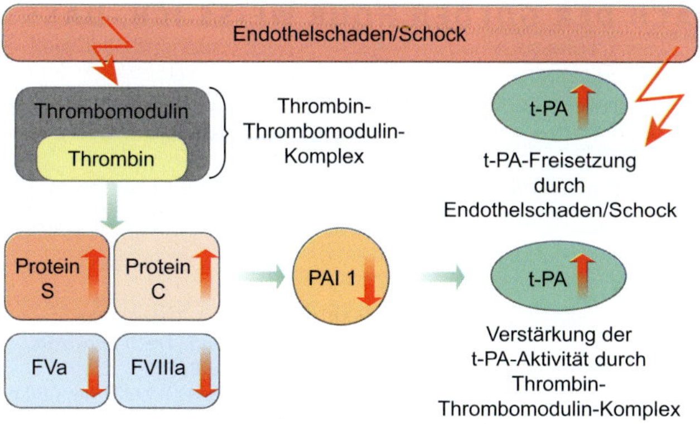

Abb. 2.39 Thrombinswitch: pathophysiologische Prozesse durch Thrombomodulin-induzierte Prozesse nach Trauma [P110, L138]

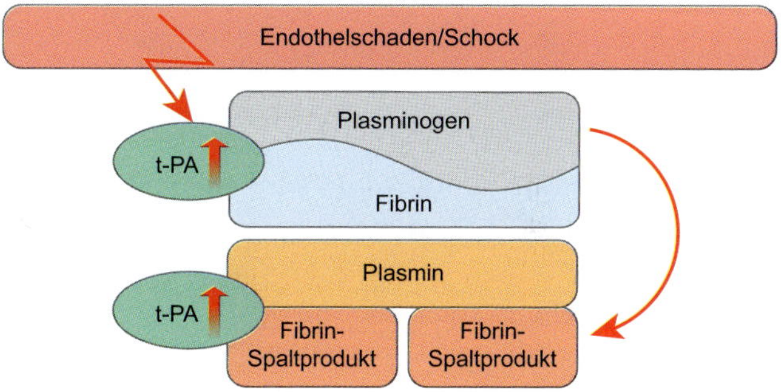

Abb. 2.40 Hyperfibrinolyse nach Trauma: Durch Endothelschaden und Schockgeschehen kommt es zu einer vermehrten t-PA-Ausschüttung mit daraus resultierend erhöhter Plasminogenausschützung und plasminvermittelter Spaltung von Fibrin. [P110, L138]

Derzeit ist unklar, welche Einflüsse die genannten Verläufe maßgeblich beeinflussen und welche Patienten tatsächlich eine Hyperfibrinolyse erleiden und welche einen Shutdown aufweisen. Auch ist weiterhin unklar, inwiefern die Gabe von Antifibrinolytika (z.B. Tranexamsäure) Auswirkungen auf Patientengruppen hat, die keine Hyperfibrinolyse aufweisen. Es kann jedoch sicher gesagt werden, dass Patienten mit Hyperfibrinolyse nach Trauma häufiger durch Verbluten im hämorrhagischen Schock versterben und die frühzeitige Behandlung der Hyperfibrinolyse und des Schockgeschehens das Überleben der Patienten maßgeblich positiv beeinflussen kann.

2

NACH DER GOLDEN HOUR WEISS ICH, DASS ...

- ... der traumatisch-hämorrhagische Schock unbehandelt schnell zum Tod führt.
- ... die Hyperfibrinolyse als Bestandteil der traumatisch induzierten Koagulopathie den frühen Tod durch Verbluten nach Trauma begünstigt.
- ... nicht alle Patienten nach Trauma an einer Hyperfibrinolyse leiden.

Literatur

[1] Standl T, Annecke T, Cascorbi I, Heller AR, Sabashnikov A, Teske W. The Nomenclature, Definition and Distinction of Types of Shock. Dtsch Arztebl Int. 2018;115(45):757–768. https://doi.org/10.3238/arztebl.2018.0757

[2] Cannon JW. Hemorrhagic Shock. N Engl J Med. 2018;378(4):370–379. https://doi.org/10.1056/NEJMra1705649

3 Skillsets: Maßnahmen und Algorithmen

3.1 Rettungstechniken

Peter Lorenz, Andreas Müller

Five Bullets auf dem Weg zum Einsatz

- Je nach Einsatzort und Territorium sollten Zwischenziele und Übergabepunkte vordefiniert werden.
- Die Auswahl der Rettungstechnik ist durch die körperlichen und territorialen Gegebenheiten bedingt.
- Eine Kombination unterschiedlicher Rettungstechniken ist sinnvoll.
- Abhängig von der Rettungstechnik müssen Teams (öfter) abgelöst bzw. ausgetauscht werden.
- Material zur Unterstützung der Rettungskräfte sollte in ausreichender Menge vorhanden sein.

Im Durchschnitt dauert ein Amoklauf 20 Minuten, bis der Täter neutralisiert oder unschädlich gemacht wird. In dieser Zeit sind die diensthabenden Streifenbeamten und umliegenden Polizeistationen im Einsatz. Jedoch dauert es oft etwa eine Stunde, bis ein Spezialeinsatzkommando (SEK) vor Ort ist. In Städten kann die Eintreffzeit kürzer sein als in ländlichen Gebieten. Innerhalb der ersten 30 Minuten nach Beginn des Amoklaufs ist die Anzahl der verfügbaren Polizeikräfte begrenzt, was ihre Fähigkeit zur Bewältigung nichtpolizeilicher Gefahren einschränkt. Bei Terrorangriffen kann die Zeit, welche die Polizei benötigt, um die Situation unter Kontrolle zu bringen, länger sein, wie die Anschläge in Paris 2015 (Bataclan), Moskau 2002 (Theater) und Brüssel 2016 (Innenstadt, Flughafen) gezeigt haben.

Da sich die Aufgaben der Polizei vielfältig gestalten, sind etwaige Erweiterungen der fundamentalen Ziele durchaus denkbar. So ist es durchaus plausibel, dass Patiententransporte (unabhängig davon, ob es sich um eigene Kräfte oder zivile Opfer handelt) durch die Exekutivbeamten durchgeführt werden (müssen). Die Fähigkeiten und Fertigkeiten, Patienten aus einem Gefahrenbereich in eine Deckung, sichere Bereiche oder zur Verletztenablagestelle zu verbringen, sind in Bedrohungslagen essenziell.

Für Situationen, in denen es auf eine schnelle Evakuierung ankommt (z. B. um jemanden aus dem Wirkbereich eines Täters zu verbringen), eignen

sich insbesondere manuelle Rettungstechniken ohne Equipment (NAEMT 2022[1]). Diese setzen jedoch eine gute körperliche Belastbarkeit und ein gutes, differenziertes Training voraus. Dieses Training sollte „eskalierend" erfolgen: Die Vermittlung der Technik sollte zunächst unter kontrollierten und ruhigen Bedingungen bis hin zur absoluten Stresssituation hin eskaliert werden. Durch eine Drillausbildung kann diese Fertigkeit unter Minimierung von Fehlern in einer absoluten Ausnahmesituation (z. B. Bataclan, Paris 2015) konkret abgerufen werden. Im Idealfall lassen sich verschiedene Techniken in der Regel in wenigen Sekunden um- und einsetzen. Für die Überwindung verschieden langer Wegstrecken im Rahmen der Evakuierung zu Übergabepunkten empfiehlt sich der Einsatz eigens hierfür gedachter Hilfsmittel.
Eine Verbringung von Patienten in allen Situationen und mithilfe verschiedener Mittel sollte fester Bestandteil einer jeden Missionsplanung sein. Weiterhin sollten möglichst immer geeignete Rettungsmittel mitgeführt werden (Kanz et al. 2006[2]).
Um die Zusammenarbeit zwischen Rettungsdienst und Polizei bei Amokläufen zu verbessern, ist es sinnvoll, dass der Rettungsdienst im Voraus darüber nachdenkt, welche Transportmöglichkeiten der Polizei zur Verfügung gestellt werden können. Polizeieinheiten, die den Patiententransport bis zum Übergang von der gelben Zone in die grüne Zone oder in der gelben Zone übernehmen, sollten vom Rettungsdienst mit entsprechendem Tragematerial unterstützt werden. Es ist oft nicht klar, welches Tool sich am besten für den Patiententransport eignet oder ggf. zweckentfremdet werden kann. Deshalb sollte der Rettungsdienst im Vorfeld überlegen, welches Material auf den eigenen Fahrzeugen vorgehalten wird.
Ein regelmäßiger Austausch über die Möglichkeiten und Leistungsfähigkeit von Rettungsdienst und Polizei sollte stattfinden, wobei besonderes Augenmerk darauf zu legen ist, dass die Handhabung einfach und schnell zu realisieren ist. Man sollte sich bewusst sein, dass die eingesetzten Kräfte der Polizei bei oder nach einem Terroranschlag weit über die physischen und psychischen Belastungsgrenzen gebracht werden, was eine Herausforderung für optimale Abläufe und Ressourcenvorhaltung darstellen kann.

3.1.1 Techniken auf kurzer Distanz

Am Gurt der Weste

Diese einfache Schleiftechnik eignet sich gut auf kurzen und ultrakurzen Distanzen: die Schultergurte der Weste mit einer oder beiden Händen umgreifen und den Patienten daran wegziehen (▶ Abb. 3.1). Dies kann allein oder mit einem zweiten Helfer erfolgen. Wenn der Patient bei Bewusstsein ist, soll er mit beiden Händen an das obere Ende seiner Weste greifen, damit er hierdurch nicht gewürgt werden kann. Die meisten Westen haben für diese Schleiftechnik im Nackenbereich eine vorgefertigte Schlaufe zum leichteren Retten.

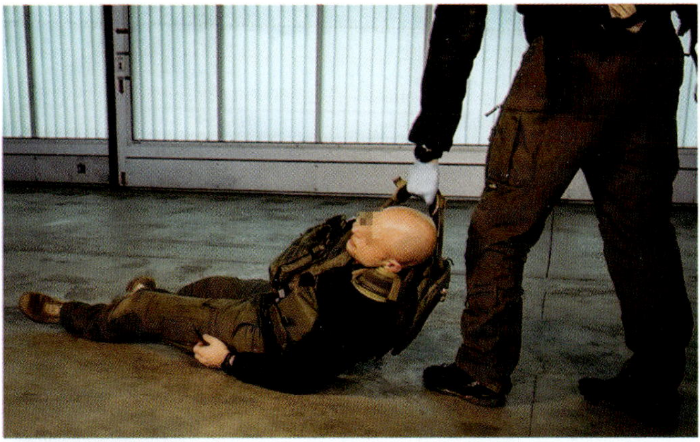

Abb. 3.1 Die Schleiftechnik mit Griff in die Schultergurte der Schutzweste bzw. des Plattenträgers eignet sich gut auf kurzen Distanzen. [P1406]

Mit Quick Harness

Für die Schleiftechnik mit Quick Harness (▶ Abb. 3.2) benötigt man als Hilfsmittel eine ca. acht Meter lange Bandschlinge. Der Patient liegt auf dem Rücken. Der Helfer kniet hinter seinem Kopf und fixiert die Bandschlinge in der Mitte mit einem Knie. Dies ermöglicht bei schlechten Sichtverhältnissen oder Dunkelheit, handlungssicher zu bleiben. Das Band wird auf den Oberkörper des Patienten gelegt, dann werden seine Arme durch die Schlinge geführt. Der Teil der Schlinge, der auf der Brust des Verletzten liegt, wird nun über den Kopf nach hinten geführt und die restliche Bandschlinge von unten hindurchgesteckt. Jetzt kann der Patient gezogen werden.

Limitationen: Schleiftechniken können den Patienten verletzen, z. B. wenn die (Schutz-)Kleidung Defekte aufweist. Leichte Bekleidung kann schnell durchgescheuert werden, was zu weiteren Verletzungen führen kann.

3.1.2 Techniken auf kurzer bis mittlerer Distanz

Hawes Carry

Viele Patienten lassen sich für den Rettenden angenehm im Hawes Carry transportieren. Allerdings müssen die Patienten hierzu kooperativ sein und Körperspannung aufbauen können. Der Rettende positioniert sich vor dem Patienten und geht bei geradem Rücken leicht in die Hocke. Beide Arme des Patienten werden nach vorn geführt und auf der Brust des Rettenden gekreuzt. Nun wird der obenliegende Arm des Patienten mit dem gegenüberliegendem Arm des Rettenden Richtung Brust festgehalten. Der Rettende nimmt den Patienten nun „huckepack“.

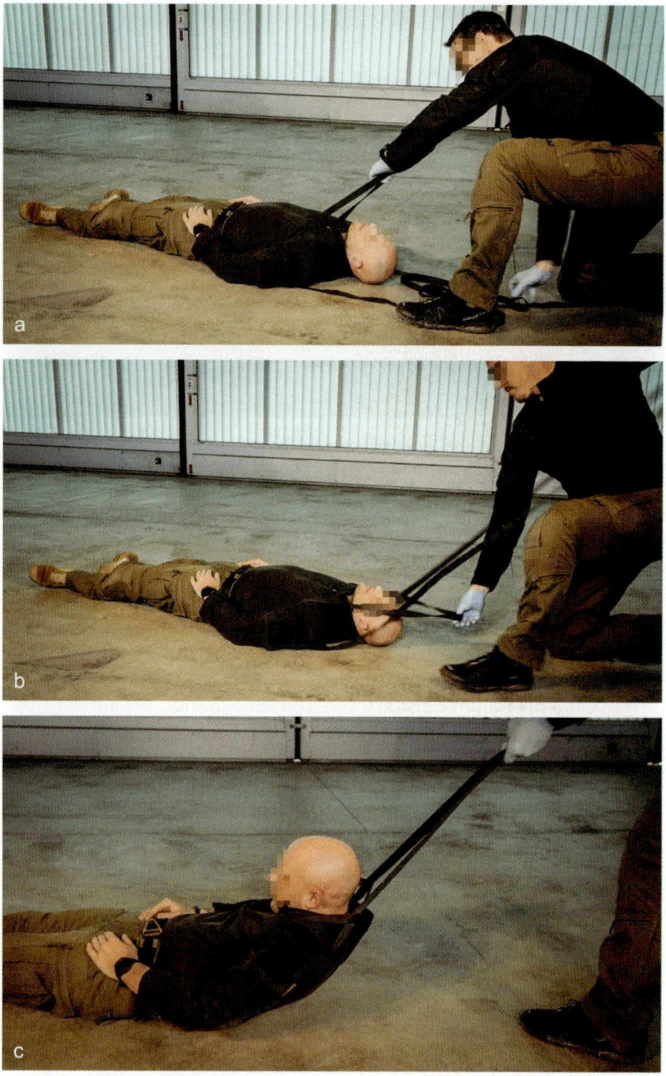

Abb. 3.2 Schleiftechnik Quick Harness mit ca. 8 Meter langem Band [P1406]

a) Zuerst Band unter den Achseln durchführen – über der Brust entsteht eine Schlaufe
b) Schlaufe hinter den Kopf ziehen, das Band im Nackenbereich von unten durch die Schlaufe führen
c) Beine des Patienten übereinanderschlagen und den Patienten ziehen

Der zweite Arm des Rettenden bleibt frei zum Mitführen des Rucksacks, Bedienen einer Waffe oder zum Öffnen von Türen.

Seal-Team-3-Technik

Bei dieser Technik werden zwei Rettende benötigt (▶ Abb. 3.3). Dabei werden die Beine des Patienten übereinandergelegt, er wird aufgesetzt, die beiden Helfer knien links und rechts von diesem, alle in derselben Blickrichtung. Die

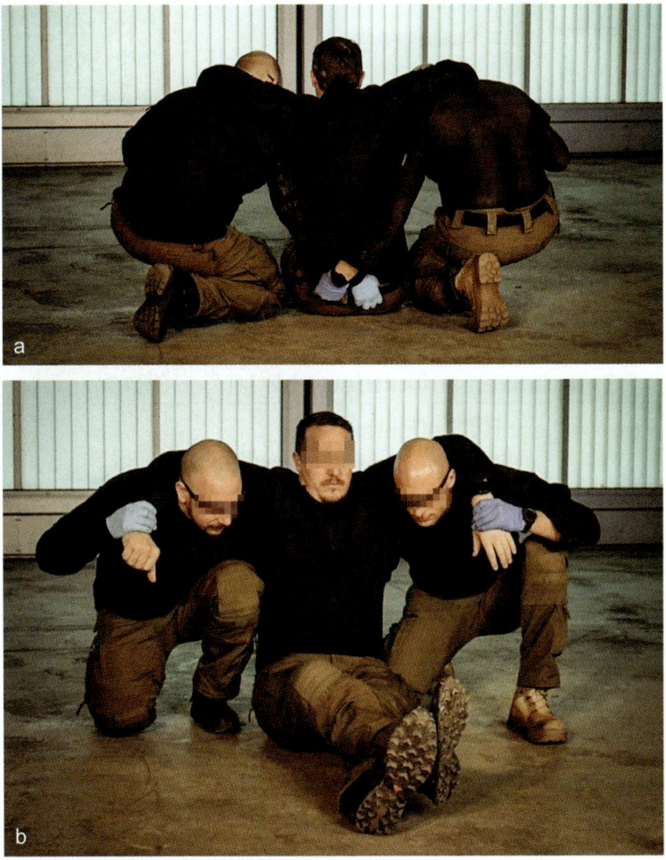

Abb. 3.3 Seal-Team-3-Technik mit zwei Rettenden [P1406]

a) Arme des aufgerichteten Patienten über die Schultern der beiden Rettenden legen, die Rettenden fassen über Kreuz den Hosenbund oder Gürtel des Patienten

b) Die Rettenden erheben sich gleichzeitig und transportieren den Patienten, dieser ggf. mit den Füßen über den Boden schleifend

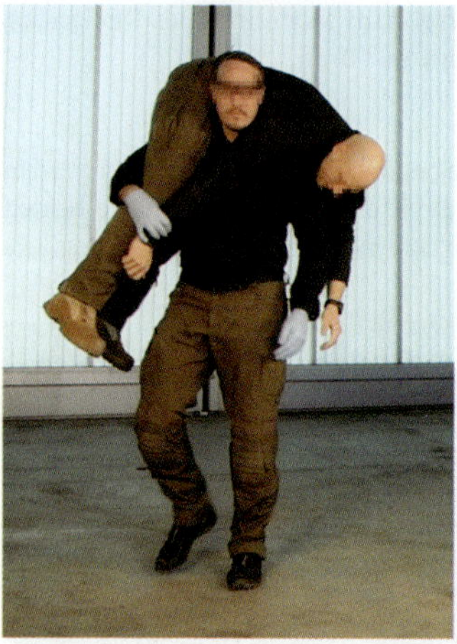

Abb. 3.4 Beim Gams-Tragegriff, auch Firefighters Carry genannt, wird der Patient auf dem Schultergürtel des Rettenden transportiert. [P1406]

Arme des Patienten werden über die Schultern der Retter gelegt, diese greifen über Kreuz den Hosenbund oder Gürtel des Patienten. Durch gleichzeitiges Erheben und Loslaufen ziehen sie den Patienten mit sich.

3.1.3 Techniken auf mittlerer bis langer Distanz

Gams-Tragegriff (Firefighters Carry)

Die wohl bekannteste Technik ist der Gams-Tragegriff, auch Firefighters Carry genannt (▶ Abb. 3.4). Hier wird der Patient auf den Schultern des Rettenden („wie eine Gams") transportiert. Ein ansprechbarer Patient, der Hilfe beim Aufstehen benötigt, kann unterstützt werden, indem der kniende Retter zunächst dessen nicht verletztes Bein angewinkelt an das eigene Gesäß stellt. Der Fuß des Patienten wird am Wegrutschen gehindert, um den Patienten an seinem Arm in den Stand zu ziehen.
Aus dieser Position wird der Patient weiter in den Gams-Tragegriff gezogen. Der Rettende bringt eine Schulter zwischen die Beine des stehenden Patienten und zieht dessen Oberkörper direkt auf den Schultergürtel. Der Rettende umfasst mit seinem Arm ein Bein des Patienten und greift mit der Hand das vorn liegende Handgelenk des Patienten. Der Patient liegt nun sicher auf dem Schultergurt. Mit der freien Hand kann sich der Rettende am Oberschenkel abstützen, um das Aufstehen zu erleichtern.
Limitationen: Limitierende Faktoren sind bei dieser Technik das Gewicht des Patienten und die zurückzulegende Wegstrecke. Bei schlecht ausgeführter Technik besteht die Gefahr eigener Rückenschäden.

Mit Bandschlinge und Tragetuch

Eine weitere Einsatzmöglichkeit der Bandschlinge gelingt in Kombination mit einem Tragetuch. Der Patient wird auf dem Tragetuch positioniert,

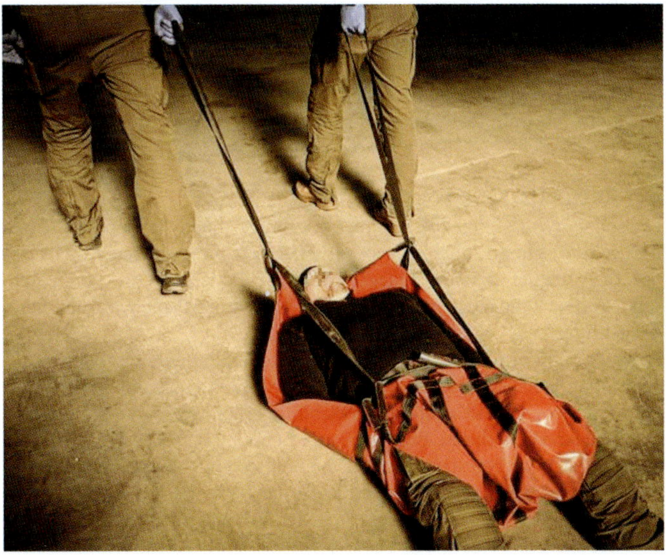

Abb. 3.5 Die Schleiftechnik mit Bandschlinge und Tragetuch ermöglicht den Transport mit Hilfsmitteln, welche ein geringes Packmaß und Gewicht aufweisen. [P1406]

dieses wird zwischen den Beinen wie eine Windel zusammengeführt. Dann wird die Bandschlinge durch die Griffe geführt, sodass beide Enden am Kopf des Patienten zum Liegen kommen (▶ Abb. 3.5).
Gerade auf glatten und reibungsarmen Untergründen lässt sie der Patient auf diese Weise schonend und schnell ziehen.

3.1.4 Techniken auf langer Distanz

Mit Rettungsbrett/Spineboard und Arbeitsleine

In den meisten Rettungsfahrzeugen findet man *Spineboards®* oder *Schaufeltragen.* Mit einer Feuerwehrleine oder den Zusatzgurten der Schaufeltrage kann ein Hilfsmittel improvisiert werden, um Patienten aus einem Bereich zu evakuieren, der nicht zugänglich ist (z. B. der Wirkbereich eines Schützen).
Die Leine oder Gurte werden hierzu am Kopfteil des Rettungsbrettes befestigt. Der Patient wird aufgefordert, seinen Kopf zu schützen, dann wird das Rettungsbrett so nah wie möglich an ihn heran geworfen. Der Patient wird aufgefordert, sich rücklings auf das Brett zu legen. Er soll seine Füße in die Griffmulden am Ende des Bretts stellen, die Hände auf der Brust verschränken und das Kinn auf die Brust legen. Nun wird er auf dem Brett – ohne dass die eigene Deckung aufgegeben werden muss – aus dem direkten Gefährdungsbereich gezogen.

Es ist darauf zu achten, dass beim Ziehen an der Leine immer nachgegriffen werden muss. Dabei sollen die eigenen Hände nicht von der Leine umwickelt werden. Den meisten Halt verspricht es, wenn die Leine im 90-Grad-Winkel abgeknickt gezogen wird. Je nach Situation kann das Rettungsbrett mithilfe mehrerer Helfer, aber auch in einer Laufbewegung gezogen werden.

Mit Rettungstrage Foxtrot Litter DA

Die sog. *Foxtrot® Litter DA* ist eine Schleiftrage, die in vielen polizeilichen und militärischen Einheiten genutzt wird. Mit ihrer starren Kunststoffunterlage eignet sie sich insbesondere für Patienten, die von einem schonenden Transport profitieren. Sie funktioniert auch als alleiniges Tragemittel.

Farblich markierte Sicherungsgurte fixieren den Patienten auf der Trage, auch beim Überwinden von Treppen oder steilem Gelände. Je fester die Gurte angezogen sind, desto mehr Stabilität erhält sie.

Die Besonderheit dieses Einsatzmittels befindet sich am Kopfende der Trage. Die dort befestigte Tasche beinhaltet eine mit der Trage verbundene Bandschlinge. Mit dieser kann der Patient allein oder zu zweit zügig evakuiert werden. Das sich aufstellende Kopfteil der Foxtrot® Litter DA verhindert bei losem Untergrund, dass der Patient Schmutz in Gesicht und Nacken bekommt.

Weitere Vorteile sind das geringe Gewicht (1990 g), das modular aufgebaute Tragesystem MOLLE (Modular Lightweight Load-carrying Equipment) sowie die mehrfache Verwendbarkeit. Der Einsatz der Foxtrot® Litter ist in ▶ Abb. 3.6 dargestellt.

NACH DER GOLDEN HOUR WEISS ICH, DASS ...

- ... in Abwägung personeller und materieller Ressourcen eine vorrausschauende Einsatzplanung notwendig ist.
- ... bei einem Rettungseinsatz ein Mindestmaß körperlicher Fitness erforderlich ist.
- ... in kausaler Abhängigkeit zur Zone und räumlichen Ausdehnung der Rettungsstrecke die Wahl geeigneter Techniken ein möglichst umfangreiches Grundlagenwissen benötigt.
- ... technische Hilfsmittel wie Tragevorrichtungen im Einzelfall genutzt werden können (DIN-Krankentrage oder auch Fahrtrage für den Transport aus der gelben in die grüne Zone).

Literatur

[1] NAEMT – National Association of Emergency Medical Technicians (Hrsg.). Tactical Emergency Casualty Care (TECC). Das Buch zum Kurs. 2. Auflage. Jones and Bartlett Publishers. 2022

[2] Kanz KG, Hornburger P, Kay MV, Mutschler W, Schäuble W. mSTaRT-Algorithmus für Sichtung, Behandlung und Transport bei einem Massenanfall von Verletzten. Notfall Rettungsmed. 2006;9:264–270

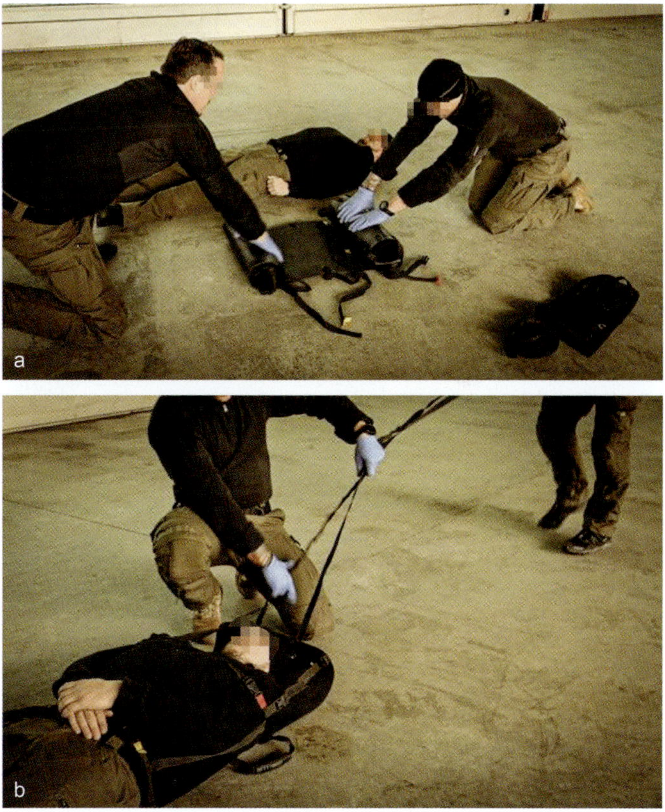

Abb. 3.6 Die Rettungstrage Foxtrot® Litter DA im Einsatz [P1406]
a) Das Tragesystem hat ein geringes Gewicht und ist modular aufgebaut; hier das Ausrollen der kompakten Trage
b) Schleifmöglichkeit nach dem Festgurten des Patienten

3.2 Einsatz von Tourniquets

Andreas Müller, Peter Lorenz, Fabian Spies

Five Bullets auf dem Weg zum Einsatz

- Bei unklarer Lokalisation der Extremitätenblutung: Anlage „high and tight" (so hoch wie möglich und fest) am Oberarm oder leistennah am Oberschenkel.

- Ein *Tourniquet (TQ)* ist ein *Binary Device:* entweder die Blutung steht – oder das TQ ist insuffizient.
- Wenn die Wunde bzw. Blutung klar identifiziert und versorgt ist (Druckverband o. Ä.), kann das TQ gelöst und an der Anlagestelle belassen werden.
- Nach jeder Lageveränderung oder bei Zustandsänderung des Patienten ist das TQ zu überprüfen.
- Ein TQ schmerzt immer! Ein suffizientes Analgesiekonzept muss zeitnah nach der Anlage initiiert werden.

3.2.1 Einleitung

Das Tourniquet (TQ) ist ein Medizinprodukt, welches zur Kontrolle von lebensbedrohlichen, aktiv spritzenden arteriellen Blutungen an einer Extremität (zeitlich begrenzt) angewendet wird. Die Funktion beruht auf der kompletten Unterbrechung der Blutzufuhr in die Extremität (Bulger et al. 2014[1]). Die massive Blutung im Sinne einer *Exsanguination* des Patienten ist im taktisch-militärischen Bereich die häufigste reversible Todesursache. Im zivilen Setting spielt sie eine ähnlich gewichtige Rolle im Hinblick auf die häufigsten Todesursachen (Lier et al. 2017[2]; Holcomb et al. 2007[3]; Kleber et al. 2013[4]). Bedingt durch diverse militärische Konflikte in den letzten Jahrzehnten unterlagen Tourniquets in den letzten Jahren einer massiven Entwicklung. Weiterhin erscheinen in den letzten Jahren immer mehr Tourniquets verschiedener kommerzielle Anbieter, die das TQ in spezifischen Abwandlungen mit dem gleichen Wirkprinzip anbieten. Leider finden auch viele billige Imitate den Weg in den Handel, welche zum Teil desaströse letale Folgen haben können.
Tourniquets haben sich mittlerweile im zivilen Setting etabliert. Dies spiegelt sich auch zu großen Teilen in den Konzepten der Bundesländer für die Bestückung von Rettungsmitteln und Ausbildung von Personal sowie in der S3-Leitlinie „Polytrauma/Schwerverletzten-Behandlung“ wider (DGU 2022[5]). In besagter S3-Leitlinie hat das Tourniquet im Jahr 2022 eine deutliche Aufwertung erfahren und soll als Grad-A-Maßnahme, „wenn eine lebensgefährliche Blutung mit anderen Maßnahmen nicht zeitgerecht gestoppt werden kann“, eingesetzt werden. Allerdings gibt es „kaum Studien, die die Wirksamkeit von Tourniquets im zivilen Umfeld untersucht haben. Die Amputationsraten im Verlauf nach Tourniquet-Einsatz wurden nicht beeinflusst“ (DGU 2022[5]).

Entwicklung des Tourniquets

Abbindesytseme zur *Blutungskontrolle* waren bereits im Römischen Reich und bei den alten Griechen bekannt. In späteren Epochen wurde das abbinden durch Militärärzte angewendet, um Blutungen bei Amputationen zu kontrollieren. 1718 entwickelte Chirurg Jean-Louis Petit ein Instrument mit einer Spannschraube, welches er, abgeleitet vom französischen Verb *tourner* („drehen“), *Tourniquet* nannte.

Im Zweiten Weltkrieg und Vietnamkrieg war der Einsatz von Tourniquets noch verpönt bzw. verboten. Erst durch die Änderung der Kriegsführung in den 90er-Jahren und die Tatsache, dass Soldaten, bedingt durch den guten Schutz ihrer ballistischen Schutzausrüstung, zunehmends an Extremitätenblutungen verstarben, kam es zum Paradigmenwechsel.
So wurde 1996 die Versorgung mittels Tourniquet im Algorithmus „Tactical Combat Casualty Care“ (TCCC, s. ▶ Kapitel 1.1) etabliert (Butler, Hagmann, Butler 1996[6]). Im regulären zivilen Setting sollten – sofern es die Ressourcen und die Lage zulassen – vor dem Einsatz von Tourniquets Alternativen der Blutstillung erwogen werden (Walter, Herlein 1981[7]).

3.2.2 Anlage des Tourniquets

Die aktuell erhältlichen Tourniquets basieren auf einem mechanischen oder pneumatischen Funktionsprinzip. Die *pneumatischen Tourniquets* ähneln einer Blutdruckmanschette. Bei den *mechanischen Tourniquets* wird ein Band durch Rotation verkürzt. Hierbei wird ein Knebel, welcher an einem zirkulär umlaufenden Band befestigt ist, gedreht. Dabei verkürzt sich das Band und erzeugt über eine Platte den zur Unterbrechung der Blutung notwendigen Druck.
Die grundlegende Funktionsweise der Tourniquets beruht auf der *Unterbrechung der arteriellen Blutzufuhr* der betroffenen Extremität. Der Druck auf das Gewebe und die Gefäße, der hierbei aufgebracht werden muss, ist abhängig

- vom systolischen Blutdruck
- von der Größe der (arteriellen) Gefäße
- vom Umfang der Extremität
- von Beschaffenheit des TQ

NIEMALS VERGESSEN!

- Defekte an Knochen (z. B. Trümmerfrakturen) sind Einflussfaktoren, welche die effektive Blutstillung erschweren oder verhindern können.
- Oft wird der zusätzliche Einsatz von Hämostyptika und Druckverbänden erforderlich.

Massive Gewebeverletzungen sind häufig zu beobachten, wenn die Auflagefläche der Bindesysteme schmaler ist. Je breiter das Abbindesystem, desto weniger Druck wird demnach benötigt. Daraus resultiert eine gewebeschonendere Patientenversorgung (Wall et al. 2013[8]). Die aktuellen Systeme haben oftmals eine Breite von 4–5 cm und bieten damit einen Kompromiss aus Breite, Komfort und Packmaß.

Indikationen für den sofortigen Gebrauch des Tourniquets

Indikationen für den sofortigen Gebrauch des TQ können sein:

- Lebensgefährliche Blutungen an Extremitäten
- Amputationsverletzungen oberhalb des Handgelenks oder Fußes
- Multiple Blutungsquellen an Extremitäten
- Schlechte oder keine Erreichbarkeit der eigentlichen Verletzung
- Schwere Blutungen an Extremitäten bei Massenanfall von Verletzten oder Zeitdruck bei Gefahrensituationen (z. B. rote Zone, unsicherer Bereich)
- Unmöglichkeit der Blutstillung mit anderen Mitteln (z. B. durch Druckverband)
- Versorgung einer starken Blutung an einer Extremität bei Dunkelheit

Anlageorte

Einsatzbezogen können zwei Anlageorte unterscheiden werden: die *Anlage „wundnah"* oder die *Anlage „hoch und fest" („high and tight").* Die Anlage „hoch und fest" resultiert aus dem taktischen Bereich innerhalb der Phase „Care Under Fire" (s. ▶ Kapitel 1.1). Die Anlage eines Tourniquet stellt die einzige medizinische Intervention in dieser Phase dar (s. ▶ Kapitel 4.5). Der Vorteil der Maßnahme ist die definitive Unterbrechung der Blutzufuhr der gesamten betroffenen Extremität. Der Nachteil ergibt sich aus dem größeren ischämischen Areal mit einer größeren Akkumulation von sauren Metaboliten. Der Schmerz ist unabhängig von der Größe des nicht perfundierten Areals.

- Mindestens 5–7 cm oberhalb der Wunde (erste Wahl des Anlageortes)
- Körperstammnah bei Explosions- oder Ausrissverletzungen
- Auch am Unterarm und Unterschenkel möglich
- Nicht über Gelenken
- Nicht über Wundtaschen, Fremdkörpern und offenen Frakturen
- Anlage direkt auf der Haut, um Abrutschen zu vermeiden
- Auch bei Kleinkindern möglich (limitierender Faktor ist die Auflagefläche der Druckplatte; kindliche Oberschenkel eignen sich hierbei gut)

Mögliche Komplikationen

- Schmerzen (fast in 100 % der Fälle): Dies darf jedoch keinesfalls dazu führen, den Knebel nicht bis zum Stillstand der Blutung „zuzudrehen".
- Venöse Stauung mit Verstärkung der Blutung bei zu schwacher Knebelung.
- Haut-Gefäß-Nerven und Muskelschäden (ab 2–6 Stunden kompletter Ischämie).
- Kompartmentsyndrom (v. a. bei Abbindung > 3 Stunden und nicht ausreichendem Druck).
- Reperfusionssyndrom (nach ca. 1 Stunde Abbindung möglich).
- Bei Kreislaufstabilisierung kann bei insuffizient angelegtem Tourniquet durch Ansteigen des Blutdrucks erneut eine Blutung entstehen.

Die Datenlage zu schwerwiegenden Komplikationen (Nervenlähmung, Kompartmentsyndrom oder sekundäre Amputation) im Rahmen einer Tourniquetanlage ist bisweilen heterogen. Ein „Underreporting" wird vermutet. Die Persistenz dieser Komplikationen liegt bei unter 2 %. In der Regel gelingt es rasch, eine Restitutio ad integrum (vollständige Ausheilung) darzustellen. Die klinische Erfahrung besagt, dass eine Anlagedauer unter zwei Stunden selten mit Nervenläsionen assoziiert sind. Studien zeigen allerdings, dass Anlagezeiten von 28 bis 140 Minuten mit einer zumindest temporären Läsion assoziiert sein können (Kam, Kavanagh, Yoong 2001[9]; Covey, Gentchos 2022[10]). Die meisten Daten zum präklinischen Einsatz generieren sich aktuell aus dem taktischen Setting.

Alternativen zur TQ-Anlage

- Manuelles Abdrücken der zuführenden Gefäße
- Extremität hochlagern
- Druckverband mit Einsatz eines Hämostyptikums
- Gefäße, wenn erreichbar, mittels Klemme oder direkt mit dem Finger abklemmen
- Stumpfverband
- Notverband

Reicht ein Tourniquet nicht aus, um die Blutung zu stoppen, so ist ein zweites körpernah (also darüber) anzusetzen, um den Druck über eine größere Fläche an das Gewebe abzugeben und somit die Gefäße zu komprimieren.

Limitationen können durch den Habitus des Patienten entstehen. Extremes Übergewicht und Untergewicht können im Hinblick auf die Zirkumferenz der Gliedmaßen (insbesondere Oberarm, Oberschenkel) Probleme bereiten. Das Tourniquet sollte mit seiner Platte flach aufliegen können. Weiterhin muss das Klettband genug „Wegstrecke" besitzen, um fest haften zu können.

Die Anlage eines Tourniquets zur Stillung von kritischen Extremitätenblutungen als lebensrettende Sofortmaßnahme ist in den meisten Algorithmen als erste Maßnahme bei der *Erstversorgung* zu finden (z. B. **x** innerhalb des xABCDE-Algorithmus) (ACS COT 2018[11]; NAEMT/ACS 2015[12]). Im Rahmen der Ausbildung sollte der Schwerpunkt auf die korrekte Vermittlung der Indikationen und die richtige Anlage gelegt werden. Handlungssicherheit kann nur durch Wiederholungen und Drill erreicht werden.

Konversion des TQ

Folgeschäden bei inkorrekter oder prolongierter Anlage des TQ können temporäre bis hin zu permanenten Muskel- und Nervenläsionen, ein Kompartmentsyndrom oder gar den Verlust der Extremität umfassen.

Dennoch sind Anlagezeiten von bis zu zwei Stunden bei korrekter Anwendung als sicher anzusehen. Allerdings ist eine frühzeitige Konversion

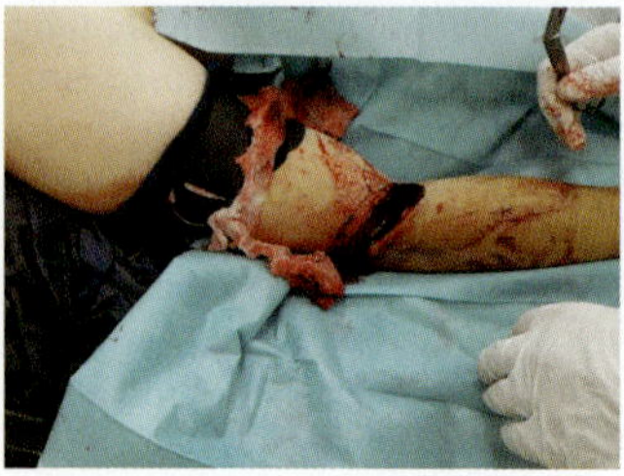

Abb. 3.7 Angelegtes Tourniquet nach Verletzung mehrere Gefäße mit großem Gewebedefekt im Gelenkbereich des rechten Ober- und Unterarms. Der Versuch der Blutstillung mittels Druckverband war zuvor ohne Erfolg verlaufen. [P1410]

immer anzustreben, sofern dies einsatztaktisch realisierbar ist und hierfür keine Kontraindikation vorliegt. *Kontraindikationen* können z. B. sein:

- Ein Patient im (hämorrhagischen) Schock
- Eine nicht adäquat überwachbare Wunde
- Wenn das Tourniquet bei einer Amputationsverletzung eingesetzt wurde (NAEMT/ACS 2015[12]; CoTCCC 2021[13]).

Bei einer Konversion wird das initial angelegte Tourniquet nie komplett entfernt. Es verbleibt so lange fest angezogen, bis ein Druckverband und/oder Hämostyptika suffizient eingesetzt wurden. Erst dann darf ein TQ mithilfe des Knebels gelockert werden. Allerdings sollte das TQ in situ belassen werden und nach der Lockerung auf ein erneute Blutung geachtet werden. Stellt sich die Alternative zum TQ als insuffiziente Maßnahme heraus, so muss das TQ sofort bis zum Sistieren der Blutung angezogen werden. Ein weiterer Versuch der Konversion verbietet sich dann. ▶ Abb. 3.7 zeigt ein liegendes Tourniquet bei einer lebensbedrohlichen Blutung, welche nicht mittels Druckverband zu stoppen war.

Es gilt auch zu beachten, dass je nach Einsatz von Hämostyptika der Druck mindestens für 60 Sekunden aufrechterhalten werden muss und die Maßnahme ein hohes Maß an Training voraussetzt (s. ▶ Kapitel 3.3). Die Konversion sollte im Rahmen lokaler Protokolle mit entsprechenden Handlungsanweisungen kritisch hinterfragt werden. Einen guten Anhalt hierfür bietet ein von Hossfeld et al. vorgestellter Algorithmus (Hossfeld et al. 2016[14]).

Ein proximal angelegtes („high and tight") TQ sollte je nach zeitlichen und technischen Vorgaben möglichst durch ein wundnahes TQ ersetzt werden. Dies gilt sowohl für den taktischen als auch für den zivilen Bereich (Hossfeld et al. 2016[14]).

Viel schwerwiegender als alle Komplikationen sind für den Patienten jedoch die unmittelbaren Schmerzen, die bei Befragung mit Einsatz einer numerischen Ratingskala bei 4,5 liegen (Beaven et al. 2017[15]). Deshalb sollte zeitnah die Konversion evaluiert und/oder eine entsprechende Analgesie initiiert werden (s. ▶ Kapitel 3.8). Generell werden Anlage- und Ischämieschmerz unterschieden. Der *Anlageschmerz* ist primär durch den Druck des Tourniquets zu erklären, wohingegen der *Ischämieschmerz* nach Anlage eines TQ (ca. 10–15 Minuten) zum Tragen kommt. Dieser wird subjektiv vom Patienten schlimmer wahrgenommen (Le-Wendling et al. 2022[16]).

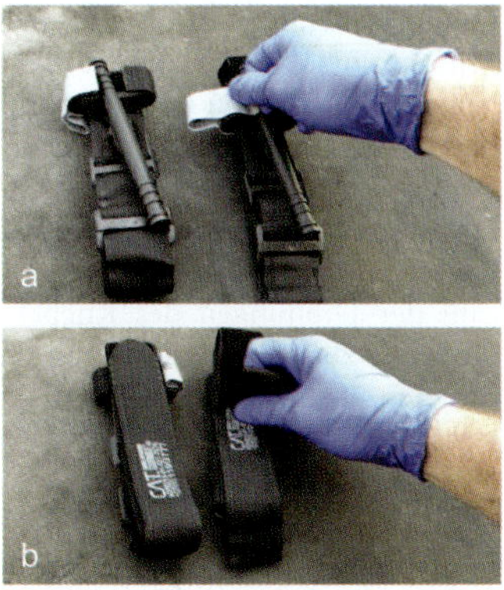

Abb. 3.8 Anpassungen bei einem Tourniquet CAT® 7 zur besseren Handhabung [O732]
a) Tourniquet, bei dem lediglich die Plastikverpackung entfernt wurde; Sicherungsklett für den Knebel liegt dem Plastiksteg bündig an
b) Anpassungen beim Sicherungsklett und am Ende des Gurtmaterials

Materialumgang

Die Umsetzung von Konzepten der Bundesländer wie z. B. REBEL (Rettungsdienst-Einsätze bei besonderen Einsatzlagen) oder LebEL (lebensbedrohliche Einsatzlagen) haben zur Folge, dass Tourniquets in adäquater Menge auf Rettungsmitteln vorgehalten werden (StMI[17]). Weiterhin werden zusätzliche Taschen, Rucksäcke und auch IFAKs (Individual First Aid Kits) besonders im Hinblick auf Großschadenslagen vorgehalten.
In vielen Rettungsdienstbereichen sind Tourniquets jedoch nicht zum sofortigen Einsatz griffbereit verstaut. Idealerweise sollten TQs nicht ausschließlich stationär auf dem Rettungsmittel verlastet, sondern im Mitnahmesystem (Rucksäcke etc.) mitgeführt werden. Oftmals werden TQs in der Originalverpackung gelagert. In einer Studie von Weppner et al. konnte gezeigt werden, dass es – für das Modell CAT® 7 (Combat Application Tourniquet der 7. Generation) von North American Rescue® – keinerlei Unterschied in der Materialermüdung zwischen Tourniquets mit oder ohne Plastikverpackung des Herstellers gab (Weppner et al. 2013[18]). Tourniquets sollten *unverpackt und griffbereit* gelagert werden, damit sie eine sofortige Anwendung erfahren können.
Um Fehlerquellen zu minimieren, sollte der Sicherungsklett für den Knebel nicht über dem Knebel liegen und ggf. so positioniert werden, dass er auch mit festeren Einsatzhandschuhen gut zu greifen ist. Gleiches gilt für das Ende des Gurtmaterials. In ▶ Abb. 3.8 ist ein Vergleich zwischen einem „out-of-the-box“ C-A-T® Generation 7 und einer vorbereiteten Variante dargestellt.

Schulung und Training

Die indizierte Anlage eines Tourniquets ist eine selten durchzuführende Maßnahme. Dies impliziert, dass die korrekte Anlage und Handhabung richtig und häufig trainiert werden müssen. Eine Ausbildung analog einer eskalierenden Drillausbildung macht unter folgenden Aspekten Sinn: Eine arterielle Extremitätenblutung führt in Abhängigkeit des zur Verfügung stehenden Blutvolumens und der Herzfrequenz innerhalb von 3–5 Minuten zur kompletten Exsanguination des Patienten. Die effiziente Anlage eines Tourniquets sollte idealerweise nicht länger als 30 Sekunden dauern (Samutsakorn, Carius 2023[19]).

Für den Erfolg einer Blutstillung gilt es zwei wichtige Punkte herauszuarbeiten und zu schulen: Eine adäquate Vorspannung durch das Gurtband hat einen viel größeren Einfluss auf den Erfolg der Blutstillung als die Anzahl der Drehungen des Knebels (Polston et al. 2013[20]; Lee, Porter, Hodgetts 2007[21]). Ebenso muss der Knebel fest genug gedreht werden, um den Blutfluss zu stoppen. Dies wird der Patient mitunter nicht tolerieren.

NIEMALS VERGESSEN!

- Das Tourniquet ist ein Binary Device: Entweder die Blutung steht – oder das TQ ist insuffizient.
- Anlage und Handling des TQ müssen regelmäßig unter zielführenden Bedingungen geübt werden.

Der Erfolg ist gegeben, wenn die Blutung steht und die distalen Pulse fehlen. Ein (scheinbares) Fehlen der distalen Pulse allein ist kein korrekter Indikator für das Sistieren der Blutung (Beaven et al. 2017[15]). Es gilt zu bedenken, dass es bei schwereren Frakturen auch zu Blutungen aus dem Knochenmark kommen kann, welche nicht durch ein TQ gestillt werden können (Lee, Porter, Hodgetts 2007[21]).

Da in der Ausbildung massive Extremitätenblutungen nur sehr schwer realitätsnah dargestellt werden können, sollte die oberste Prämisse hierbei sein, nah an die Praxis heranzukommen und grundlegende Fehler zu vermeiden. Mit Fehlern sind an dieser Stelle explizit nicht etwa falsche Lehraussagen o. Ä. gemeint, sondern vielmehr die unbeabsichtigte Ausbildung eines falschen „Muskelgedächtnisses“ (Muscle Memory).

Muscle Memory: Der Begriff beschreibt motorische Handlungsabläufe, die im prozeduralen Gedächtnis erlernt und abgespeichert werden. Als wichtigster Teil des impliziten Gedächtnisses werden hier Bewegungsabläufe, welche teilweise automatisch und unterbewusst ablaufen, abgelegt. Alltägliche, häufig ausgeführte Bewegungen wie z. B. das Binden von Schuhen, das Zuknöpfen eines Hemds aber auch kompliziertere medizinische Bewegungsabläufe und Handgriffe wie z. B. das Legen eines intravenösen Zugangs liegen im prozeduralen Gedächtnis.

Durch Übung und häufiges Anwenden werden diese motorischen Abläufe gefestigt. Man sollte daher vermeiden, in der Ausbildung das TQ nicht straff genug anzuziehen oder den Vorgang des Knebelns nur anzudeuten oder aus Angst vor Schmerzen des Gegenübers gar komplett zu unterlassen. Vielerorts ist auch die Kontrolle des Blutflusses am vitalen Darsteller mittels Pulsoxymetrie zu beobachten. Dies führt in vielen Fällen zu einer zeitweisen Unterbrechung der Abbindung und zwischen-

zeitlichen „Erfolgskontrollen“ durch Blick auf den Monitor oder durch Tasten des Pulses. Ein solches Vorgehen kann zu einem „falschen Muscle Memory“ führen und sollte daher vermieden werden. Sollte eine apparative Kontrolle stattfinden, ist daher der Doppler-Ultraschall der Pulsoxymetrie vorzuziehen (Wall et al. 2017[22]).
Regelmäßige Schulungen und Auffrischungen sowohl theoretischer als auch praktischer Natur sind aus heutiger Sicht unverzichtbar, da hier die Rate der korrekten Anwendung steigt und zugleich die benötigte Zeit zur Anlage signifikant sinkt (Wall et al. 2013[8]).

Aktuelle Studienlage zu Tourniquets

- Die Tourniquets CAT® 7 und SAM® Extremity sind als einzige in der Lage, über Winterkleidung eine adäquate Blutstillung zu gewährleisten (Lechner et al. 2023[23]).
- Im Weltraum nimmt das Blutvolulmen um 10–23 % innerhalb der ersten 48 Stunden ab, weshalb sich Missionen im Weltall zunehmend mit einer suffizienten Blutstillung mittels Tourniquet auseinandersetzen (Thoolen, Kuypers 2023[24]).
- Eine strukturierte, an TCCC angelehnte Ausbildung mit einer Periodisierung und Wiederholungen der Skills im Intervall ist mit höheren Erfolgsraten assoziiert (Scalese et al. 2022[25]).
- Sabate-Ferris et al. konnten bei französischen Soldaten (n = 11) in Mali bei durchschnittlichen Anlagezeiten von 268 Minuten (180–360min) und proximaler Lage ausnahmslos Rhabdomyolysen nachweisen. Bei zehn Soldaten war zudem eine Fasziotomie notwendig (Sabate-Ferris et al. 2022[26]).
- Selbst angelegt Tourniquets zeigen im Hinblick auf die Pulselimination eine geringere Effizienz als die Anlage durch einen Kollegen (Wang et al. 2021[27]).
- Die Arbeitsgruppe um Wend et al. untersuchte die Effizienz von TQs bei Angriffen von Haien und kam zum Schluss, dass selbst improvisierte TQs ein Überleben von > 90 % sicherten (Wend et al. 2021[28]).
- Das TQ CAT® hat signifikant weniger Fehlerraten in der Anlage als das Tactical Mechanical Tourniquet (TMT) oder das SOFTT-W (Special Operation Forces Tactical Tourniquet – Wide) (Treager et al. 2021[29]).

3.2.3 Junktionale Tourniquets

Eine Option zur Kompression und Fixierung des Verbandmaterials sowie für die primäre Versorgung von Verletzungen in der Nähe des Stammkörpers und kritischen Blutungen, die nicht durch Tourniquet, Druckverband oder hämostatische Verbandmittel kontrollierbar sind, sind sogenannte junktionale Tourniquets (Junctional Tourniquets; ▶ Abb. 3.9).
Die Markteinführung von *Junctional Tourniquets* ist eine relativ neue Option für den präklinischen zivilen Einsatz. Sie wurden entwickelt, um

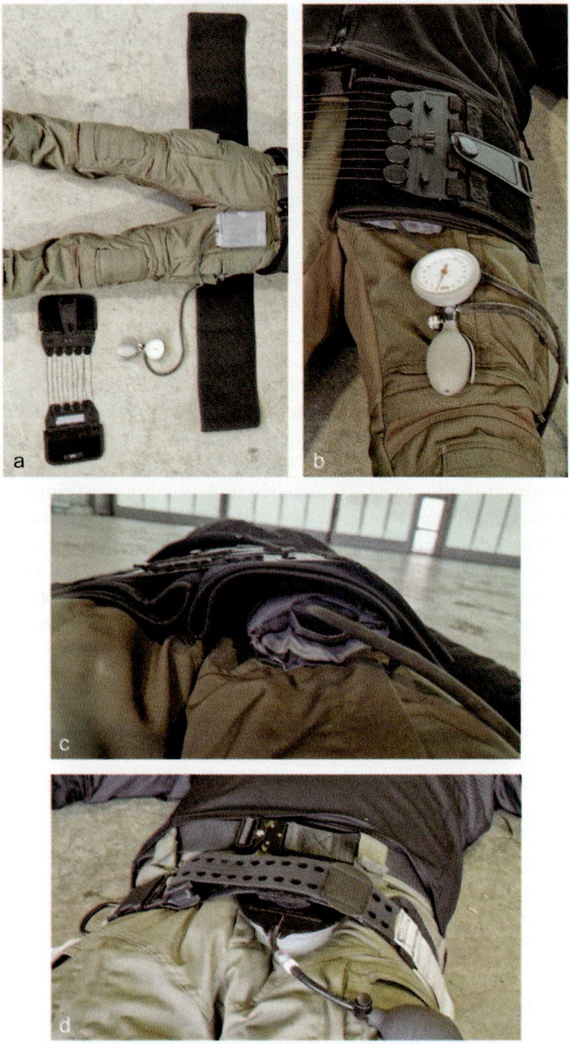

Abb. 3.9 Übung zur Anlage eine junktionalen Tourniquets [P1406]
a) Vorbereitung und Anlageort des improvisierten junktionalen Tourniquets
b) Schließen der Beckenschlinge, um die Blutdruckmanschette am Platz zu halten
c) Aufgepumpte Blutdruckmanschette, um Druck auf Gefäße und umliegende Gewebe auszuüben
d) SAM® Junctional Tourniquet mit CE-Zulassung zur Kontrolle von Blutungen im Leisten- oder Achselbereich und zur Beckenstabilisierung

große Blutgefäße (insbesondere die Arteria femoralis) oder die betroffene Körperstammregion selbst zu komprimieren. Infolge zunehmender Anschläge mit Sprengfallen, sogenannten Improvised Explosive Devices (IED), wurden Methoden und Geräte wichtiger, die Explosionsverletzungen im Leistenbereich behandeln können. Dies sind in der Regel Verletzungen, die außerhalb des Einsatzbereichs regulärer Tourniquets liegen. Bislang konnte der Behandelnde nur versuchen, solche Verletzungen manuell zu komprimieren und anschließend suffiziente Druckverbände mithilfe von Widerlagern und Hämostyptika anzulegen.
Es gibt verschiedene Modelle, welche dies durch schraubzwingenartige Druckplatten oder pneumatische Manschetten oder Gurtzugmechanismen gewährleisten. Da die Anwendung dieser Geräte eine gewisse *Vorbereitungszeit* erfordert, sollten die bereits genannten Erstmaßnahmen (direkter Druck und Kompressionsversuch der Gefäße) priorisiert und während der Vorbereitung aufrechterhalten werden. Im zivilen Rettungsdienst werden Junctional Tourniquets im Gegensatz zum militärischen Setting derzeit nicht vorgehalten oder eingesetzt.
Vom CoTCCC werden aktuell drei junktionale Tourniquets empfohlen (NAEMT/ACS 2015[12]):

1. Combat Ready Clamp (CRoC®): effektiv, jedoch sperrig und zeitaufwendig im Aufbau (Kotwal et al. 2013[30]).
2. Junctional Emergency Treatment Tool™ (JETT®): nach unveröffentlichten Daten soll es Beckenfrakturen und junktionale Blutungen therapieren können
3. SAM® Junctional Tourniquet (SJT): als einziges TQ von der FDA (Food and Drug Administration) zusätzlich bei Beckenfrakturen zugelassen

Aufgrund der Tatsache, dass es bei IED-Anschlägen häufig zu beidseitigen Verletzungen kommt, wurden mechanische und pneumatische Tourniquets entwickelt, die darauf abzielen, die Kompression der Arteria femoralis oder der Aorta abdominalis bzw. der Bifurkation zu erreichen.
In einer Situation, in der keine andere Option verfügbar ist, kann eine Beckenschlinge in Kombination mit einer manuellen Blutdruckmanschette, die aufgerollt und nachträglich aufgepumpt wird, als mögliche Lösung dienen, sofern das Personal entsprechend geschult ist.

NACH DER GOLDEN HOUR WEISS ICH, DASS ...

- ... in der roten Zone bzw. im unsicheren Bereich das TQ die einzige medizinische Maßnahme ist.
- ... die korrekte Materialvorbereitung und das Training mit den zur Verfügung stehenden Produkten die ersten Bausteine für eine effektive Therapie sind.
- ... die Zugänglichkeit zum Produkt bestmöglich barrierefrei gewährleistet werden muss.
- ... das Wissen über Eskalationsstufen einer dogmatischen Anwendung des TQ in Abhängigkeit der Anlageorte vorzuziehen ist.

- ... Anlageschmerzen ggf. auch vom Patient sehr differenziert wahrgenommen werden können.
- ... Ischämieschmerzen zwingend mit einer suffizienten Analgesie begegnet werden sollte.
- ... möglichst eine Konversion auf einen Druckverband mit oder ohne Hämostyptika oder ein wundnaher Einsatz eines zweiten TQ erfolgen sollte.

Literatur

[1] Bulger EM, Snyder D, Schoelles K et al. An evidence-based prehospital guideline for external hemorrhage control: American College of Surgeons Committee in Trauma. Prehosp Emerg Care. 2014;18:163–173

[2] Lier H, Bernhard M, Knapp J, et al. Der Anaesthesist. 2017;66:867. https://doi.org/10.1007/s00101-017-0350-0

[3] Holcomb JB, McMullin NR, Pearse L, et al. Causes of Death in U.S. Special Operations Forces in the Global War on Terrorism: 2001–2004. Annals of Surgery. 2007;245(6):986–991. https://doi.org/10.1097/01.sla.0000259433.03754.98

[4] Kleber C, Giesecke MT, Tsokos M, et al. World Journal Surg. 2013;37:1154. https://doi.org/10.1007/s00268-013-1964-2

[5] DGU – Deutsche Gesellschaft für Unfallchirurgie e. V. S3-Leitlinie Polytrauma/Schwerverletzten-Behandlung. AWMF Registernummer 187-023, Version 4.0, 31.12.2022. Online unter: https://www.awmf.org/leitlinien/detail/ll/187-023.html [letzter Aufruf: 27.03.2024]

[6] Butler FK, Hagmann J, Butler EG. Tactical combat casualty care in special operations. Mil Med. 1996;161Suppl:3–16

[7] Walter P, Herlein FW. Behandlungsgrundsätze und Prioritäten des Polytraumas in der vaskulären Chirurgie. Unfallchirurg. 1981;7:90–96

[8] Wall PL, Duevel DC, Hassan MB, et al. Tourniquets and Occlusion: The Pressure of Design, Military Medicine. 2013;178(5):578–587. https://doi.org/10.7205/MILMED-D-12-00490

[9] Kam PC, Kavanagh R, Yoong FF. The arterial tourniquet: pathophysiological consequences and anaesthetic implications. Anaesthesia. 2001;56(6):534–545. https://doi.org/10.1046/j.1365–2044.2001.01982.x [*Erratum:* Kavanaugh R. Anaesthesia 2001;56(8):821]

[10] Covey DC, Gentchos CE. Field tourniquets in an austere military environment: A prospective case series. Injury. 2022;53(10):3240–3247. https://doi.org/10.1016/j.injury.2022.07.044

[11] ACS COT – American College of Surgeons, Committee on Trauma. Advanced Trauma Life Support: Student Course Manual. Chicago, Illinois USA: American College of Surgeons. 2018

[12] NAEMT/ACS – National Association of Emergency Medical Technicians (US), American College of Surgeons (eds). PHTLS: Prehospital Trauma Life Support. Eighth edition. Burlington, Massachusetts USA: Jones & Bartlett Learning. 2015

[13] CoTCCC – Committee on Tactical Combat Casualty Care. Tactical Combat Casualty Care (TCCC). Guidelines for Medical Personnel. 15 December 2021. Online unter: https://learning-media.allogy.com/api/v1/pdf/1045f287-baa4-4990-8951-de517a262ee2/contents [letzter Aufruf: 27.03.2024]

[14] Hossfeld B, Helm M, Josse F, et al. Handlungsempfehlung: Prähospitale Anwendung von Tourniquets. Handlungsempfehlung AG Taktische Medizin, DGAI. Anästh Intensivmed 2016;57:698–704

[15] Beaven A, Briard R, Ballard M, Parker P. Two New Effective Tourniquets for Potential Use in the Military Environment: A Serving Soldier Study. Mil Med. 2017;182(7):e1929–e1932. https://doi.org/10.7205/MILMED-D-16–00298

[16] Le-Wendling L, Ihnatsenka B, Jones A, Smith CR, Helander E, Kedrowski J, Nin OC, Gunnett AM, Zasimovich Y. Role of an Intercostobrachial Nerve Block in Alleviating Tourniquet Pain: A Randomized Clinical Trial. Cureus. 2022;14(2):e22196. https://doi.org/10.7759/cureus.22196
[17] StMI – Bayerisches Staatsministerium des Innern, für Sport und Integration. Handlungskonzeption für die Bewältigung lebensbedrohlicher Einsatzlagen durch die nichtpolizeiliche Gefahrenabwehr. ID4-2252-57-10 (o. J.). Online unter: https://www.lfv-bayern.de/media/filer_public/2e/29/2e29d267-3920-4ad6-a1e8-cc84bd8d3324/r_handlungskonzeption_lbel.pdf [letzter Aufruf: 27.03.2024]
[18] Weppner J, Lang M, Sunday R, Debiasse N. Efficacy of Tourniquets Exposed to the Afghanistan Combat Environment Stored in Individual First Aid Kits Versus on the Exterior of Plate Carriers. Military Medicine. 2013;178(3):334–337. https://doi.org/10.7205/MILMED-D-12-00454
[19] Samutsakorn DK, Carius BM. Efficacy of the Military Tactical Emergency Tourniquet for Lower Extremity Arterial Occlusion Compared with the Combat Application Tourniquet: A Randomized Crossover Study. J Spec Oper Med. 2023;23(2):36–39. https://doi.org/10.55460/4SEI-O7LO
[20] Polston RW, Clumpner BR, Kragh JF, et al. No slackers in tourniquet use to stop bleeding. J Spec Oper Med. 2013;13(2):12–19
[21] Lee C, Porter KM, Hodgetts TJ. Tourniquet use in the civilian prehospital setting. Emergency Medicine Journal. 2007;24:584–587
[22] Wall PL, Buising CM, Grulke L, Troester A, Bianchina N, White S, Freymark R, Hassan A, Hopkins JW, Renner CH, Sahr SM. Effectiveness of Pulse Oximetry Versus Doppler for Tourniquet Monitoring. J Spec Oper Med. 2017;17(1):36–44
[23] Lechner R, Beres Y, Oberst A, Bank K, Tannheimer M, Kulla M, Hossfeld B. Analysis of tourniquet pressure over military winter clothing and a short review of combat casualty care in cold weather warfare. Int J Circumpolar Health. 2023;82(1):2194141. https://doi.org/10.1080/22423982.2023.2194141
[24] Thoolen SJJ, Kuypers MI. External Hemorrhage Control Techniques for Human Space Exploration: Lessons from the Battlefield. Wilderness Environ Med. 2023;34(2):231–242. https://doi.org/10.1016/j.wem.2023.01.006
[25] Scalese RJ, Issenberg SB, Hackett M, Rodriguez RD, Brotons AA, Gonzalez M, Geracci JJ, Schulman CI. Simulation-based education improves military trainees' skill performance and self-confidence in tourniquet placement: A randomized controlled trial. J Trauma Acute Care Surg. 2022;93(2SSuppl1):S56–S63. https://doi.org/10.1097/TA.0000000000003702
[26] Sabate-Ferris A, Pfister G, Boddaert G, Daban JL, de Rudnicki S, Caubere A, Demoures T, Travers S, Rongieras F, Mathieu L. Prolonged tactical tourniquet application for extremity combat injuries during war against terrorism in the Sahelian strip. Eur J Trauma Emerg Surg. 2022;48(5):3847–3854. https://doi.org/10.1007/s00068-021-01828-4
[27] Wang X, Xia D, Zhou P, Gui L, Wang Y. Comparing the performance of tourniquet application between self-aid and buddy-aid: in ordinary and simulated scenarios. Am J Transl Res. 2021;13(6):6134–6141
[28] Wend CM, Goolsby C, Schuler K, Fischer ST, Levy MJ. Tourniquet Use in Animal Attacks: An Analysis of News Media Reports. Cureus. 2021;13(3):e13926. https://doi.org/10.7759/cureus.13926
[29] Treager C, Lopachin T, Mandichak S, Kinney B, Bohan M, Boboc M, Go C, Friedrich E, Stuart S. A comparison of efficacy, efficiency, and durability in novel tourniquet designs. J Trauma Acute Care Surg. 2021;91(2SSuppl2):S139–S145. https://doi.org/10.1097/TA.0000000000003216
[30] Kotwal RS, Butler FK, Edgar EP, et al. Saving lives on the battlefield: a joint trauma system review of pre-hospital trauma care in combined joint operating area? Afghanistan (CJOA-A) executive summary. J Spec Oper Med. 2013;13(1):77–85

3.3 Wundtamponade und Hämostyptika

Fabian Spies

Five Bullets auf dem Weg zum Einsatz

- Für die Tamponade geeignete Wunden sind stammnahe Blutungen (Hals, Leiste, Achselhöhle).
- Direkte Detektion und Kompression der Blutung ist essenziell.
- Die wichtigste Maßnahme ist die Ausübung eines kontinuierlichen Druckes auf die Blutung.
- Bestimmte Körperregionen erschweren anatomisch die adäquate äußere Blutstillung und bedürfen eines „Packings" der Wunde.
- Hämostyptika so schnell wie möglich einsetzen, um die Dauer der Druckausübung auf die Wunde von 10 Minuten bis auf 3 oder 1 Minute zu reduzieren (je nach Produkt).

3.3.1 Relevanz stammnaher Blutungen

- Blutungen in die Bauchhöhle nehmen bei den vermeidbaren Todesursachen auf dem Gefechtsfeld in militärischen Auseinandersetzungen mit 67 % den Spitzenplatz ein.
- Verletzungen des Thorax sind aufgrund des ballistischen Schutzes in Form einer Schutzweste seltener als in der Vergangenheit (Vietnam- und Korea-Krieg) registriert.
- Stammnahe Blutungen liegen mit 19 % an der dritten Stelle (Stannard et al. 2013[1]; Eastridge et al. 2011[2]; Bennett 2017[3]).

Die meisten Daten zu diesen Verletzungen wurden in den letzten Jahrzehnten im Irak und Afghanistan generiert, weshalb der Terminus „Gefechtsfeld" häufig genutzt wird.

Stammnahe Blutungen sind definiert als Blutungen spezifischer Körperregionen, welche sich *in unmittelbarer Nähe zum Torso* befinden. Diese umfassen Hals (▶ Abb. 3.10), Leiste und Axilla, welche große Gefäße führen. Unweigerlich kommt es bei Verletzungen in diesen Regionen zu

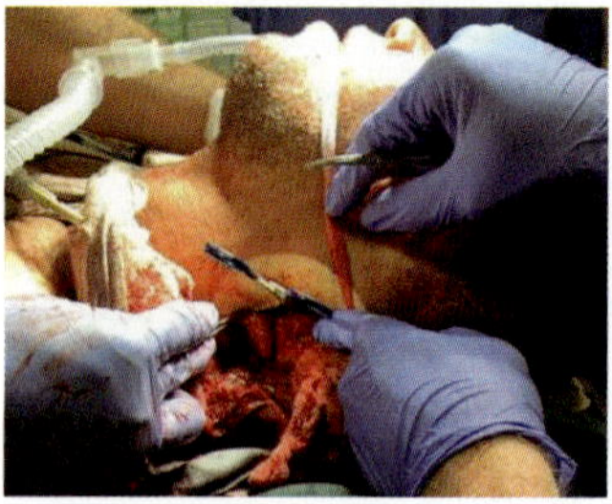

Abb. 3.10 Stammnahe Blutung im Rahmen einer Halsverletzung [P1409]

Tab. 3.1 Übersicht der vom CoTCCC empfohlenen Hämostyptika (nach Deaton et al. 2024[13])	
Celox™ Gauze, Chito Gauze	**XStat®**
Chitosan als Polymer	Sich rasch entfaltende Minischwämme
Aktivierung der Gerinnungskaskade	Übt lokalen Druck auf die Blutung aus
Positiv geladen	Schwämme erreichen ein bis zu 20-mal größeres Volumen
Celox™ Rapid: Wirkung innerhalb von 60 Sekunden	Fertigspritze (3 cm d); optimal für rumpfnahe, tiefe, schmale Wunden

einem großen Blutverlust, welcher in der Regel zum hamörrhagischen Schock führt. Dieser ist die häufigste Todesursache bei Verletzungen, welche gefechtsrelevant beigebracht werden. Im zivilen Setting handelt es sich um die zweithäufigste Todesursache.
Um eine Exsanguination des Patienten zu vermeiden, werden bei stammnahen Blutungen Hämostyptika eingesetzt (Khoshmohabat et al. 2016[4]). Eine Übersicht der derzeit verfügbaren und vom CoTCCC empfohlenen Hämostyptika sind in ▶ Tab. 3.1 aufgeführt (Deaton et al. 2024[13]).

Aktuelle Studienlage zu lokalen Hämostyptika

- Hämostyptika werden in Teilen der USA in bis zu 47 % der Rettungsdienste vorgehalten (Sigal, Martin, Ong 2017[5]).
- Einsatz von Hämostyptika in Afghanistan und Irak (2001–2010) mit 71 % höherer Überlebensrate assoziiert als bei Patienten ohne Hämostyptika (64 % Überlebensrate). Für Celox® Nachweis einer statistischen Signifikanz (Schauer et al. 2018[6]).
- Einsatz lokaler Hämostyptika in Afghanistan und im Irak allerdings nur bei 0,9 % der Verwundeten. Bei höherem ISS (Injury Severity Score), nach Schussverletzungen, traumatischen Amputationen, begleitender Tourniquet-Applikation und Verabreichung von Blutprodukten häufigerer Einsatz von Hämostyptika (Schauer et al. 2018[6]).
- Quick Clot® Combat Gauze® in bis zu 73 % der Anwendungen mit kompletter Blutstillung (Travers et al. 2016[7]).
- Blutstillung bei Quick Clot® Combat Gauze® in 83 % der Fälle innerhalb von vier Minuten (nach Applikation) und beste Bedienerfreundlichkeit (Satterly et al. 2013[8]).
- Celox™ Rapid verglichen mit Quick Clot® Combat Gauze® im Tierversuch mit signifikant besserer initialen Blutstillung und deren Aufrechterhaltung in der ersten Stunde (100 % vs. 70 %; Johnson, Johnson 2019[9]).
- Einzige Studie im zivilen Rettungsdienst in Europa (Niederlande): HemCon ChitoGauze® Pro bei 66 Patienten nach frustraner

Blutstillung mittels Druckverband eingesetzt, wobei In 90 % der Fälle adäquate Blutstillung initiiert werden (Te Grotenhuis et al. 2016[10]).
- Kaolin- und chitosanbasierte Hämostyptika sind in antikoaguliertem Blut effektiv (in vitro). Limitationen bestehen im Hinblick auf Phenprocoumon (Lechner et al. 2023[11]).

In der S3-Leitlinie „Polytrauma“ (DGU 2022[12]) sind Hämostyptika generell mit einer Grad-0-Empfehlung hinterlegt. Liegen jedoch Spreng- und Schussverletzungen mit aktiven Blutungen oder Kopfschwartenverletzungen vor, sollen chitosanhaltige Hämostyptika mit einer Grad-B-Empfehlung eingesetzt werden. Bei blutenden Stichwunden (≥ 3 cm Tiefe, Fremdkörper entfernt) liegt sogar eine Grad-A-Empfehlung für den Einsatz chitosanhaltiger Produkte vor (DGU 2022[12]). Vielmehr soll darauf verwiesen werden, dass Hämostyptika die Kompressionsdauer auf die Blutung signifikant auf ein bis drei Minuten verkürzen kann.

Weitere Indikationen für den Einsatz von Hämostyptika sind Blutungen, welche sich durch ein Tourniquet nicht stoppen lassen. Dies kann bei Amputationsverletzungen vorliegen. Blast Injuries (Verletzungen durch Sprengfallen) und Schussbrüche insbesondere der langen Röhrenknochen können massive Schäden hervorrufen. Ein Tourniquet kann zwar die Blutzufuhr über große Gefäße verhindern, jedoch ist ein Verbluten über das Knochenmark weiterhin möglich. In diesen speziellen Fällen hat sich der parallele Einsatz eines oder mehrerer Tourniquets mit Wundtamponade (Woundpacking) und Hämostyptika-Einsatz bewährt.

DOS AND DON'TS

bei der Blutstillung stammnaher Blutungen

Dos
- Manueller Druck auf die Wunde, auch durch den Verletzten (wenn taktisch möglich)
- Bei fast allen Hämostyptika direkten Druck auf die Wunde über 3 Minuten aufrechterhalten
- Maßnahme immer wieder trainieren

Don'ts
- Einsatz von Hämostyptika in der „Hot Zone“ (unsicherer roter Bereich)
- Unzureichenden Druck beim Woundpacking ausüben

3.3.2 Woundpacking mit Hämostyptika

Nur wer viel übt, viele Ressourcen zur Verfügung hat und alle verschiedenen Hämostyptika ausprobiert hat, wird das Woundpacking am Ende sicher beherrschen. Hierbei ist das Modell, an welchem trainiert wird, unerheblich. Ebenfalls unerheblich ist, ob 90 % der Anlagen im Training mit normalen Kompressen und Idealbinden durchgeführt wurden. Weiterhin sollte in unterschiedlichen extremen Situationen (Lichtverhältnisse,

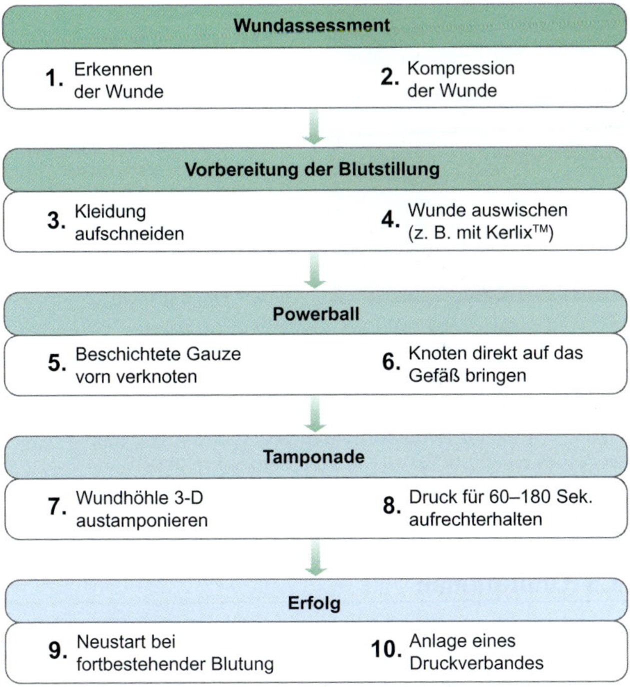

Abb. 3.11 Handlungsschritte zur Blutungskontrolle bei stammnahen Blutungen (adaptiert nach DBRD 2021[14]) [P1400, L138]

Lärmbelastung, Stress, körperliche Erschöpfung) geübt werden. Routine ist schlussendlich der Schlüsselfaktor für das Gelingen.

▶ Abb. 3.11 zeigt den Handlungsablauf, die nach den Curricula von TECC (Tactical Emergency Casualty Care) und TCCC Deutschland empfohlen werden. Sie sind identisch mit den US-Richtlinien, welche durch das CoTCCC und das cTECC herausgegeben werden (vgl. DBRD 2021[14]).

Einige Schritte sollen explizit hervorgehoben werden, weil sie für den Erfolg der Blutstillung entscheidend sind:

- Bei der Tamponade ist darauf zu achten, dass immer ein Fingerpaar permanent auf dem wachsenden Knäuel verbleiben muss.
- Keinen „Turm“ bauen.
- Höhle dreidimensional ausfüllen (▶ Abb. 3.12).
- Je nach Wunde müssen mehrere Pakete eingesetzt werden (Enden der Verbände miteinander verbinden).
- Erfolg der Maßnahme durch dezentes Anheben des Verbandes testen.

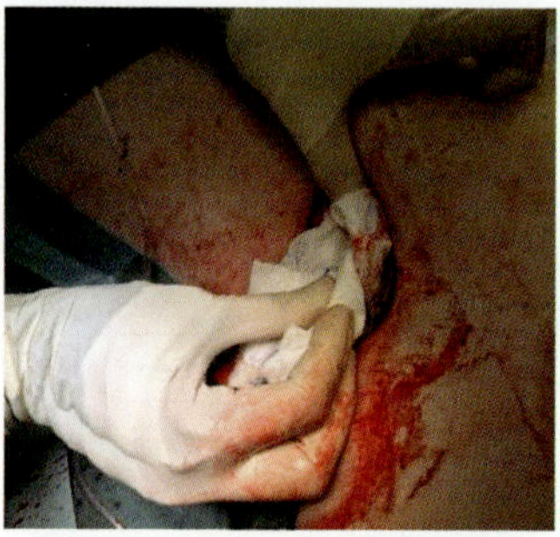

Abb. 3.12 Arrosionsblutung der Arteria axillaris. Versuch der Blutstillung mittels Bauchtüchern und Kompressen auf peripherer Station nicht erfolgreich mit einem Blutverlust von ca. 2–3 Litern. Anschließend Tamponade mittels Celox™ Rapid [P1409]

NIEMALS VERGESSEN!

- Bei Celox™ Rapid muss der Druck für 60 Sekunden, bei anderen Produkten für mindestens 180 Sekunden aufrechterhalten werden. Sollte kein Hämostyptikum eingebracht worden sein (aus Mangel o. Ä.), ist ein Druck für 10 Minuten vorgeschrieben!
- Wie bei der Tourniquet-Anlage muss der Verband permanent reevaluiert werden, insbesondere wenn der Verletzte bewegt wurde!

3.3.3 Limitationen

In den USA werden in einigen Bundesstaaten (jedoch nicht flächendeckend) Hämostyptika bei jedem zweiten Rettungsdienst vorgehalten. Zur Verbreitung von Hämostyptika im deutschen Rettungsdienst existieren keine Daten. Bedingt durch die Anschläge von Berlin 2016, Ansbach 2016 und München 2016, ist es zu einem Umdenken hinsichtlich der Vorhaltung einer bedarfsgerechten taktischen Notfallversorgungskapazität gekommen. Dies impliziert auch die Bereitstellung von Notfalldruckverbänden und Hämostyptika. Bayern hat mit seinem Erlass zur „Handlungsempfehlung für Rettungsdiensteinsätze bei besonderen Einsatzlagen“ (REBEL) deutschlandweit den Einsatz von Hämostyptika angestoßen. Andere Bundesländer wie Nordrhein-Westfalen, Schleswig-Holstein und Baden-Württemberg haben mittlerweile ähnliche Konzepte kreiert.
Hämostyptika sind verhältnismäßig teuer, was eine flächendeckende Verbreitung in Deutschland bislang verhindert hat. Der Einsatz von Hämostyptika stellt in der S3-Leitlinie „Polytrauma“ bislang nur eine Grad-0-Empfehlung dar (DGU 2022[12]). Bei Spreng- und Schussverletzungen mit aktiven Blutungen und Kopfschwartenverletzungen sollen chitosanhaltige Hämostyptika mit einer Grad-B-Empfehlung eingesetzt werden, ebenso bei blutenden Stichwunden (≥ 3 cm Tiefe, Fremdkörper entfernt, Grad-A-Empfehlung; DGU 2022[12]). Im Vergleich zur ehemaligen S3-Leitlinie ist dies als Quantensprung zu interpretieren und wird für den Einsatz in der täglichen Realität zeitnah zu einer höheren Handlungssicherheit für das Rettungsdienstpersonals führen.

NACH DER GOLDEN HOUR WEISS ICH, DASS ...

- ... stammnahe Blutungen in der Taktischen Medizin eine der größten Herausforderungen darstellen, weil sie anatomisch extrem schwer zugänglich sind.
- ... die Blutung aus einer großen, stammnahen Arterie in 3 bis 5 Minuten zum Tod führt.
- ... die Stillung einer stammnahen Blutung frühestens im teilsicheren Bereich (also in der gelben oder warmen Zone) erfolgen kann.
- ... der Einsatz von Hämostyptika ca. 5 Minuten erfordert.
- ... Hämostyptika indirekt die Blutgerinnung unterstützen.
- ... ein Hämostyptikum trotzdem Druck auf die Blutung erfordert („Woundpacking").
- ... die Datenlage zu den einzelnen Produkten im Hinblick auf die Überlegenheit eines speziellen Anbieters derzeit nicht aussagekräftig ist.
- ... permanentes Training und die Kenntnisse zu den im eigenen Bereich eingesetzten Hämostyptika entscheidend sind.

3

Literatur

[1] Stannard A, Morrison JJ, Scott DJ, Ivatury RA, Ross JD, Rasmussen TE. The epidemiology of noncompressible torso hemorrhage in the wars in Iraq and Afghanistan. J Trauma Acute Care Surg. 2013;74(3):830–834

[2] Eastridge BJ, Hardin M, Cantrell J, Oetjen-Gerdes L, Zubko T, Mallak C, et al. Died of wounds on the battlefield: causation and implications for improving combat casualty care. J Trauma. 2011;71(1):S4–8

[3] Bennett B. Bleeding Control Using Hemostatic Dressings: Lessons Learned. Wilderness Environ Med. 2017;28:39–49

[4] Khoshmohabat H, Paydar S, Kazemi HM, Dalfardi B. Overview of Agents Used for Emergency Hemostasis. Trauma Mon. 2016;21(1):e26023. https://doi.org/10.5812/traumamon.26023

[5] Sigal A, Martin A, Ong A. Availability and use of hemostatic agents in prehospital trauma patients in Pennsylvania translation from the military to the civilian setting. Emerg Med. 2017;9:47–52

[6] Schauer SG, April MD, Naylor JF, Maddry JK, Arana AA, Dubick MA, et al. Prehospital application of hemostatic agents in Iraq and Afghanistan. Prehosp Emerg Care. 2018;22(5):1–10

[7] Travers S, Lefort H, Ramdani E, Lemoine S, Jost D, Bignand M, et al. Hemostatic dressings in civil prehospital practice: 30 uses of QuikClot combat gauze. Eur J Emerg Med. 2016;23(5):391–394

[8] Satterly S, Nelson D, Zwintscher N, Oguntoye M, Causey W, Theis B, et al. Hemostasis in a noncompressible hemorrhage model: an end-user evaluation of hemostatic agents in a proximal arterial injury. J Surg Educ. 2013;70(2):206–211

[9] Johnson D, Johnson M. The effects of QuickClot Combat Gauze and Celox Rapid on hemorrhage control. Am J Disaster Med. 2019;14(1):17–23

[10] Te Grotenhuis R, van Grunsven PM, Heutz WM, Tan EC. Prehospital use of hemostatic dressings in emergency medical services in the Netherlands: a prospective study of 66 cases. Injury. 2016;47:1007–1011

[11] Lechner R, Hanke K, Schmid A, Mayer B, Helm M, Kulla M, et al. Hemostatics in patients with inhibited coagulation – A viscoelastic in-vitro analysis. Transfusion. 2023;63(S3):S159–167

[12] DGU – Deutsche Gesellschaft für Unfallchirurgie e. V. S3-Leitlinie Polytrauma/Schwerverletzten-Behandlung. AWMF Registernummer 187-023. Version 4.1, 31.12.2022. Online unter: https://www.awmf.org/leitlinien/detail/ll/187-023.html [letzter Aufruf: 05.03.2024]

[13] Deaton TG, Drew B, Montgomery HR, Butler FK Jr. Tactical Combat Casualty Care (TCCC) Guidelines: 25 January 2024. J Spec Oper Med. 2024 Mar 13:QT3B-XK5B. https://doi.org/10.55460/QT3B-XK5B

[14] DBRD – Deutscher Berufsverband Rettungsdienst e. V. Muster-Algorithmen 2024 zur Umsetzung des Pyramidenprozesses im Rahmen des NotSanG. Management massiver äußerer Blutungen – Hämostatika, Seite 65. Online verfügbar unter: https://www.dbrd.de/images/algorithmen/DBRDAlgo24_Web9_2.pdf [letzter Aufruf: 30.03.2024]

3.4 Spezialverbände und Verbandtechniken

Fabian Spies

Five Bullets auf dem Weg zum Einsatz

- Druckverbände (in Kombination) mit Hämostyptika sind die „Tourniquets des Stammes".
- Ein Druckverband sollte schnellstmöglich ein Tourniquet ersetzen.
- Druck auf eine blutende Hals- oder Kopfwunde ist lebensrettend.
- Ein Verband schützt den Patienten vor Infektionen.
- Verbände sind mitunter zeitintensiv und sollten erst im sicheren Bereich angelegt werden.

3.4.1 Relevanz von Verbänden

- Wunden können im Rahmen penetrierender Verletzungen eine Eintrittspforte für Bakterien und Toxine bieten, die im weiteren Verlauf eine Sepsis begünstigen können (Jaimes et al. 2022[1]; Okur et al. 2022[2]).
- Im akuten Stadium der Versorgung wird es sich bei den Wunden um saubere oder mit Wasser gereinigte, exsudative oder blutende Wunden handeln. Ein Erstverband soll das Exsudat aufnehmen, vor Infektionen schützen, Gerüche neutralisieren und wärmeisolierend wirken (Sitzmann, Ullrich 2020[3]).
- Die Konversion eines Tourniquets ist essenziell für den Analgetikaeinsatz am Patienten und sollte schnellstmöglich (im sicheren Bereich) erfolgen (Levy et al. 2021[4]).

TCCC Guidelines: Wundversorgung und Verbände

Maßgebende Richtlinien für die Wundversorgung und Verbände geben die TCCC Guidelines (CoTCCC 2024[5]):

- Einsatz von Hämostyptika bei massiven Blutungen (s. ▶ Kapitel 3.3).
- Jede penetrierende Verletzung des Thorax soll okklusiv mit einem ventilierten Chest Seal verschlossen werden (s. ▶ Kapitel 3.6).
- Konversion eines Tourniquets auf einen Druckverband (mit/ohne Hämostyptikum), sofern die Kriterien hierzu erfüllt sind (s. ▶ Kapitel 3.2).
- Bei Verletzungen des Auges keinen Druckverband anlegen, sondern Uhrglasverband (z. B. mit starrer Plexiglasscheibe).
- Bei abdomineller Eviszeration:
  - Reinigung und Spülung mit angewärmten Infusionen (Ressourcen!)
  - Bedecken der Wunde bzw. des Darms mit feuchten oder nichtadhäsiven Kompressen
  - Bei unkontrollierbarer Blutung Einsatz von Hämostyptika
  - Reposition des Darmes (ein Versuch, max. 60 Sekunden)
    – Limitationen: Verletzung abdomineller Hohlorgane oder aktive Blutung
    – Bei Versagen: Darm in Plastiktüte bzw. Frischhaltefolie einpacken bzw. damit bedecken, anschließend mit Chest Seals befestigen
- Bei Verbrennungen:
  - Trockene, sterile Kompressen
  - Bei > 20 % verbrannte Körperoberfläche: Heat-Reflective Shell (HRS) oder Blizzard Survival Blanket als Wärmeerhalt und Ganzkörperabdeckung

3.4.2 Versionen von Verbänden

Ein kostengünstigster und effektiver (Druck-)Verband entsteht mithilfe folgender Komponenten:

1. Kompresse als Wundauflage
2. Längselastische Binde (Idealbinde)
3. Tape zur Fixierung
4. Schere (optional)

Mittlerweile existiert eine Reihe kommerziell verfügbarer Verbände auf dem Markt, welche diesen Zweck erfüllen. Sie besitzen eine CE-Zulassung und dürfen somit in Deutschland eingesetzt werden. Am bekanntesten ist wohl der Notfallverband Emergency Bandage™ bzw. Israeli Bandage (Entwicklung durch israelische Sanitäter) (▶ Abb. 3.13):

- 4-in-1-Notverband zur Erst- oder Sekundärversorgung
- Mit Druck-Applikator (dient als Umlenkhebel)
- Zusätzliche Nähte, um ein Ausrollen des Verbandes beim Loslassen zu verhindern
- Verschlussleiste zur Fixierung
- Ermöglicht dank Handschlaufe auch die Selbstanbringung

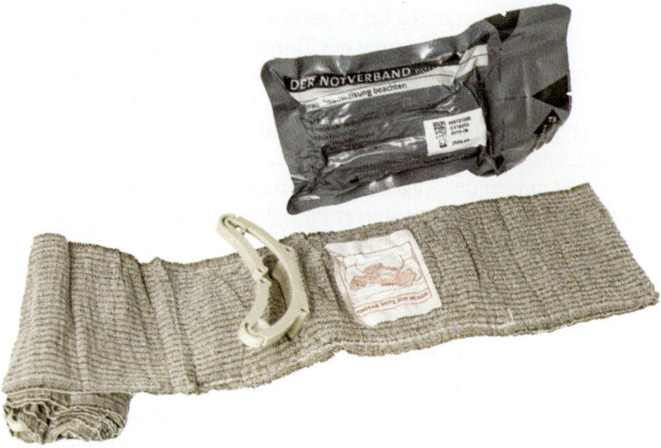

Abb. 3.13 Notfallverband mit einer Länge von 10 cm zur Erst- und Sekundärversorgung stark blutender Wunden [V1036]

DOS AND DON'TS

bei der Anlage von Verbänden

Dos

- Den Patienten zur Mithilfe auffordern (Druck auf die Wunde ausüben oder den Verband selbst anlegen).
- „Keep it smart and simple" – geübte Verfahren einsetzen.
- Vor der Wundversorgung jede Wunde auf aktive Blutung hin explorieren.
- Tetanusschutz abfragen.

Don'ts

- Druckverband auf das verletzte Auge (insbesondere bei Perforationsverletzungen).
- Mehrere Repositionsversuche des Darmes unternehmen.
- Druckverband im nicht sicheren Bereich anlegen.

Die Einsatzmöglichkeiten des Notfallverbands und vergleichbarer Produkte ist mannigfaltig:

- Banaler Druckverband an einer Extremität (▶ Abb. 3.14)
- Halsverband als Druckverband (▶ Abb. 3.15). Senkt der Patient den Arm, unter dem der Verband durchgeschlauft wurde, erhöht sich der Druck auf die Wunde.
- Kopfverband bei Kopfplatzwunden (▶ Abb. 3.16). Insbesondere Skalpierungsverletzungen können einen signifikanten Blutverlust provozieren (Almulhim, Madadin 2022[6]).
- Gilchristverband bei Verletzungen von Clavicula/Schulter (▶ Abb. 3.17).
- Leistenverband (▶ Abb. 3.18) zur Sicherung einer Wundtamponade (als Alternative zu einem junktionalen Tourniquet).

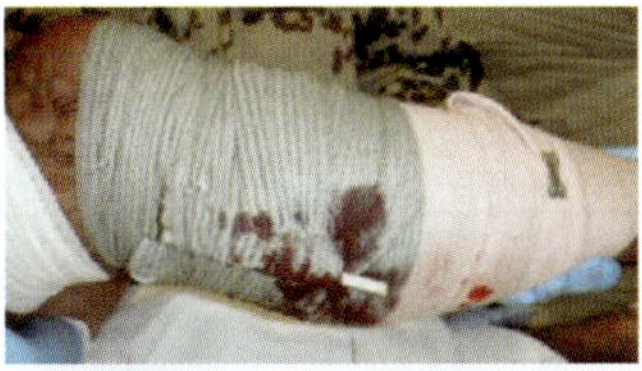

Abb. 3.14 Anlage eines Druckverbandes am Unterschenkel mittels First Care Emergency Bandage® und Wundtamponade [P1400]

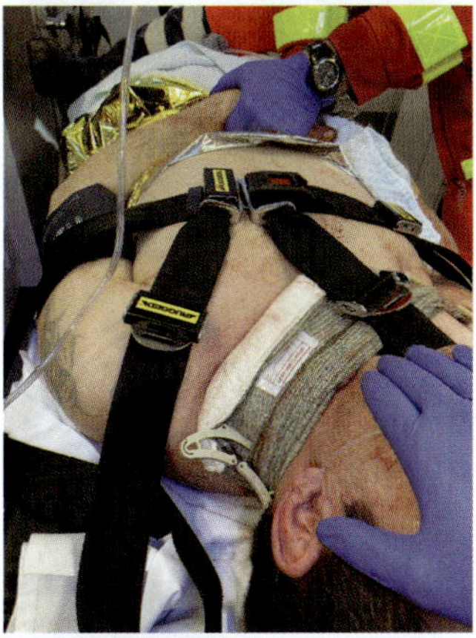

Abb. 3.15 Halsverband: Woundpacking einer Schnittwunde am Hals und Kompression mittels Notfalldruckverbandes [O732]

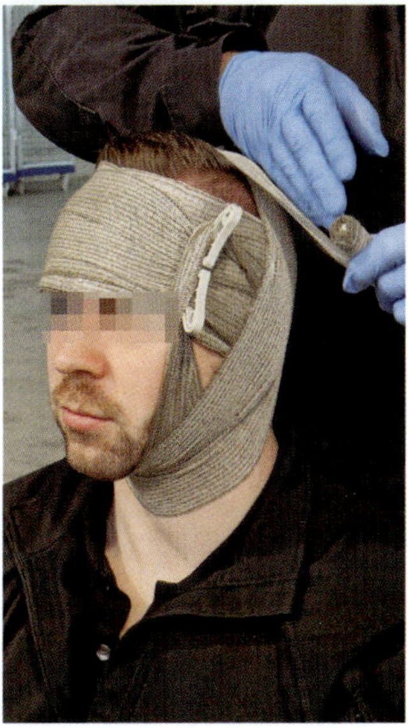

Abb. 3.16 Kopfverband mittels Notverband zur Blutstillung (z. B. bei Kopfschwartenverletzungen) [P1402]

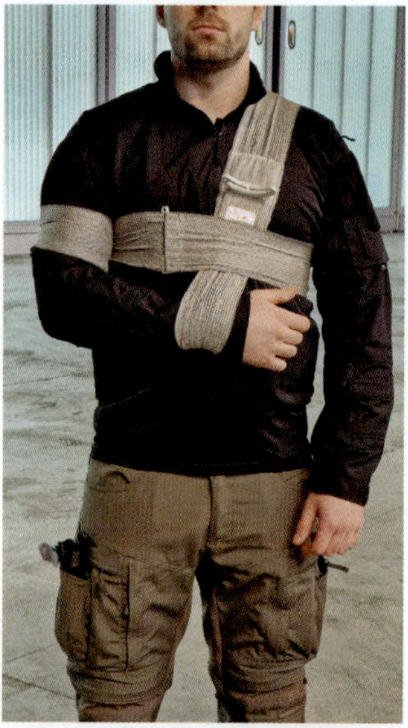

Abb. 3.17 Der Gilchristverband mittels Notverband dient der Ruhigstellung des Schultergelenks, z. B. nach Dislokation (hier in einer Übung) [P1402]

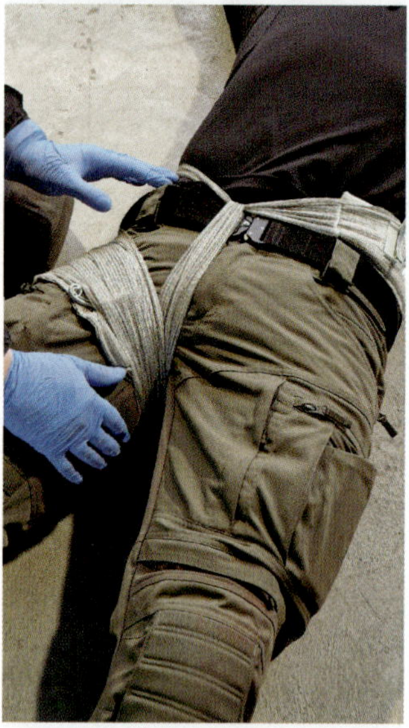

Abb. 3.18 Leistenverband über „gepackter Wunde" mittels Notverband als Alternative zu einem junktionalen Tourniquet [P1402]

NIEMALS VERGESSEN!

- Einen Druckverband am Hals wegen der Gefahr der Strangulation niemals zirkulär angelegen!

NACH DER GOLDEN HOUR WEISS ICH, DASS ...

- ... der Druckverband am Hals das Pendant zum Tourniquet an den Extremitäten ist.
- ... ein Druckverband spätestens im sicheren Bereich angelegt werden soll.
- ... spezielle, kommerziell erwerbbare Verbände (z. B. Notverband) eine zeiteffiziente Lösung für verschieden Verbandarten darstellen.
- ... ausschließlich mehrfach geübte Verbände sicher am Patienten sitzen.
- ... mitunter Kompressen und Idealbinden ausreichend sein können.

3

Literatur

[1] Jaimes SL, Ramírez CE, Viviescas AF, Abril AF, Flórez DF, Sosa CD. Evaluation of Burn Wound Infection in a Referral Center in Colombia. Indian J Plast Surg. 2022;55(1):75–80. https://doi.org/10.1055/s-0041-1740494

[2] Okur ME, Bülbül EÖ, Mutlu G, Eleftherıadou K, Karantas ID, Okur NÜ, Siafaka PI. An Updated Review for the Diabetic Wound Healing Systems. Curr Drug Targets. 2022;23(4):393–419. https://doi.org/10.2174/1389450122666210914104428

[3] Sitzmann F, Ullrich L. Funktionen moderner Wundverbände. In: Schewior-Popp S, Sitzmann F, Ullrich L (Hrsg.) Thiemes Pflege. 15. Auflage. Stuttgart: Thieme; 2020

[4] Levy MJ, Pasley J, Remick KN, Eastman AL, Margolis AM, Tang N, Goolsby CA. Removal of the Prehospital Tourniquet in the Emergency Department. J Emerg Med. 2021;60(1):98–102. https://doi.org/10.1016/j.jemermed.2020.10.018

[5] Deaton TG, Drew B, Montgomery HR, Butler FK Jr. Tactical Combat Casualty Care (TCCC) Guidelines: 25 January 2024. J Spec Oper Med. 2024 Mar 13:QT3B-XK5B. doi: 10.55460/QT3B-XK5B. Epub ahead of print. PMID: 38364091.

[6] Almulhim AM, Madadin M. Scalp Laceration. 2022 May 9. StatPearls [Internet]. Treasure Island (FL): StatPearls Publishing: 2022

3.5 Lageangepasstes Atemwegsmanagement

Alexander Burmester, Gereon Schälte, Fabian Spies

Five Bullets auf dem Weg zum Einsatz

- Ohne Oxygenierung ist „alles nichts".
- Die simpelste Lösung ist oft die effektivste, z. B. sitzende Lagerung (KISS: „Keep it short and simple!").
- Patienten mit A-Problem kontinuierlich reevaluieren, z. B. ansprechen.
- Möglichst Spontanatmung und Kooperationsfähigkeit des Patienten erhalten.
- Nur Maßnahmen anwenden, die vom Anwender beherrscht werden.

3.5.1 Atemwegsmanagement und Taktik

- Die Obstruktion des Atemwegs ist in taktischen Lagen eine der wichtigsten vermeidbaren Todesursachen.
- Der Atemweg ist im taktischen Setting meist durch direkte penetrierende oder stumpfe Verletzung, Verbrennung oder sekundär infolge neurologischer Schädigung bedroht.
- Der Atemweg kann mehrheitlich durch einfache Maßnahmen und minimales Equipment freigehalten und geschützt werden. Invasives Vorgehen ist vergleichsweise selten notwendig, muss aber dennoch sicher beherrscht werden.

Die *Atemwegsobstruktion* stellt eine der wichtigsten Herausforderungen für Behandler in der präklinischen Notfallmedizin dar. Ihre Vermeidung bzw. Behandlung ist prominenter Teil der gängigen Algorithmen (M**A**RCH und x**A**BCDE) im taktischen wie nichttaktischen Setting (CoTCCC 2024[1]; Timmermann et al. 2019[2]). Die Behebung des verlegten Atemweges ist essenziell, um die Aufrechterhaltung einer adäquaten Oxygenierung zu gewährleisten (ACS COT 2018[3]; NAEMT/ACS 2015[4]).

Ein nicht durchgeführtes oder fehlgeschlagenes *Atemwegsmanagement* war in einigen Studien die zweithäufigste vermeidbare Todesursache im präklinischen taktischen Setting (Eastridge et al. 2012[5]; Kelly et al. 2008[6]). Die Verbesserung der eigenen Fähigkeiten zum Lösen von A-Problemen erhöht die Wahrscheinlichkeit, solche Patienten zu retten, deren Tod durch frühzeitiges richtiges Handeln vermeidbar ist.

Grundprinzipien der menschlichen Physiologie und die hieraus abgeleiteten Erklärungsmodelle und Handlungsanweisungen für die präklinische Notfallmedizin gelten selbstverständlich in taktischen Lagen genauso wie im Rettungsdienstalltag (z. B.: Ohne Oxygenierung kann kein Patient lange überleben). Trotzdem benötigen Behandler und Entscheidungsträger im taktischen Setting andere mentale Modelle als in der Regelversorgung.

In der taktischen präklinischen Notfallmedizin gibt es nicht die eine richtige Maßnahme zur Behebung oder Vermeidung von *A-Problemen,* sondern die effektivste Maßnahme wird stets unter Berücksichtigung der aktuellen Lage und des Auftrages zu wählen sein. Zusätzlich definieren Trainingslevel der Behandler und mitgeführtes Equipment das obere Limit des Machbaren.

Aktuelle Studienlage zum Atemwegsmanagement

- Traumapatienten, die prähospital und ohne Sedierung ein invasives Atemwegsmanagement tolerieren, haben eine sehr hohe Mortalität (Mabry et al. 2011[7]).
- Die definitive Atemwegssicherung mit endotrachealer Intubation oder Koniotomie verbessert das Überleben wahrscheinlich nicht (Tsur et al. 2020[8]).
- Anatomisch nicht korrekte Atemwegsmodelle machen ein realistisches Training und damit die korrekte Einschätzung der eigenen Fähigkeiten schwieriger (Blackburn et al. 2021[9]).

- „Skill Fade“: Erlernte Fähigkeiten verblassen im Laufe der Zeit, wenn zu wenig trainiert wird (Maddocks 2020[10]).
- Schwieriger Atemweg präklinisch bei 25 %, Scheitern des ersten Intubationsversuches 30 % (Jarvis, Wampler, Wang 2019[11]; Gil-Jardiné et al. 2022[12]).
- Videolaryngoskopie als Goldstandard der endotrachealen Intubation (ITN) (Hansel et al. 2022[13]).
- „Cannot ventilate, cannot oxygenate“ (CVCO) in 1:13.000 bis 1:50.000 (Murphy et al. 2011[14]; Mariappa et al. 2009[15]).
- Mehr als zwei ITN-Versuche sind mit erhöhter Komplikationsrate assoziiert (Mort 2004[16]; Griesdale et al. 2008[17]).

3.5.2 Maßnahmen zum Atemwegsmanagement

Ziel eines jeden Atemwegsmanagementes sollte die Anwendung effizienter Methoden mit der Option der Eskalation sein. Gerade im taktischen Setting ist zeitkritisches Arbeiten erforderlich. Der Oxygenierung des Patienten ist absoluter Vorrang einzuräumen.
Die Guidelines der Canadian Airway Focus Group (Law et al. 2021[18]) und der Difficult Airway Society (DAS 2015[19]) sind aktuell State of the Art. Eine simplifizierte Darstellung der durchzuführenden Maßnahmen ist in ▶ Abb. 3.19 gegeben.

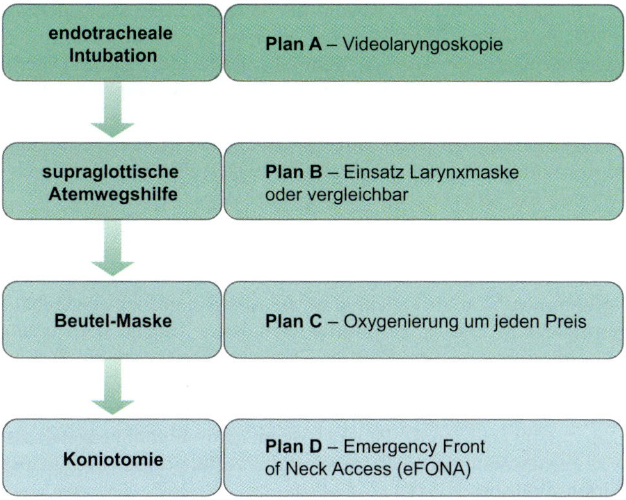

Abb. 3.19 Vereinfachter Atemwegsalgorithmus [F1020-002, L138]

Die TCCC Guidelines (CoTCCC 2024[1]) liefern bei taktischen Lagen klare und simple Entscheidungshilfen: Über einfache Maßnahmen – „Best Position", Absaugung, nasopharyngealer Atemweg (NPA) – soll bei drohenden Atemwegsobstruktionen hin zu komplexeren Methoden – supraglottische Atemwegshilfen (SGA) oder Endotrachealtubus (ETT) – hin eskaliert werden. Bei Versagen dieser Optionen ist aggressiv die chirurgische Atemwegssicherung anzustreben. Bei Mittelgesichtstraumata oder bei Anzeichen für ein Inhalationstrauma soll die Koniotomie präemptiv erfolgen (CoTCCC 2024[1]).

3.5.3 Lagerungsmaßnahmen

Einfache physikalische und physiologische Prinzipien können genutzt werden, um Patienten mit Einschränkung der Atemfunktion die Atemmechanik zu erleichtern bzw. bei paralleler Bewusstseinsstörung die Atemwege ohne technische Hilfsmittel freizuhalten.

Ist ein Patient ohne Bewusstsein, die Atmung jedoch erhalten, ist die Seitenlagerung „Recovery Position" (ehemals „stabile Seitenlage") empfohlen (CoTCCC 2024[1]). Diese kann modifiziert und mit in Verlängerung der Wirbelsäulenachse ausgetrecktem abhängigem Arm auch bei potenziellen Verletzungen der (Hals-)Wirbelsäule angewandt werden. Die Lagerung des Kopfes erfolgt leicht überstreckt, der Mund ist geöffnet, um den Ablauf von Sekreten zu gestatten. Diese Positionierung ist historisch gewachsen. Prospektiv randomisierte Studien zur Wirksamkeit (wie auch zum Fallschirm beim Sprung aus Flugzeugen) fehlen.

Aus der Notfallmedizin ist sowohl bei Störungen der Lungenfunktion (COPD, Pneumonie, Pleuraergüsse) als auch bei Herzinsuffizienz und Lungenödem bekannt, dass sich Atemnot und Atemarbeit durch Lagerung in sitzender Position, teilweise mit aufgestütztem Oberkörper, deutlich reduzieren. Dies ist physikalisch mit einer Vergrößerung der funktionellen Residualkapazität, dem effizienteren Einsatz der Atemhilfsmuskulatur und der Verlagerung intrathorakaler Flüssigkeit Richtung Zwerchfell zu erklären. Viele Patienten lagern sich schon intrinsisch entsprechend.

Im Fall penetrierender Thoraxverletzungen sowie Einschränkungen der respiratorischen Funktion wird bei erhaltenem Bewusstsein und Restmobilität ebenfalls häufig und selbstständig eine sitzende Position eingenommen. Sind die Patienten bei Bewusstsein, jedoch eingeschränkt oder unfähig, sich selbst zu positionieren, ist es Aufgabe der Rettungskräfte, diese in der „Best Position" sitzend, Oberkörper aufrecht und gegen ein adäquates Widerlager zu positionieren (Wand, Baum, Kfz, Trage). Artikuliert die verletzte Person in aufrechter Position, bestmöglich atmen zu können, kann der Patient – sofern taktisch, vom Personalansatz, der Kreislaufsituation und Überwachung zu rechtfertigen – auch in dieser Position verbleiben (CoTCCC 2024[1]).

Eine sitzende Position bietet sich auch im Fall schwerer Mund-, Kiefer- und Gesichtsverletzungen an. Vorausgesetzt, die Vitalfunktionen sind

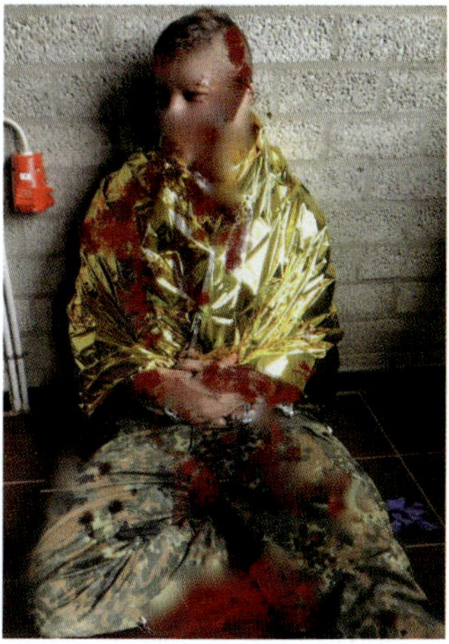

Abb. 3.20 Sitzende Haltung im Sinne der „Best Position" zur Freihaltung der Atemwege [P1409]

erhalten, kann so Blut aus dem geschädigten Bereich nach außen ablaufen und muss nicht permanent geschluckt werden. Auch ist subjektiv die Atemmechanik erleichtert. Exemplarisch ist die sitzende Position in ▶ Abb. 3.20 dargestellt.

3.5.4 Nasopharyngealtubus (NPA)

Wenn man nur ein einziges Atemwegs-Tool in den Einsatz mitnehmen dürfte, wäre es aus Sicht der Autoren definitiv der *Nasopharyngealtubus (NPA; Nasopharyngeal Airway; auch: Wendl-Tubus)*. Die Handhabung ist nach kurzer Ausbildung zur Wahl der korrekten Größe und wenigen Anwendungen am Patienten oder Trainingspartner effektiv und sicher.
Eine Atemwegsobstruktion durch Zurückfallen des Zugengrundes kann hierdurch relativ unabhängig von der Gesamtlagerung des Patienten verhindert werden. Die passende Länge kann über den Abstand zwischen Nasenspitze und Ohrläppchen des Patienten ermittelt werden. Vor dem Einführen in die Nase sollte der Tubus angefeuchtet werden, ideal sind medizinische Gleitmittel oder Sprays, lageabhängig kann auch Speichel des Patienten zum Einsatz kommen.

3.5.5 Supraglottische Atemwegshilfsmittel (SGA)

Verlegungen der Atemwege sind die zweithäufigste Todesurasche im Bereich der Taktischen Medizin (Eastridge et al. 2012[5]), die durch *supraglottische Atemwegshilfsmittel (SGA; Supraglottic Airway Devices)* ggf. vermeidbar wäre. Diesen Umstand adressierte das CoTCCC als eine der 5 „top battlefield research and development priorities", verbunden mit der Feststellung, dass „Combat Medics" oft der Zugang zu den emp-

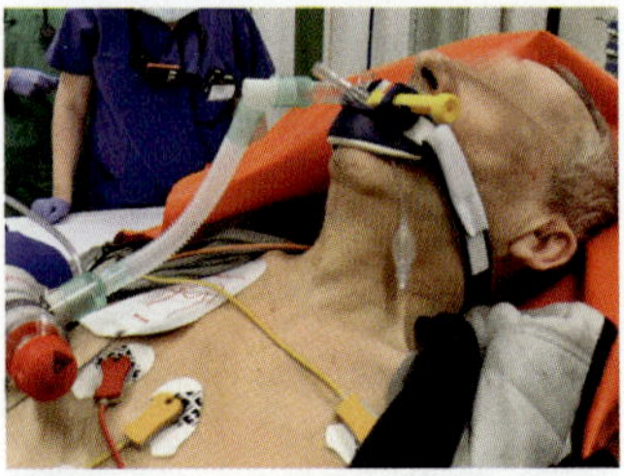

Abb. 3.21 Larynxtubus zur Sicherung der Atemwege bei einem Polytrauma mit Kehlkopfverletzung [P1409]

3

fohlenen SGA sowie entsprechendes Training fehle (Butler, Blackbourne, Gross 2015[20]).
Obwohl das optimale Instrument zur supraglottischen Atemwegssicherung bislang nicht eindeutig zu identifizieren ist, stellen speziell *Larymxmaske* und *Larynxtubus* (▶ Abb. 3.21) eine wertvolle und weit verbreitete alternative Option zur Sicherung der Atemwege dar. So werden seitens des CoTCCC aktuell der Einsatz des King-Laryngeal-Tube™ (Larynxtubus) und der i-gel-Larynxmaske™ im Portfolio der medizinischen Provider empfohlen (CoTCCC 2024[1]). In der klinischen Anwendung durch „Combat Life Saver" (Soldaten, die eine 40-stündige sanitätsdienstliche Ausbildung erfahren haben) zeigten sich jedoch die Laryxmasken Supreme™ (96 %), i-gel® (88 %), ProSeal™ (86 %) dem Larynxtubus Suction-D™ (81 %) und der SLIPA™ (69 %) hinsichtlich der erfolgreichen Anwendung im ersten Versuch überlegen. Auch waren die Insertionszeiten für die LMA Supreme™ und die i-gel® signifikant kürzer (Henlin et al. 2015[21]).
Daten aus dem Irak-Krieg belegen den damals noch unzureichenden Einsatz supraglottischer Atemwegshilfen (Adams et al. 2008[22]) ebenso wie eine hohe Mortalität, die im militärischen Kontext mit einem prähospitalen „advanced" Atemwegsmanagement korreliert ist (Schauer et al. 2018[23]; Blackburn et al. 2018[24]). Neue Daten zum klinischen Outcome nach prähospitalem Atemwegsmanagement im Irak und in Afghanistan zeigen im Vergleich von Cricothyroidotomie und SGA-Anwendung keine Überlebensunterschiede (Schauer et al. 2019[25]). Bemerkenswert: Unabhängig von der Ursache (Trauma oder Herzstillstand) für ein erweitertes Atemwegsmanagement konnte bislang im zivilen Kontext kein Überlebensvorteil in Korrelation zur verwendeten Technik (Beutel-Masken-Beatmung, supraglottischer Atemweg oder endotracheale Intubation) nachgewiesen werden (Carney et al. 2022[26]). In einer Testung kommerziell erhältlicher SGA nach MIL-STD-810H (zertifizierter Militärstandard) wurden die SGA LMA Classic™, AuraGain™, i-gel®, Solus™, LMA Fastrach™ und AuraStraight™ als hinsichtlich der Materialeigenschaften und Widerstandsfähigkeit gegen Umweltfaktoren im militärischen Kontext am besten geeignete SGA bewertet (Bedolla et al. 2023[27]).
Die Larynxmaske i-gel® wurde bereits 2021 wieder aus dem CoTCCC empfohlenen Produktportfolio exkludiert.

Die Datenlage gestattet aktuell keine Aussage zur im Realeinsatz „besten" SGA (Copeland et al. 2022[28]). Hinsichtlich einer Bewertung des Faktors „Überleben" unter SGA-Anwendung kann von zwei divergierenden Grundannahmen ausgegangen werden. Bei der zivilen Anwendung von SGA dominiert der Herz-Kreislauf-Stillstand. Im militärischen bzw. taktisch-medizinischen Kontext sind penetrierende oder druckwellen-induzierte Traumata, häufig verbunden mit schweren Schädel-Hirn-Verletzung, dominant (Copeland et al. 2022[28]). Eine adäquate Oxygenierung ist in beiden Szenarien möglich. Im Gegensatz zur endotrachealen Intubation schützen SGA nur begrenzt vor einer Aspiration. Ebenso sind die maximal erreichbaren Beatmungsdrucke bauartbedingt bzw. in der Interaktion SAD/Patient auf ca. 20–40 cm H_2O reduziert (Bedolla et al. 2023[27]). Besteht im Rahmen der Wirkung von Waffen oder Explosivstoffen die Notwendigkeit einer prähospitalen Atemwegssicherung, so ist diese aufgrund der Traumaschwere mit einer um 13 % erhöhten Mortalität assoziiert (Mabry, Cuniowski, Frankfurt 2011[7]).

In der praktischen Beurteilung der Handhabung von SGA durch „Medics" dominieren 5 einfache Faktoren die Akzeptanz sowie Anforderungen an das ideale Produkt (Schauer, April 2023[29]):

- Insertion (einfach, komplex)
- Haptik (Material und taktiles Empfinden)
- Vielseitigkeit (Umgebungsbedingungen, Kombination mit anderen Verfahren)
- Portabilität (Aufbewahrung und Transport)
- Training (Simplizität, Retention of Skills, Häufigkeit, Methoden)

Generell werden SGA durch den Anwender über den Mund des Patienten in Richtung Larynx und Ösophagus vorgeschoben und dichten diesen – durch die Bildung einer Art „Kammer" aus luft- oder gelgefüllten Ballons – rund um dem Eingang zum Kehlkopf ab (▸ Abb. 3.22). Dabei kommt die Spitze des Larynxtubus im oberen Ösophagus und die Larynxmaske am Eingang der Speiseröhre zu liegen. Mit Ausnahme der gelgefüllten Produkte ist zur Abdichtung und Positionierung immer ein aktives Füllen

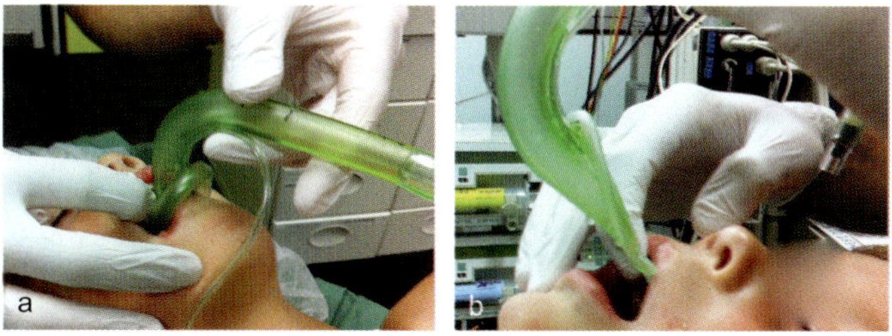

Abb. 3.22 Insertionstechniken bei Larynxmasken [P1409]
a) Rotationstechnik
b) Klassische Technik

einer Ballonmanschette („Cuff") mit Luft („blocken") unter Zuhilfenahme einer Spritze erforderlich. Diese legt sich schützend um die Stimmritze (Glottis), den Eingang zur Luftröhre (Trachea), lässt sie frei und ermöglicht so eine Beatmung bzw. Atmung. Der erreichte Verschlussdruck gestattet idealerweise eine Überdruckbeatmung (in physiologischen Grenzen) und dichtet den Larynx begrenzt gegenüber Flüssigkeiten (z. B. Magensekret, Blut) ab. SGA der 2. Generation weisen an ihrer Spitze zusätzliche die Öffnung zu einem integrierten Drainagekanal auf, der den Ablauf von regurgitiertem Sekret nach außerhalb ermöglicht. Insgesamt wird so ein begrenzter Schutz vor Aspiration erreicht.

Keine der kommerziell erhältlichen SGA wurde speziell für den militärischen oder den Einsatz unter erschwerten Bedingungen entwickelt. Verglichen zum *Goldstandard „endotracheale Intubation"*, haben sich SGA hinsichtlich von *Einfachheit der Anwendung*, Machbarkeit, Erfolg und Geschwindigkeit der Atemwegssicherung insbesondere auch durch nichtärztliches Personal bewährt (Henlin et al. 2015[21]; Adams et al. 2008[22]; Schauer et al. 2018[23]; Blackburn et al. 2018[24]; Schauer et al. 2019[25]).

Larynxtubus (LT; ▶ Abb. 3.23) oder *Larynxmaske* (LMA; ▶ Abb. 3.24) der 2. Generation sind in den aufsteigenden, spezifischen (Halb-)Größen von 1 bis 5 für den Einsatz vom Säugling bis zum Erwachsenen erhältlich. Bei Kindern gibt es im direkten Vergleich zwischen LMA und LT eine konkrete Empfehlung zur Nutzung von Larynxmasken (Güth et al. 2023[30]). Sowohl Larynxmaske als auch Larynxtubus benötigen zur korrekten Platzierung eine deutliche Dämpfung der Abwehrreflexe (Husten,

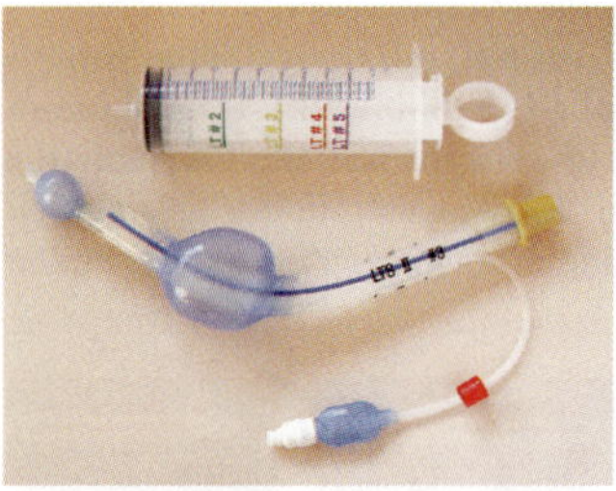

Abb. 3.23 Larynxtubus [M582]

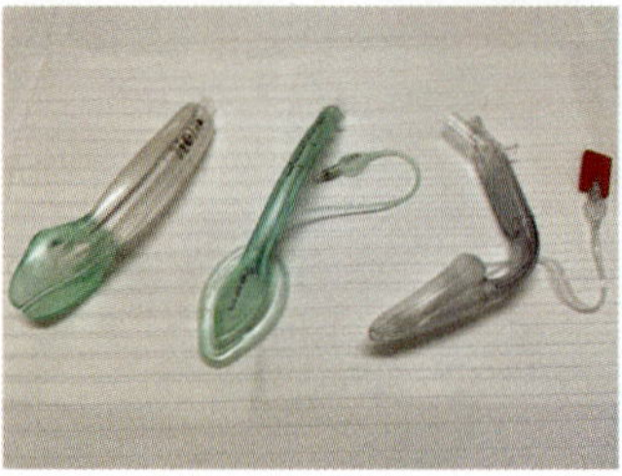

Abb. 3.24 Larynxmaske, 3 Modelle: i-gel, Aura, Supreme (v. l.) [P1409]

Schlucken, Würgen, Pressen), wie sie nur bei tieferer Bewusstseinsstörung oder in Narkose bzw. Analgosedierung anzutreffen ist. Die dazu ggf. erforderliche Anwendung von Narkotika kann, in Abhängigkeit von Kontext (zivil vs. militärisch, Lage) und medizinischer Qualifikation, ein Problem darstellen.
Ist der Atemweg über ein SGA gesichert, können die Patienten manuell oder maschinell beatmet werden. Auch die Anwendung eines positiven endexpiratorischen Drucks (PEEP) ist möglich. Um eine Insufflation des Magens mit Luft und damit die Gefahr der Überblähung und des Überlaufs von Mageninhalt zu vermeiden, sollte der maximale Beatmungsdruck unterhalb des Verschlussdrucks des oberen Schließmuskels der Speiseröhre liegen (< 20 cmH_2O). Bei noch vorhandener oder wiedereinsetzender (ausreichender) Spontanatmung ist für die Patienten jederzeit auch die eigene Atmung möglich. Im Fall eines MANV oder MASCAL wäre so bei einem Mangel an Ressourcen (Beatmungsgeräte, Beutel, Menschen) eine eigene Atmung möglich. Die spontan atmenden Patienten könnten theoretisch zur Verlastung oder Extraktion aus dem Gefahrengebiet kurzfristig vom Respirator getrennt werden, um eine Dislokation des SGA zu vermeiden.

3

Indikationen

- Primäres oder alternatives Atemwegsmanagement in allen Altersstufen
- Rückfallebene Management „Schwieriger Atemweg“ (Plan B)
- Intubation durch äußere Umstände nicht oder nur mit erheblichem Zeitaufwand möglich (zeitkritische Rettung, taktisches Airwaymanagement)
- Keine ausreichende Erfahrung in der Intubation

Kontraindikationen

- Nicht-Nüchternheit
- Gastroösophagealer Reflux
- Fortgeschrittene Schwangerschaft (> 14. Schwangerschaftswoche)
- Adipositas per magna
- Obstruktion der oberen Atemwege
- (Partielle) Zerstörung Larynx
- Wichtig! Im Notfall keine Kontraindikation – der Mensch benötigt Sauerstoff

Einschränkungen

- Kleine Mundöffnung (< 1,5–2 cm)
- Z. n. Bestrahlung
- (Partielle) Zerstörung Larynx
- Kein sicherer Aspirationsschutz
- Atemwegshindernis oberhalb der Kehlkopfebene (Tumor, Schwellung, Trauma, massive Blutung)

- Optimale Passung oft abhängig von der umgebenden Gewebetextur und Zahnstatus
- Rotationsinstabilität
- Dislokation bei Kopf- und Halsbewegungen (Rotation, Flexion, Extension)

3.5.6 Absaugung

Es sollte mindestens eine Absaugmöglichkeit mitgeführt werden, um Speichel, Erbrochenes oder Blut schnell und sicher aus dem Mund-Rachen-Raum entfernen zu können. Dies kann ggf. die einzig notwendige Maßnahme zum Schutz des Atemwegs sein. Handabsaugpumpen sind leicht und effektiv für den Einsatz zu Fuß. Größere akkubetriebene Geräte sind im Rettungsdienstbereich Standard und auch für größeren Absaugvolumina geeignet. Für das taktische Umfeld sind diese aber oft zu überdimensioniert und schwer.
Wenn in späteren Versorgungsphasen in Fahrzeugen oder Hubschraubern etc. gearbeitet wird, sollte dort eine elektrische Absaugpumpe vorgehalten werden. Über zusätzliche Absaugkatheter können Handabsaugpumpen und elektrische Geräte auch zur endotrachealen Absaugung genutzt werden.

3.5.7 Koniotomie (eFONA)

Die chirurgische Atemwegssicherung durch *Koniotomie* (auch: *Cricothyroidotomie*; auch: *eFONA*, Emergency Front of Neck Access) ist im taktischen Setting nachhaltig etabliert. Dies liegt daran, dass die Indikationen klar sind und Ärzte wie Notfallsanitäter der Streitkräfte und Medics der spezialisierten Kräfte dieses Verfahren repetitiv üben (Kelly et al. 2008[6]; Holcomb et al. 2007[32]; Mabry, Frankfurt 2012[33]).
Folgende Herausforderungen können eine Entscheidung *pro Koniotomie* forcieren:

- Massenanfälle von Verletzten (MANV)
- Extreme Umgebungsvariablen (Kampfhandlungen, Lebensgefahr, Lichtverhältnisse, Hitze, Staub, Regen)
- Mangelnde Ressourcen
  - Personal: wenige sanitätsdienstlich ausgebildeten Kräfte versorgen mehrere Patienten
  - Medikamente (Sedierung zur Toleranz von SGA oder ETT)
  - Sauerstoff
  - Beatmungsgeräte

Der Idealpatient ist derjenige, der bei richtiger Indikation präemptiv in Lokalanästhesie koniotomiert wird und ohne Sedierung spontan an der eingelegten Atemwegshilfe atmen kann.
Studien aus den Operationen in Afghanistan (Operation Enduring Freedom, OEF) und Irak (Operation Iraqi Freedom, OIF) sahen bei 5,8 % der

Patienten die Notwendigkeit einer definitiven chirurgischen Atemwegssicherung (Adams et al. 2008[22]). Koniotomien sind in taktischen Lagen doppelt so häufig wie beim zivilen Trauma (Schauer et al. 2015[34]). Bei Spezialkräften wird dieses Verfahren auch durch nichtmedizinisches Personal (Combat First Responder, CFR) durchgeführt mit Erfolgsraten zwischen 68 % bis 100 % (Mabry, Frankfurt 2012[33]).
Entscheidend ist es, gerade in der taktischen Lage *den richtigen Moment* für die Koniotomie nicht zu verpassen. Insbesondere wenn der „Plan C" nicht greift und eine „Cannot ventilate, cannot oxygenate"-Situation eingetreten ist, gibt es zur Notfallkoniotomie keine Alternative. Folgende *Hilfsmittel* sollten erwogen werden, um die Erfolgsrate der Maßnahme zu erhöhen:

- Larynxmaske reinserieren führt zur Ventralisierung des Larynx.
- Einsatz von Ultraschall bei präemptiver Durchführung der Koniotomie zur Detektion der Membrana cricothyroidea (Fennessy et al. 2019[35]).

Die Koniotomie kann mittels zweier Verfahren durchgeführt werden: *klassisch chirurgisch* oder *nach primär perkutaner Punktion* (Mabry, Frankfurt 2012[33]). Diese lassen sich nochmals unterscheiden in offen chirurgische Verfahren, Nicht-Seldinger-Draht-basierte Verfahren, Seldinger-Draht-basierte Verfahren und Punktionsverfahren.
Aktuell zeigt keines der Verfahren eine Überlegenheit gegenüber den anderen (Langvad et al. 2013[36]; Hamaekers, Henderson 2011[37]). Allen gemeinsam sind jedoch die folgenden drei Schritte (Heard, Green, Eakins 2009[38]):

1. Hautinzision (Stich oder Schnitt)
2. Durchtrennung der Membrana cricothyroidea
3. Platzierung einer Trachealkanüle oder eines Endotrachealtubus

Welche Methode schlussendlich gewählt werden soll, hängt von der Erfahrung des Anwenders mit dem Verfahren und dem Material zusammen.

Empfehlungen:

- Ein fertig gepacktes Koniotomieset griffbereit haben
- Bereits eingesetztes Material recyceln („Gum Elastic Bougie", SGA etc.)
- Das am häufigsten geübte Verfahren einsetzen

Am ehesten praktikabel erscheint den Autoren in Analogie zu den Empfehlungen der DAS und der CAFG die *Skalpell-Bougie-Technik* (Scalpel-Bougie-Tube Technique, SBT) bzw. die *Bougie-aided-* bzw. *Three-Step-Methode* (modifiziert nach Quick, MacIntyre, Barnes 2014[39]). Alternativ kommt die *offen chirurgische Technik* infrage (Timmermann et al. 2019[2]).
▸ Abb. 3.25 zeigt die Schritte der SBT-Technik.
Für Deutschland gelten zwei Leitlinien: das prähospitale und das klinische (aktuell abgelaufene) Management des schwierigen Atemwegs (Quick, MacIntyre, Barnes 2014[39]; Timmermann et al. 2019[2]). ▸ Abb. 3.26 und ▸ Abb. 3.27 zeigen Auszüge der Koniotomie am Modell.

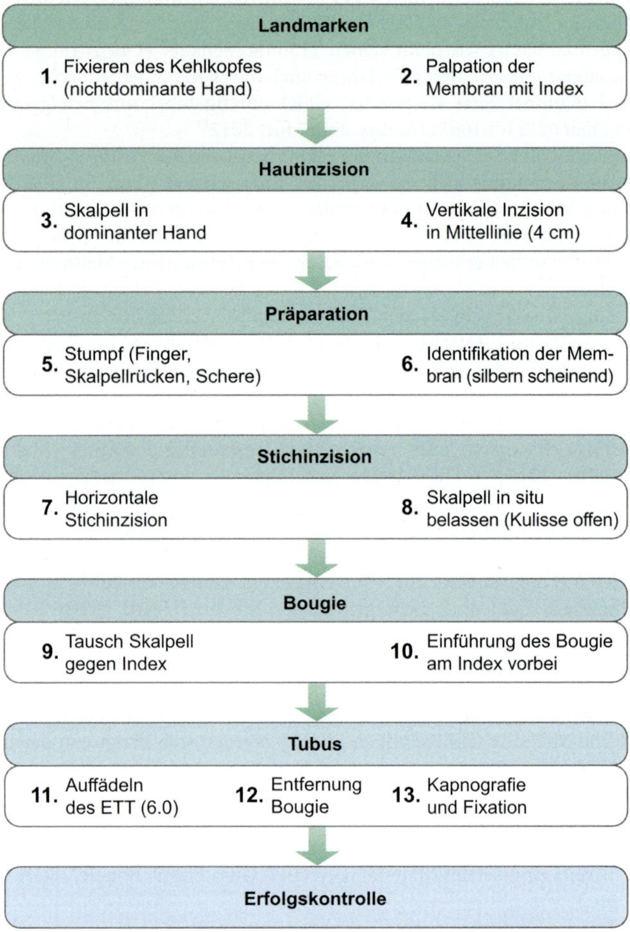

Abb. 3.25 Handlungsschritte zur Durchführung der Bougie-aided- bzw. Three-Step-Methode nach der SBT-Technik (Quick, MacIntyre, Barnes 2014[39]) [H384-001, L138]

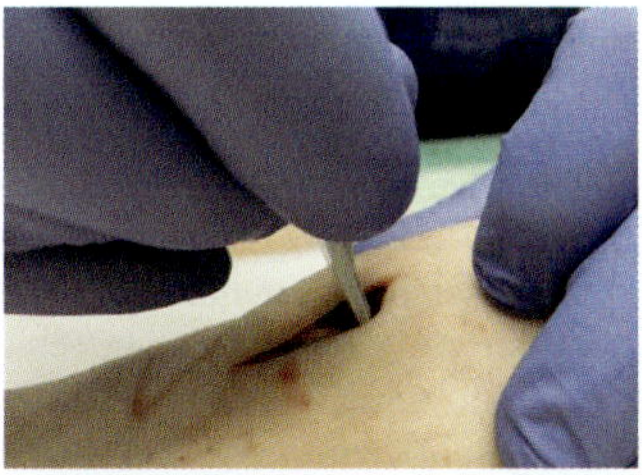

Abb. 3.26 Inzision der Membrana cricothyroidea (am Modell Schweinegurgel) [P1409]

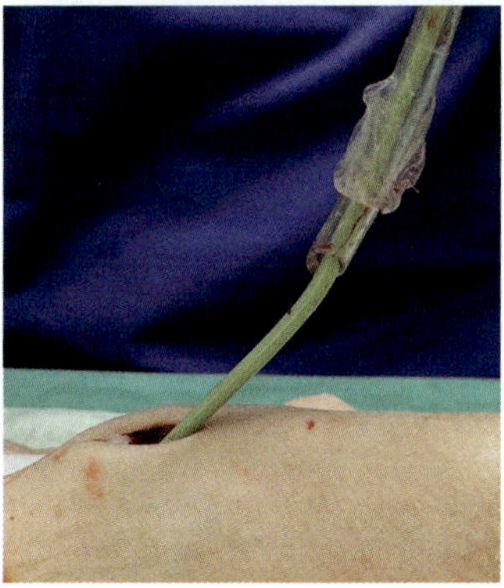

Abb. 3.27 Einfädeln eines 6.0-ETT über einen Bougie (am Modell Schweinegurgel) [P1409]

3.5.8 Endotracheale Intubation

Regelmäßig wird die *endotracheale Intubation (ETI,)* als aktueller Goldstandard der invasiven Atemwegssicherung im deutschen Rettungsdienst, nicht erste Maßnahme in taktischen Lagen sein. In der Mehrzahl der Fälle ist der Atemweg schlicht durch simplere Maßnahmen freizuhalten, sodass ein invasives Atemwegmanagement nicht notwendig wird. Wenn ein invasives Vorgehen indiziert ist, stellen SGA respektive eFONA gemäß TCCC oft die bessere Alternative dar (CoTCCC 2024[1]).

Dies hat mehrere Gründe. Während alle invasiven Maßnahmen Ausbildung und Training erfordern, ist das für die ETI geforderte Ausbildungsniveau (100 durchgeführte ETI am Patienten und danach weitere 10 ETI/Jahr; Timmermann et al. 2019[2]) nur von hochspezialisiertem medizinischem Personal zu erreichen, zumal Kenntnisse über Narkosemedikamente und Beatmungsgeräte nötig sind, um den theoretischen Mehrwert der ETI als Maßnahme ausnutzen zu können.

Im Vergleich zur zivilen präklinischen Notfallmedizin sind traumatische Schädigungen des Atemwegs häufiger und die Zerstörung der ursprünglichen Anatomie zusammen mit starken Blutungen machen die *Laryngoskopie* herausfordernd. Der primäre Einsatz der Videolaryngoskopie mit Macintosh-ähnlichen Spateln erhöht die Wahrscheinlichkeit eines *First*

Pass Success und ermöglicht bei Verschmutzung der Optik durch z. B. Blut noch die direkte Laryngoskopie als Backup (Timmermann et al. 2019[2]). Das Videolaryngoskop mit Ersatzakku und verschiedenen Spateln muss hierfür aber zusätzlich mitgeführt werden und die Anwender müssen mit dem Device trainiert haben.

Diese zusätzlichen materiellen und zeitlichen Ressourcen (auch im Rahmen der Ausbildung) stellen relevante *Limitationen* dar. Im Gegensatz zur Koniotomie, welche ggf. in Lokalanästhesie bzw. Analgosedierung durchgeführt wird, ist zur endotrachealen Intubation regelhaft eine *Narkose* (bestehend aus den Elementen Analgesie, Hypnose und Muskelrelaxation) einzuleiten. Dies setzt die Erfahrung des Durchführenden mit den nötigen Medikamenten und Komplikationen voraus. Für den Zeitraum der Muskelrelaxation ist der Patient zwingend kontrolliert zu beatmen. Der bereits intubierte Patient muss auch bei später geringerer Sedierung mindestens unterstützend beatmet werden, da im Gegensatz zur Koniotomie der physiologische Totraum durch den Endotrachealtubus vergrößert wird und die Spontanatmung ohne Druckunterstützung damit keine Möglichkeit darstellt. Dies bindet im Vergleich zur Koniotomie mehr Personal und erfordert i. d. R. ein medizinisches Beatmungsgerät.

Die Endstrecken von Koniotomie und ETI sind sehr ähnlich. Die Trachea ist intubiert und der Atemweg ist größtmöglich vor Aspiration geschützt, während gleichzeitig eine Beatmung auch mit hohen Beatmungsdrücken durchgeführt werden kann. Es gibt aber die genannten entscheidenden Unterschiede, welche die ETI zur *Alternativmaßnahme* machen und nicht zur Maßnahme der Wahl.

Die TCCC Guidelines empfehlen die endotracheale Intubation als Alternative zur Koniotomie in der Phase Tactical Evacuation Care (TACEVAC) (CoTCCC 2024[1]). Hier wird die Intubation i. d. R. durch spezialisiertes medizinisches TACEVAC-Personal durchgeführt, wenn die zeitlichen und materiellen Voraussetzungen vorhanden sind und der Transport dies erfordert.

DOS AND DON'TS

beim Atemwegsmanagement

Dos

- Wende die am wenigsten invasive Maßnahme an, die Erfolg verspricht!
- Reevaluiere den Patienten so oft wie möglich und immer nach Transport oder Bewegung!
- Handle konsequent und stringent (Plan A bis D)!

Don'ts

- Atemwegsmanagement in der Phase Care Under Fire (TCCC) bzw. Direct Threat Care (TECC) (maximal möglich ist die schnelle Drehung des Patienten in Seitenlage).
- Maßnahmen durchführen, die nicht trainiert wurden.
- Sonografie bei eFONA.

NIEMALS VERGESSEN!

- Wer schreit oder spricht, atmet. Wer sinnvoll antwortet, ist cerebral oxygeniert.
- Intubation und Koniotomie enden immer mit einer Lagekontrolle und sicherer Fixierung des Device.
- Eine „Cannot ventilate, cannot oxygenate"-Situtation (CVCO) erfordert *immer* eine chirurgische Atemwegssicherung.

3.5.9 Limitationen

Die wissenschaftliche Evidenz für prähospitale Atemwegsmaßnahmen in taktischen Lagen bzw. unter Gefechtsbedingungen ist aufgrund der offenkundigen Schwierigkeit, in diesem Setting kontrollierte Studien durchzuführen, insbesondere auch hinsichtlich ihrer Evidenz äußerst begrenzt. Die besten aktuell verfügbaren Studien arbeiten retrospektiv mit Registerdaten der US-Streitkräfte aus den Kriegen in Afghanistan (ca. 2001–2021) und im Irak (ca. 2003–2011) sowie Registerdaten der israelischen Streitkräfte (IDF).
Der Hauptunterschied bei den Daten zur Atemwegssicherung, insbesondere zur Koniotomie und ihren Erfolgsraten, ist die Tatsache, dass es sich bei den Patienten in taktischen Situationen meist um junge, schlanke und gesunde Soldaten handelt (Uhaa et al. 2021[31]). Abgesehen von einer Amoklage in der Schule ist bei Großschadenslagen wie am Berliner Breitscheidplatz im Dezember 2016 mit dem Querschnitt der Gesellschaft zu rechnen: alle Geschlechter, schlanke bis adipöse Patienten, ältere Patienten und je nach Trauma auch mit anatomisch stark veränderten Atemwegen.

NACH DER GOLDEN HOUR WEISS ICH, DASS ...

- ... simple und rasche Methoden eingesetzt werden müssen, um eine adäquate Oxygenierung zu gewährleisten.
- ... die Atemwegssicherung Ressourcen benötigt (Zeit, Personal, Material), die ich mitunter nicht zur Verfügung habe.
- ... ich einen Plan A bis D brauche (▶ Abb. 3.19).
- ... ein eFONA jederzeit indiziert sein kann.
- ... supraglottische Atemwegshilfen nicht nur zur Oxygenierung, sondern auch zur Detektion der Membrana cricothyroidea nützlich sein können

Anmerkung zu den aktuellen Entwicklungen

Am 25. Januar 2024 publizierte das CoTCCC (Committee on Tactical Combat Casualty Care) ein Guideline-Update. Eine bedeutende Änderung bestand in der Streichung von SGA und NPA aus den TCCC Guidelines im Bereich MARCH-Atemwegssicherung. Atemwegsinterventionen sind nun auf Absaugung, Positionierung („recovery" oder „best") und bei Misserfolg oder präemptiv auf den chirurgischen Atemweg

(Koniotomie, „Cric“) reduziert. Vor der Veröffentlichung dieses Updates empfahlen die bis ins Jahr 2012 zurückreichenden und regelmäßig novellierten TCCC Guidelines ausdrücklich die Verwendung von NPA oder SGA vor der endgültigen chirurgischen Atemwegssicherung (Eastridge et al. 2012[5]). Insbesondere vor dem Hintergrund der erheblichen Misserfolgsrate in der chirurgischen Atemwegssicherung sowohl im militärischen (67 % erfolgreich) als auch im zivilen (52,9 % erfolgreich) Kontext (Eastridge et al. 2012[5]; Kelly et al. 2008[6]), des evidenten Geschwindigkeitsvorteils und der bis dato eindeutigen militärischen Präferenz für die Verwendung von SGA (Schauer et al. 2020[40]) kam diese Novellierung eher überraschend. Eine evidenzbasierte Begründung für diese Änderung wurde bislang nicht veröffentlicht.

3

Grundsätzlich bestehen relevante Unterschiede in der medizinischen Versorgung bei militärischen bzw. zivilen Bedrohungslagen und entsprechend bei den zugehörigen operationellen Umgebungen. Dazu gehören neben unterschiedlichen Verletzungsmustern sich unterscheidende Patientenpopulationen sowie Unterschiede in der Ausbildung, der mediko-legalen Autorisierung und Haftung, in lokalen medizinischen Protokollen wie auch den Evakuierungszeiten bis zur endgültigen Versorgung. Patienten, die im militärischen Kontext beispielsweise ein SGA tolerieren, sind wahrscheinlich schwerstverletzt, im Schock und/oder haben ein signifikantes SHT erlitten. Die Überlebenswahrscheinlichkeit ist äußerst gering (Mabry et al. 2011[7]). Wird ein SGA trotz Atemwegskompromittierung nicht toleriert, haben vielfach auch Soldaten mit ausreichender medizinischer Ausbildung nicht die Möglichkeit, die zur Sedierung notwendige Medikamentengabe durchzuführen (Mabry et al. 2011[7]; Jarvis et al. 2022[41]). Gesichts- und Kieferverletzungen können die Verwendung von SGA limitieren bis unmöglich machen (Keller et al. 2015[42]; Kumpf, Saadi, Lighthall 2020[43]; Morvan, et al. 2022[44]; Schauer et al. 2021[45]). Logistisch kann die Verwendung von SGA im militärischen Einsatz aufgrund der Packmaße (im Vergleich zum kompakten Koniotomie-Set) problematisch sein (Schauer et al. 2020[46]). Darüber hinaus wurden SAD militärisch eher seltener und mit weniger Erfolg eingesetzt (Schauer et al. 2018[23]; Blackburn et al. 2018[24]; Hardy et al. 2018[47]; Schauer et al. 2023[48]).

Im zivilen (taktischen) Kontext bleiben SAD demgegenüber ein essenzielles Element des modernen Airwaymanagements und eine wichtige Rückfallebene (Higgs et al. 2018[49]; Freak et al. 2015[50]; Edelman, Perkins, Brewster 2019[51]). Zivile Protokolle und Vorhaltungen gestatten zudem eine ggf. notwendige Medikamentengabe (Braude, Richards 2007[52]; Southard, Brad 2010[53]; Moss, Porter, Greaves 2013[54]). Die Guidelines des Committee for Tactical Emergency Casualty Care (C-TECC) sind deutlich weiter, allgemeiner und universeller gefasst („all-hazards“). TECC konzentriert sich nicht ausschließlich auf Schuss- und Explosionsverletzungen, sondern auf viele mögliche Bedrohungssituationen für Patienten und Retter. Ein Großteil der zivilen Literatur vergleicht die ETI- und SGA-Applikation bei außerklinischen Herzstillständen. Hier

firmieren SGA gleichwertig oder besser als die endotracheale Intubation (Benger et al. 2018[55]; Wang et al. 2018[56]; Lesnick et al. 2021[57]).
In den aktuellen deutschen und US-amerikanischen evidenzbasierten Leitlinien für das prähospitale Atemwegsmanagement wird die Verwendung von SGA sowohl für das primäre wie auch sekundäre Atemwegsmanagement ausdrücklich empfohlen (Timmermann et al. 2019[2]; Lyng et al. 2020[58]; Jarvis et al. 2023[59]; Piepho et al. 2024[60]).
Im Gegensatz zur supraglottischen Atemwegssicherung kommt der chirurgische Atemweg in zivilen Kontext deutlich seltener zum Einsatz. Darüber hinaus bedarf die Koniotomie einer intensiveren und kontinuierlichen Schulung und Weiterbildung für den Kompetenzerhalt. Das zivile Tätigkeitsfeld ist zudem viel stärker von lokalen Gegebenheiten und Regularien der Gebietskörperschaften bzw. der Innenministerien abhängig als der militärische Kontext, für den TCCC ureigentlich entwickelt wurde. Viele zivile medizinische Kräfte dürfen z. B. aufgrund lokaler und medikolegaler Einschränkungen keine chirurgischen Atemwege etablieren.
Aus den dargelegten Gründen und unter Anerkennung der spezifischen TCCC-Erfordernisse werden die auf nichtmilitärische Bedrohungslagen ausgerichteten TECC Guidelines auch weiterhin die Verwendung von SGA in den Phasen „Indirect Threat Care" und „Evacuation Care" enthalten (C-TECC 2024[61]).

3

Literatur

[1] Committee on Tactical Combat Casualty Care (CoTCCC). (2024). Tactical Combat Casualty Care (TCCC) Guidelines.Online unter: https://books.allogy.com/web/tenant/8/books/b729b76a-1a34-4bf7-b76b-66bb2072b2a7/ [letzter Aufruf: 30.03.2024]

[2] Timmermann A, Böttiger BW, Byhahn C, et al. S1 Leitlinie prähospitales Atemwegsmanagement. Anaesth Intensivmed. 2019;60:35–74. Online unter: https://register.awmf.org/assets/guidelines/001-040l_S1_Praehospitales-Atemwegsmanagement_2019-03_1-abgelaufen.pdf.

[3] ACS COT – American College of Surgeons, Committee on Trauma. Advanced Trauma Life Support: Student Course Manual. Chicago, Illinois USA: American College of Surgeons; 2018

[4] NAEMT/ACS – National Association of Emergency Medical Technicians (US)/American College of Surgeons (eds). PHTLS: Prehospital Trauma Life Support. Eighth edition. Burlington, Massachusetts USA: Jones & Bartlett Learning. 2015

[5] Eastridge BJ, Mabry RL, Seguin P, et al. Death on the battlefield (2001–2011): Implications for the future of combat casualty care. Journal of Trauma and Acute Care Surgery. 2012;73(6):S431–S437. https://doi.org/10.1097/TA.0b013e3182755dcc

[6] Kelly JF, Ritenour AE, McLaughlin DF, et al. Injury Severity and Causes of Death From Operation Iraqi Freedom and Operation Enduring Freedom: 2003–2004 versus 2006. Journal of Trauma: Injury, Infection & Critical Care. 2008;64(2):S21–S27. https://doi.org/10.1097/TA.0b013e318160b9fb

[7] Mabry RL, Cuniowski P, Frankfurt A, et al. Advanced Airwaymanagement In Combat Casualties By Medics At The Point Of Injury: A Sub-Group. Analysis Of The Reach Study. Journal of Special Operations Medicine. 2011;11(3):16. https://doi.org/10.55460/W35F-54HG

[8] Tsur AM, Nadler R, Tsur N, et al. Prehospital definitive airway is not associated with improved survival in trauma patients, Journal of Trauma and Acute Care Surgery. 2020;89:S237–S241. https://doi.org/10.1097/TA.0000000000002722

[9] Blackburn MB, Wang SC, Ross BE, Holcombe SA, et al. Anatomic accuracy of airway training manikins compared with humans. Anaesthesia. 2021;76(3):366–372. https://doi.org/10.1111/anae.15238
[10] Maddocks W. Skill fade in Military Medical Training: a literature Review of Supraglottic Airway use in the prehospital environment. Journal of Military ans Veterans' Health. 2020;28(3). https://doi-ds.org/doilink/05.2021-54148286/JMVH Vol 28 No 3
[11] Jarvis JL, Wampler D, Wang HE. Association of patient age with first pass success in out-of-hospital advanced airway management. Resuscitation. 2019;141:136–143. https://doi.org/10.1016/j.resuscitation.2019.06.002
[12] Gil-Jardiné C, Jabre P, Adnet F, Nicol T, Ecollan P, Guihard B, Ferdynus C, Bocquet V, Combes X. Incidence and factors associated with out-of-hospital peri-intubation cardiac arrest: a secondary analysis of the CURASMUR trial. Intern Emerg Med. 2022;17(2):611–617. [*Erratum:* Intern Emerg Med. 2022;17:619]. https://doi.org/10.1007/s11739-021-02903-9
[13] Hansel J, Rogers AM, Lewis SR, Cook TM, Smith AF. Videolaryngoscopy versus direct laryngoscopy for adults undergoing tracheal intubation. Cochrane Database Syst Rev. 2022;4(4):CD011136. https://doi.org/10.1002/14651858.CD011136.pub3
[14] Murphy C, Rooney SJ, Maharaj CH, Laffey JG, Harte BH. Comparison of three cuffed emergency percutaneous cricothyroidotomy devices to conventional surgical cricothyroidotomy in a porcine model. Br J Anaesth. 2011;106(1):57–64. https://doi.org/10.1093/bja/aeq294
[15] Mariappa V, Stachowski E, Balik M, Clark P, Nayyar V. Cricothyroidotomy: comparison of three different techniques on a porcine airway. Anaesth Intensive Care. 2009;37(6):961–967. https://doi.org/10.1177/0310057X0903700602
[16] Mort TC. Emergency tracheal intubation: complications associated with repeated laryngoscopic attempts. Anesth Analg. 2004;99:607–613
[17] Griesdale DE, Bosma TL, Kurth T, Isac G, Chittock DR. Complications of endotracheal intubation in the critically ill. Intensive Care Med. 2008;34:1835–1842
[18] Law JA, Duggan LV, Asselin M, Baker P, Crosby E, Downey A, Hung OR, Jones PM, Lemay F, Noppens R, Parotto M, Preston R, Sowers N, Sparrow K, Turkstra TP, Wong DT, Kovacs G; Canadian Airway Focus Group. Canadian Airway Focus Group updated consensus-based recommendations for management of the difficult airway: part 1. Difficult airway management encountered in an unconscious patient. Can J Anaesth. 2021;68(9):1373–1404. https://doi.org/10.1007/s12630-021-02007-0
[19] Difficult Airway Society (DAS). (2015). *DAS Difficult intubation guidelines – overview.* Online unter: https://das.uk.com/files/das2015intubation_guidelines.pdf [letzter Aufruf: 30.03.2024]
[20] Butler FK, Blackbourne LH, Gross K. The combat medic aid bag: 2025. eCoTCCC top 10 recommended battlefieldtrauma care research, development, and evaluation priorities for 2015. J Spec Oper Med. 2015;15(4):7–19
[21] Henlin T, Sotak M, Kovaricek P, Tyll T, Balcarek L, Michalek P. Comparison of five 2nd-generation supraglottic airway devices for airway management performed by novice military operators. Biomed Res Int. 2015:201898
[22] Adams BD, Cuniowski PA, Muck A, De Lorenzo RA. Registry of emergency airways arriving at combat hospitals. J Trauma. 2008;64(6):1548–1554
[23] Schauer SG, Naylor JF, Maddry JK, et al. Prehospital airway management in Iraq and Afghanistan: a descriptive analysis. South Med J. 2018;111(12):707–713
[24] Blackburn MB, April MD, Brown DJ, et al. Prehospital airway procedures performed in trauma patients by groundforces in Afghanistan. J Trauma Acute Care Surg. 2018;85(1SSuppl2):S154–160
[25] Schauer SG, Naylor JF, Chow AL, et al. Survival of casualties undergoing prehospital supraglottic airway placement versus cricothyrotomy. J Spec Oper Med. 2019; 19(3):86–89
[26] Carney N, Totten AM, Cheney T, Jungbauer R, Neth MR, Weeks C, Davis-O'Reilly C, Fu R, Yu Y, Chou R, Daya M. Prehospital Airway Management: A Systematic Re-

3

view. Prehosp Emerg Care. 2022;26(5):716–727. https://doi.org/10.1080/10903127.2021.1940400

[27] Bedolla C, Zilevicius D, Copeland G, Guerra M, Salazar S, April MD, Long B, Naylor JF, De Lorenzo RA, Schauer SG, Hood RL. Military Standard Testing of Commercially Available Supraglottic Airway Devices for Use in a Military Combat Setting. J Spec Oper Med. 2023:B4KU-GB0V. https://doi.org/10.55460/B4KU-GB0V

[28] Copeland GB, Zilevicius DJ, Bedolla CN, Islas AL, Guerra MN, Salazar SJ, De Lorenzo RA, Schauer SG, Hood RL. Review of Commercially Available Supraglottic Airway Devices for Prehospital Combat Casualty Care. Mil Med. 2022;187(7–8):e862–e876. https://doi.org/10.1093/milmed/usac021

[29] Schauer SG, April MD. A Comparison of Combat Casualty Outcomes after Prehospital Versus Military Treatment Facility Airway Management. Med J (Ft Sam Houst Tex). 2023;(23-1/2/3):92–96

[30] Güth J, Jung P, Schiele A, Urban B, Parsch A, Matsche B, Eich C, Becke-Jakob K, Landsleitner B, Russo SG, Bernhard M, Hossfeld B, Olivieri M, Hoffmann F. Update 2022: Interdisziplinäre Stellungnahme zum Atemwegsmanagement mit supraglottischen Atemwegshilfen in der Kindernotfallmedizin – die Larynxmaske ist und bleibt State of the Art. Anaesthesiologie. 2023;72(6):425–432. https://doi.org/10.1007/s00101-023-01284-2

[31] Uhaa N, Jeschke EA, Gwynne AM, Hudson IL, Mendez J, April MD, Weymouth WL, Parsons DL, De Lorenzo RA, Schauer SG. An Assessment of Combat Medic Supraglottic Airway Device Design Needs Using a Qualitative Methods Approach: A Preliminary Analysis. Med J (Ft Sam Houst Tex). 2021;(8-21-07/08/09):90–96

[32] Holcomb JB, McMullin NR, Pearse L, Caruso J, Wade CE, Oetjen-Gerdes L, Champion HR, Lawnick M, Farr W, Rodriguez S, Butler FK. Causes of death in U.S. Special Operations Forces in the global war on terrorism: 2001–2004. Ann Surg. 2007;245(6):986–991. https://doi.org/10.1097/01.sla.0000259433.03754.98

[33] Mabry RL, Frankfurt A. An analysis of battlefield cricothyrotomy in Iraq and Afghanistan. J Spec Oper Med. 2012;12(1):17–23. https://doi.org/10.55460/FYQG-8E49

[34] Schauer SG, Bellamy MA, Mabry RL, Bebarta VS. A comparison of the incidence of cricothyrotomy in the deployed setting to the emergency department at a level 1 military trauma center: a descriptive analysis. Mil Med. 2015;180(3Suppl):60–63. https://doi.org/10.7205/MILMED-D-14-00384

[35] Fennessy P, Drew T, Husarova V, Duggan M, McCaul CL. Emergency cricothyroidotomy: an observational study to estimate optimal incision position and length. Br J Anaesth. 2019;122(2):263–268. https://doi.org/10.1016/j.bja.2018.10.003

[36] Langvad S, Hyldmo PK, Nakstad AR, Vist GE, Sandberg M. Emergency cricothyrotomy – a systematic review. Scand J Trauma Resusc Emerg Med. 2013;21:43. https://doi.org/10.1186/1757-7241-21-43

[37] Hamaekers A, Henderson J. Equipment and strategies for emergency tracheal access in the adult patient. Anaesthesia. 2011;66:65–80

[38] Heard A, Green R, Eakins P. The formulation and introduction of a 'can't intubate, can't ventilate' algorithm into clinical practice. Anaesthesia. 2009;64(6):601–608

[39] Quick JA, MacIntyre AD, Barnes SL. Emergent surgical airway: comparison of the three-step method and conventional cricothyroidotomy utilizing high-fidelity simulation. J Emerg Med. 2014;46(2):304–307. https://doi.org/10.1016/j.jemermed.2013.08.065

[40] Schauer SG, April MD, Fairley R, et al. A Comparison of the iGel Versus Cricothyrotomy by Combat Medics Using a Synthetic Cadaver Model: A Randomized, Controlled Pilot Study. J Spec Open Me. 2020;20:68–72

[41] Jarvis JL, Lyng JW, Miller BL, et al. Pre-hospital Drug Assisted Airway Management: An NAEMSP Position Statement and Resource Document. Prehosp Emerg Care. 2022;26:Sup1,42–53

3

[42] Keller MW, Han PP, Galarneau MR, et al. Airway Management in Severe Maxillofacial Trauma. Otolayrigol Head Neck Surgery. 2015;153:532–537
[43] Kumpf D, Saadi R, Lighthall JG. The Difficult Airway in Severe Facial Trauma. Oper Tech Otolaryngology. 2020;31:175–182
[44] Morvan JB, Cotte J, des Deserts MD, et al. Operational Consideration for Definitive Airway Management in the Austere Setting: A Case Report. J Spec Oper Med. 2022;22:90–93
[45] Schauer SG, Naylor JF, Dion G, et al. An Analysis of Airway Interventions in the Setting of Smoke Inhalation Injury on the Battlefield. Mil Med. 2021;186:e474–e479
[46] Schauer SG, Naylor JF, Uhaa N, et al. An Inventory of the Combat Medic's Aid Bag. J Spec Oper Med. 2020;20:61–64
[47] Hardy GB, Maddry JK, Ng PC et al. Impact of Pre-hospital Airway Management on Combat Mortality. Am J Emerg Med. 2018;36:1032–1035
[48] Schauer SG, Hudson IL, Fisher AD, et al. Improving Outcomes Associated with Prehospital Combat Airway Interventions: An Unrealized Opportunity. J Spec Oper Med. 2023;23:23–29
[49] Higgs A, McGrath BA, Goddard C, et al. Guidelines for the Management of Tracheal Intubation in Critically Ill Adults. Brit J Anesthesia. 2018;120:323–352
[50] Freak C, Mitchell VS, McNarry AF, et al. Difficult Airway Society 2015 Guidelines for Management of Unanticipated Difficult Intubation in Adults. Brit J Anesthesia. 2015;115:827–848
[51] Edelman DA, Perkins EJ, Brewster DJ. Difficult Airway Management Algorithms: A Directed View. Anesthesia. 2019;74:1175–1185, Final 2024-04-03
[52] Braude D, Richards M. Rapid Sequence Airway (RSA) – A Novel Approach to Prehospital Airway Management. Prehosp Emerg Care. 2007;11:250–252
[53] Southard A, Brad D, Crandall C. Rapid Sequence Airway vs Rapid Sequence Intubation in a Simulated Trauma Airway by Flight Crew. Resuscitation. 2010; 81:576–578
[54] Moss R, Porter K, Greaves I; Consensus Group Faculty of Pre-Hospital Care. Pharmacologically Assisted Laryngeal Mask Insertion: A Consensus Statement. Emerg Med J. 2013;30:1073–1075
[55] Benger JR, Kirby K, Black S, et al. Effect of a Strategy of a Supraglottic Airway Device vs Tracheal Intubation During Out-of-Hospital Cardiac Arrest on Functional Outcomes: The AIRWAYS-2 Randomized Clinical Trial. JAMA. 2018;320:779–791
[56] Wang HE, Schmicker RH, Daya MR, et al. Effect of a Strategy of Initial Laryngeal Tube Insertion vs Endotracheal Intubation on 72-Hour Survival in Adults With Out-of-Hospital Cardiac Arrest: A Randomized Clinical Trial. JAMA. 2018;320:769–778.
[57] Lesnick JA, Moore JX, Zhang Y, et al. Airway Insertion First Pass Success and Patient Outcomes in Adult Out-of-Hospital Cardiac Arrest: The Pragmatic Airway Resuscitation Trial. Resuscitation. 2021;158:151–156
[58] Lyng JW, Baldino KT, Braude D, et al. Pre-hospital Supraglottic Airways: An NAESMP Position Statement and Resource Document. Prehosp Emergency Care. 2022;26:32–41
[59] Jarvis JL, Panchal AR, Lyng JW, et al. Evidence-Based Management Guidelines for Pre-hospital Airway Management. Prehosp Emergency Care. 2023:1–13. https://doi.org/10.1080/10903127.2023.2281363
[60] Piepho T, Kriege M, Byhahn C, Cavus E, Dörges V, Ilper H, et al. S1-Leitlinie Atemwegsmanagement 2023. Anästh Intensivmed. 2024;65:69–96. https://doi.org/10.19224/ai2024.069
[61] C-TECC – Committee for Tactical Emergency Casualty Care. Position Statement: Supraglottic Airway Devices in Tactical Emergency Casualty Care 2024. Online unter: https://www.c-tecc.org/our-work/references [letzter Aufruf: 04.04.2024]

3.6 Interventionen beim Thoraxtrauma

Valentin Kuhlwilm

Five Bullets auf dem Weg zum Einsatz

- Offene (Hämato-)Pneumo- sowie Spannungspneumothoraces sind häufig, wobei Letzterer zu den am häufigsten vermeidbaren Todesursachen (Nr. 2) gehört.
- Eine offene Thoraxwunde sollte mit einem Thoraxpflaster (sog. Chest Seal) mit Ventilfunktion versorgt werden.
- Auch bei Chest Seals besteht das Risiko eines iatrogenen Spannungspneumothorax!
- V. a. Spannungspneumothorax bei penetrierendem Trauma und Tachykardie, Dyspnoe, Hypotonie, reduzierte Sauerstoffsättigung oder Herz-Kreislauf-Stillstand.
- Bei V. a. Spannungspneumothorax muss umgehend eine Nadelentlastungspunktion, bevorzugt in Bülau-Position mit einer 8 cm langen Nadel erfolgen!

3.6.1 Relevanz thorakaler Verletzungen und Diagnostik

- Da im zivilen Umfeld oft nur die Einsatzkräfte der Polizei mit einer persönlichen Schutzausrüstung (PSA) ausgestattet sind, treten deutlich häufigere und schwerere thorakale Verletzungen auf, als dies aus militärischen Konflikten bekannt ist (ca. 10 % in den letzten Konflikten; Belmont et al. 2012[1]).
- Penetrierende Verletzungsmuster dominieren, jedoch kommen gehäuft auch stumpfe Thoraxtraumata vor (Beispiele: Anschläge in Nizza 2016, Berlin 2016).
- Häufige Verletzungsmuster sind ein (offener) (Hämato-)Pneumothorax oder Spannungspneumothorax, Blutungen aus den großen Gefäßen bzw. myokardiale Verletzungen mit Gefahr einer Perikardtamponade sowie Rippenfrakturen und Lungenkontusion (de Ceballos et al. 2004[2]; Eastridge et al. 2012[3]).

Zur Verbesserung der präklinischen Diagnostik ist die Verwendung *mobiler Ultraschallgeräte* in den letzten Jahren im Sinne eines Point-of-Care Ultrasound (POCUS) zunehmend in den Fokus gerückt, wenngleich die bisherige Evidenz noch schwach ist: Ein positiver Ultraschallbefund hat einen hohen positiv-prädiktiven Wert in Hinblick auf einen Hämatothorax oder Pneumothorax, jedoch scheinen die negativen prädiktiven Werte nicht auszureichen, um ein relevantes Krankheitsbild sicher auszuschließen. Unklar ist insbesondere, ob durch diese Untersuchung präklinisch ein besseres Outcome für die Patienten erzielt werden kann (Bøtker et al.

2018[4]). Gerade in einer taktischen Lage mit ständig wechselnder Bedrohung und somit kurzfristiger Verlegebereitschaft kann der nötige Zeit- und Materialaufwand gegen die Maßnahme einer Sonografie sprechen. Für die Durchführung einer Thoraxsonografie muss im Durchschnitt mit 165 Sekunden gerechnet werden (Ketelaars, Hoogerwerf, Scheffer 2013[5]). Zu beachten ist auch, dass Größe und Relevanz eines Pneumothorax anhand der Sonografie bis dato nicht abgeschätzt werden können. Hinzu kommen die interindividuellen Fähigkeiten in der Beurteilung und Abschätzung der Sonografie. In den TCCC-Leitlinien findet die Sonografie keine Erwähnung. In der S3-Leitlinie „Polytrauma" wird eine „Kann-Empfehlung" für die präklinische Verwendung einer Thoraxsonografie ausgesprochen, wobei betont wird, dass unklar ist, ob eine breite (notärztliche) Kompetenz und vor allem ein therapeutischer Nutzen vorhanden ist (Butler et al. 2018[6]; Butler et al. 2018[7]; DGU 2022[8]). Denkbar wäre grundsätzlich die Verwendung an einem zentralen Triageplatz durch einen erfahren Untersucher, der mit positiven Befunden kritisch kranke Patienten herausfiltert.

Wesentliche Ziele der präklinischen Intervention bei Thoraxtraumata sind die Entlastung bzw. Verhinderung eines Spannungspneumothorax, die Sicherstellung einer adäquaten Oxygenierung (Ziel-SpO2 > 90 %) und Normotension (RRsyst > 90 mmHg/MAP > 65 mmHg), sowie die Kontaminationsreduktion und allgemeine Symptomkontrolle (DGU 2016[9]).

3.6.2 Chest Seals bei offenen Thoraxwunden

Eine offene Thoraxwunde kann als Ventil wirken, sodass in der Inspiration eingesogene Außenluft den Pleuraspalt in der Exspiration nicht mehr verlassen kann, dort akkumuliert und sich ein Spannungspneumothorax entwickelt. Die Anwendung spezieller selbsthaftender, ca. handgroßer Thoraxpflaster (sog. Chest Seals, ▶ Abb. 3.28) soll dies verhindern.

Gleichzeitig besteht insbesondere bei thorakalen Wunden, welche durch Projektile oder Schrapnelle verursacht worden sind, das Risiko zusätzlicher intrathorakaler Verletzungen, welche eine broncho- oder ösophagopleurale Fistel erzeugen können. Das luftdichte Verschließen der Thoraxwunde erhöht in diesem Fall das Risiko, dass Luft, welche von bronchial oder ösophageal in den Pleuraspalt gelangt ist, nicht mehr entweichen kann und sich somit ein iatrogener Spannungspneumothorax entwickelt.

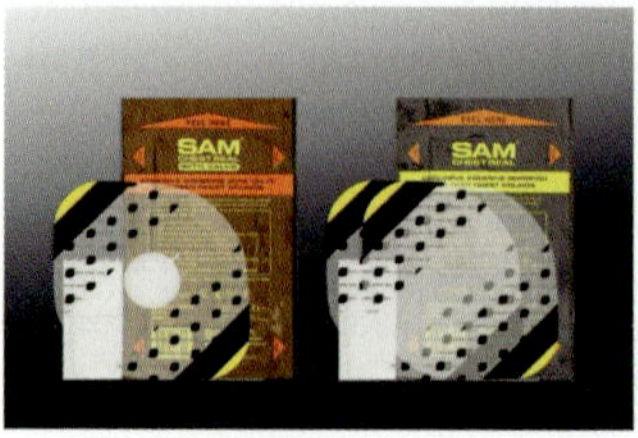

Abb. 3.28 Chest Seals mit und ohne Ventilfunktion [V870]

Aus diesem Grund wird der Einsatz von Chest Seals in den Leitlinien der ERC (European Resuscitation Council) nur unter besonderen Umständen und von geschultem Personal empfohlen (GRC 2021[10]).
Im Bereich der Taktischen Medizin erkennen entsprechende Leitlinien auch aufgrund der reduzierten Behandlungsmöglichkeiten im taktischen Umfeld jedoch klare Vorteile in der Anwendung von Chest Seals, um die respiratorische Situation temporär zu stabilisieren. Die Leitlinien haben darüber hinaus der Entwicklung von Chest Seals mit Ventilfunktion und veröffentlichten Tierstudien Rechnung getragen, indem sie Chest Seals mit Ventilfunktion gegenüber solchen ohne Ventilfunktion bevorzugen (Butler et al. 2013[7]; Margolis 2014[11]).
Die *Ventilfunktion* der Chest Seals soll es ermöglichen, dass Luft und Blut aus dem Pleuraspalt trotz appliziertem Chest Seal entweichen können und die Wahrscheinlichkeit eines Spannungspneumothorax reduziert wird. Dieser Argumentation folgt mittlerweile auch die zivile S3-Leitlinie „Polytrauma" i. S. eines Expertenkonsensus, sodass „ein offener Pneumothorax mittels eines geeigneten Ventilverbandes versorgt werden sollte". Improvisierte Verbände erscheinen ungeeignet (DGU 2022[8]).

DOS AND DON'TS

für Chest Seals bei offenen Thoraxwunden

Dos

- Chest Seals sollen in der Taktischen Medizin auf jede Wunde im thorakalen Bereich und thorakoabdominellen Übergang geklebt werden.
- Primär ist die Verwendung von Chest Seals mit Ventilfunktion empfohlen.
- Wundbereich vor Applikation kurz säubern (bessere Klebeeigenschaften).
- Bei penetrierenden Wunden (Projektile oder Schrapnelle): Austrittswunde (Axilla!) suchen und versorgen.
- Regelmäßige Reevaluation des Patienten: Hinweise auf Spannungspneumothorax?
- Bei V. a. Spannungspneumothorax: Chest Seal entfernen (sog. „Burping") und (sehr wahrscheinlich) Nadelentlastungspunktion durchführen.

Don'ts

- Anwendung in der Hot Zone (roter Bereich, Gefahrenbereich).
- Anwendung von Chest Seals ohne Ventilfunktion, wenn keine Möglichkeit besteht, den Patienten regelmäßig zu überwachen.

Aktuelle Studienlage zu Chest Seals (Tiermodelle)

- Nach Erzeugung eines offenen Pneumothorax kommt es zu einem Abfall des SvO_2, des SpO_2 und des SaO_2 . Chest Seals mit und ohne Ventilfunktion können diese Parameter stabilisieren (Kheirabadi et al. 2013[12]).

- Verschluss offener Thoraxwunden mit Chest Seals ohne Ventilfunktion führte bei zusätzlicher artifizieller Luftinsufflation in den Pleuraspalt immer zu einem Spannungspneumothorax (Kheirabadi et al. 2013[12]; Kotora et al. 2013[13]).
- Chest Seals mit Ventilfunktion konnten die Entwicklung eines Spannungspneumothorax in 75–100 % der Fälle verhindern (Kheirabadi et al. 2013[12]; Kotora et al. 2013[13]; Kheirabadi et al. 2017[14]). Chest Seals mit einer Art Heimlich-Ventil (z. B. Firma Bolin® und SAM Medical®) scheinen einen Spannungspneumothorax schlechter verhindern zu können als solche mit einem laminärem Ventil, welches sich nur bei Überdruck öffnet (z. B. Firma HyFin®, Russel®, Sentinel®) (Kheirabadi et al. 2017[14]).
- Vertikale Kräfte stellen größere Belastungen der Klebeeigenschaften dar als horizontale Kräfte: Verschlechterung der Klebeeigenschaften bei Blut und Schmutz (Arnaud et al. 2016[15]). Die besten Klebeeigenschaften haben Chest Seals der Firma Fast Breathe®, HyFin®, Russel® und SAM Medical® gezeigt (Arnaud et al. 2016[15]).

3.6.3 Entlastung eines Spannungspneumothorax

Der Spannungspneumothorax gehört zu den wichtigsten vermeidbaren Todesursachen in militärischen Konflikten. Innerhalb einer taktischen Lage sollte die Verdachtsdiagnose eines Spannungspneumothorax bei adäquatem Thoraxtrauma und folgenden Symptomatiken gestellt werden bei (Butler et al. 2018[6]):

- Starke oder zunehmende Atemanstrengung
- *und/oder* starke oder zunehmende Tachypnoe
- *und/oder* fehlende oder deutlich reduzierte Atemgeräusche auf einer Seite
- *und/oder* Sauerstoffsättigung < 90 %
- *und/oder* Schock
- *und/oder* traumatischer Herzstillstand ohne offensichtlich tödliche Wunden

Die zivile deutsche S3-Leitlinie „Polytrauma" empfiehlt eine sofortige Entlastung bereits bei Verdacht: einseitig fehlendes Atemgeräusch (bei kontrollierter Tubuslage) und vital bedrohliche Funktionsstörung von Atmung oder Kreislauf (DGU 2022[8]). Ein tatsächlich bestehender, aber nicht entlasteter Spannungspneumothorax endet immer tödlich, wohingegen eine korrekt durchgeführte, aber letztlich nicht indizierte Entlastung deutlich seltener zu tödlichen Komplikationen führt. Wichtig ist, dass nicht erst auf Symptome wie eine Hypotension, Jugularvenenstauung oder Trachealdeviation gewartet werden sollte, da diese sich (wenn überhaupt) erst sehr spät einstellen (DGU 2022[8]; Roberts et al. 2015[16]). Paradoxerweise haben Patienten mit einem Spannungsthorax initial über einen Zeitraum von mehreren Minuten hypertensiv entgleiste Werte in Kombination mit einer Tachykardie im Sinne einer Sympathikusaktivierung, die auf den fulminanten Stress durch das „Ersticken" zurückzuführen ist.

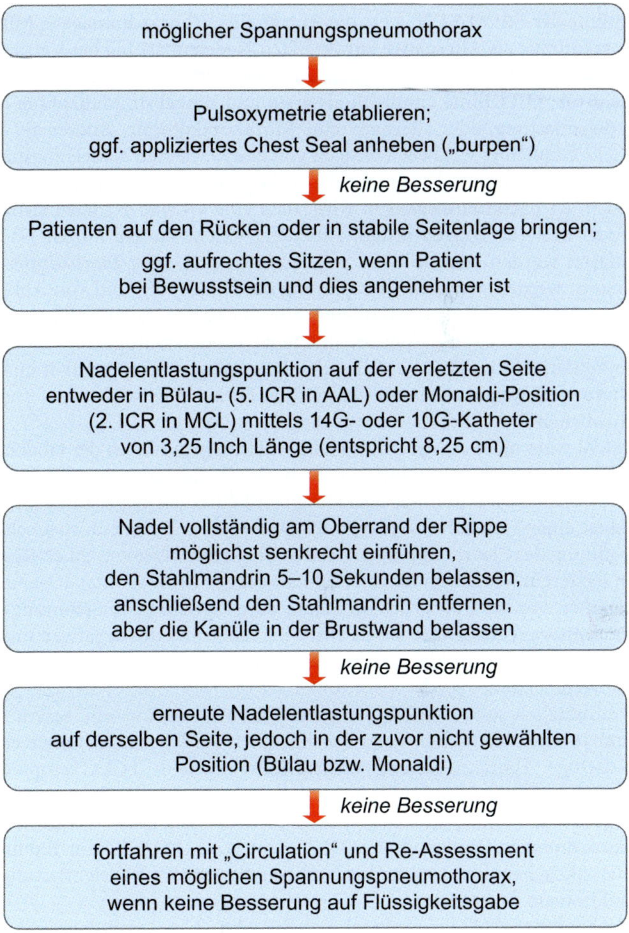

Abb. 3.29 Algorithmus zum Vorgehen bei Verdacht auf Spannungspneumothorax mit Nadelentlastungspunktion (modifiziert nach Butler et al. 2018[6]) [P1405, L138]

In den Leitlinien des Comittee of the Tactical Combat Casualty Care (CoTCCC®) wird folgendes Vorgehen empfohlen (Butler et al. 2018[6]; ▶ Abb. 3.29). Die primäre Therapieoption bei vermutetem Spannungspneumothorax bleibt damit die *Nadelentlastungspunktion.* In den amerikanischen TCCC Guidelines wird auf die präklinische Anwendung einer Thoraxdrainage zur Entlastung eines Spannungspneumothorax aufgrund des deutlich größeren materiellen und zeitlichen Aufwands nicht eingegangen. Die Leitlinie der TREMA e. V. stellt die Anlage einer Thoraxdrainage in Minithorakotomie als Alternative zur erneuten Nadelentlastung bei Versagen der initialen Entlastungspunktion zur Disposition (TREMA 2018[17]). Die zivile S3-Leitlinie empfiehlt als erste und schnellste Maßnahme die Nadelentlastung, oder alternativ eine Minithorakotomie. Anders als die TCCC Guidelines wird bei Versagen von einer erneuten Nadelentlastung explizit abgeraten und vielmehr die Anlage einer Thoraxdrainage empfohlen, da davon ausgegangen wird, dass eine erneute Nadelentlastung keinen weiteren Nutzen bringt. Patienten, welche einmal mittels Nadel entlastet worden sind, müssen im Anschluss mit einer *Thoraxdrainage* versorgt werden, weil der Therapierfolg der Nadel aufgrund von Abknicken oder Verstopfung des Katheters nur von kurzer Dauer ist (Lott et al. 2021[18]). Dies mag aus rein medizinischen Gründen richtig sein, lässt aber die taktischen Umstände außer Acht. Die Anlage einer Thoraxdrainage führt zwar häufiger zu einer erfolgreichen Entlastung, ist aber mit einem erheblichen Zeit- und Materialaufwand verbunden.

Besteht trotz nicht erfolgreicher Nadelentlastungspunktion der eindeutige V. a. Spannungspneumothorax, ist nach Abwägung eventueller Differenzialdiagnosen und unter Beachtung der taktischen Gegebenheiten die Anlage einer Thoraxdrainage oder die Durchführung einer chirurgischen Eröffnung des Pleuraraumes, z. B. durch *Fingerthorakotomie,* zu erwägen. Bei letzterem Verfahren ist zu beachten, dass es beim spontanatmenden Patienten nur bei Überdruck im Pleuraraum (sprich: beim Spannungspneumothorax) erfolgreich ist, da ansonsten aufgrund des negativen intrapleuralen Drucks im Pleuraraum während der Inspiration Luft eingesogen werden kann.

Grundsätzlich sollte im Rahmen einer Trauma-Reanimation, sofern sie denn in einer taktischen Lage durchgeführt werden kann, immer eine beidseitige Thoraxentlastung durchgeführt werden. TCCC empfiehlt dabei primär die Nadelentlastung, die zivile ERC-Leitlinie primär die Fingerthorakotomie, ggf. auch die Nadelentlastung oder Anlage einer Thoraxdrainage (Butler et al. 2018[6]; Lott et al. 2021[18]). Im Rahmen eines taktischen Einsatzszenarios erscheint die primäre Nadelentlastungspunktion am sinnvollsten.

Darüber hinaus sollte unter Beachtung der taktischen Gesamtlage und der individuellen Fähigkeiten in folgenden Situationen die präklinische Anlage einer Thoraxdrainage erwogen werden (DGU 2022[8]; TREMA 2018[17]):

- Rezidivierende Spannungspneumothoraces (Beispiel: bei sehr großen bronchopleuralen Fisteln, z. B. bei großen Lungenparenchymrissen, reicht die Kapazität der Nadel nicht aus, die von bronchial einströmende Luft vollständig zu evakuieren)
- Längere Evakuierungszeiten
- Luftgebundene Evakuierung
- Beatmungspflichtige Patienten
- Massiver Hämatothorax mit Spannungskomponente

Tab. 3.2 Durchschnittliche Brustwanddicken und Versagensraten der Nadelentlastungspunktion (nach Laan et al.[25]) [F258-006]

Lokalisation	2. ICR MCL	5. ICR AAL	5. ICR MAL
Durchschnittliche Brustwanddicke	42,79 mm (95 % KI: 38,78–46,81 mm)	34,33 mm (95 % KI: 28,20–40,47 mm)	39,85 mm (95 % KI: 28,70–51,00 mm)
Versagensrate Nadelentlastung	38 % (95 % KI, 24–54 %)	13 % (95 % KI, 8–22 %)	31 % (95 % KI, 10–64 %)

ICR MCL = Intertkostalraum in Medioclavicularlinie; ICR AAL = Interkostalraum in vorderer Axillarlinie; ICR MAL = Interkostalraum in medialer Axillarlinie; KI = Konfidenzintervall

Gerade die Größe der gewählten Nadel und der Ort der Punktion wurden viel diskutiert. Die in einer Meta-Analyse 2016 festgestellten Durchmesser der Brustwand in verschiedenen Lokalisationen sind in ▶ Tab. 3.2 dargestellt. Hier zeigt sich, dass in Bülau-Position eine signifikant geringere Strecke bis zum Erreichen des Pleuraspaltes durchdrungen werden muss und die Versagensraten dementsprechend gering sind. Dennoch sind auch hier relativ große Unterschiede in der Brustwanddicke feststellbar.

Gerade bei weiblichen, besonders muskulösen oder adipösen Patienten sollte insbesondere in Monaldi-Position mit einer verbreiterten Brustwand gerechnet werden, sodass die TCCC Guidelines hin zu einer 3,25-Inch-Nadel (ca. 8,26 cm) geändert wurden (Butler et al. 2018[6]). Die zivile S3-Leitlinie „Polytrauma“ kann nach Abwägung der höheren Erfolgs-, aber auch Komplikationsrate von 8-cm-Nadeln im Vergleich zu 5-cm-Nadeln keine Empfehlung für eine der beiden Längen aussprechen. Die Nadel sollte lediglich mindestens 5 cm lang sein (DGU 2022[8]). Eine Meta-Analyse aus 2015 hat jedoch gezeigt, dass eine Nadel mindestens 6,44 cm lang sein muss, um 95 % der untersuchten Brustwände zu durchdringen (Clemency et al. 2015[19]). Aufgrund der Häufigkeit eines Spannungspneumothorax im taktischen Bereich und der häufig sehr limitierten Zeit folgen die Autoren der Empfehlung der TCCC Guidelines hin zu 3,25-Inch-Nadeln. Bei Kindern sind jedoch deutlich kleinere Nadeln nötig, hier reichen je nach Alter 22- bis 14-G-Kanülen (Leonhard et al. 2019[20]; Terboven et al. 2019[21]). Die verschiedenen Katheter sind in ▶ Abb. 3.30 dargestellt.

Anders als die S3-Leitlinie „Polytrauma“ und die TCCC Guidelines spricht sich die aktuelle ATLS-Leitlinie eindeutig für die Punktion in Bülau-Position aus, da die Versagensrate aufgrund einer dünnerer Brustwand geringer ist (Knapp 2018[22]). Bei Punktion in Monaldi-Position wird zudem häufig zu weit medial (medial der Brustwarzen) punktiert wodurch eine Verletzung der A. thoracica interna, aber auch anderer Gefäße droht (Butler et al. 2018[6]; Hohenberger et al. 2017[23]). Bei Punktion in linksseitiger Monaldi-Position ist zudem das Risiko einer kardialen Perforation gegeben: die Datenlage zur tatsächlichen Häufigkeit ist gering, in retrospektiven Analysen von Computertomografien werden bei 8 cm-

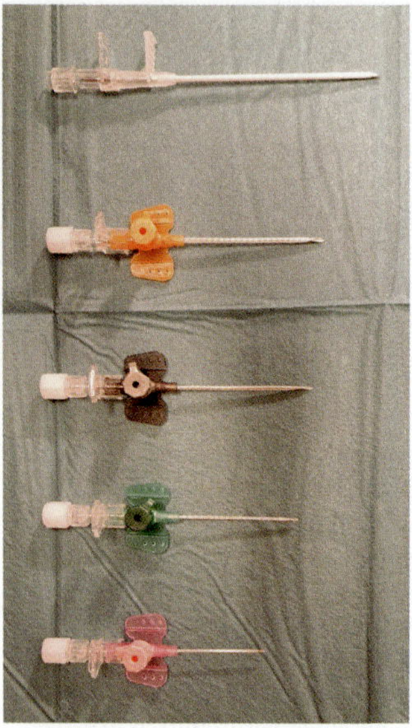

Abb. 3.30 3,25-Inch-Katheter zur Nadelentlastungspunktion im Vergleich mit herkömmlichen 14-, 16-, 18- und 20-G-Nadeln [P1405]

Nadeln jedoch theoretische Raten bis 42 % angegeben (Lesperance et al. 2018[24]). Insgesamt scheint somit die Punktion in Bülau-Position sicherer und effektiver zu sein.Die Meinungen bzgl. des Belassens oder Entfernen der Kunststoff-Katheter gehen weiterhin weit auseinander. Auch wenn ein belassener Katheter spätere Behandler in einer falschen Sicherheit wiegen kann, so erscheint der durch die Katheter erzeugte Hinweis auf einen bereits vermuteten Spannungspneumothorax wertvoller. Darüber hinaus kann ein liegender Katheter für eine Weile für Entlastung sorgen, was ein entfernter Katheter definitiv nicht kann.

Die Entlastung eines Pneumothorax ohne Spannungskomponente wird in den taktisch orientierten Leitlinien nicht gesondert thematisiert. Auch in der zivilen S3-Leitlinie „Polytrauma“ wird eine notfallmäßige präklinische Dekompression nur bei beatmeten Patienten empfohlen, bei spontan atmenden Patienten hingegen nicht empfohlen. Bei Fortschreiten der Symptomatik sollte eine Entlastung jedoch erfolgen. Gleiches gilt für einen massiven Hämatothorax (DGU 2022[8]).

3.6.4 Erweiterte invasive Maßnahmen

Als wichtige *Differenzialdiagnosen* des Spannungspneumothorax bestehen bei penetrierenden thorakalen Traumata die Perikardtamponade als auch Höhlenblutungen aus großen Gefäßen. Mittels Notfallthorakotomie kann eine Perikardtamponade entlastet, sowie relevante intrathorakale Blutungen temporär gestillt werden (u. a. durch manuelle Kompression

der Aorta, s. ▶ Kapitel 3.7). Im zivilen Rettungsdienst findet die Notfallthorakotomie im Rahmen von Reanimationen bei penetrierenden Thoraxtraumata Anwendung. Zuvor sollen laut ERC-Leitlinie lebensbedrohliche externe Blutungen gestillt, der Atemweg gesichert, eine ausreichende Oxygenierung sichergestellt und eine beidseitige Thoraxentlastung durchgeführt werden (Lesperance et al. 2018[18]).
Die ERC-Leitlinie setzt aufgrund der Komplexität als auch des personellen Aufwandes zur Durchführung das Erfüllen der „4 E" voraus (Lesperance et al. 2018[18]):

- **E**xpertise
- **E**quipment
- **E**nvironment
- **E**lapsed Time (fehlende Vitalzeichen für < 15 Minuten)

Die präklinische Durchführung erscheint aufgrund der hohen Personalbindung und des oftmals nicht sicheren Arbeitsbereiches in einer taktischen Lage daher i. d. R. nicht möglich und wird durch die taktisch orientierten Leitlinien derzeit auch nicht thematisiert.
Die Anwendung einer REBOA (**R**esuscitative **E**ndovascular **B**alloon **O**cclusion of the **A**orta) wird seit 2021 durch die ERC-Leitlinie an fünfter Stelle im Rahmen der Trauma-Reanimation nach denselben Kriterien wie die Notfallthorakotomie („4 E") empfohlen (Lesperance et al. 2018[18]). Durch den Verschluss der proximalen Aorta wird ein Minimalkreislauf zur Perfusion von Gehirn und Herz erzeugt und Zeit bis zur chirurgischen Blutungskontrolle „erkauft". Aufgrund des hohen Aufwandes und der Komplexität wird es jedoch nicht als Maßnahme für den einzelnen taktisch eingesetzten Sanitäter etabliert werden, sondern durch speziell ausgerüstete Teams angewandt, die verlängerte Evakuierungszeiten bis zum Erreichen einer chirurgischen Versorgungsebene überbrücken können (Butler et al. 2018[26]). Indikationen, Kontraindikationen, Limitationen und die Technik sind im ▶ Kapitel 3.7 aufgeführt.

3.6.5 Limitationen

Die Anwendung von *Chest Seals* und die Entlastungspunktion sind rasch und einfach durchführbare Maßnahmen. Die Anlage einer *Thoraxdrainage* erfordert bereits viel Übung und auch mehr Zeit bei der Durchführung (vermutlich mindestens 5 Minuten länger) (Davis et al. 2005[27]; Barton et al. 1995[28]). Das gilt umso mehr für Maßnahmen wie die *Notfallthorakotomie* und *REBOA*.
Da penetrierende Thoraxtraumata in Deutschland relativ selten vorkommen, bleibt der Umgang mit solchen Verletzungsmustern vielen Anwendern eher unvertraut. Hinzu kommt, das die Anwendung von Chest Seals in der Inidividualmedizin eigentlich nicht empfohlen wird, sodass die wenigsten Anwender dies bereits einmal „scharf" am Patienten angewandt haben. Einige Rettungsmittel und auch einige Einheiten der Polizei in Deutschland sind damit bereits bestückt, längst aber nicht alle.

NACH DER GOLDEN HOUR WEISS ICH, DASS ...

- ... ein Spannungspneumothorax zu den häufigsten vermeidbaren Todesursachen im Bereich der Taktischen Medizin gehört.
- ... offene Thoraxwunden mit einem Chest Seal mit Ventilfunktion abgedeckt werden sollen, um die Wahrscheinlichkeit eines Spannungspneumothorax zu reduzieren.
- ... die Verwendung eines Chest Seals gleichzeitig die Entstehung eines Spannungspneumothorax bedingen kann.
- ... die wichtigsten Symptome eines Spannungspneumothorax Dyspnoe, Tachypnoe mit Crescendo, Tachykardie und eine reduzierte Sauerstoffsättigung sind.
- ... bei V. a. Spannungspneumothorax die sofortige Nadelentlastung indiziert ist.
- ... zur Nadelentlastung großlumige Nadeln von 8,26 cm Länge verwendet werden sollen.
- ... im Rahmen einer Trauma-Reanimation immer eine beidseitige Thoraxentlastung durchgeführt werden soll.

3

Literatur

[1] Belmont PJ, McCriskin BJ, Schoenfeld AJ et al. Combat wounds in Iraq and Afghanistan from 2005 to 2009. Journal of Trauma and Acute Care Surgery. 2012;73:3–12. https://doi.org/10.1097/TA.0b013e318250bfb4

[2] de Ceballos JPG, Turégano-Fuentes F, Guerrero-Sanz J et al. 11 March 2004: The terrorist bomb explosions in Madrid, Spain – an analysis of the logistics, injuries sustained and clinical management of casualties treated at the closest hospital, Critical Care. 2004;9:104. https://doi.org/10.1186/cc2995

[3] Eastridge BJ, Mabry RL,Blackbourne LH et al. Death on the battlefield (2001–2011): Implications for the future of combat casualty care, Journal of Trauma and Acute Care Surgery. 2012;73:S431–S437. https://doi.org/10.1097/TA.0b013e3182755dcc

[4] øtker MT, Jacobsen L, Knudsen L et al. The role of point of care ultrasound in prehospital critical care: a systematic review. Scand J Trauma Resusc Emerg Med. 2018;26:51. https://doi.org/10.1186/s13049-018-0518-x

[5] Ketelaars R, Hoogerwerf N, Scheffer GJ. Prehospital chest ultrasound by a dutch helicopter emergency medical service. J Emerg Med. 2013;44:811–817. https://doi.org/10.1016/j.jemermed.2012.07.085

[6] Butler FK, Holcomb JB, Zietlow SP et al. Management of Suspected Tension Pneumothorax in Tactical Combat Casualty Care: TCCC Guidelines Change 17–02, J Spec Oper Med. 2018;18:19–35

[7] Butler FK, Dubose JJ, Bailey JA et al. Management of Open Pneumothorax in Tactical Combat Casualty Care: TCCC Guidelines Change 13–02. 2013;13:6

[8] DGU – Deutsche Gesellschaft für Unfallchirurgie e. V. S3-Leitlinie Polytrauma/Schwerverletzten-Behandlung. AWMF Registernummer 187-023. Version 4.1, 31.12.2022. Online unter: https://www.awmf.org/leitlinien/detail/ll/187-023.html [letzter Aufruf: 24.03.2024]

[9] DGU – Deutsche Gesellschaft für Unfallchirurgie e. V. S3-Leitlinie Polytrauma/Schwerverletzten-Behandlung. Leitlinienreport von 2016 mit der ehemaligen AWMF-Registernummer 012/019 (nicht mehr aktuell)

[10] GRC – Deutscher Rat für Wiederbelebung, German Resuscitation Council e. V. (GRC). Reanimation 2021. Leitlinien kompakt. 2021. Online unter: https://www.grc-org.de/files/Contentpages/document/Leitlinienkompakt_26.04.2022.pdf [letzter Aufruf: 24.03.2024]

[11] Margolis AM, Tang A, Callaway DW et al. Management of open chest wounds in tactical emergency casualty care: application of vented versus nonvented chest seals. J Spec Oper Med. 2014;14:136–138

[12] Kheirabadi BS, Terrazas IB, Blackbourne LH et al. Vented versus unvented chest seals for treatment of pneumothorax and prevention of tension pneumothorax in a swine model. Journal of Trauma and Acute Care Surgery. 2013;75:150–156. https://doi.org/10.1097/TA.0b013e3182988afe

[13] Kotora JG, Henao J, Kircher S et al. Vented chest seals for prevention of tension pneumothorax in a communicating pneumothorax, J Emerg Med. 2013;45:686–694. https://doi.org/10.1016/j.jemermed.2013.05.011

[14] Kheirabadi BS, Terrazas IB, Dubick MA et al. Do vented chest seals differ in efficacy? An experimental evaluation using a swine hemopneumothorax model. J Trauma Acute Care Surg. 2017;83:182–189. https://doi.org/10.1097/TA.0000000000001501

[15] Arnaud F, Maudlin-Jeronimo E, Housler G et al. Adherence evaluation of vented chest seals in a swine skin model. Injury. 2016;47:2097–2104. https://doi.org/10.1016/j.injury.2016.05.041

[16] Roberts DJ, Leigh-Smith S, Stelfox HT et al. Clinical Presentation of Patients With Tension Pneumothorax: A Systematic Review. Ann. Surg. 2015;261:1068–1078. https://doi.org/10.1097/SLA.0000000000001073

[17] TREMA e. V. Leitlinien der TREMA e. V. für Taktische Verwundetenversorgung (Tactical Combat Casualty Care). Version 3.0. 2018

[18] Lott C, Truhlář A, Soar J et al. Kreislaufstillstand unter besonderen Umständen, Notfall Rettungsmed. 2021;24:447–523. https://doi.org/10.1007/s10049-021-00891-z

[19] Clemency BM, Tanski CT, Lindstrom HA et al. Sufficient catheter length for pneumothorax needle decompression: a meta-analysis. Prehosp Disaster Med. 2015;30:249–253. https://doi.org/10.1017/S1049023X15004653

[20] Leonhard G, Overhoff D, Terboven T et al. Determining optimal needle size for decompression of tension pneumothorax in children – a CT-based study. Scand J Trauma Resusc Emerg Med. 2019;27:90. https://doi.org/10.1186/s13049-019-0671-x

[21] Terboven T, Leonhard G, Haubenreisser H et al. Chest wall thickness and depth to vital structures in paediatric patients – implications for prehospital needle decompression of tension pneumothorax. Scand J Trauma Resusc Emerg Med. 2019;27:45. https://doi.org/10.1186/s13049-019-0623-5

[22] Knapp J. Nadeldekompression bei Pneumothorax, Monaldi ist raus! News Papers. 2018. 18.12.2018. Online unter: https://news-papers.eu/?p=8417 [letzter Aufruf: 24.03.2024]

[23] Hohenberger GM, Schwarz A, Matzi V et al. Evaluation of Monaldi's approach with regard to needle decompression of the tension pneumothorax-A cadaver study. Injury. 2017;48:1888–1894. https://doi.org/10.1016/j.injury.2017.06.001

[24] Lesperance RN, Carroll CM, Nunez TC et al. Failure Rate of Prehospital Needle Decompression for Tension Pneumothorax in Trauma Patients. Am Surg. 2018;841750–1755

[25] Laan DV, Vu TDN, Aho JM et al. Chest wall thickness and decompression failure: A systematic review and meta-analysis comparing anatomic locations in needle thoracostomy. Injury. 2016;47:797–804. https://doi.org/10.1016/j.injury.2015.11.045

[26] Butler FK, Holcomb JBWeber MA et al. Advanced Resuscitative Care in Tactical Combat Casualty Care: TCCC Guidelines Change 18–01:14 October 2018, J Spec Oper Med. 2018;18:37–55

[27] Davis DP, Pettit K, Vilke GM et al. The safety and efficacy of prehospital needle and tube thoracostomy by aeromedical personnel, Prehosp Emerg Care. 2005;9:191–197. https://doi.org/10.1080/10903120590924500

[28] Barton ED, Epperson M, Rosen P et al. Prehospital needle aspiration and tube thoracostomy in trauma victims: a six-year experience with aeromedical crews. J Emerg Med. 1995;13:155–163. https://doi.org/10.1016/0736-4679(94)00135-9

3

3.7 Interventionen bei unkontrollierbaren Blutungen

Kevin Schulz

Five Bullets auf dem Weg zum Einsatz

- Unkontrollierbare Blutungen treten bei Traumata des Thorax, Abdomens, Beckens und bei stammnahen Amputationsverletzungen auf.
- Die suffiziente Blutstillung bzw. die Verlangsamung der Blutung hat den größten Stellenwert.
- Sowohl REBOA als auch Clamshell-Thorakotomien gewinnen an Wichtigkeit und sollten bei der richtigen Indikation durchgeführt werden.
- Beide Prozeduren sind Patienten in extremis vorbehalten.
- Immer auf den Eigenschutz und den Schutz des Teams achten.

3.7.1 Unkontrollierbare Blutungen

Blutungen und der hämorrhagische Schock gelten trotz neuer Behandlungsmöglichkeiten weiterhin als *Haupttodesursachen* im traumatischen Geschehen. Dies gilt sowohl im militärisch-taktischen Kontext als auch für zivile Notfalleinsätze. Wird die Blutung nicht schnellstmöglich gestoppt oder zumindest verlangsamt, zeigt sich eine hohe Letalität in den ersten Stunden (Chang et al. 2017[1]).

Hierbei werden Blutungen anhand ihrer Lokalisation bzw. ihrer Komprimierbarkeit eingeteilt. Es werden Blutungen an den *Extremitäten,* welche meist durch direkten Druck (Druckverband) oder indirekten Druck (Tourniquet) zu stoppen sind, von Blutungen am *Körperstamm* oder körperstammnah unterschieden. Diese sind direktem Druck oder Tourniquets meist nicht zugänglich, die Blutungen sind unkontrollierbar; sie werden als Non-Compressible Torso Hemorrhage (NCTH) zusammengefasst.

NCTH treten im Bereich des Thorax, des Abdomens, des Beckens und bei körperstammnahen Amputationsverletzungen auf. Verletzungsmuster können hierbei sowohl stumpf als auch penetrierend sein (Morrison, Rasmussen 2012[2]). Die Therapieoptionen sind begrenzt und beschränken sich auf permissive, kontrollierte Hypotension und den *schnellen Transport* in eine geeignete Behandlungseinrichtung zur chirurgischen Blutungskontrolle (Raum, Waydhas 2006[3]; Morrison et al. 2011[4]; Spahn et al. 2019[5]).

Weitere Notfallmaßnahmen wie *REBOA* (Resuscitative Endovascular Balloon Occlusion of the Aorta) und die Notfall-Thorakotomie (*Clamshell-Thorakotomie*) werden wissenschaftlich sowohl im militärischen als auch im zivilen Kontext diskutiert und sollen in diesem Kapitel vorgestellt werden.

3.7.2 REBOA

REBOA = Resuscitative Endovascular Balloon Occlusion of the Aorta

REBOA ist ein schon länger bekanntes Verfahren. Es wurde schon 1954 von C.W. Hughes in einer Veröffentlichung erwähnt (Hughes 1954[6]). Hierbei wird eine Schleuse in der Arteria femoralis communis (AFC) platziert, über welche ein Kathetersystem in die Aorta eingebracht wird. Der Katheter ist mit einem Ballon bestückt, welcher durch vorsichtiges Blocken die Aorta ganz bzw. partiell verschließt. Hierdurch kann zum einen eine Blutungskontrolle der distal des Ballons befindlichen Verletzungen erfolgen, zum anderen wird die Durchblutung von proximal des Ballons liegenden Organsystemen erhöht. Hierdurch steigt die Nachlast, die myokardiale und Zerebrale Perfusion. Dieses Verfahren kann die Zeit bis zum Erreichen einer chirurgischen Blutungskontrolle überbrücken.

REBOA-Zonen

Es werden *drei Zonen der Aorta* definiert. Hierbei kann der Ballon in Zone I und Zone III platziert werden und damit die Aorta okkludieren. *Zone II muss vermieden werden,* da die Gefahr einer Minderperfusion der Nieren besteht. Die Zonen sind in ▶ Abb. 3.31 dargestellt.

- Zone I: Abgang der Arteria subclavia links bis zum Truncus coeliacus
- Zone II: Truncus coeliacus bis zum Abgang der Arteriae renalis
- Zone III: Abgang der Arteriae renalis bis zur Aortenbifurkation

Die oben genannten Zonen sind durch das Gefäßsystem definiert und daher ohne radiologische Kontrolle im präklinischen Umfeld nicht darzustellen. Daher gibt es anatomische Landmarken, welche einen Anhalt auf die Zonen geben.

- Zone I: Jugulum bis distales Xyphoid
- Zone II: Distales Xyphoid bis Mittelpunkt zwischen Xyphoid und Bauchnabel
- Zone III: Mittelpunkt zwischen Xyphoid und Bauchnabel bis zum Bauchnabel

Indikationen

Indikationen zur Durchführung dieses Verfahrens sind:

- Hämorrhagischer Schock bei NCTH
- Traumatisch bedingter Herz-Kreislauf-Stillstand

Zunächst wird der Zugang zum arteriellen Gefäßsystem etabliert. Dieser erfolgt über die Punktion der AFC und das Einbringen einer Schleuse. Die Punktion kann bei tastbarem Puls in Seldingertechnik erfolgen. Bei Verfügbarkeit sollte auf die Möglichkeit der Sonografie zurückgegriffen werden. Bei nicht tastbarem Puls und nicht sicherer Unterscheidung von Vene und Arterie sollte auf den chirurgischen „Cut-down" zurückgegriffen werden. Ist die Schleuse sicher im arteriellen System platziert, wird der *REBOA-Katheter* (▶ Abb. 3.32) mittig in der Zielzone platziert.

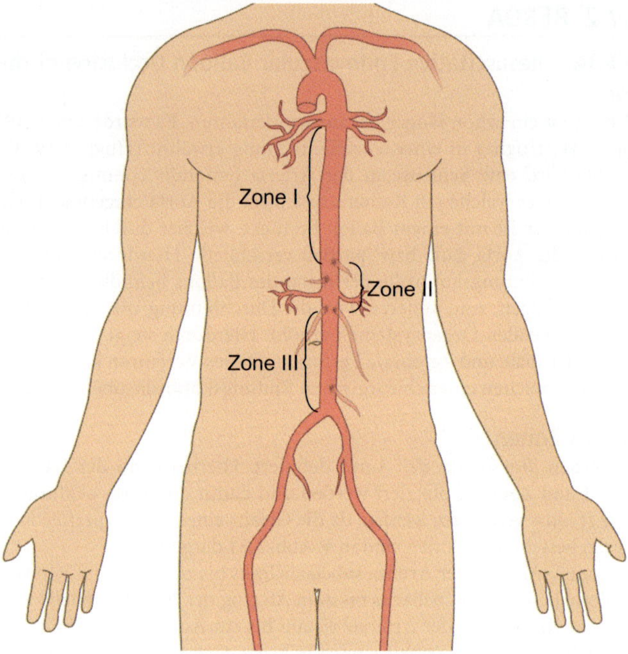

Abb. 3.31 Die REBOA-Zonen I, II und III sind durch das Gefäßsystem definiert, hier schematisch dargestellt [V873 (© All Rights Reserved. Prytime Medical Devices, Inc – The REBOA Company™)]

Hierbei muss auf die anatomischen Landmarken zurückgegriffen werden, um den richtigen Abstand abzumessen. Entsprechend kommt der Ballon mittig des Sternums (Zone I; ▶ Abb. 3.33) oder aber etwas oberhalb des Bauchnabels (Zone III) zu liegen
Der eingeführte Ballon kann nun vorsichtig über den Katheter geblockt werden. Des Weiteren kann bei modernen Kathetersystemen der arterielle Blutdruck direkt gemessen werden; dies gibt Aufschluss über die Effektivität der Maßnahme als auch Sicherheit über die korrekte Platzierung im arteriellen System (▶ Abb. 3.34).
Je nach Zone sollte die Okklusionszeit nicht mehr als 30–60 Minuten betragen, um eine kritische Minderperfusion anderer Organsysteme zu verhindern.

Komplikationen

- Gefäßverletzungen
- Minderperfusion der unteren Extremität
- Thrombose

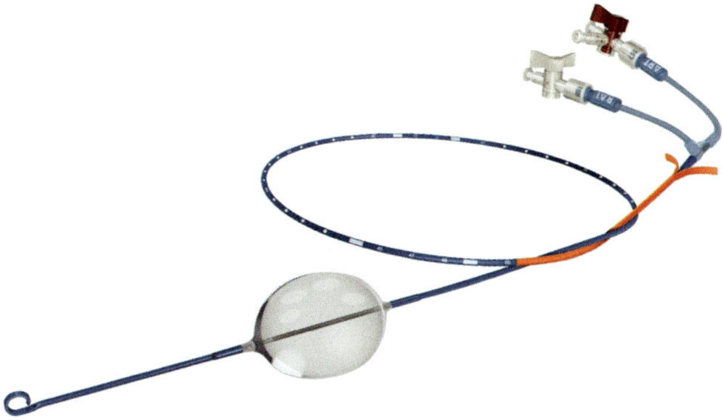

Abb.3.32 REBOA-Kathetersystem von Prytime Medical [V873 (© All Rights Reserved. Prytime Medical Devices, Inc – The REBOA Company™)]

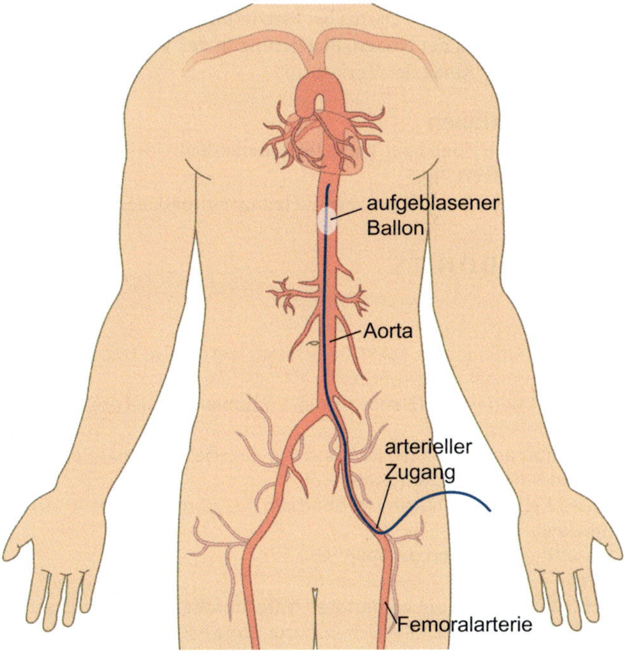

Abb. 3.33 Platzierter REBOA-Katheter über AFC links, inflatierter Ballon liegt mittig in Zone I [V873 (© All Rights Reserved. Prytime Medical Devices, Inc – The REBOA Company™)]

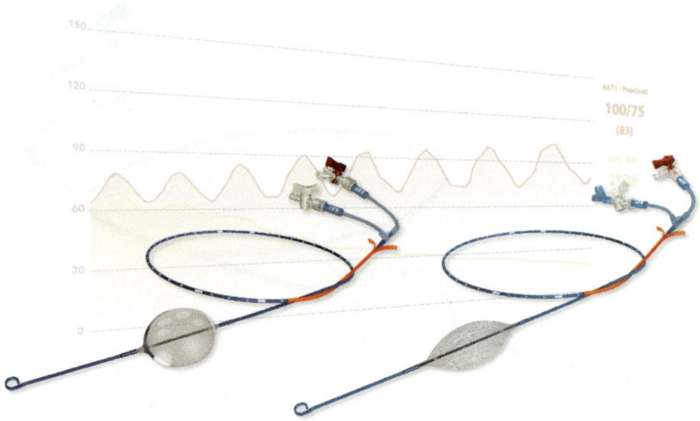

Abb. 3.34 Arterielle Blutdruckkurve via REBOA-Kathetersystem [V873 (© All Rights Reserved. Prytime Medical Devices, Inc – The REBOA Company™)]

- Kritische Ischämie des Darms bei Platzierung in Zone I
- Minderperfusion der Nieren, Platzierung in der Vena cava inferior und kritischer Abfall der Vorlast

Kontraindikationen

- Platzierung in Zone I bei Verletzungen oberhalb des Abganges der Arteria subclavia links
- Platzierung in Zone III bei vermuteten intrathorakalen Verletzungen

DOS AND DON'TS

bei REBOA

Dos

- Standardmaßnahmen (xABCDE-Schema, permissive Hypotension, Tranexamsäure) durchführen.
- Die „4 E" bedenken (Elapsed Time, Equipment, Expertise, Environment).
- Frühzeitig an REBOA denken und ggf. arterielle Schleuse bei noch vorhandenem Kreislauf etablieren.
- Ausschließen von Blutungen oberhalb des Abganges der Arteria subclavia links
- Vorsichtiges Blocken des Ballons.

Don'ts

- REBOA in Zone III bei vermuteten intrathorakalen Verletzungen.
- REBOA in unsicheren Bereichen, roter Zone etc. (im taktischen Umfeld).
- Ballon in die Vena femoralis einbringen.

Aktuelle Studienlage zu REBOA

- Das Überleben im Tiermodell (Schwein) war bei partieller REBOA höher als bei kompletter Okklusion (Necsoiu et al. 2021[7]).
- REBOA scheint einen Überlebensvorteil bei Patienten ohne traumatischen Arrest zu haben. Außerdem ist eine differenzierte Okklusion oder partielle Okklusion bei Beckenverletzungen zu erreichen (Brenner, Teeter et al. 2018[8]; Brenner, Inaba et al. 2018[9]).
- Der prähospitale Einsatz von REBOA wird wissenschaftlich diskutiert (de Schoutheete et al. 2018[10]; Henry et al. 2019[11]).
- Erwähnung von REBOA in den ERC Guidelines bei Patienten mit traumatischem Arrest (Lott et al. 2021[12]). Von Vorteil ist hierbei die geringere Invasivität im Vergleich zur Clamshell-Thorakotomie. Nachteilig sind hingegen der höhere Trainingsaufwand (Punktion, Material) und die höheren Materialkosten.
- Erwähnung der temporären endovaskulären Ballonokklusion als GoR-0-Empfehlung in der S3-Leitlinie „Polytrauma" (DGU 2022[13]).
- Bisher keine Erwähnung von REBOA in den TCCC Guidelines. Allerdings wird der Einsatz im sog. „Advanced Resuscitative Care in TCCC" diskutiert. Hierbei wird REBOA durch speziell ausgebildete und ausgerüstete Teams angewendet, um die Zeit bis zum Erreichen einer chirurgischen Versorgung zu überbrücken (Butler et al. 2018[14]).

3

3.7.3 Clamshell-Thorakotomie

Die bilaterale transversale oder anteriore Thorakosternotomie (Clamshell-Thorakotomie), welche ihren Ursprung in der Herz- und Thoraxchirurgie hat, ist ein relativ *schneller, aber auch grober Zugangsweg* zu den Thoraxorganen (Herz, Lunge, große thorakale Gefäße; Ehrhardt et al. 2021[15]). Bei dieser Technik wird der Thorax über die beidseitige Thorakotomie und Sternotomie geöffnet und der nun bewegliche Rippenschild wie eine sich öffnende Muschel nach oben geklappt (*Clamshell:* engl. für „Muschelschale").

Wurde dieses Verfahren früher in der Herz- und Thoraxchirurgie als gebräuchlicher Zugangsweg genutzt, sind die Indikationen heute auf einzelne wenige Operationen begrenzt. In der *Notfallmedizin* erreichte diese Prozedur ein Wiederaufflammen bei Patienten mit penetrierendem Thorax- oder Oberbauchtrauma in extremis. Auch bei anderen Arten des traumatischen Kreislaufstillstandes wie stumpfen Traumata wird diskutiert, ob diese Prozedur einen Überlebensvorteil für Patienten haben könnte (Almond et al. 2022[16]).

Indikationen

Indikationen für dieses Verfahren sind:

- Traumatischer Herz-Kreislauf-Stillstand bei penetrierendem Thoraxtrauma oder Oberbauchtrauma
- Relative Indikation: traumatischer Kreislaufstillstand bei stumpfen Traumata von Thorax oder Abdomen

Hierbei gilt es die Patienten zu identifizieren, die von dieser *maximalinvasiven Technik* profitieren. Hierzu empfehlen die ERC Guidelines die Clamshell-Thorakotomie in Betracht zu ziehen, wenn die „4 E" erfüllt sind (Lott et al. 2021[12]):

- Elapsed Time: Weniger als 15 Minuten seit letztem Lebenszeichen beziehungsweise Kreislaufstillstand
- Equipment: Das richtige Equipment zur Durchführung einer Clamshell-Thorakotomie wird mitgeführt
- Enviroment: Die Umgebung lässt die Durchführung dieser Maßnahme zu
- Expertise: Das durchführende Team bringt die Expertise mit, diese Maßnahme durchzuführen

Kontraindikationen

Kontraindikationen für dieses Verfahren sind:

- Die „4 E" (s. o.) sind nicht erfüllt
- Jegliche Art von Spontankreislauf

Die Clamshell-Thorakotomie hat das Ziel, Ursachen eines traumatischen Herz-Kreislauf-Stillstandes zu beheben. Mögliche Ursachen sind:

- Spannungspneumothorax
- Perikardtamponade
- Stoppen von nicht kompressiblen Blutungen in Thorax und Abdomen

Des Weiteren kann eine interne Herzdruckmassage durchgeführt und durch manuelle Kompression der thorakalen Aorta eine Nachlaststeigerung erreicht werden. Dies dient dem Ziel, durch verbesserte myokardiale Perfusion ein Wiedereinsetzen des Spontankreislaufes zu erzielen. Die Clamshell-Thorakotomie ist hierbei keine definitive Versorgung und erfordert bei Erfolg immer die Einweisung in ein Traumazentrum mit Thoraxchirurgie.

Durchführung

Wenn nicht schon im Rahmen des Reanimationsalgorhythmus bei traumatischem Herz-Kreislauf-Stillstand geschehen, werden beidseits Thorakotomien im Bereich des 4./5. Interkostalraumes in der mittleren Axillarlinie durchgeführt. Sollte durch die Entlastung eines vorhandenen Spannungspneumothorax der *Spontankreislauf wiedereinsetzen,* wird die Prozedur hier abgebrochen. Als Nächstes werden die Thorakotomien mithilfe einer Schere oder eines Skalpells bis zum Sternum zusammengeführt. Nun wird das Sternum mittels einer Säge oder einer kräftigen Schere durchtrennt. Hierbei ist zu jeder Zeit auf den Eigenschutz und den Schutz des Teams zu achten.

Ein Helfer kann nun von kopfwärts unter die Rippen greifen und das Rippenschild nach oben ziehen. So wird der Herzbeutel mit einliegendem Herz und beide Lungenflügel freigelegt. Bei vorliegender Perikardtamponade kann der Herzbeutel gefenstert werden bzw. können sichtbare Verletzungen am Herzen versorgt werden. Durch einen weiteren Helfer kann eine direkte Kompression der thorakalen Aorta durchgeführt werden. Bei weiterhin nicht einsetzendem Spontankreislauf ermöglicht die Clamshell-Thorakotomie eine interne Herzdruckmassage (Wise et al. 2005[17]).

Cave: Bei Wiedereinsetzen des Spontankreislaufes müssen ggf. Verletzungen von Intercostalgefäßen und Verletzungen der Arteria thoracica interna versorgt werden. Zudem muss auf ausreichende Narkosetiefe geachtet werden.

DOS AND DON'TS

bei der Clamshell-Thorakotomie

Dos

- Clamshell-Thorakotomie bei zutreffender Indikation und Erfüllung der „4 E" durchführen.
- Auf Eigenschutz und Schutz des Teams (posttraumatische Belastungsstörung) achten.
- Nach Abschluss des Einsatzes unbedingtes Debriefing aller Beteiligten und ggf. Kriseninterventionsteam für weitere Beteiligte.

Don'ts

- Clamshell-Thorakotomie im unsicheren Bereich bzw. bei unklarer Lage.
- Clamshell-Thorakotomie bei jeglicher Art von kardialem Auswurf.

Aktuelle Studienlage zur Clamshell-Thorakotomie

- Die Prozedur erfordert ein gut ausgebildetes und trainiertes Team, ist dann aber eine mit wenig Equipment schnell durchführbare Maßnahme (Puchwein et al. 2015[18]).
- Die Überlebensraten bei traumatischem Herz-Kreislauf-Stillstand und erfolgter Clamshell-Thorakotomie sind breit gestreut und hängen von verschiedenen Faktoren ab. Hierzu gehören Verletzungsmuster, Einzel- oder Mehrfachverletzung und Zeit bis zur Ankunft des medizinischen Teams (Rabinovici, Bugaev 2014[19]).
- Bei stumpfen Thoraxverletzungen und Herz-Kreislauf-Stillstand scheint es eher keinen Überlebensvorteil durch die Clamshell-Thorakotomie zu geben. Ein Grund hierfür könnte die höhere Inzidenz an Begleitverletzungen (z. B. Neuro-Trauma) sein (Almond et al. 2022[16]; Sam et al. 2022[20]; Schulz-Drost et al. 2020[21]).

NACH DER GOLDEN HOUR WEISS ICH, DASS ...

- ... die Therapie von nicht komprimierbaren Blutungen im traumatischen Kontext eine komplexe und herausfordernde Aufgabe ist.
- ... sich die Schwierigkeit in der Behandlung im taktischen Umfeld nochmals vergrößert.
- ... es nur ein definiertes Patientenkollektiv gibt, für welche eine der beiden Prozeduren infrage kommt.
- ... beide Verfahren personalaufwendig sind und eine psychische Belastung für die Behandler und andere Beteiligte darstellen können.
- ... beide Techniken dem Behandlungsteam Zeit verschaffen können, um den Patienten einer definitiven chirurgischen Versorgung zuzuführen.
- ... sowohl die Clamshell-Thorakotomie als auch REBOA regelmäßiges Training im Umgang mit Materialien und Technik erfordern.

3

Literatur

[1] Chang R, Fox EE, Greene TJ, Eastridge BJ, Gilani R, Chung KK, DeSantis SM, DuBose JJ, Tomasek JS, Fortuna GR Jr, Sams VG, Todd SR, Podbielski JM, Wade CE, Holcomb JB; NCTH Study Group. Multicenter retrospective study of noncompressible torso hemorrhage: Anatomic locations of bleeding and comparison of endovascular versus open approach. J Trauma Acute Care Surg. 2017;83(1):11–18. https://doi.org/10.1097/TA.0000000000001530

[2] Morrison JJ, Rasmussen TE. Noncompressible torso hemorrhage: a review with contemporary definitions and management strategies. Surg Clin North Am. 2012;92(4):843–858,vii. https://doi.org/10.1016/j.suc.2012.05.002

[3] Raum M, Waydhas C, AG Notfallmedizin. Präklinische Volumentherapie beim Trauma. Notfall Rettungsmed. 2006;9(5). https://doi.org/10.1007/s10049-006-0838-7

[4] Morrison CA, Carrick MM, Norman MA, Scott BG, Welsh FJ, Tsai P, Liscum KR, Wall MJ Jr, Mattox KL. Hypotensive resuscitation strategy reduces transfusion requirements and severe postoperative coagulopathy in trauma patients with hemorrhagic shock: preliminary results of a randomized controlled trial. J Trauma. 2011;70(3):652–663. https://doi.org/10.1097/TA.0b013e31820e77ea

[5] Spahn DR, Bouillon B, Cerny V, Duranteau J, Filipescu D, Hunt BJ, Komadina R, Maegele M, Nardi G, Riddez L, Samama CM, Vincent JL, Rossaint R. The European guideline on management of major bleeding and coagulopathy following trauma: fifth edition. Crit Care. 2019;23(1):98. https://doi.org/10.1186/s13054-019-2347-3

[6] Hughes CW. Use of an intra-aortic balloon catheter tamponade for controlling intra-abdominal hemorrhage in man. Surgery. 1954;36(1):65–68

[7] Necsoiu C, Jordan BS, Choi JH, Moon JJ, Espinoza MD, Gremmer BJ, Batchinsky AI, Cancio LC. Mitigating Ischemia-Reperfusion Injury Using a Bilobed Partial REBOA Catheter: Controlled Lower-Body Hypotension. Shock. 2021;55(3):396–406. https://doi.org/10.1097/SHK.0000000000001640

[8] Brenner M, Teeter W, Hoehn M, Pasley J, Hu P, Yang S, Romagnoli A, Diaz J, Stein D, Scalea T. Use of Resuscitative Endovascular Balloon Occlusion of the Aorta for Proximal Aortic Control in Patients With Severe Hemorrhage and Arrest. JAMA Surg. 2018;153(2):130–135. https://doi.org/10.1001/jamasurg.2017.3549

[9] Brenner M, Inaba K, Aiolfi A, DuBose J, Fabian T, Bee T, Holcomb JB, Moore L, Skarupa D, Scalea TM; AAST AORTA Study Group. Resuscitative Endovascular

Balloon Occlusion of the Aorta and Resuscitative Thoracotomy in Select Patients with Hemorrhagic Shock: Early Results from the American Association for the Surgery of Trauma's Aortic Occlusion in Resuscitation for Trauma and Acute Care Surgery Registry. J Am Coll Surg. 2018;226(5):730–740. [Erratum: J Am Coll Surg. 2018;227(4):484.] https://doi.org/10.1016/j.jamcollsurg.2018.01.044

[10] de Schoutheete JC, Fourneau I, Waroquier F, De Cupere L, O'Connor M, Van Cleynenbreugel K, Ceccaldi JC, Nijs S. Three cases of resuscitative endovascular balloon occlusion of the aorta (REBOA) in austere pre-hospital environment-technical and methodological aspects. World J Emerg Surg. 2018;13:54. https://doi.org/10.1186/s13017-018-0213-2

[11] Henry R, Matsushima K, Henry RN, Wong V, Warriner Z, Strumwasser A, Foran CP, Inaba K, Rasmussen TE, Demetriades D. Who Would Have Benefited from the Prehospital Use of Resuscitative Endovascular Balloon Occlusion of the Aorta (REBOA)? An Autopsy Study. J Am Coll Surg. 2019;229(4):383–388.e1. https://doi.org/10.1016/j.jamcollsurg.2019.05.025

[12] Lott C, Truhlář A, Alfonzo A, et al. Kreislaufstillstand unter besonderen Umständen. Notfall Rettungsmed 2021;24:447–523. https://doi.org/10.1007/s10049-021-00891-z

[13] DGU – Deutsche Gesellschaft für Unfallchirurgie. S3-Leitlinie Polytrauma/Schwerverletzten-Behandlung, AWMF-Registernummer 187-023, Version 4.1, 31.12.2022. Online unter: https://register.awmf.org/assets/guidelines/187-023l_S3_Polytrauma-Schwerverletzten-Behandlung_2023-02.pdf [letzter Aufruf: 05.03.2024]

[14] Butler FK Jr, Holcomb JB, Shackelford SA, Barbabella S, Bailey JA, Baker JB, Cap AP, Conklin CC, Cunningham CW, Davis MS, DeLellis SM, Dorlac WC, DuBose JJ, Eastridge BJ, Fisher AD, Glasser JJ, Gurney JM, Jenkins DA, Johannigman J, King DR, Kotwal RS, Littlejohn LF, Mabry RL, Martin MJ, Miles EA, Montgomery HR, Northern DM, O'Connor KC, Rasmussen TE, Riesberg JC, Spinella PC, Stockinger Z, Strandenes G, Via DK, Weber MA. Advanced Resuscitative Care in Tactical Combat Casualty Care: TCCC Guidelines Change 18–01:14 October 2018. J Spec Oper Med. 2018;18(4):37–55. https://doi.org/10.55460/YJB8-ZC0Y

[15] Ehrhardt JD Jr, Baroutjian A, McKenney M, Elkbuli A. Historical Observations on Clamshell Thoracotomy. World J Surg. 2021;45(4):1237–1241. https://doi.org/10.1007/s00268-020-05913-4

[16] Almond P, Morton S, OMeara M, Durge N. A 6-year case series of resuscitative thoracotomies performed by a helicopter emergency medical service in a mixed urban and rural area with a comparison of blunt versus penetrating trauma. Scand J Trauma Resusc Emerg Med. 2022;30(1):8. https://doi.org/10.1186/s13049-022-00997-4

[17] Wise D, Davies G, Coats T, Lockey D, Hyde J, Good A. Emergency thoracotomy: „how to do it". Emerg Med J. 2005;22(1):22–24. https://doi.org/10.1136/emj.2003.012963

[18] Puchwein P, Sommerauer F, Clement HG, Matzi V, Tesch NP, Hallmann B, Harris T, Rigaud M. Clamshell thoracotomy and open heart massage – A potential life-saving procedure can be taught to emergency physicians: An educational cadaveric pilot study. Injury. 2015;46(9):1738–1742. https://doi.org/10.1016/j.injury.2015.05.045

[19] Rabinovici R, Bugaev N. Resuscitative Thoracotomy: An Update. Scand J Surg. 2014;103(2):112–119. https://doi.org/10.1177/1457496913514735

[20] Sam ASY, Nawijn F, Benders KEM, Houwert RM, Leenen LPH, Hietbrink F. Outcomes of the resuscitative and emergency thoracotomy at a Dutch level-one trauma center: are there predictive factors for survival? Eur J Trauma Emerg Surg. 2022;48(6):4877–4887. https://doi.org/10.1007/s00068-022-02021-x

[21] Schulz-Drost S, Merschin D, Gümbel D, Matthes G, Hennig FF, Ekkernkamp A, Lefering R, Krinner S; TraumaRegister DGU. Emergency department thoracotomy of severely injured patients: an analysis of the TraumaRegister DGU®. Eur J Trauma Emerg Surg. 2020;46(3):473–485. https://doi.org/10.1007/s00068-019-01212-3

3.8 Lageangepasste Analgesie

Lars Hönig

Five Bullets auf dem Weg zum Einsatz

- Basisuntersuchung bzw. -monitoring, numerische Rating Skala (NRS) erheben, reevaluieren und dokumentieren.
- An nichtmedikamentöse Schmerztherapie denken.
- Je nach Situation (TCCC, MANV, sichere Lage) Fentanyl/ Morphin, Ketamin i. m.; i. n.; p. o. (i. v. Goldstandard).
- Titriert verabreichen (Übergang zur Überdosierung schleichend, Gefahr der Atemdepression)!
- Volle Wirkung abwarten, um voreilige erneute Medikation zu vermeiden.

3.8.1 Überblick

Schmerzfreiheit ist ein Menschenrecht. Eine Grundvoraussetzung zur Teilnahme am regulären Rettungsdienst sollte die Kompetenz zur Durchführung einer adäquaten Schmerztherapie sein, wenngleich festzustellen ist, dass es häufig zu einer unzureichenden präklinischen Schmerztherapie kommt (Michael et al. 2020[1]; Albrecht et al. 2013[2]; Galinski et al. 2018[3]; Stork, Hofmann-Kiefer 2009[4]).

Dies zeigt sich insbesondere im taktischen Umfeld, da trotz Aktualisierung der Schmerztherapie innerhalb der TCCC Guidelines weniger als die Hälfte der Patienten eine Analgesie am Point of Injury (POI, Ort der Verletzung) erhält und diese mehrheitlich nicht leitlinienkonform erfolgt (CoTCC 2021[10]; Butler et al. 2014[5]; Fisher et al. 2022[6]; Schauer et al. 2019[7]; Schauer et al. 2015[8]).

Eine frühzeitige und adäquate Analgesie ist obligat, jedoch in besonderen Lagen eine deutliche Herausforderung. Eine Übersicht über präklinische *Nichtopiod-Analgetika* (▶ Tab. 3.3) und präklinische *Opiod-Analgetika* (▶ Tab. 3.4) mit den Faktoren Anschlagzeit, Wirkdauer und Dosierung kann die Orientierung erleichtern.

Schmerzen werden von Patienten äußerst subjektiv wahrgenommen und sind abhängig vom jeweiligen Verletzungsbild. ▶ Abb. 3.35 gibt einen Überblick über die medikamentöse Schmerztherapie anhand der Schmerzskalen NRS/VAS von leichten Schmerzen (1 bis 3) über mäßig starke Schmerzen (4 bis 6) bis hin zu starken Schmerzen (7 bis 10).

Starke Schmerzen können zu einer zusätzlichen Sympathikusaktivität führen, was zu einem vermehrten Sauerstoffverbrauch führt. Diesen gilt es im Schock zu reduzieren.

Eine lageangepasste, frühe und effektive Analgesie muss somit einer der Grundpfeiler der initialen Versorgung sein (CoTCC 2021[10]; Michael

Tab. 3.3 Übersicht über präklinische Nichtopioid-Analgetika mit Anschlagzeit, Wirkdauer und Dosierung pro Kilogramm Körpergewicht (modifiziert nach Michael et al. 2020[1]; Albrecht et al. 2013[2]; Galinski et al. 2018[3]; Stork, Hofmann-Kiefer 2009[4])

Medikament	Anschlagzeit	Wirkdauer	Dosierung pro kg KG
Paracetamol	10–15 min	4–6 h	10–20 mg p. o. 15 mg i. v.
Ibuprofen	20–30 min	4–6 h	10 mg p. o.
Metamizol	15–30 min	4–6 h	15 mg i. v.
Esketamin	0,5 min i. v. 5–10 min i. n.	5–10 min i. v. 12–25 min i. n.	
	Analgetische Dosierung		*Erwachsene:* 0,1–0,3 (bis 0,5) mg i. v. 0,25–0,5 mg i. m. 0,5–2,5 mg i. n. *Kinder:* 1–2 mg i. n.
	Narkotische Dosierung		*Erwachsene:* 0,5–1 mg i. v. in Kombination 2–4 mg i. m. *Kinder:* 1–2 mg i. v. 2–3 mg i. m.

Tab. 3.4 Übersicht über präklinische Opioid-Analgetika mit Anschlagzeit, Wirkdauer und Dosierung pro Kilogramm Körpergewicht (modifiziert nach Michael et al. 2020[1]; Albrecht et al. 2013[2]; Galinski et al. 2018[3]; Stork, Hofmann-Kiefer 2009[4])

Medikament	Anschlagzeit	Wirkdauer	Dosierung pro kg KG
Piritramid	5–20 min	4–6 h	0,1 mg i. v.
Morphin	5–10 min	30–120 min	0,1 mg i. v.
Fentanyl	1 min i. v. 5–10 min i. n.	20–40 min i. v. 30–60 min i. n.	1–3 µg i. v. 1–5 µg i. n.
Fentanyl Lutschtablette OTFC	5–10 min	15–120 min	*Verschiedene Dosierungen:* 200/400/600/800/1200/1600 µg
Sufentanil	2–3 min	30 min	0,1–0,3 µg i. v. 0,1–0,4 µg i. n.

3

medikamentöse Schmerztherapie

leichte Schmerzen: NRS 1–3/VAS 1–3

Paracetamol p. o. 1 g
ODER
Ibuprofen p. o. 400 mg
ODER
Diclofenac p. o. 50 mg

mäßig starke Schmerzen: NRS 4–6/VAS 4–6

inhalative Therapie (wenn andere Analgesie etabliert) Methoxyflurane inh. 1 × 3 ml (max. Tagesdosis 2 × 3 ml)

Mittel 1. Wahl
Paracetamol p. o. 1 g
ODER
Paracetamol i. v. 1 g

Mittel 2. Wahl (falls zusätzliche Analgesie benötigt wird)
Ibuprofen p. o. 400 mg
ODER
Diclofenac p. o. 50 mg
ODER
Ibuprofen i. v. 400–800 mg (max. Tagesdosis 3200 mg)
ODER
Diclofenac i. v. 75 mg (max. Tagesdosis 150 mg)

Mittel 3. Wahl (falls zusätzliche Analgesie benötigt wird)
Metamizol p. o. 8–16 mg/kg KG Einzeldosis
ODER
Metamizol 1 g langsam i. v. (max. Tagesdosis 2 g)
ODER
Codein p. o. 30–60 mg
ODER
Tramadol p. o. 50 mg

Abb. 3.35 Empfehlung der EUSEM: Schmerzskala-gesteuerte medikamentöse Analgesie. Modifiziert nach in Deutschland relevanten präklinischen Analgetika (Hachimi-Idrissi et al. 2020[17]) [H456-001, L138]

anhand der Schmerzskala

starke Schmerzen: NRS 7–10/VAS 7–10

inhalative Therapie (wenn andere Analgesie etabliert)
Methoxyflurane inh. 1 × 3 ml (max. Tagesdosis 2 × 3 ml)

erwäge (s. Empfehlungen für mäßig starke Schmerzen)
Paracetamol
UND/ODER
NSARs

Mittel 1. Wahl
Morphin i. v. 2–3 mg (titriert)
ODER
Fentanyl i. v. 50 µg
ODER
Fentanyl i. n. 50–100 µg
ODER
Sufentanil i. v. 1,5–2,5 µg/kg KG (PCA-gesteuert)
ODER
Sufentanil i. n. 0,5 µg/kg KG

Mittel 2. Wahl
(falls zusätzliche Analgesie benötigt wird)
Paracetamol p. o. 1 g
ODER
Paracetamol i. v. 1 g
Cave: maximale Tagesdosis,
sofern Paracetamol bereits eingenommen

UND
(falls zusätzliche Analgesie benötigt wird)
Oxycodon p. o. 10 mg
ODER
Codein p. o. 30–60 mg
ODER
Tramadol p. o. 50 mg

Mittel 3. Wahl
(falls zusätzliche Analgesie benötigt wird)
Ketamin i. v. 0,1 mg/kg KG
ODER
Ketamin i. n. 0,7 mg/kg KG
ODER
Ketamin i. m. 0,5–1 mg/kg KG

Tab. 3.5 Übersicht über Perfusoren für den Transport und eine Prolonged Field Care (modifiziert nach Butler et al. 2014[5]; Fisher et al. 2022[6]; Schauer et al. 2019[7]; Schauer et al. 2015[8])

Wirkstoff	Perfusorkonzentration	Dosierung	Laufrate
Hypnotika			
Propofol 1 % **(+ Analgetikum)**	10 mg/ml (≙ 500 mg/50 ml)	*Sedierung:* 0,5–4 mg/kg KG/h *Narkose:* 6–8 mg/kg KG/h	*Sedierung:* 5–30 ml/h *Narkose:* 30–64 ml/h
Midazolam **(+ Analgetikum)** *Cave: Konzentration!* 1 (2) mg/ml vs. 5 mg/ml	1 mg/ml (≙ 50 mg/50 ml)	0,03–0,2 mg/kg KG/h	1–16 ml/h
Analgetikum			
Esketamin *Cave: Konzentration!* 25 mg/ml vs. 50 mg/ml	25 mg/ml (≙ 1,25 g/50 ml)	*Sedierung:* 0,2–0,5 mg/kgKG/h *Narkose:* 0,5–3 mg/kgKG/h	*Sedierung:* 0,65–8 ml/h *Narkose:* 8–48 ml/h
Fentanyl	50 μg/ml (≙ 2,5 mg/50 ml)	1–7 μg/kgKG/h	2–10 ml/h
Sufentanil *Cave: Konzentration!* 5 μg/ml vs. 50 μg/ml	5 μg/ml (≙ 250 μg/50 ml)	*Sedierung:* 0,14–1,3 μg/kgKG/h	*Sedierung:* 2–6 ml/h

et al. 2020[1]; DGU 2022[9]; ▶ Tab. 3.5). Dies ermöglicht ebenfalls einen einfacheren Abtransport.

Zwar ist die Durchführung der Analgesie in Deutschland Ärzten vorbehalten, aktuelle Studien zeigen jedoch, dass unter speziellen Voraussetzungen auch nichtärztliches Personal eine adäquate Analgesie durchführen kann (BMJ 2014[11]; Kiavialaitis et al. 2020[12]; Scharonow et al. 2017[13]; Schempf, Casu, Häske 2017[14]).

Die Erhebung und regelmäßige Kontrolle der Vitalparameter, die Dokumentation inklusive der durchgeführten Interventionen sowie die Fähigkeit zur sofortigen Atemwegssicherung sind obligat.

NIEMALS VERGESSEN!

- Es gibt keinen Grund, die Schmerztherapie hinauszuzögern!
- Es gibt nicht *das* perfekte Analgetikum.
- Auswahl des Analgetikums nach individueller Betrachtung des Patienten (v. a. bei Zivilisten):
  - Allgemeinzustand
  - Alter
  - Komorbiditäten und Dauermedikation
  - Ursachen des Schmerzes

3.8.2 Assessment

Im Rahmen der Basisuntersuchung mittels xABCDE-Algorithmus oder SAMPLER-Schema muss die Schmerzstärke erhoben werden:

- S – **S**ymptoms (Symptome):
  Derzeitige Schmerzen und Beschwerden? Evaluation der Symptomatik, z. B. mithilfe des OPQRST-Schemas, NRS, VAS
- A – **A**llergies (Allergien):
  Anamnestisch Allergien oder Unverträglichkeiten bekannt? (Antibiotika, Medikamente, Nahrungsmittel, Tiere, Umweltfaktoren etc.?)
- M – **M**edication (Medikamente):
  Dauermedikation? Gerinnungshemmer?
- P – **P**ast Medical History (Anamnese, Krankengeschichte):
  Vorerkrankungen? Operationen? Familiengeschichte?
- L – **L**ast (Letzte …):
  Letzte Mahlzeit, Stuhlgang, Miktion, Periode? Letzter Krankenhausaufenthalt etc.?
- E – **E**vents (Ereignisse):
  Was passierte unmittelbar zuvor? Auslösende Faktoren, Umstände etc.?
- R – **R**isk Factors (Risikofaktoren):
  Schwangerschaft? Diabetes mellitus? Alkohol, Drogen, Nikotin etc.?

Bewusstseinsklare Patienten können ihre Schmerzen nach numerischer Ratingskala (NRS) angeben, ansonsten kann auch die visuelle Analogskala (VAS) oder andere Skalen herangezogen werden (▶ Abb. 3.36).

Ab einer Schmerzstärke > 4 NRS besteht die Indikation zur Analgesie. Eine Verlaufsbeurteilung gemäß NRS muss in regelmäßigen Abständen stattfinden (mindestens alle 15 Minuten). Als suffiziente Schmerztherapie ist eine Reduktion um 3 Punkte vom Ausgangswert bzw. < 4 NRS anzusehen (Michael et al. 2020[1]).

Eine qualitative Erfassung ist mittels OPQRST-Schema (nach Michael et al. 2020[1]; Kaksa 2020[16]; ▶ Tab. 3.6) möglich.

Standardmonitoring via SpO_2-Messung, EKG-Ableitung, nichtinvasive Blutdruckmessung (NIBP) sowie die Erfassung der Atemfrequenz sind in der Basisversorgung obligat und müssen zwingend erfolgen, sofern eine Medikamentenapplikation vorgesehen ist (Michael et al. 2020[1]; DGU 2022[9]; Striebel 2019[15]).

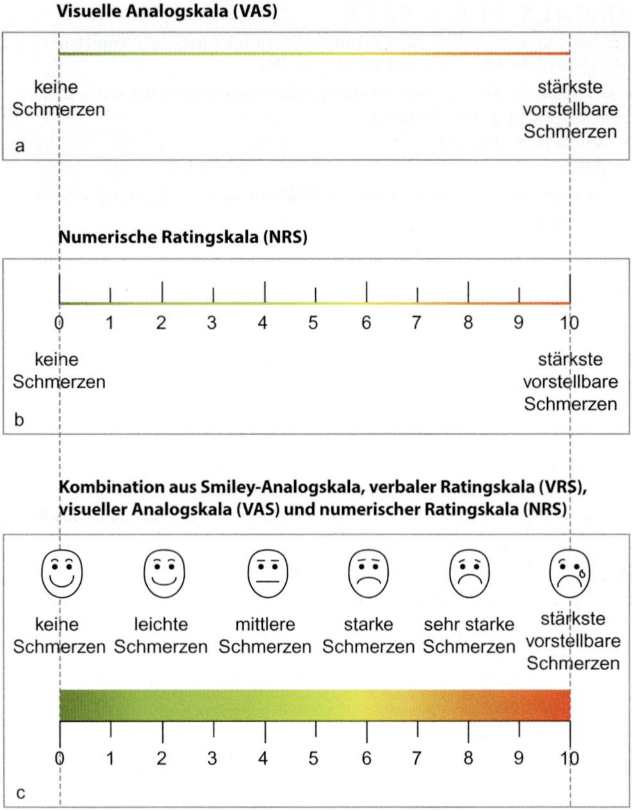

Abb. 3.36 Schmerzskalen, anhand derer Patienten eine subjektive Einschätzung der Stärke ihrer Schmerzen (von „keine Schmerzen" bis „stärkste vorstellbare Schmerzen") angeben können. [L138]
a) Visuelle Analogskala: Der Patient markiert seine Einschätzung mit einem Strich auf der Linie.
b) Numerische Ratingskala: Der Patient gibt einen Wert zwischen 1 und 10 an.
c) Symbolische Ratingskala: Besonders für Kinder geeignet.

NIEMALS VERGESSEN!

- Es gibt *keinen* Grund, die medikamentöse Analgesie hinauszuzögern!
- Schmerzstärke > 4 NRS ist eine Indikation zur Analgesie.
- Reevaluation mindestens alle 15 Minuten.
- Suffiziente Schmerztherapie: Reduktion um 3 Punkte vom Ausgangswert oder < 4 NRS.
- Standardmonitoring der Vitalparameter ist obligat!

Tab. 3.6 Das OPQRST-Schema zur Schmerzbeurteilung im Rahmen der Schmerzanamnese (modifiziert nach Michael et al. 2020[1]; Kaksa 2020[16])

OPQRST		Anamnese
Onset	Beginn	Beginn, Zeitpunkt, Situation, Auslöser des Einsetzens der Schmerzen?
Provocation – Palliation	Verstärkung – Linderung	Schmerzlindernde, auslösende Faktoren (z. B. Bewegung)?
Quality	Qualität, Charakter	Schmerzcharakter: kolikartig, krampfartig, stechend, dumpf, brennend?
Region – Radiation	Region, Ort – Ausstrahlung	Schmerzlokalisation und -ausstrahlung?
Severity	Stärke	Schmerzintensität gemäß NRS?
Time	Verlauf	Dauer und zeitlicher Verlauf des Schmerzereignisses?

3.8.3 Nichtmedikamentöse Schmerztherapie

Die nichtmedikamentöse Schmerztherapie darf unterstützend zur medikamentösen Analgesie auf keinen Fall vergessen werden (Hachimi-Idrissi et al. 2020[17]).

- *Psychologische Betreuung:* Informationsaustausch mit dem Patienten über den weiteren Verlauf und die Therapie. Einbinden der Bezugsperson vor allem bei Kindern.
- *Reposition, Immobilisation und Lagerung:* Immobilisation und achsengerechte Ruhigstellung reduziert nachweislich den Schmerz besser als nur eine Schienung der jeweiligen Extremität. Komfortable Lagerung, z. B. Knierolle bei abdominellen Schmerzen oder Lumbago.
- *Entspannungstechniken:* Konzentration und Fokussierung auf die Atmung; Ablenkungstechniken, Konzentration auf andere äußere Reize (z. B. Bilder, Musik).
- *Thermotherapie:* Kühlung verringert Schmerzen, Ödembildung, Entzündung und Muskelkrämpfe. Wärme bringt Schmerzlinderung, erhöht die Durchblutung des Gewebes.
- *Akupressur/Akupunktur und transkutane elektrische Nervenstimulation (TENS)* reduzieren nachweislich Analgetikabedarf, Schmerzen und die Angst beim Transport.

3.8.4 Applikationswege

Als *Goldstandard* in der präklinischen Versorgung gilt der *intravenöse (i. v.)* Zugang. Da dieser jedoch häufig schwer anzulegen ist, haben sich

der intraossäre (i. o.) und der intranasale (i. n.) Applikationsweg in den letzten Jahren ebenso etabliert. Vor allem in taktischen Lagen kann eine orale transmukosale Applikation von z. B. „Fentanyl-Lollys" der schnellste Verabreichungsweg sein.
Die TCCC Guidelines empfehlen seit 1996 die intramuskuläre (i. m.) Gabe von Morphin nicht mehr, sondern nur noch die Applikation i. v. (CoTCC 2021[10]; Schauer et al. 2019[7]; Wedmore, Butler 2017[18]). In speziellen Szenarien ist auch eine inhalative Analgesie vorstellbar (Michael et al. 2020[1]; Hachimi-Idrissi et al. 2020[17]). ▶ Tab. 3.7 gibt einen Überblick über die Applikationswege (nach Hachimi-Idrissi et al. 2020[17]).

Tab. 3.7 Überblick über die Applikationswege und deren Vor- und Nachteile (nach Hachimi-Idrissi et al. 2020[17])

Applikationsweg	Vorteile	Nachteile
Intravenös (i. v.)	• Schneller Wirkeintritt • Leicht titrierbare Analgesie	• Teilweise schwierige Anlage
Intraossär (i. o.)	• Schneller Wirkeintritt • Leicht titrierbare Analgesie	• Komplikationsreich (Infektion, Fehllage etc.)
Intranasal (i. n.)	• Schnell durchführbar, wenn intravenöser Zugang nicht möglich (z. B. Patient schwer zugänglich)	• Volumen-Wirkstoff-Limitation (max. Menge, die resorbiert werden kann; verstopfte Nase) • Schädel-Hirn-Trauma i. d. R. als Kontraindikation
Intramuskulär (i. m.)	• Schnell durchführbar, wenn intravenöser Zugang nicht möglich (z. B. Patient schwer zugänglich)	• Verzögerter Wirkeintritt • Titration nicht möglich • Risiko der Überdosierung
Oral	• Nichtinvasiv • Einfach zu verabreichen • Medikation wird in der Regel gut vertragen	• Nur bei bewusstseinsklaren Patienten • First-Pass-Metabolismus • Verzögerter Wirkeintritt
Inhalativ	• Nichtinvasiv • Schneller Wirkeintritt • Eigenständig durchführbar	• Schlecht anwendbar bei Bewusstseinstrübung und Atemdepression
Rektal	• Sofern keine orale Aufnahme möglich ist oder der intravenöse Zugang schwierig bzw. unmöglich (v. a. Kinder)	• Variable Wirkstoffabsorption

3.8.5 Nichtopioid-Analgetika

Überblick in ▶ Tab. 3.3

Paracetamol

Paracetamol (AMN/IRN-Synonym: Acetaminophen, Tylenol) ist gemäß den TCCC Guidelines Teil der „Triple-Option Analgesia" und findet sich im „Combat Wound Medication Pack" (CWMP), also der ersten von drei Optionen wieder. Es kann bei geringen Schmerzen durch die Patienten selbst eingenommen werden, sodass diese weiterhin aktiver Teil der Lage sein können (CoTCC 2021[10]; Butler et al. 2014[5]; Fisher et al. 2022[6]; Wedmore, Butler 2017[18]; vgl. ▶ Kapitel 3.8.7).
Bei leichten muskuloskeletalen Extremitätentraumata und entzündlichen Schmerzen erreicht Paracetamol eine ausreichende Analgesie. Vor allem hinsichtlich traumatischer Extremitätenverletzungen weist die Studienlage jedoch darauf hin, dass Paracetamol keine effektive Analgesie erreicht. Es macht hierbei keinen signifikanten Unterschied, ob Paracetamol p. o. oder i. v. verabreicht wird.
Cave: Überdosiert kann Paracetamol zu Leberzellnekrosen führen (Michael et al. 2020[1]; Kaksa 2020[16]; Hachimi-Idrissi et al. 2020[17]). Tagesgesamtdosis: 60 mg/kg KG.

Ibuprofen

Ibuprofen ist einer der wesentlichen Vertreter von nichtsteroidalen Antiphlogistika bzw. Antirheumatika (NSAR) und wird bei leichten bis mäßigen Schmerzen vor allem mit einer entzündlichen Komponente eingesetzt. Die gängigsten Verabreichungsformen sind p. o. und i. v. (Hachimi-Idrissi et al. 2020[17]).

Metamizol

Metamizol wird sowohl präklinisch als auch innerklinisch häufig eingesetzt. Dies liegt vor allem an der spasmolytischen Eigenschaft. Es kann p. o., i. v. oder subkutan verabreicht werden. Bei der Applikation i. v. empfiehlt sich die Gabe als Kurzinfusion (max. 500 mg/Minute), da es ansonsten zu deutlichen Blutdruckabfällen kommen kann. Aufgrund seiner spasmolytischen Eigenschaften ist es besonders wirkungsvoll bei Nierenkoliken, Pankreatitis und sonstigen abdominellen Schmerzen.
Der Wirkstoff ist ausschließlich zur Behandlung von starken Schmerzen und Schmerzen, die durch andere analgetische Therapie nicht gelindert werden können, sowie Fieber, welches auf andere antipyretische Medikamente nicht reagiert, zugelassen. Es darf nicht bei leichten bis mittelstarken Schmerzen angewendet werden.
Nebenwirkungen sind u. a. allergische Reaktionen, in seltenen Fällen eine Agranulozytose. Letztere muss aufgrund ihrer erhöhten Letalität im Rahmen einer Risikoaufklärung vor der Verabreichung aufgeklärt werden (inwieweit schmerzgeplagte Patienten aufklärungs- und einwilligungs-

fähig sind, kann an dieser Stelle nicht diskutiert werden; Michael et al. 2020[1]; Kaksa 2020[16]; Hachimi-Idrissi et al. 2020[17]; BfArM 2009[19]; Lenzen-Schulte 2020[20]).
Cave: Blutdruckabfall bei rascher Injektion i. v. Besondere Sorgfalt bei der Aufklärung möglicher Nebenwirkungen (z. B. Agranulozytose).

Ketamin

Ketamin findet sich gemäß den TCCC-Guidlines als Teil der „Triple-Option Analgesia" wieder. Es wird als dritte Optionen bei Patienten mit mäßigen bis starken Schmerzen verabreicht (CoTCC 2021[10]; Butler et al. 2014[5]; Fisher et al. 2022[6]; Wedmore, Butler 2017[18]).
Ketamin wirkt als dissoziatives Anästhetikum am NMDA-Rezeptor und schwach agonistisch an Opioidrezeptoren. Es erreicht im Regelfall eine ausreichende Analgesie ohne kreislaufrelevante Beeinträchtigung mit der Erzeugung von Schlaf bei weiterhin erhaltenen Schutzreflexen. Ketamin besteht aus zwei Enantiomeren (nicht deckungsgleiche Spiegelbilder), dem sogenannten R-Ketamin und dem S-Ketamin. Letzteres wird häufig auch als *Esketamin* oder Ketanest® S bezeichnet und hat als reines Esketamin eine etwa doppelt so starke analgetische und anästhetische Potenz. In der initialen analgetischen Kompetenz unterscheidet sich Ketamin nicht von Opioiden.
Ketamin kann p. o., i. v., i. m., i. n. (*Cave:* i. n. ist Off-Label-Use, kann jedoch als Good Clinical Practice angesehen werden) oder rektal verabreicht werden. Je nach Applikationsweg hat Ketamin einen sehr schnellen Wirkeintritt.
Aufgrund seiner sympathomimetischen Eigenschaften führt Ketamin zu einer Steigerung des Blutdrucks, der Herzfrequenz und somit einer Steigerung des kardialen Sauerstoffverbrauchs sowie einer Bronchodilatation, weshalb es sehr gerne bei Traumapatienten eingesetzt wird. *Kontraindikationen* sind koronare Herzerkrankung, Hypertonie und (Prä-)Eklampsie. Die lange Jahre propagierte (relative) Kontraindikation von Ketamin bei Schädel-Hirn-Traumata gilt heutzutage als überholt, sofern die Gabe unter kapnografischer Kontrolle erfolgt.
Sofern Ketamin als Monosubstanz verabreicht wird, kann es psychotrope Effekte wie Pseudohalluzinationen auslösen. Aus diesem Grund wird eine Kombination mit Benzodiazepinen, Opioiden oder Propofol empfohlen. Als weitere unerwünschte Wirkungen sind zusätzlich die Hypersalivation, ein Nystagmus sowie Hyperakusis zu nennen. Deshalb sollten Patienten bei Verabreichung so weit wie möglich von äußeren Reizen (vor allem Lärm) abgeschirmt werden, um eine Verstärkung von Halluzinationen („Bad Trips") zu vermeiden. Vorbeugend wird der Patient so nicht durch äußere Trigger abgelenkt und entwickelt seltener durch rasche Kopfbewegungen Übelkeit und Erbrechen.
Es wird empfohlen, Ketamin in subdissoziativen Dosen gemeinsam mit Opioiden zu verabreichen, um akute Schmerzen stärker zu lindern, psychotrope Effekte zu minimieren, opioidsparend zu arbeiten und Nebenwirkungen zu reduzieren (Michael et al. 2020[1]; Kaksa 2020[16]; Hachimi-

Idrissi et al. 2020[17]; Andolfatto et al. 2019[21]; Bansal, Miller, Ferguson 2020[22]; Sobieraj et al. 2020[23]).
Cave: Ketamin in Kombination mit einem Benzodiazepin (z. B. Midazolam) kann zu Atemdepression führen!

3.8.6 Opioid-Analgetika

Überblick in ▶ Tab. 3.4

Piritramid

In manchen präklinischen Bereichen wird Piritramid als schwach wirksames Opioid (Potenz zu Morphin 0,7) mitgeführt. Es kann i. v. und i. m. verabreicht werden. Piritramid verursacht weniger Übelkeit und Auswirkungen auf den Kreislauf als Morphin und wirkt besonders bei mäßigen Schmerzen. Jedoch muss kritisch hinterfragt werden, ob man im präklinischen Setting nicht lieber auf ein niedrigdosiertes hochpotentes Opioid zurückgreift, da dies einfacher nachtitriert werden kann und im Vergleich zur initialen Gabe von Piritramid und bei Ausbleiben einer adäquaten Analgesie die zusätzliche Gabe eines weiteren stärkeren Opioids mit zusätzlichen Nebenwirkungen vermeidet (Michael et al. 2020[1]; Kaksa 2020[16]).

Morphin

Morphin ist ein Hauptalkaloid des Opiums. Es zählt zur Gruppe der stark wirkenden Opioide und bindet als reiner Agonist an Opioidrezeptoren. Präklinisch wird es hauptsächlich i. v. und i. m. verabreicht, von einer Verabreichung i. n. ist aufgrund der hydrophilen Eigenschaften und der geringen Bioverfügbarkeit von Morphin abzuraten. Aufgrund des verzögerten Wirkeintritts sollte eine Nachinjektion erst nach 10–15 Minuten erfolgen.
In niedrigen Dosen reduziert Morphin die hämorrhagische Toleranz. Aus diesem Grund ist Morphin *kein* ideales Analgetikum bei blutenden Patienten, v. a. im präklinischen Setting.
Zur Analgesie bei Traumapatienten ist Morphin aufgrund der verlängerten Anschlagszeit im Vergleich zu anderen Opioiden weniger geeignet.
Initial wurde gemäß TCCC Guidelines die Gabe i. m. von Morphin propagiert. Es zeigte sich jedoch schnell, dass es zu lange dauerte bis eine ausreichende Analgesie erreicht wurde; aufgrund einer verfrühten repetitiven Dosis kam es zu Überdosierungen mit Atemdepression bis hin zum Tod. Seit 1996 wurde die Applikation i. m. von Morphin aus diesem Grund in den TCCC Guidelines nicht mehr empfohlen, sondern nur noch die Gabe i. v. von Morphin bzw. ab 2006 Fentanyl (OTFC) und ab 2012 Ketamin. Es zeigte sich jedoch auch, dass der Wechsel von i. m.-verabreichten Morphin zu anderen Analgetika nur sehr schleppend vonstatten ging (CoTCC 2021[10]; Butler et al. 2014[5]; Fisher et al. 2022[6]; Schauer et al. 2019[7]; Wedmore, Butler 2017[18]; Watso et al. 2022a[24]; Watso et al. 2022b[25]).

Die Wahrscheinlichkeit einer allergischen Reaktion ist unter Morphin erhöht, da es zu einer Histaminfreisetzung mit assoziierter Hypotonie und Bronchokonstriktion kommen kann (CoTCC 2021[10]; Michael et al. 2020[1]; Butler et al. 2014[5]; Fisher et al. 2022[6]; Schauer et al. 2019[7]; Wedmore, Butler 2017[18]; Watso et al. 2022a[24]; Watso et al. 2022b[25]).

Fentanyl

3

Fentanyl wird gemäß den TCCC Guidelines als zweite Option der „Triple-Option Analgesia" als *orales transmukosales Fentanylcitrat (OTFC)* für mäßige bis starke Schmerzen empfohlen (CoTCC 2021[10]; Butler et al. 2014[5]; Fisher et al. 2022[6]; Wedmore, Butler 2017[18]).

Fentanyl hat den gleichen Wirkmechanismus wie Morphin, ist jedoch 100- bis 120-fach stärker. Es hat einen sehr schnellen Wirkeintritt. Bei Repetition kommt es zur Kumulation und einer verlängerten Wirkzeit.

Anders als Sufentanil ist Fentanyl zur reinen Analgesie zugelassen und wird präklinisch im Regelfall i. v., i. n. oder i. m. verabreicht. Es kann, langsam titriert, auch zur Analgesie von spontanatmenden Patienten eingesetzt werden, hat aber ein hohes atemdepressives Potenzial.

Im Vergleich zu Morphin kommt es bei Fentanylgabe zu keiner wesentlichen Histaminfreisetzung und somit auch weniger Bronchokonstriktion und allergischen Reaktionen (Michael et al. 2020[1]; Kaksa 2020[16]; Hachimi-Idrissi et al. 2020[17]).

Seit 2006 wird OTFC gemäß der TCCC Guidelines empfohlen (CoTCC 2021[10]) und zeigt seitdem auch eine zunehmende Zahl der Anwendungen. Es konnte auch gezeigt werden, dass eine ausreichende Analgesie ausschließlich mit OTFC möglich ist und weniger als 20 % der Patienten zusätzliche Analgetika benötigten. Die Kombination mehrerer Analgetika (v. a. mehrerer Opioide) zeigte als schwerwiegende Nebenwirkung Atemdepressionen, welche wiederum eine niedrig dosierte Naloxon-Therapie mit sich brachte.

Anders als Morphin, reduziert OTFC die hämorrhagische Toleranz bei blutenden Patienten v. a. im präklinischen Setting *nicht.* (Die deutsche Zulassung von OTFC [Actiq®] betrifft ausschließlich tumorbedingte Durchbruchschmerzen.)

OTFC ist eine schnelle, nichtinvasive Analgesie, welche v. a. im präklinischen Setting und in speziellen Lagen eine adäquate Schmerzlinderung erreicht (CoTCC 2021[10]; Butler et al. 2014[5]; Fisher et al. 2022[6]; Schauer et al. 2019[7]; Wedmore, Butler 2017[18]; Huang et al. 2022[26]; Watso, Huang et al. 2022[27]; Wedmore et al. 2012[28]; Teva GmbH 2017[29]).

Verabreichung von OTFC (nach CoTCC 2021[10]):

- Lutschtablette zwischen Wange und Zahnfleisch legen. Nicht auf der Lutschtablette herumkauen!
- Ggf. den Finger des Patienten an den Applikator (Stiel) der Lutschtablette kleben, um bei Bewusstseinsstörung eine weitere Applikation zu verhindern.
- Alle 15 Minuten Neubeurteilung der Schmerzen.

- Sofern Zweitgabe nötig, weitere Lutschtablette in die andere Wange legen.
- Überwachung der Atemfrequenz und -tiefe.

Sufentanil

Sufentanil ist strukturell mit Fentanyl verwandt und weist dieselbe Wirkweise auf. Es ist das stärkste in Deutschland zugelassene Schmerzmittel und etwa 1000-fach stärker als Morphin. Es wirkt sehr schnell, hat jedoch einen kürzere Wirkdauer als Fentanyl und besitzt auch eine geringere Akkumulationsgefahr bei repetitiver Gabe.
Sufentanil ist offiziell nur zur Narkoseeinleitung und -aufrechterhaltung sowie zur Analgesie auf Intensivstationen zugelassen. Sofern es zur präklinischen Schmerztherapie genutzt wird, erfolgt dies als Off-Label-Use.
Wird Sufentanil zu schnell als Bolus injiziert, kann es zu Thoraxrigidität bis hin zu Beatmungsproblemen kommen (Michael et al. 2020[1]; Kaksa 2020[16]; Hachimi-Idrissi et al. 2020[17]).

3.8.7 Analgesie gemäß TCCC Guidelines

Im Rahmen der TCCC Guidelines wird primär zwischen *nichtmedizinischen Anwendern* (Combat Wound Medication Pack, CWMP) und *medizinischem Personal* unterschieden. Bei Letzteren kommt die „Triple-Option Analgesia" zur Anwendung. Als Erweiterung gibt es die vierte Option, welche wiederum ausschließlich Combat Paramedics/Providers zur Verfügung steht (CoTCC 2021[10]).

Option 1

- Leichte bis mäßige Schmerzen
- Patient ist weiterhin kampffähig
- **CWMP (auch durch nichtmedizinisches Personal zu verabreichen)**:
  - Paracetamol 500 mg Tablette, 2 Tbl. p.o. alle 8 Stunden
  - Meloxicam 15 mg Tablette, 1 Tbl p.o. einmal pro Tag

Option 2

- Leichte bis mäßige Schmerzen
- Patient hat *keinen Schock und keine Atemnot UND kein Risiko,* dies zu entwickeln
  - Orales transmukosales Fentanylcitrat, OTFC 800 µg; bei anhaltenden Schmerzen ggf. nach 15 Minuten wiederholen
- **Combat Paramedics/Providers ergänzend**:
  - Fentanyl 50 µg i.v. (0,5–1 µg/kg KG); ggf. nach 30 Minuten wiederholen
  - Fentanyl 100 µg i.n.; ggf. nach 30 Minuten wiederholen

Option 3

- Mäßige bis starke Schmerzen
- Patient ist im hämorrhagischen Schock oder hat Atemnot oder hat Risiko, dies zu entwickeln

- Ketamin 20–30 mg (0,2–0,3 mg/kg KG) langsam i. v. oder i. o. Bolus; Wiederholung nach 20 Minuten i. v. oder i. o.; Endpunkte: Schmerzreduktion, Nystagmus
- Ketamin 50–100 mg (0,5–1 mg/kg KG) i. m. oder i. n.; Wiederholung nach 20–30 Minuten i. m. oder i. n.

Option 4 – Combat Paramedics/Providers

- Sedierung erforderlich: schwere Verletzungen, die Sedierung zur Patientensicherheit oder Einsatzerfolg benötigen oder invasive Behandlung nötig. Atemwegssicherung muss vorbereitet sein!
  - Ketamin 1–2 mg/kg KG langsam i. v. oder i. o; Endpunkte: ausreichende Anästhesie
  - Ketamin 300 mg i. m. (2–3 mg/kg KG): Endpunkte: ausreichende Anästhesie
  - Bei Auftreten von Halluzinationen, motorischer Unruhe 0,5–2 mg i. v. oder i. o. Midazolam
- Wenn länger anhaltende Analgesie erforderlich:
  - Ketamininfusion langsam i. v. oder i. o. 0,3 mg/kg KG in 100 ml 0,9 % NaCl über 5–15 Minuten; Wiederholung nach 45 Minuten i. v. oder i. o.; Endpunkte: Schmerzreduktion, Nystagmus

Bedingungen der Verabreichung

Auszug aus den TCCC Guidelines (CoTCC 2021[10]):

- Patienten müssen entwaffnet werden, sofern OTFC, Fentanyl, Ketamin oder Midazolam verabreicht werden sollen.
- Ziel der Analgesie ist Schmerzreduktion bis auf ein tolerierbares Niveau mit suffizienter Atmung und mentalem Status.
- Ziel der Sedierung ist es, Awareness während schmerzhafter Eingriffe zu verhindern.
- Es muss eine Überwachung und Dokumentation des Bewusstseins stattfinden (AVPU), bevor und während Opioide oder Ketamin verabreicht werden.
- Sofern Opioide, Ketamin, Benzodiazepine verabreicht werden, muss ein Monitoring der Atemwege, Atmung und Herzkreislauf erfolgen.
- Naloxon 0,4 mg i. v., i. o., i. m. oder i. n. muss verfügbar sein, sofern Opioide genutzt werden.
- Opioide und Ketamin können die neurologische (Verlaufs-)Beurteilung bei Patienten mit einem Schädel-Hirn-Trauma erschweren.
- Die grundsätzliche Verwendung von Benzodiazepinen und Ketamin wird nicht empfohlen.
- „Polypharmazie" wird nicht empfohlen. Benzodiazepine sollten *nicht* gemeinsam mit Opioiden verwendet werden (CoTCC 2021[10]).

3.8.8 Antidota

Sofern es im Rahmen der Analgesie zu Überdosierungen kommt, können v. a. bei Atemdepression folgende Antidota verabreicht werden:

Naloxon

Bei Opioid-Überdosierung bzw. Vergiftung (u. a. Bewusstlosigkeit, Atemdepression):

- Je 0,1 mg i. v. oder i. o. Boli titrieren bis zum Erreichen des gewünschten Behandlungseffekts.
- *Oder* 0,4 mg i. v., i. o., i. m. oder i. n., jedoch mit deutlicher Aufhebung der Opioid-Wirkung und erneuten Schmerzen.

Seit 2017 ist in Deutschland Nyxoid® als Nasenspray zugelassen; dies beinhaltet 1,8 mg Naloxon zur einmaligen Verabreichung in ein Nasenloch. *Cave:* Naloxon hat eine Wirkdauer von ca. 30 Minuten und wirkt somit deutlich kürzer als Opioide. Eine engmaschige Überwachung des Patienten ist obligat!

Flumazenil

Bei Benzodiazepin-Überdosierung oder Komplikationen (Bewusstlosigkeit, Atemdepression):

- Initial 0,2 mg i. v. als Bolus und Reevaluation nach 1 Minute.
- Sofern der gewünschte Effekt nicht eingetreten ist, kann ein erneuter Bolus von 0,1 mg i. v. verabreicht werden. Dieser Vorgang kann bis zu einer Maximaldosis von 1 mg wiederholt werden (CoTCC 2021[10]; AGNN 2022[30]).

3.8.9 Alternative Möglichkeiten

Im militärischen Setting wurden in den letzten Jahren vereinzelt Studien zu Akupunktur („Battlefield Acupuncture") und zu dem inhalativen Analgetikum Methoxyfluran, welches durch den Patienten selbst angewendet werden kann, durchgeführt. Bis jetzt konnte sich jedoch noch keines dieser Verfahren in einem flächendeckenden Einsatz durchsetzen.

Methoxyfluran

Methoxyfluran (Penthrox®) ist seit Anfang 2018 in Deutschland zugelassen. Der Hersteller stoppte jedoch die Markteinführung. Grund hierfür ist, dass der Wirkstoff aktuell (Stand: 2024) in Deutschland nicht verfügbar ist. Methoxyfluran darf nur zur Notfallbehandlung von bewusstseinsklaren Patienten (> 18 Jahre) bei mittelstarken bis starken Schmerzen eingesetzt werden. Es darf u. a. nicht bei atemdepressiven und bewusstseinseingeschränkten Patienten angewendet werden. Besondere Vorsicht ist in Kombination mit Opioiden und Benzodiazepinen geboten.

Die Inhalation ist relativ einfach und durch den Patienten selbst durchzuführen (unter Aufsicht von medizinischem Fachpersonal). Die analgetische Wirkung tritt bereits nach 6–10 Inhalationen ein, die Wirkung hält ca. 25–30 Minuten an. Es sollten nicht mehr als 6 ml pro Tag (entspricht 2 Anwendungen) verabreicht werden. Ein wesentlicher Vorteil ist, dass Methoxyfluran nicht dem Betäubungsmittelgesetz unterliegt. Es ist somit im alltäglichen Handling einfacher zu handhaben, als dies mit

Morphin-Autoinjektoren oder Fentanyl-Lutschtabletten der Fall ist (Johnston et al. 2021[31]; Salamone et al. 2021[32]; Cohen, Wolstenholme 2020[33]; Mundipharma GmbH 2018[34]; Mundipharma GmbH 2019[35]).

Regionalanästhesieverfahren

Je nach Einsatzbereich, Ausstattung (z. B. Ultraschallgeräte) und Erfahrung des jeweiligen medizinischen Personals werden vereinzelt auch präklinisch Regionalanästhesieverfahren genutzt.

Besonders geeignet ist die Fascia-Iliaca-Kompartiment-Nervenblockade (FICB) bei Femurfrakturen. Die FICB geht im präklinischen Setting mit einer hohen Erfolgsrate und wenig Nebenwirkungen einher, kann den Opioidbedarf deutlich reduzieren und sorgt für eine lang anhaltende Schmerzfreiheit beim Patienten (Hards et al. 2018[36]).

Kleinere Studien zeigen auch für weitere periphere Nervenblockaden vor allem bei Extremitätenverletzungen einen deutlichen Vorteil gegenüber einer systemischen Schmerztherapie. Hierbei zeigte sich die Schmerzreduktion bei einer Regionalanästhesie signifikant besser als eine systemische Analgesie (Büttner et al. 2018[37]).

Regionalanästhesieverfahren eignen sich in besonderen Lagen v. a. für einen längeren Transport von einer zur anderen Behandlungsebene oder in Prolonged-Field-Care-Szenarien, da sie v. a. bei isolierten Extremitätenverletzungen über viele Stunden Schmerzfreiheit gewährleisten und nur ein geringes Nebenwirkungsprofil im Vergleich zu systemischen Analgetika haben. Es gilt allerdings, das Keimspektrum des jeweiligen Einsatzgebietes zu berücksichtigen und auf eine akkurate Umsetzung der Hygienebestimmungen zu achten.

3.8.10 Risiken und Komplikationen

Die grundsätzliche Kenntnis der medikamentenspezifischen Indikationen und Kontraindikationen, der Neben- und Wechselwirkungen sowie der gesetzlichen Vorgaben, Leitlinien und SOPs sind ebenso obligat wie eine ausreichende Erfahrung im Umgang mit dem jeweiligen Medikament. Folgewirkungen der Verabreichung können sein:

- Allergische Reaktion
- Atemdepression
- Bewusstseinsstörungen
- Kreislaufdepression
- Thoraxrigidität
- Übelkeit und/oder Erbrechen
- Halluzinationen, Bad Trips (Ketamin)

NIEMALS VERGESSEN!

- Kontinuierliche Überwachung der Vitalparameter (möglichst inkl. Kapnografie).

- Sicherer intravenöser Zugang (wenn möglich), idealerweise zweiter intravenöser Zugang.
- Sauerstoffgabe (wenn möglich).
- Vermeidung verfrühter Wiederholungsgaben (v. a. bei Opioiden).
- Vermeidung von „Mischintoxikationen" (z. B. Opioid + Ketamin + Benzodiazepin)
- Vor Manipulation oder Umlagerung erneute Evaluation via Schmerzskala NRS (ggf. nachtitrieren).
- Bereitschaft bzw. Fähigkeit zur Atemwegssicherung.

NACH DER GOLDEN HOUR WEISS ICH, DASS ...

- ... eine frühzeitige Analgesie bei NRS > 4 indiziert ist.
- ... auch eine nichtmedikamentöse Schmerztherapie erfolgen sollte.
- ... Analgetika titriert gegeben werden sollen.
- ... Ketamin und OTFC v. a. in taktischen Lagen die Analgetika der Wahl sind.
- ... die Vitalparameter-Überwachung und Reevaluation obligat sind.

Literatur

[1] Michael M, Hossfeld B, Häske D, Bohn A, Bernhard M. Analgesie, Sedierung und Anästhesie in der Notfallmedizin. Anästh Intensivmed. 2020;61:51–65. https://doi.org/10.19224/ai2020.051

[2] Albrecht E, Taffe P, Yersin B, Schoettker P, Decosterd I, Hugli O. Undertreatment of acute pain (oligoanalgesia) and medical practice variation in prehospital analgesia of adult trauma patients: A 10 yr retrospective study. Br J Anaesth. 2013;110(1):96–106. https://doi.org/10.1093/bja/aes355

[3] Galinski M, Hoffman L, Bregeaud D, Kamboua M, Ageron F-X, Rouanet C et al. Procedural Sedation and Analgesia in Trauma Patients in an Out-of-Hospital Emergency Setting: A Prospective Multicenter Observational Study. Prehosp Emerg Care. 2018;22(4):497–505. https://doi.org/10.1080/10903127.2017.1413464

[4] Stork B, Hofmann-Kiefer K. Analgesie in der Notfallmedizin. Anaesthesist. 2009;58(6):639–648; quiz 649–650. https://doi.org/10.1007/s00101-009-1585-1

[5] Butler FK, Kotwal RS, Buckenmaier CC, Edgar EP, O'Connor KC, Montgomery HR et al. A Triple-Option Analgesia Plan for Tactical Combat Casualty Care: TCCC Guidelines Change 13–04. J Spec Oper Med. 2014;14(1):13–25. https://doi.org/10.55460/CBRW-A2G1

[6] Fisher AD, DesRosiers TT, Papalski W, Remley MA, Schauer SG, April MD et al. Analgesia and Sedation for Tactical Combat Casualty Care: TCCC Proposed Change 21–02. J Spec Oper Med. 2022;22(2):154–165. https://doi.org/10.55460/8CBI-GAOD

[7] Schauer SG, Naylor JF, Maddry JK, Hinojosa-Laborde C, April MD. Trends in Prehospital Analgesia Administration by US Forces From 2007 Through 2016. Prehosp Emerg Care. 2019;23(2):271–276. https://doi.org/10.1080/10903127.2018.1489022

[8] Schauer SG, Robinson JB, Mabry RL, Howard JT. Battlefield Analgesia: TCCC Guidelines Are Not Being Followed. J Spec Oper Med. 2015;15(1):85–89

[9] DGU – Deutsche Gesellschaft für Unfallchirurgie e. V. S3-Leitlinie Polytrauma/Schwerverletzten-Behandlung: AWMF-Register-Nr. 187-023. Version 4.1, 31.12.2022. Online unter: https://register.awmf.org/assets/guidelines/187-023l_S3_Polytrauma-Schwerverletzten-Behandlung_2023-06.pdf [letzter Aufruf: 08.03.2024]

[10] CoTCC – Committee on Tactical Combat Casualty Care. Tactical Combat Casualty Care (TCCC): Guidelines for Medical Personnel: Joint Trauma System; 15.12.2021. Online unter: https://learning-media.allogy.com/api/v1/pdf/1045f287-baa4-4990-8951-de517a262ee2/contents [letzter Aufruf: 12.03.2024]

[11] BMJ – Bundesministerium der Justiz. Gesetz über den Beruf der Notfallsanitäterin und des Notfallsanitäters: NotSanG. 2014. Online unter: https://www.gesetze-im-internet.de/notsang/index.html [letzter Aufruf: 12.03.2024]

[12] Kiavialaitis GE, Müller S, Braun J, Rössler J, Spahn DR, Stein P et al. Clinical practice of pre-hospital analgesia: An observational study of 20,978 missions in Switzerland. Am J Emerg Med. 2020;38(11):2318–2323. https://doi.org/10.1016/j.ajem.2019.10.033

[13] Scharonow M, Alberding T, Oltmanns W, Weilbach C. Project for the introduction of prehospital analgesia with fentanyl and morphine administered by specially trained paramedics in a rural service area in Germany. J Pain Res. 2017;10:2595–2599. https://doi.org/10.2147/jpr.s151077

[14] Schempf B, Casu S, Häske D. Prehospital analgesia by emergency physicians and paramedics: Comparison of effectiveness. Anaesthesist. 2017;66(5):325–332. https://doi.org/10.1007/s00101-017-0288-2

[15] Striebel HW. Die Anästhesie. Stuttgart: Georg Thieme Verlag. 2019

[16] Kaksa A. Akute Schmerztherapie in der Notfallmedizin. retten! 2020;9(03):173–181. https://doi.org/10.1055/a-0982–4075

[17] Hachimi-Idrissi S, Dobias V, Hautz WE, Leach R, Sauter TC, Sforzi I et al. Approaching acute pain in emergency settings; European Society for Emergency Medicine (EUSEM) guidelines – part 2: Management and recommendations. Intern Emerg Med 2020;15(7):1141–1155. https://doi.org/10.1007/s11739-020-02411-2

[18] Wedmore IS, Butler FK. Battlefield Analgesia in Tactical Combat Casualty Care. Wilderness Environ Med. 2017;28(2S):S109–S116. https://doi.org/10.1016/j.wem.2017.04.001

[19] BfArM – Bundesinstitut für Arzneimittel und Medizinprodukte. Metamizol (Novalgin, Berlosin, Novaminsulfon, etc.): BfArM weist auf richtige Indikationsstellung und Beachtung von Vorsichtsmaßnahmen und Warnhinweisen hin; 28.05.2009. Online unter: https://www.bfarm.de/SharedDocs/Risikoinformationen/Pharmakovigilanz/DE/RI/2009/RI-metamizol.html [letzter Aufruf: 12.03.2024]

[20] Lenzen-Schulte M. Schmerztherapie: Metamizol und Agranulozytose. Deutsches Ärzteblatt. 2020;117(4):A142–A144

[21] Andolfatto G, Innes K, Dick W, Jenneson S, Willman E, Stenstrom R et al. Prehospital Analgesia With Intranasal Ketamine (PAIN-K): A Randomized Double-Blind Trial in Adults. Ann Emerg Med. 2019;74(2):241–250. https://doi.org/10.1016/j.annemergmed.2019.01.048

[22] Bansal A, Miller M, Ferguson I, Burns B. Ketamine as a Prehospital Analgesic: A Systematic Review. Prehosp Disaster Med. 2020;35(3):314–321. https://doi.org/10.1017/s1049023x20000448

[23] Sobieraj DM, Martinez BK, Miao B, Cicero MX, Kamin RA, Hernandez AV et al. Comparative Effectiveness of Analgesics to Reduce Acute Pain in the Prehospital Setting. Prehosp Emerg Care. 2020;24(2):163–174. https://doi.org/10.1080/10903127.2019.1657213

[24] Watso JC, Belval LN, Cimino FA, Orth BD, Hendrix JM, Huang M et al. Low-dose morphine reduces pain perception and blood pressure, but not muscle sympathetic outflow, responses during the cold pressor test. Am J Physiol Heart Circ Physiol. 2022a;323(1):H223–H234. https://doi.org/10.1007/s10286-020-00700-6

[25] Watso JC, Belval LN, Cimino FA, Orth BD, Hendrix JM, Huang M et al. Low-dose morphine reduces tolerance to central hypovolemia in healthy adults without affecting muscle sympathetic outflow. Am J Physiol Heart Circ Physiol. 2022b;323(1):H89–H99. https://doi.org/10.1152/japplphysiol.00070.2014

[26] Huang M, Watso JC, Belval LN, Cimino FA, Fischer M, Jarrard CP et al. Low-dose fentanyl does not alter muscle sympathetic nerve activity, blood pressure, or tolerance during progressive central hypovolemia. Am J Physiol Regul Integr Comp Physiol. 2022;322(1):R55–R63. https://doi.org/10.1007/s004210100398

[27] Watso JC, Huang M, Belval LN, Cimino FA, Jarrard CP, Hendrix JM et al. Low-dose fentanyl reduces pain perception, muscle sympathetic nerve activity responses, and blood pressure responses during the cold pressor test. Am J Physiol Regul Integr Comp Physiol. 2022;322(1):R64–R76. https://doi.org/10.1016/j.pain.2007.05.003

[28] Wedmore IS, Kotwal RS, McManus JG, Pennardt A, Talbot TS, Fowler M et al. Safety and efficacy of oral transmucosal fentanyl citrate for prehospital pain control on the battlefield. J Trauma Acute Care Surg. 2012;73(6Suppl5):S490–495. https://doi.org/10.1097/TA.0b013e3182754674

[29] Teva GmbH. Leitfaden für medizinisches Fachpersonal zur Verordnung von Actiq®. Ulm; 02/2017. Online unter: https://www.bfarm.de/SharedDocs/Downloads/DE/Arzneimittel/Pharmakovigilanz/Risikoinformationen/EducationMaterial/Anlagen/fentanylcitrat-actiq-aerzte1.pdf?__blob=publicationFile [letzter Aufruf: 31.01.2023]

[30] AGNN – Arbeitsgemeinschaft in Norddeutschland tätiger Notärzte e. V. Therapieempfehlungen für die Notfallmedizin 2022: Erarbeitet und herausgegeben vom Fortbildungsausschuss der AGNN. Lübeck: Schmidt-Römhild Kongressgesellschaft mbH; 2022. Online unter: https://www.agnn.de/wp-content/uploads/2022/03/AGNN-Therapieempfehlungen-2022.pdf [letzter Aufruf: 12.03.2024]

[31] Johnston K, Bonjour T, Powell J, April MD. Battlefield Acupuncture Versus Standard Pharmacologic Treatment of Low Back Pain in the Emergency Department: A Randomized Controlled Trial. J Emerg Med. 2021;61(4):406–415. https://doi.org/10.1016/j.jemermed.2021.07.017

[32] Salamone FJ, Federman DG. Battlefield Acupuncture as a Treatment for Pain. South Med J. 2021;114(4):239–245. https://doi.org/10.14423/smj.0000000000001232

[33] Cohen HML, Wolstenholme R. Penthrox: A breath of PHEC air for the military? BMJ Mil Health. 2020;166(4):257–260. https://doi.org/10.1136/jramc-2018–001122

[34] Mundipharma GmbH. Gebrauchsinformation: Information für Anwender; Penthrox 99,9 % Flüssigkeit zur Herstellung eines Dampfs zur Inhalation: Methoxyfluran: Mundipharma GmbH. 2018. Online unter: https://medikamio.com/downloads/de-de/drugs/penthrox-999-flussigkeit-zur-herstellung-eines-dampfs-zur-inhalation.pdf [letzter Aufruf: 12.03.2024]

[35] Mundipharma GmbH. Penthrox® (Methoxyfluran): Informationsbroschüre für eine sichere Anwendung (wichtige Informationen zur Risikominimierung für Angehörige der Heilberufe). Mundipharma GmbH. 2019. Online unter: https://www.bfarm.de/SharedDocs/Downloads/DE/Arzneimittel/Pharmakovigilanz/Risikoinformationen/EducationMaterial/Anlagen/methoxyfluran-penthrox-aerzte.pdf?__blob=publicationFile [letzter Aufruf: 04.12.2022]

[36] Hards M, Brewer A, Bessant G, Lahiri S. Efficacy of Prehospital Analgesia with Fascia Iliaca Compartment Block for Femoral Bone Fractures: A Systematic Review. Prehosp Disaster Med. 2018;33(3):299–307. https://doi.org/10.1017/s1049023x18000365

[37] Büttner B, Mansur A, Kalmbach M, Hinz J, Volk T, Szalai K et al. Prehospital ultrasound-guided nerve blocks improve reduction-feasibility of dislocated extremity injuries compared to systemic analgesia. A randomized controlled trial. PLoS One. 2018;13(7):e0199776. https://doi.org/10.1371/journal.pone.0199776

3.9 Immobilisation und Splinting

Joshua Böttel, Christoph Lind

Five Bullets auf dem Weg zum Einsatz

- Keine Immobilisation unter direkter Gefahr für Patient und Team!
- Eine alleinige HWS-Orthese ist keine adäquate Immobilisation der Halswirbelsäule!
- Immobilisation kostet Zeit, benötigt eine sichere Handhabung und Vorlauf!
- Beckenschlinge als relevante C-Maßnahme!
- Keine starre HWS-Orthese bei Verdacht auf ein Schädel-Hirn-Trauma!

3.9.1 Konzept der Immobilisation

Eine Immobilisation oder ein Splinting (Schienung) dient der *Ruhigstellung* einer verletzten Körperregion, vor allem während der Transportphasen. Durch eine annähernd vollständige Einschränkung der Beweglichkeit werden mehrere pathophysiologische Aspekte nach stattgehabtem Trauma adressiert. Zur *Schmerzreduktion* führen einerseits die Bewegungseinschränkung, andererseits die Konservierung einer achsgerechten Stellung der Extremität nach Reposition. Durch *achsgerechte Stellung* von frakturierten Extremitäten können zusätzlich Blutungen und neurologische Schäden vermindert werden. Eine sachgerechte Immobilisation kann einen weiteren Transportschaden reduzieren (Lee, Porter 2005[1]; Kleber, Lindner, Bail 2009[2]).

Zu bedenken ist, dass bereits nach 20 Minuten ein *Lagerungsdekubitus* auftreten kann und den bereits kompromittierten Traumapatienten in der weiteren klinischen Versorgung beeinträchtigt (Lovell, Evans 1994[3]). Diese Dekubiti treten mehrheitlich am Hinterhaupt, im Bereich der Schulterblätter, Fersen und des Steißbeins auf. Transportzeiten von 20 Minuten sind gerade im Hinblick auf taktische Lagen schnell erreicht. Weiterhin gilt es zu berücksichtigen, dass das versehentliche Platzieren von Geräten oder Instrumenten auf dem Patienten mitunter zu schweren Verletzungen bis hin zum Kompartmentsyndrom führen kann. Eine Immobilisation, die adäquat all diese Punkte berücksichtigt, *braucht auch in trainierten Teams Zeit.*

3.9.2 Immobilisation im taktischen Setting

In der Taktischen Medizin kommen Immobilisation und Splinting erst in der *Spätphase* des Indirect Threat Care (Tactical Field Care) oder (Tactical) Evacuation Care zum Tragen. In der Phase des Direct Threat Care (Care

Under Fire) und der Frühphase des Indirect Threat Care (Tactical Field Care) gilt es trotz der potenziell positiven Effekte andere medizinische und taktische Prioritäten ausdrücklich in den Vordergrund zu stellen (CoTCCC 2021[4]).
Dennoch sollte man sich frühzeitig im Team mit einer Strategie für die Immobilisation auseinandersetzen, da gerade die Ganzkörperimmobilisation zeitaufwendig ist und weiteres Material benötigt. Eine Schienung mit einem formbaren Device wie z. B. dem SAM®-Splint ist schneller, jedoch nur für wenige Indikationen an den Extremitäten ausreichend suffizient. Welche Immobilisation für den Patienten unter Berücksichtigung des nötigen Zeitaufwandes anzuwenden ist, wird bestimmt von der taktischen Lage und den Untersuchungsbefunden des Patienten. Das Team muss sich immer die Frage stellen, ob es *genug Personal* hat, jetzt eine Immobilisation durchzuführen, und ob es die *Gefährdungslage* zulässt. Die rechtzeitige Antizipation, dass der Patient potenziell von einer Immobilisation profitieren kann, ist unerlässlich. Die Indikation muss vor allem im Hinblick auf begleitende kritische Hämorrhagien hinterfragt werden.

Aktuelle Studienlage zur Immobilisation

- Es gibt keine eindeutige Evidenz pro oder kontra präklinischer Wirbelsäulenimmobilisation durch randomisierte kontrollierte Studien (Kwan, Brunn, Roberts 2001[5]).
- Fünf klinische Prädiktoren zum Ausschluss einer instabilen HWS-Verletzung der NEXUS erreichen eine Sensitivität von 99,6 %. Ausschluss-Bildgebung umfasste HWS-Röntgen in 3 Ebenen (Domeier et al. 2002[6]; Muhr, Seabrook, Wittwer 1999[7]).
- Penetrierendes Trauma mit Wirbelsäulenimmobilisation: NNT 1032 vs. NNH 66 (Haut et al. 2010[8]).
- Keine starre Zervikalstütze kann die instabile HWS ausreichend immobilisieren (Horodyski et al. 2011[9]).
- Sekundäre Rückenmarksschäden können auch unabhängig durch spinale Ödeme und Blutungen entstehen (Asha et al. 2021[10]).

3.9.3 Welche Patienten immobilisieren?

Bei der primären Untersuchung helfen standardisierte prioritätenorientierte Algorithmen (xABCDE, MARCH). Lebensrettende Sofortmaßnahmen stehen im Vordergrund (CoTCCC 2021[4]; DGU 2022[11]; NAEMT/ACS 2015[12]). In diesen Situationen werden noch keine Wirbelsäulen- und/oder Extremitätenverletzungen durch Immobilisationsdevices behandelt. Bei ausreichenden personellen Ressourcen ist eine manuelle In-Line Stabilisierung der HWS möglich, zudem kann der Patient angeleitet werden, sich so wenig wie möglich zu bewegen. Schränken diese Maßnahmen die Suche nach Blutungen oder das Atemwegsmanagement ein, sind diese zu unterlassen.
Nachdem die akut lebensbedrohlichen Probleme ausgeschlossen oder behandelt sind, wird der Verletzte im Rahmen des *Secondary Survey* von

Kopf bis Fuß detailliert untersucht und Wirbelsäulenverletzungen sowie Extremitätenverletzungen genauer erfasst. Diese Untersuchung darf den Transport in eine geeignete Zielklinik bei unkontrollierbaren Blutungen nicht verzögern (CoTCCC 2021[4]; NAEMT/ACS 2015[12]).

Ganzkörperimmobilisation

Um die Notwendigkeit einer Ganzkörperimmobilisation zu beurteilen, helfen die NEXUS-Kriterien (Domeier et al. 2002[6]; Muhr, Seabrook, Wittwer 1999[7]), die Canadian C-Spine Rule (Bandiera et al. 2003[13]) sowie die S3-Leitlinie „Polytrauma" (DGU 2022[11]). Treffen folgende fünf Kriterien nicht zu, ist nicht von einer instabilen Wirbelsäulenfraktur auszugehen:

1. Bewusstseinsstörung
2. Neurologisches Defizit
3. Wirbelsäulenschmerzen oder Muskelhartspann
4. Intoxikation
5. Überlagerndes Trauma

Kinematik

Die Kinematik spielt in den aktuellen Empfehlungen als hartes Kriterium zur Immobilisation keine Rolle mehr. Der Patient mit seinen Beschwerden und Verletzungen steht im Mittelpunkt. Eine undifferenzierte Ganzkörperimmobilisation soll dadurch verhindert werden. Dennoch sollte erwogen werden, ob aufgrund des vermuteten Tat- oder Unfallherganges eine Wirbelsäulenverletzung überhaupt wahrscheinlich ist.
Ein Patient mit isoliertem penetrierenden Trauma nach Schuss- oder Stichverletzung wird von einer Immobilisation nicht profitieren (Haut et al. 2010[8]). Nach Überrolltrauma durch Kraftfahrzeuge oder Sprengverletzungen sind Wirbelsäulenverletzungen wahrscheinlicher (NAEMT/ACS 2015[12]). Dies kann bereits auf Anfahrt im Rahmen eines *Zero Point Surveys* diskutiert werden.

Entscheidung

Eine mögliche Entscheidungshilfe, die sich auch unter taktischen Gesichtspunkten gut abarbeiten lässt und die genannten Punkte berücksichtigt, bietet der Algorithmus aus den „New clinical guidelines on the spinal stabilisation of adult trauma patients" für erwachsene Traumapatienten in Dänemark (vgl. Maschmann et al. 2019[14]; ▶ Abb. 3.37). Überlagernde Verletzungen werden hier bei Patienten mit GCS 15 nicht berücksichtigt. Die Sensitiviät der klinischen Untersuchung wird nicht beeinträchtigt (Maschmann et al. 2019[14]; Konstantinidis et al. 2011[15]).
Die technischen Möglichkeiten werden weiterführend unter ▶ Tab. 3.8 beschrieben.
Geschlossene Extremitätenverletzungen werden im *Primary Survey* nicht behandelt. Dennoch ist das Potenzial des kreislaufrelevanten Blutverlustes relevant. Dieser Punkt sollte allerspätestens in der Evakuierungsphase

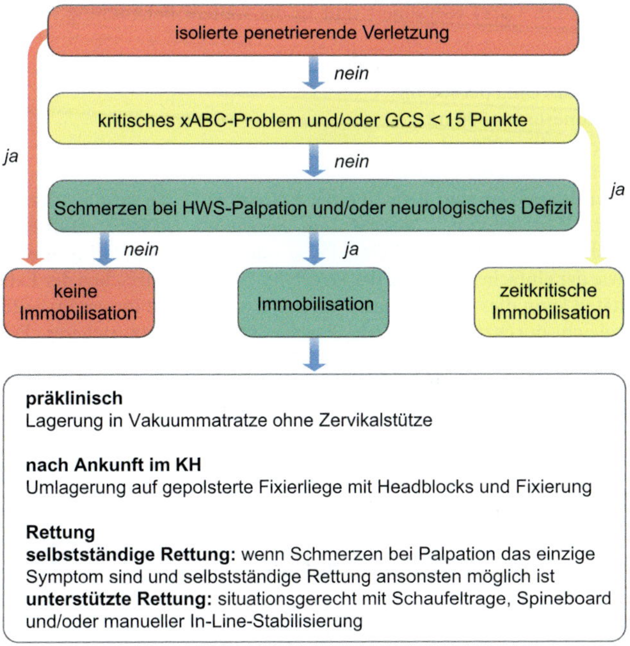

Abb. 3.37 Algorithmus für eine Entscheidungsfindung zur Ganzkörperimmobilisation (nach Maschmann et al. 2019[14]) [H385, L138 (licensed by CC BY 4.0)]

Tab. 3.8 Vor- und Nachteile gängiger Devices unter taktischen Gesichtspunkten

Vakuummatratze	Spineboard	Vakuumschienen	SAM®-Splint
Längerer Transport des Patienten möglich	Potenziell schwimmfähig	Verschiedene Größen für obere und untere Extremität	Röntgendurchlässig, wenig Stauraum benötigt
Passt sich der Patientenanatomie an	Zur technischen Rettung nutzbar	Gute Stabilität auch nach Reposition	An Patienten individuell anpassbar
Absaugpumpe benötigt	Schmerzen, Druckulzera, Zwangshaltung	Absaugpumpe benötigt	Eingeschränkte Stabilität an unterer Extremität
Zeitintensiv	Schnell	Zeitintensiv	Schnell

(Evacuation Care) reevaluiert und in die weitere Behandlung mit einfließen.
Möglicher Blutverlust bei geschlossener Extremitätenverletzung:

- Radius/Ulna bis 400 ml
- Humerus bis 800 ml
- Femur bis 2000 ml
- Tibia/Fibula bis 1000 ml

Neben Inspektion und Palpation der Extremität ist die Prüfung der *peripheren Durchblutung, Motorik und Sensibiltät (pDMS)* erforderlich. Durch Ertasten der peripheren Pulse oder der Rekapillarisierungszeit sowie der einfachen Testung der Sensibilität durch Abstreichen der Extremitäten kann dies schnell erfasst werden. Die pDMS ist immer im Seitenvergleich durchzuführen (Lee, Porter 2005[1]). Trotz sicherer Frakturzeichen wie Fehlstellung, sichtbaren Knochenfragmenten, Krepitation oder abnormer Beweglichkeit lässt sich in Gelenknähe oftmals nicht sicher zwischen Fraktur oder Luxation unterscheiden. Auch bei Verdacht sollte eine Ruhigstellung erfolgen.
Folgende Eckpunkte zur Versorgung von Extremitäten sollten beachtet werden:

- Immobilisierung inklusive der proximal und distal der Verletzung liegenden Gelenke.
- pDMS-Kontrolle *vor und nach* der Maßnahme sowie während des Transports.

Falls die Fraktur oder Luxation grob disloziert und die periphere Durchblutung oder Sensibilität beeinträchtigt ist, sollte vor der Immobilisation bzw. dem Splinting reponiert werden. Es wird versucht, durch axialen Zug die Extremität in Neutralstellung zu bringen.
Der Fokus liegt auf *Wiederherstellung der Durchblutung.* Die Motorik kann eingeschränkt bleiben. Bei dislozierten Sprunggelenksfrakturen mit eindeutiger Fehlstellung sollte aufgrund der geringen Ischämietoleranz ein Repositionsversuch erfolgen (DGU 2022[11]). Die einfache Ruhigstellung lässt sich an der oberen Extremität durch Devices wie den SAM®-Splint schnell sicherstellen. Nach Reposition eignen sich Vakuumschienen. Frakturen des Humerus und des Femurs mit begleitenden Luxationen sollten ohne Bilddiagnostik wegen der möglichen Nervenschädigungen nicht reponiert werden und allenfalls ruhiggestellt werden. Eine signifikante Ruhigstellung und Blutstillung kann durch Applikation von Traktionsschienen erfolgen (Lee, Porter 2005[1]). Weiterhin bietet bei Frakturen des Femurs die Vakuummatratze eine Möglichkeit über die proximalen und distalen Gelenke zu schienen.

3.9.4 Material

Momentan wird die *Vakuummatratze* zur Ganzkörperimmobilisation empfohlen. Eine starre *HWS-Orthese* bringt bei einer Vakuummatratze mit zusätzlichen Headblocks keine bewiesenen Vorteile.

Die Nachteile des *Spineboards* nehmen mit der Zeitdauer zu (Lovell, Evans 1994[3]). Gerade im zivilen taktischen Setting ist auch mit älteren Patienten zu rechnen, die bereits degenerative Knochen- und Gelenkveränderungen sowie Wirbelsäulenfehlstellungen (z. B. M. Bechterew) haben können (Clarke, James, Ahuja 2010[16]). Ein Vorteil des Spineboards ist das gute Handling an größeren Einsatzstellen und die Möglichkeit zur technischen Rettung. Der zeitliche Vorteil des Spineboards schwindet in trainierten Teams.

In einer sicheren Zone stellt eine Umlagerung auf eine Vakuummatratze vor Transportbeginn daher eine weitere Möglichkeit dar. Der Einsatz von *Luftkammerschienen* ist kritisch zu sehen. Sie werden lediglich über die Extremität gezogen und aufgepumpt. Aufgrund des entstehenden Drucks können sie sekundäre Weichteilschäden bis hin zum Kompartmentsyndrom durch zu starkes Aufpumpen provozieren.

Eine weitere Möglichkeit, die selten vorgehalten wird, sind *Traktionsschienen*. Durch die Extension eines Teleskopgestells wird Zug erzeugt und frakturierte Knochenenden in entgegengesetzte Richtungen gezogen. Bei dislozierten Extremitätenfrakturen erfolgt somit eine Reposition, wobei die Frakturenden gleichmäßig auseinandergezogen und durch die Schiene kontinuierlich stabilisiert werden (DGU 2022[11]).

Einen Überblick über die Vor- und Nachteile verschiedener Materialien ist in ▶ Tab. 3.8 gegeben.

NIEMALS VERGESSEN!

- Die alleinig anliegende starre Zervikalstütze ist keine ausreichende Immobilisation der HWS.
- Selbst bei korrekter Anlage kann es zudem zur signifikanten Steigerung des Hirndrucks kommen und auch das Atemwegsmanagement erschweren.
- Traumatische Verletzungen des Rückenmarks sind selten, sekundäre noch viel seltener. Der Gebrauch einer starren Zervikalstütze wird in keiner geltenden Leitlinie obligat vorgeschrieben.

Beckenschlinge

Bei Verdacht auf eine Beckenfraktur soll diese schnellstmöglich mittels Beckenschlinge versorgt und immobilisiert werden. Hier handelt es sich primär um eine C-Maßnahme („**C**irculation“), sie sollte daher, sofern es die taktische Lage zulässt, bereits in der Phase Indirect Threat Care/Tactical Field Care angewandt werden. Hintergrund der Verwendung von Beckenschlingen ist der potenziell massive Blutverlust bei Verletzungen des Beckens und der dortigen Gefäße.

Ziel ist es, das intrapelvine Volumen zu verkleinern sowie ein Zusammenführen von Frakturenden und Gefäßen zu erreichen. Häufig vorkommende Blutungen aus pelvinen Gefäßplexus können dadurch tamponiert werden. Eine Fixierung der Beine, z. B. mittels Tourniquets oder Verbandstoffen, ist *vor* Beckenschlingenanlage zum Schluss des kleinen Beckens obligat.

Mögliche Kriterien zur Anlage der Beckenschlinge:

- Kinematik: Sprengverletzungen, Überollen durch Kraftfahrzeuge, aus Fahrzeug geschleudert, Sturz aus großer Höhe (> 3 Meter)
- Inspektion: Prellmarken, Blutungen, Ablederung im Beckenbereich
- Schmerzen: anamnestisch durch Patienten

Eine routinemäßige Palpation ist für den in der Beckenuntersuchung Ungeübten nicht empfohlen (Shackelford et al. 2017[17]; Shlamovitz et al. 2009[18]).

3

3.9.5 Limitationen

Die Studienlage zur Immobilisation im zivilen Bereich hat bisher noch keinen *eindeutigen* Nutzen gezeigt. Bei Terroranschlägen ist zudem mit einer hohen Anzahl an zivilen Patienten jeglicher Altersklassen zu rechnen. Bei bestehenden Konzepten, die eine schnelle Immobilisation mit einem Spineboard vorsehen, müssen die Komorbiditäten der älteren Patienten bedacht werden. Im Bereich der Immobilisation sowie deren Einbettung in taktische Lagen bedarf es weiterer Forschung.

NACH DER GOLDEN HOUR WEISS ICH, DASS ...

- ... Prioritäten zu setzen sind: xABCD-Maßnahmen haben zu jeder Zeit Vorrang!
- ... ein soliertes penetrierendes Trauma nicht von einer Immobilisation profitiert.
- ... die Entscheidung zur Immobilisation eine körperliche Untersuchung voraussetzt.
- ... die Kinematik helfen kann, jedoch kein alleiniges Kriterium ist.
- ... Immobilisation und Splinting Zeit und Personal benötigen und erst in der Evakuierungsphase durchgeführt werden soll.
- ... die Vakuummatratze mit Headblocks ein probates Mittel zur Ganzkörperimmobilisation ist.
- ... Splinting eine Maßnahme ist, die Schmerzen lindern und Blutungen verringern kann.

Literatur

[1] Lee C, Porter KM. Prehospital management of lower limb fractures. Emerg Med J. 2005;22(9):660–663

[2] Kleber C, Lindner T, Bail HJ. Erstversorgung von Frakturen und Luxationen. Notfall Rettungsmed. 2009;12(7):551–560

[3] Lovell ME, Evans JH. A comparison of the spinal board and the vacuum stretcher, spinal stability and interface pressure. Injury. 1994;25(3):179–180

[4] CoTCCC. Guidelines. Tactical Combat Casualty Care (TCCC). Guidelines for Medical Personnel. 15 December 2021. Online unter: https://learning-media.allogy.com/api/v1/pdf/1045f287-baa4-4990-8951-de517a262ee2/contents [letzter Aufruf: 12.03.2024]

[5] Kwan I, Brunn F, Roberts I. Spinal immobilisation for trauma patients. Cochrane Database Syst Rev. 2001(2):CD002803
[6] Domeier RM, Swor RA, Evans RW et al. Multicenter prospective validation of prehospital clinical spinal clearance criteria. J Trauma. 2002;53(4):744–750
[7] Muhr MD, Seabrook DL, Wittwer LK. Paramedic use of a spinal injury clearance algorithm reduces spinal immobilization in the out-of-hospital setting. Prehosp Emerg Care. 1999;3(1):1–6
[8] Haut ER, Kalish BT, Efron DT et al. Spine immobilisation in penetrating trauma: more harm than good? J Trauma. 2010;68(1):115–120
[9] Horodyski M, DiPaola CP, Conrad BP, Rechtine GR 2nd. Cervical collers are insufficient for immobilizing an unstable cervical spine injury. J Emerg Med. 2011;41(5):513–519
[10] Asha SE, Curtis K, Healy G, Neuhaus L, Tzannes A, Wright K. Neurological outcomes following the introduction of a policy for using soft cervical collars in suspected traumatic cervical spine injury: A retrospective chart review. Emerg Med Australas. 2021;33(1):19–24
[11] DGU – Deutsche Gesellschaft für Unfallchirurgie e. V. S3-Leitlinie Polytrauma/ Schwerverletzten-Behandlung. AWMF-Register-Nr. 187-023. Version 4.1, 31.12.2022. Online unter: https://register.awmf.org/de/leitlinien/detail/187-023 [letzter Aufruf: 12.03.2024]
[12] NAEMT/ACS – National Association of Emergency Medical Technicians (US)/American College of Surgeons (eds). PHTLS: Prehospital Trauma Life Support. Eighth edition. Burlington, Massachusetts USA: Jones & Bartlett Learning. 2015
[13] Bandiera G, Stiell IG, Wells GA et al. The Canadian C-spine rule performs better than unstructured physician judgment. Ann Emerg Med. 2003;42(3):395–402
[14] Maschmann C, Jeppesen E, Rubin MA, Barfod C. New clinical guidelines on the spinal stabilisation of adult trauma patients – consensus and evidence based. Scand J Trauma Resusc Emerg Med. 2019;27(1):77
[15] Konstantinidis A, Plurad D, Barmparas G, Inaba K, Lam L, Bukur M, et al. The Presence of Nonthoracic Distracting Injuries Does Not Affect the Initial Clinical Examination of the Cervical Spine in Evaluable Blunt Trauma Patients: A Prospective Observational Study. J Trauma Inj Infect Crit Care. 2011;71(3):528–32
[16] Clarke A, James S, Ahuja S. Ankylosing spondylitis: inadvertent application of a rigid collar after cervical fracture, leading to neurological complications and death. Acta Orthop Belg. 2010;76(3):413–415
[17] Shackelford SA, Hammesfahr R, Morissette DM et al. The Use of Pelvic Binders in Tactical Combat Casualty Care 2016. J Spec Oper Med. 2017;17(1):135–147
[18] Shlamovitz GZ, Mower WR, Bergman J et al. How (un)useful is the pelvic ring stability examination in diagnosing mechanically unstable pelvic fractures in blunt trauma patients? J Trauma. 2009;66(3):815–820

3.10 Lageangepasster Wärmeerhalt

Raimund Lechner

Five Bullets auf dem Weg zum Einsatz

- Hauptaugenmerk muss auf der konsequenten und frühzeitigen Verhinderung des Auskühlens bei *jedem* Patienten liegen.
- Kommerziell verfügbare Systeme zum Wärmeerhalt sind nicht ausreichend und müssen durch weiteres Material ergänzt werden.
- Kälte wird durch den Retter im Vergleich zum Patienten weniger ausgeprägt wahrgenommen und deswegen oft unterschätzt. In der Wärmepackung müssen sowohl der Infusionsarm als auch potenziell stark blutende Verletzungen leicht zugänglich bleiben.
- Die einfachste und erfolgversprechendste Therapie einer unterkühlungsbedingten Gerinnungsstörung ist die Wiedererwärmung.
- Eine valide Temperaturmessung prähospital ist schwierig, für die Versorgung jedoch auch nicht notwendig.

3.10.1 Relevanz der Unterkühlung

Der *Wärmeerhalt* kommt im xABCD**E**-Algorithmus zur Patientenversorgung erst an letzter Stelle (**E**nvironment). Dies täuscht über die Wichtigkeit eines adäquaten Wärmeerhalts hinweg. Eine akzidentelle Unterkühlung liegt definitionsgemäß bei einer Körperkerntemperatur (KKT) von unter 35 °C vor, die traumainduzierte Unterkühlung beginnt jedoch bereits bei *unter 36 °C* (Bennett et al. 2020[1]). Mit zunehmender Unterkühlung steigt die Morbidität und Mortalität erheblich an (van Veelen, Brodmann Maeder 2021[2]). Im Zivilen sind 40–50 % aller moderat bis schwer verletzten Patienten bei Aufnahme unterkühlt und bei Traumapatienten liegt ab einer KKT < 32 °C die Letalität bei nahezu 100 % (Bennett et al. 2020[1]).

3.10.2 Pathophysiologie

Mit zunehmender Unterkühlung kommt es nach einer kurzzeitigen initialen Steigerung zu einer Abnahme der Atemfrequenz, der Herzfrequenz, des Blutdrucks und des Bewusstseins. Die Unterkühlung ist ein *Hinabgleiten in einen Dämmerzustand,* der mit dem Tod endet (Pasquier et al. 2021[3]). Mit abnehmendem Bewusstsein erhöht sich das Risiko für einen unterkühlungsbedingten Herz-Kreislauf-Stillstand.

Dieses Risiko beginnt bereits ab einer unterkühlungsbedingten Bewusstseinseinschränkung des Stadiums „A" nach WASB (Bestimmung des Bewusstseins nach WASB: W = Patient ist **w**ach, A = Patient reagiert auf **A**nsprache, S = Patient reagiert auf **S**chmerzreiz, B = Patient ist **b**ewusstlos; Musi et al. 2021[4]). Ab diesem Stadium sollte der Patient wegen des Risikos eines Herz-Kreislauf-Stillstandes nicht unnötig und wenn nur vorsichtig bewegt werden. Die früher benutzte Einteilung der Unterkühlung anhand

des Kältezitterns ist verlassen worden, da dies hochvariabel ist und nicht gut mit der KKT und dem Risiko eines unterkühlungsbedingten Herz-Kreislauf-Stillstands korreliert (Musi et al. 2021[4]; ▶ Tab. 3.9)
Zudem kommt es zu zahlreichen pathologischen Veränderungen, deren wichtigste beim Traumapatienten sicherlich eine unterkühlungsbedingte Gerinnungsstörung ist (van Veelen, Brodmann Maeder 2021[2]; s. ▶ Kapitel 2.16 und ▶ Kapitel 3.12).

Tab. 3.9 Behandlungsprinzip der Unterkühlung bei klinischem Befund nach WASB (adaptiert nach Musi et al. 2021[4]; Paal et al. 2022[5]; Lott et al. 2021[6])

	Stadium 1	Stadium 2	Stadium 3	Stadium 4
Klinischer Befund nach WASB	Wach	Ansprechbar	Schmerzreiz oder bewusstlos	„Bewusstlosigkeit“ ohne Vitalzeichen[a)]
Risiko für unterkühlungsbedingten Herz-Kreislauf-Stillstand[b)]	Gering	Moderat	Hoch	Herz-Kreislauf-Stillstand
Sauerstoff mit dem Ziel SpO_2 > 94 %	+	+	+	+
Kohlenhydrate	Warmer gezuckerter Tee, Energieriegel	Glucose i. v./i. o.	Glucose i. v./i. o.	–
Aktive Bewegung	+	(+)[c)]	–	–
Passive Wiedererwärmung (= Isolation)	+	+	+	+
Aktive Wiedererwärmung (= Wärmezufuhr)	(+)	+	+	+
Vorsichtige Mobilisation/ horizontaler Transport (Bergungstod)	-	+	+	+
Defibrillationselektroden (= EKG-Monitoring)	–	+	+	+
Atemwegssicherung	–	–	Erwägen	+

Tab. 3.9 Behandlungsprinzip der Unterkühlung bei klinischem Befund nach WASB (adaptiert nach Musi et al. 2021[4]; Paal et al. 2022[5]; Lott et al. 2021[6]) *(Forts.)*

	Stadium 1	Stadium 2	Stadium 3	Stadium 4
Hypothermie HLW[d)]	–	–	–	+
Krankenhaus mit ECLS	–	–	+	+

+ indiziert; – nicht indiziert
HLW = Herz-Lungen-Wiederbelebung; KKT = Körperkerntemperatur; ECLS = Extracorporeal Life Support
WASB = **W**ach, **A**nsprechbar, **S**chmerzreiz, **B**ewusstlosigkeit
[a)] Für mind. 60 Sekunden suchen bei V. a. Unterkühlung.
[b)] Das Risiko bezieht sich auf alleinige Unterkühlung ohne Begleiterkrankungen (Details in den Originalpublikationen).
[c)] Erlaubt bei starkem Kältezittern und stehendem Patienten.
[d)] Maximal 3 Defibrillationen bei KKT < 30 °C, keine Medikamente bis KKT > 30 °C, dann Verdopplung des Gabeintervalls, intermittierende Reanimation ab KKT < 28 °C möglich, z. B. bei schwierigem Transport (5 Minuten Reanimation, 5 Minuten Pause).

3.10.3 Diagnostik

Die *Temperaturmessung prähospital* – und damit die zweifelsfreie und exakte Diagnose einer Unterkühlung – ist herausfordernd. Eine Unterkühlung bezieht sich immer auf die KKT und nicht auf die Temperatur der Körperperipherie. Die zumeist verwendete infrarotbasierte Messung der Temperatur im Gehörgang ist vor allem in kalter Umgebung sehr fehleranfällig. Geeignete Messmethoden sind prinzipiell die Blasentemperatur, die rektale Temperatur, die ösophageale Temperatur, thermistorbasierte Epitympanalsonden und die nasopahryngeale Temperatur (Einführtiefe Sonde nasal ca. 15 cm; Paal et al. 2022[5]). Die Möglichkeiten hierzu sind prähospital jedoch in der Regel limitiert. Somit verbleiben meist nur die Anamnese, die Auffindesituation oder schlicht die durch den Untersucher gefühlte Hauttemperatur (am besten zwischen den Schulterblättern), um die Verdachtsdiagnose zu erheben. Ein exakter Messwert ist jedoch für das prähospitale Vorgehen auch nicht erforderlich.

3.10.4 Therapie

Eine *Wiedererwärmung prähospital* ist nahezu aussichtslos. Das Hauptaugenmerk muss deshalb auf der konsequenten und zeitigen Verhinderung des Auskühlens liegen. Alle kommerziell verfügbaren Systeme zum Wärmeerhalt sind nicht ausreichend und müssen deshalb nach dem Grundprinzip der von *Hans Hibler* in den 70er-Jahren erstmals beschriebenen *Wärmepackung* ergänzt werden. Kernstück sind eine externe

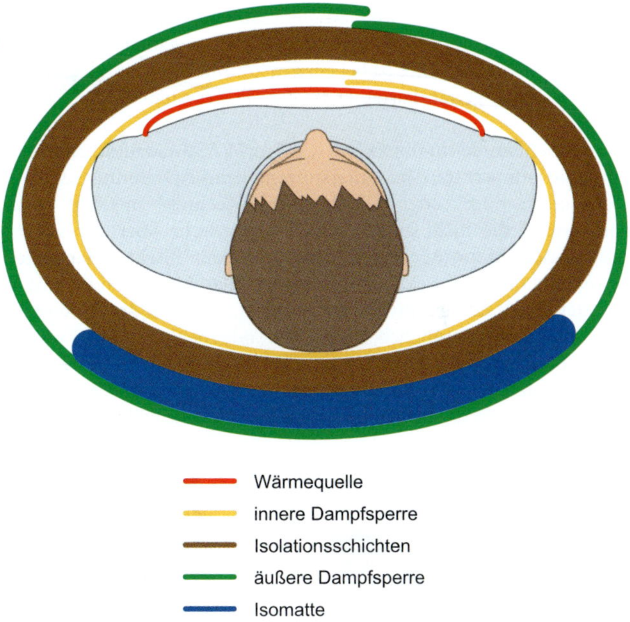

Abb. 3.38 Schichten der Wärmepackung (adaptiert nach Bennett et al. 2020[1]) [P1432, L138]

Wärmequelle und eine Dampfsperre, also eine wasserdichte Schicht, die Wärmeverlust durch Verdunstung (Evaporation), Wärmestrahlung (Radiation) und Luftzirkulation (Konvektion) reduziert. Zudem muss immer gegen den Untergrund isoliert werden (Wärmeverlust durch Konduktion; ▶ Abb. 3.38). Nur völlig durchnässte Kleidung sollte an einem vor Umwelteinflüssen geschützten Ort entfernt werden. Feuchte Kleidung kann belassen werden.

Grundprinzip Wärmepackung

- Kleidung belassen (außer durchnässt)!
- Wärmequelle auf Körperstamm (kein Hautkontakt)!
- Innere Dampfsperre (vor allem um Torso)!
- Isolation von Körper und Kopf („viel hilft viel")!
- Isolation zum Untergrund!
- Bei Regen, Wind, Transport: robuste wasser- und winddichte Schicht (äußere Dampfsperre), die sich zum Transport eignet (z. B. mit Griffen).

Prinzipiell, aber besonders im taktischen Umfeld ist darauf zu achten, dass erstens der Infusionsarm und zweitens äußere stark blutende Verletzungen zur regelmäßigen Wundkontrolle leicht zugänglich bleiben (z. B. Tourniquetkontrolle). Dies ist bei einigen kommerziellen Systemen durch Klettverschlüsse gewährleistet (z. B. das Tragesystem APLS® Thermal Guard).

Ist der Patient nur leicht unterkühlt („W" im WASB-Stadium), sollte er zur Bewegung animiert werden. Unterstützend kann eine Rettungsdecke z. B. in „Windeltechnik" oder „Tiroler Wrap-Technik" angelegt werden. Hierbei wird die nicht aufgefaltete Rettungsdecke über der untersten Kleidungsschicht am Rücken durchgezogen (kein direkter Hautkontakt) und dann unter der Bekleidung entfaltet. Das untere Ende wird nun entweder durch den Schritt gezogen und von oben in die Hose gesteckt (auch unter der Hose möglich; ▶ Abb. 3.39) oder der Oberkörper wird vom Rücken her kommend umwickelt und das bodenseitige Ende wird in die Hose gestopft. Das obere Ende wird um den Kopf gelegt und mithilfe einer Mütze, eines Knotens oder Tapes am Ende der Decke fixiert.

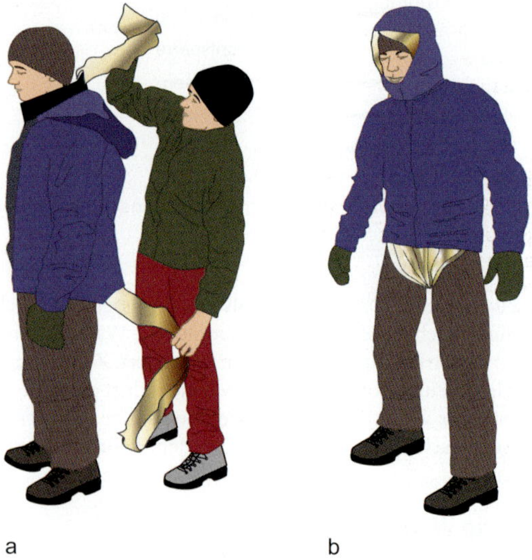

Abb. 3.39 Zur Wiedererwärmung bei leichter Unterkühlung soll der Patient zur Bewegung animiert werden. Unterstützend eignet sich beispielsweise die „Windeltechnik" mit Rettungsdecke. [L138]

a) Die nicht aufgefaltete Rettungsdecke wird über der untersten Kleidungsschicht am Rücken durchgezogen (kein direkter Hautkontakt) und unter der Bekleidung entfaltet.
b) Das untere Ende wird durch den Schritt gezogen und von oben in die Hose gesteckt.

Die weitere Therapie ist in ▶ Tab. 3.9 aufgeführt. Vor allem Ältere, Kinder, schwer verletzte und erkrankte Patienten sind immer von einer begleitenden Unterkühlung bedroht.

3.10.5 Medikamentengabe

- Alle Narkosemedikamente vermindern die körpereigene Temperaturregulationsschwelle und führen so zu einer Unterkühlung. Einzig Esketamin beeinflusst das Temperaturregulationszentrum nicht wesentlich.
- Mit erwärmten Infusionen ist es nicht möglich, einen unterkühlten Patienten relevant zu erwärmen. Dennoch ist die Gabe von warmen Infusionen wichtig, da kalte Infusionen zu einer relevanten Abkühlung führen.
- Ist ein Traumapatient in kalter Umgebung stark flüssigkeitsbedürftig, so empfiehlt es sich, Infusionen als Bolus und nicht als Dauerinfusion zu verabreichen. Dies vermindert die Abkühlung der Infusionsflüssigkeit und macht ein Gefrieren der Flüssigkeit im Infusionsschlauch unwahrscheinlicher.
- Kommerzielle tragbare Infusionswärmer sind eine gute Möglichkeit, Infusionen prähospital zu erwärmen. Alternativ können Wärmedecken verwendet werden, wobei eine um die Infusion und eine um das Schlauchsystem gewickelt und z. B. mit Tape fixiert wird.

NACH DER GOLDEN HOUR WEISS ICH, DASS ...

- ... mit dem Wärmeerhalt frühzeitig begonnen werden muss, um eine relevante Auskühlung zu vermeiden.
- ... eine relevante Unterkühlung prognosebestimmend ist.
- ... alle kommerziell verfügbaren Wärmeerhaltungssysteme unzureichend sind und deswegen individuell ergänzt werden müssen.

Literatur

[1] Bennett BL, Giesbrect G, Zafren K, et al. Management of Hypothermia in Tactical Combat Casualty Care: TCCC Guideline Proposed Change 20-01 (June 2020). J Spec Oper Med. 2020;20:21–35. https://doi.org/10.55460/QQ9R-RR8A

[2] van Veelen MJ, Brodmann Maeder M. Hypothermia in Trauma. Int J Environ Res Public Health. 2021;18(16):8719. https://doi.org/10.3390/ijerph18168719

[3] Pasquier M, Cools E, Zafren K, et al. Vital Signs in Accidental Hypothermia. High Alt Med Biol. 2021;22(2):142–147. https://doi.org/10.1089/ham.2020.0179

[4] Musi ME, Sheets A, Zafren K, et al. Clinical staging of accidental hypothermia: the Revised Swiss System: Recommendation of the International Commission for Mountain Emergency Medicine (ICAR MedCom). Resuscitation 2021. https://doi.org/10.1016/j.resuscitation.2021.02.038

[5] Paal P, Pasquier M, Darocha T, et al. Accidental Hypothermia: 2021 Update. Int J Environ Res Public Health. 2022;19(1):501. https://doi.org/10.3390/ijerph19010501

[6] Lott C, Truhlář A, Alfonzo A, et al. European Resuscitation Council Guidelines 2021: Cardiac arrest in special circumstances. Resuscitation 2021;161: 152–219. https://doi.org/:10.1016/j.resuscitation.2021.02.011

3

3.11 Flüssigkeits- und Volumenmanagement

Lars Hönig

Five Bullets auf dem Weg zum Einsatz

- Konsequente Durchführung des xABCDE-Schemas (inklusive Basisuntersuchung bzw. -monitoring, Dokumentation der Vitalparameter und Interventionen sowie regelmäßige Reevaluation).
- Mindestens 1× i. v. Zugang 18 G (bedarfsadaptiert mehr und größer); alternativ i. o. Zugang.
- Initial bei massivem, akutem intravasalem Volumenmangel: kolloidale Infusionsgabe oder Bluttransfusion erwägen.
- Ziel-Blutdruck bei nichtkontrollierbaren Blutungen: permissive Hypotension RR_{Sys} ~ 80 mmHg (≙ tastbarer Radialispuls); Ziel-Blutdruck bei Schädel-Hirn-Trauma: Normotension $RR_{Sys} > 90$ mmHg.
- „Diamond of Death" (Koagulopathie, Hypothermie, Azidose, Hypokalziämie) bzw. „Triad of Death" (Koagulopathie, Hypothermie, Azidose.) verhindern

3.11.1 Allgemeines

Um das mögliche Verbluten eines Patienten zu erkennen und eine schnelle und konsequente Therapie einleiten zu können, findet sich der massive Blutverlust direkt zu Beginn des xABCDE-Algorithmus unter dem Buchstaben „x" für „Exsanguination" (englisch für „Verbluten", „Ausbluten").

Blutverlust (Hämorrhagie) geht direkt mit traumatischen Verletzungen einher, führt zu weiteren Komplikationen wie Minderperfusion, Hypoxie und Schock und ist eine relevante Todesursache im präklinischen Setting und auf dem Gefechtsfeld (BÄK 2020[1]; CoTCCC 2021[2]). Aus diesem Grund ist neben dem *schnellstmöglichen Stoppen der Blutung* und Minimierung des weiteren Blutverlustes eine *Aufrechterhaltung des Kreislaufs durch Volumentherapie* zwingend erforderlich.

Der Mensch besteht zu etwa 60 % aus Wasser, wobei sich ca. zwei Drittel intrazellulär befinden und sich somit dem primären therapeutischen Zugriff entziehen. Das übrige Drittel verteilt sich mit lediglich 20 % auf den intravasalen Raum, die restlichen 80 % befinden sich im Extrazellulärraum. Dieser Tatsachen muss man sich für ein besseres Verständnis zum Verteilungsverhalten der unterschiedlichen Infusionslösungen der Volumentherapie bewusst sein (Schiewe, Bein 2021[5]; Jedlicka, Jacob, Chappell 2021[6]).

Im Zuge eines akuten Blutverlustes kommt es zu einem absoluten intravasalen Volumenmangel und in der Folge zu einer Reduzierung des Herzzeitvolumens (Frank-Starling-Mechanismus). Daraus resultiert eine

Minderperfusion des Gewebes mit reduzierter Oxygenierung von lebenswichtigen Organen, bekannt als *Volumenmangelschock.* Die Therapie basiert auf einer Volumentherapie, um das Herzzeitvolumen zu erhöhen. Durch die Volumentherapie soll eine *Normovolämie* erreicht werden, um dem Herz durch eine ausreichende Vorlast eine normale Pumpfunktion zu ermöglichen (DGU 2022[3]; DGAV 2020[4]; Schiewe, Bein 2021[5]; Jedlicka, Jacob, Chappell 2021[6]).

Infusionstherapie hat ein potenzielles Komplikationspotenzial und ist Outcome-relevant für den Patienten. Bis vor einigen Jahren erfolgte eine Infusionsverabreichung ohne vermeintliche Indikationsstellung und Wahrnehmung von Wirkungen bzw. Nebenwirkungen. Infusionen wurden nicht als Medikamente gesehen, sondern nur als Trägerlösung zur i. v. Therapie. Die Folge waren Hämodilutionen mit Dilution von Gerinnungsfaktoren, Verschiebungen des Blut-pH in Richtung Azidose und die Zufuhr von „freiem Wasser", was häufig in peripheren und Lungenödemen resultierte (BÄK 2020[1]; DGU 2022[3]; DGAV 2020[4]; Schiewe, Bein 2021[5]; Jedlicka, Jacob, Chappell 2021[6]).

Eine zielgerichtete und algorithmusgesteuerte Volumengabe kann Komplikationen reduzieren und das Outcome des Patienten verbessern („Goal-Directed Therapy").

Ziel der Volumentherapie ist der Erhalt eines ausreichenden Sauerstoffangebots durch Erhöhung und Erhalt der Vorlast (mit einhergehender Erhöhung des Herzzeitvolumens und Verbesserung der Organperfusion) ohne Gefährdung des Patienten durch Hypervolämie.

Mit der Entdeckung der *endothelialen Glykokalyx (EG)* hat sich die Sichtweise auf das Volumenmanagement geändert. Dies führte zu einer Neubewertung des klassischen Starling-Modells sowie zu einem besseren Verständnis der Pathophysiologie v. a. im Rahmen von Hypo- und Hypervolämien. Die EG sitzt den Endothelzellen luminal auf und ist teilweise so dick wie die Endothelzelle selbst. Die EG ist negativ geladen. Sie trägt einen wesentlichen Teil zur Aufrechterhaltung des onkotischen Drucks bei und ist durchlässig für kleine Moleküle und Elektrolyte. Im Allgemeinen beherbergt sie unter anderem den Von-Willebrand-Faktor, Antithrombin, NO-Synthase und weitere Moleküle, welche v. a. bei schwer kranken Patienten (Trauma, Sepsis etc.) im Rahmen der Degradierung der EG freigesetzt werden und die plasmatische Blutgerinnung und Thrombozytenaggregation aktivieren. Zusätzlich kommt es zu einer Extravasation von Plasmaproteinen und Wasser und einer Verlängerung der Diffusionsstrecke (BÄK 2020[1]; CoTCCC 2021[2]; DGU 2022[3]; DGAV 2020[4]; Schiewe, Bein 2021[5]; Jedlicka, Jacob, Chappell 2021[6]; Bein, Scholz 2021[7]).

NIEMALS VERGESSEN!

- Ein intaktes Gefäßsystem mit einer funktionierenden vaskulären Barriere ist für eine erfolgreiche Therapie ebenso wichtig wie die Zusammensetzung der Infusionslösung.

Es bestehen deutliche Unterschiede zwischen der Therapie bei Großschadensereignissen sowie taktischen Lagen innerhalb fester ziviler Infrastrukturen (z. B. Terrorlagen innerhalb von Großstädten mit mehreren verfügbaren Krankenhäusern im Umfeld, i. d. R. keine präklinisch verfügbaren Blutkonserven außer auf wenigen Luftrettungsmitteln) und der Therapie auf dem Gefechtsfeld (ohne feste Transport- bzw. Infrastrukturen, keine oder wenig verfügbare medizinische Einrichtungen, ggf. Blutkonserven verfügbar).
Mehr noch, vor dem Hintergrund der derzeit in Deutschland publizierten Leitlinien und geltenden Gesetze sind viele der US-amerikanisch beeinflussten Empfehlungen aus dem Bereich der Taktischen Medizin (z. B. TCCC Guidelines) nur sehr schwer implementierbar und darüber hinaus nicht kongruent zu den aktuellen Handlungsempfehlungen. Dies gilt umso mehr für nichtärztliches Personal. Darüber hinaus divergieren diese durch lokale Gepflogenheiten sowie mediko-legale Implikationen oder Vorbehalte (wie beispielsweise die Freigabe invasiver Maßnahmen oder die Gabe von Medikamenten) sehr stark in den unterschiedlichen Gebietskörperschaften bzw. Institutionen.
Aus diesem Grund werden in diesem Kapitel beispielsweise die Empfehlungen zur Volumentherapie im „regulären" präklinischen Setting und die Therapieempfehlungen gemäß Tactical Combat Casualty Care (TCCC; CoTCCC 2021[2]) auf dem Gefechtsfeld vorgestellt.

3.11.2 Volumen vs. Flüssigkeit

Grundsätzlich muss zwischen einem intravasalen *Volumenmangel* und einem *Flüssigkeitsmangel* des gesamten Extrazellulärraumes unterschieden werden, da sich hiernach die Therapie richtet.
Im Zuge eines Volumenmangelschocks kommt es durch den Frank-Starling-Mechanismus (s. o.) zu einer Minderperfusion des Gewebes. Mit einer *Volumentherapie* versucht man, das Herzzeitvolumen zu erhöhen, um Normovolämie mit einhergehender ausreichender Pumpleistung zu erreichen. Dies ist vorerst nicht mit einer Blut-Transfusionstherapie gleichzusetzen, welche zur Steigerung des arteriellen Sauerstoffgehaltes durchgeführt wird.
Bei exsikkierten bzw. dehydrierten Patienten ist hingegen der gesamte Extrazellulärraum betroffen. Aufgrund eines permanenten Flüssigkeitsverlusts (Urinproduktion, Perspiratio insensibilis etc.), welcher nicht mehr durch die Aufnahme über den Magen-Darm-Trackt ausgeglichen werden kann, bedarf dies einer *Flüssigkeitssubstitution* (DGU 2022[3]; DGAV 2020[4]; Jedlicka, Jacob, Chappell 2021[6]).

3.11.3 Infusionslösungen und Blut

Eine ideale Infusionslösung würde die Zusammensetzung der extrazellulären Elektrolyte abbilden, sie hätte keinen negativen Einfluss auf den

Säure-Basen- oder Elektrolythaushalt und würde ohne Gewebsakkumulation metabolisiert. Eine solche Flüssigkeit gibt es jedoch aktuell nicht (Jedlicka, Jacob, Chappell 2021[6]).

Balancierte hypotone, isotone oder hypertone Infusionen

Balancierte Infusionen haben eine ähnliche Elektrolyt-Zusammensetzung wie das Blutplasma und verhalten sich gegenüber dem Säure-Basen-Haushalt neutral. Dies verhindert eine iatrogene Elektrolytstörung im Rahmen der Infusionstherapie.

Ringer-Lactat-Lösungen sind leicht hypoosmolar und können ein mögliches Hirnödem bei SHT verstärken, ebenso können sie die Schockdiagnostik aufgrund des iatrogenen Anstiegs des Plasmalactatspiegels stören. Aufgrund der besseren Alternativen wird der Einsatz von Ringer-Lactat-Lösungen nicht mehr empfohlen.

Ringer-Malat- oder Ringer-Acetat-Infusionen sind vollständig isoosmolar und verstärken ein mögliches Hirnödem bei einem SHT nicht. Ebenso zeigte sich in Tierversuchen eine geringere Mortalität unter Ringer-Malat-Lösungen. Im Vergleich zu anderen Infusionslösungen ist der Abbau von Malat und Acetat in der Leber mit dem geringsten O_2-Verbrauch assoziiert (DGU 2022[3]; DGAV 2020[4]; Schiewe, Bein 2021[5]; Jedlicka, Jacob, Chappell 2021[6]).

Wichtig: Gemäß gültiger S3-Leitlinien soll eine balancierte Elektrolytlösung auf Malat- oder Acetat-Basis verwendet werden (DGU 2022[3]; DGAV 2020[4]).

Isotone Kochsalzlösungen haben eine ausgeprägte unphysiologische Elektrolytverteilung (sehr hoher Chloridanteil) und führen zu Elektrolytverschiebungen im Plasma. Sie führen zu einer hyperchlorämischen Azidose und einer Hypernatriämie mit begleitender Hyperosmolarität und in der Folge zu Ödemen und Zellschrumpfung. Letzteres führt v.a. bei den sensiblen Zellen des Nervensystems zu irreparablen Schäden (DGU 2022[3]; DGAV 2020[4]; Schiewe, Bein 2021[5]; Jedlicka, Jacob, Chappell 2021[6]).

In den letzten Jahren hat die präklinische Verwendung von *hypertoner 7,5-prozentiger Kochsalzlösung* zugenommen. Pathophysiologisch soll die Mikrozirkulation verbessert werden, da die hypertone Lösung intrazelluläre und interstitielle Flüssigkeit in den Intravasalraum mobilisiert. Es kommt zu einem raschen Blutdruckanstieg und einem geringeren Volumenbedarf. Neueste Studien zeigten jedoch einen negativen Effekt der hypertonen Kochsalzlösung, welche aufgrund der ausgelösten Hypernatriämie die Glykokalyx (s. o.) schädigt und zusätzlich eine profibrinolytische Koagulopathie fördert (DGU 2022[3]; DGAV 2020[4]; Schiewe, Bein 2021[5]; Jedlicka, Jacob, Chappell 2021[6]).

Cave: Gemäß den aktuellen Empfehlungen sollen isotone Kochsalzlösungen (NaCl 0,9 %) nicht bei kritisch kranken Patienten eingesetzt werden, da diese Nierenschäden bzw. Niereninsuffizienz und Letalität signifikant erhöhen. Der Einsatz von hypertonen Kochsalzlösungen ist ebenfalls

3

sehr kritisch zu betrachten (DGU 2022[3]; DGAV 2020[4]; Schiewe, Bein 2021[5]; Jedlicka, Jacob, Chappell 2021[6]).

Kristalloide Infusionsen

Kristalloide Infusionslösungen bestehen aus Wasser und Elektrolyten, welche die vaskuläre Barriere ohne Hindernisse passieren können. Idealerweise kommen sie an die Zusammensetzung im Serum heran und werden *Vollelektrolytlösungen* (VEL) genannt. Sie verteilen sich im gesamten Extrazellulärraum, womit der Volumeneffekt von Kristalloiden nur ca. 20 % beträgt. (Der Volumeneffekt beschreibt, wie lange eine Lösung im intravasalen Raum bleibt, bevor sie in den extrazellulären Raum übertritt oder renal eliminiert wird.)

Da Wasser den Elektrolyten gemäß einem osmotischen Gradienten folgt, muss bereits bei ausgeglichenen Volumenverhältnissen und einer intakten vaskulären Barriere die 4- bis 5-fache Menge an Kristalloiden infundiert werden, um einen akuten Blutverlust auszugleichen. Eine übermäßige Zufuhr an Kristalloiden führt jedoch rasch zu einem interstitiellen Ödem und diversen Organkomplikationen, welche mit einer erhöhten Letalität einhergehen. Zudem wird durch den Verdünnungseffekt die Durchblutung im Kapillarbett verändert, was wiederum zu einem gestörten Sauerstofftransport führt (DGU 2022[3]; DGAV 2020[4]; Schiewe, Bein 2021[5]; Jedlicka, Jacob, Chappell 2021[6]).

Kolloidale Infusionen

Kolloidale Infusionslösungen enthalten Makromoleküle oder Proteine. Diese können die intakte vaskuläre Barriere kaum passieren. Somit beträgt ihr Volumeneffekt beinahe 100 %. Sie verhalten sich gegenüber dem Interstitium und dem Intrazellulärraum praktisch neutral.

Bei einer gestörten vaskulären Barriere können größere Moleküle problemlos in das Interstitium gelangen, und der Volumeneffekt reduziert sich drastisch. Ebenso kommt es aufgrund des osmotischen Gradienten zur Erzeugung oder Verstärkung von interstitiellen Ödemen.

Vertreter von kolloidalen Infusionen sind unter anderem Hydroxyethylstärke (HES), Dextrane, Gelatine und Albumin.

In den letzten Jahrzehnten sind *HES-Präparate* teilweise in Verruf geraten: Es wurden neue Kontraindikationen und Anwendereinschränkungen erlassen (aufgrund der Ergebnisse der VISEP-, 6S-, CHEST-Studie). In der etwas jüngeren CRISTAL-Studie, welche explizierter die Verwendung von Kristalloiden zur initialen Stabilisierung von Patienten im hypovolämen Schock untersuchte, zeigten sich jedoch signifikante Überlebensvorteile in der Kolloidgruppe. Metaanalysen aus 2018 und 2020 konnten keinen Unterschied bezüglich der Letalität zwischen HES-Präparaten und Kristalloiden feststellen (Jedlicka, Jacob, Chappell 2021[6]). In der S3 Leitlinie Polytrauma finden HES Präparate keine Berücksichtigung.

HES kann bei septischen Patienten zu Nierenfunktionsstörungen und Übersterblichkeit führen, sofern sie nach der initialen hämodynamischen

Stabilisierung und/oder über die Maximaldosen hinaus verabreicht werden.

Nach einer Entscheidung der Europäischen Kommission die Zulassung für HES Präparate ruhen zu lassen, entschied das BfArM im November 2023, dass die Bedingungen für die Aufhebung des Ruhens der Zulassung derzeit erfüllt sind. Voraussetzung für die Gabe sind eine jährliche Anwenderschulung sowie die richtige Indikationsstellung „akuter-schwerer Blutverlust" (s. o.).

Bei akuten Blutungen können HES-Infusionen zum Hypovolämie-Ausgleich genutzt werden, sofern die Gabe von Kristalloiden Infusionen nicht ausreicht und Blutprodukte in Form von Erythrozyten oder Warmblut nicht zur Verfügung stehen. Sofern jedoch bereits der Verdacht einer trauma-induzierten Koagulopathie (TIC, s. ▶ Kapitel 2.16) besteht, sollten kolloidale Lösungen nicht verabreicht werden, da es durch die Hypervolämie zu einer Degradierung der Glykokalyx kommt (DGU 2022[3]; DGAV 2020[4]; Schiewe, Bein 2021[5]; Jedlicka, Jacob, Chappell 2021[6]).

Wichtig: Kolloidale Lösungen können das Outcome verbessern, sofern diese im Rahmen von zielgerichteter und algorithmusgesteuerter Therapie verabreicht werden.

Das Nutzen-Risiko-Profil von *Gelatine* ist dem von HES am ehesten gleichwertig, wobei es bei Gelatine häufiger zu allergischen Reaktionen kommt. Das früher propagierte bessere Risiko-Nutzen-Profil in Bezug auf die Nierenfunktion von Gelatine gegenüber HES scheint sich nach aktueller Studienlage nicht zu bewahrheiten (DGU 2022[3]; DGAV 2020[4]; Schiewe, Bein 2021[5]; Jedlicka, Jacob, Chappell 2021[6]).

Albumin ist als menschliches Produkt teuer in der Herstellung, limitiert in seiner Verfügbarkeit und aufwendiger in der Handhabung (Kühlkette, Glasflaschen). In den aktuellen Studien zeigt sich ein neutraler Effekt bezüglich der Letalität im Vergleich zu kristalloiden Infusionen. Ebenso zeigen sich nur geringe Auswirkungen auf die Nierenfunktion. Albumin zeigte im Vergleich zu kolloidalen Infusionen auch keinen Vorteil bezüglich der Letalität. Zusammenfassend kann man die Verwendung von Albumin als sicher bezeichnen, es sollte jedoch nicht zur Initialtherapie eingesetzt werden, da es nicht in ausreichender Menge zur Verfügung steht (DGU 2022[3]; Schiewe, Bein 2021[5]; Jedlicka, Jacob, Chappell 2021[6]; Bein, Scholz 2021[7]).

Ein Therapieansatz kann sein: Bei initialem Schock den Patienten mit Kolloiden stabilisieren, wenn es sich um eine Großschadenslage handelt und die Ressourcen personell wie materiell eingeschränkt sind. Anschließend mit kristalloiden Infusionen weiterbehandeln (Jedlicka, Jacob, Chappell 2021[6]).

NIEMALS VERGESSEN!

- Kolloidale Infusionen sollten nur bei akutem intravasalem Volumenmangel zum Einsatz kommen!

Erythrozytenkonzentrate

Erythrozytenkonzentrat (EK) wird aus Vollblut hergestellt und bestehen hauptsächlich aus intakten Erythrozyten sowie einem geringen Teil an Plasma, Leukozyten und Thrombozyten. Somit machen EKs den wesentlichen Teil des Atemgastransports zwischen Lunge und Gewebe aus. Nach der Transfusion von EKs steigt üblicherweise die Hämoglobinkonzentration um 1,0 g/dl und der Hämatokrit um ca. 3–4 %.

3

EK kann in speziellen Kühlschränken bei ca. 4 °C für ca. 58 Tage gelagert werden (BÄK 2020[1]). Dies limitiert jedoch die Menge an EK, die man im präklinischen Setting mitführen kann. Seit wenigen Jahren führen mehrere RTH in Deutschland EKs und Gerinnungsprodukte mit, welche im Notfall auch nachgefordert werden können.

3.11.4 Feststellen des Volumenbedarfs

Präklinik

Der Verdacht auf einen Volumenmangel muss schnellstmöglich durch eine *körperliche Untersuchung und zielgerichtete Befragung* erhärtet werden. Dabei kommen Blutungen, Dehydratation, Sepsis oder andere Auslöser als Ursache infrage.

Im Rahmen der Verlaufsbeobachtung wird die Reaktion auf eine Volumengabe beurteilt. Untersucht werden sollten u. a. Zunge, Halsvenen, Handrückenvenenfüllung, Auskultation/Perkussion der Lunge (Pleuraergüsse), Palpation des Abdomens (Aszites), Untersuchung auf Ödeme (v. a. Unterschenkel).

Häufig wird bei Hypotension mit einhergehender Tachykardie ein Volumenmangel diagnostiziert. Der arterielle Blutdruck hat jedoch nur eine geringe Sensitivität und Spezifität zur Diagnose eines intravasalen Volumenmangels und ist für sich allein unzureichend zur Diagnosestellung und Therapiekontrolle eines Volumenmangels. In Kombination mit anderen Messverfahren, v. a. dem Passive-Leg-Raising-Test (s. u.), ist er ein geeigneter Parameter zum Start der initialen Therapie.

Die kapilläre Füllungszeit (Refill-Zeit, Recap-Zeit) und der Hauttugor haben eine sehr schlechte Sensitivität für das Vorliegen eines Volumenmangels. Hingegen hat eine Tachykardie im Liegen nur eine hohe Spezifität. Somit eignen sich auch diese diagnostischen Parameter für sich allein genommen nur bedingt zur Indikationsstellung und Verlaufsbeurteilung einer Volumentherapie.

Sofern im Rahmen von POC-Diagnostik (Point of Care) die Durchführung von Blutgasanalysen (BGA) möglich ist, sollten Parameter wie Laktat, Hämatokrit und Base Excess (BE) bei der Diagnose eines Volumenmangels mit hinzugezogen werden.

Ebenso kann im Rahmen der POC-Diagnostik eine sonografische Darstellung der Vena cava inferior (VCI) durchgeführt werden. Hierbei deuten ein VCI-Durchmesser ≤ 10 mm und/oder ein atemabhängiger Kollaps auf einen Volumenmangel hin. Eine VCI ≥ 22 mm macht einen Volumenmangel unwahrscheinlich.

Im Rahmen der Echokardiografie (z. B. Focus-Assessed Transthoracic Echocardiography, FATE) sind „leere" Ventrikel („Kissing Papillary Muscles") Hinweise für einen Volumenmangel.

Sofern die Zeit und die Möglichkeiten bestehen, sollte ein Passive-Leg-Raising-Test (PLR-Test) durchgeführt werden. Dieser hat eine hohe Sensitivität und Spezifität für einen Volumenmangel. Der Test ist relativ einfach und ohne das Risiko einer Volumenüberladung durchzuführen. Durch die Autotransfusion von ca. 300 ml Blut aus den unteren Extremitäten kann bei einhergehender Steigerung des Herzzeitvolumens ein Volumenbedarf diagnostiziert werden. Kontraindikationen für den PLR sind u. a. ein Schädel-Hirn-Trauma bzw. Erkrankungen oder Verletzungen, die eine Oberkörperflachlagerung verbieten.

3

Passive-Leg-Raising-Test (PLR-Test)

- Die Beine werden um 45 Grad angehoben (simuliert die Wirkung von ~ 500 ml kristalloider Infusionslösung)
  - Steigt der Pulsdruck (PD) um ≥ 10 %, ist die Gabe von 500 ml kristalloider Infusion sinnvoll.
  - Beispiel: Blutdruck (RR) des Patienten 100/50 mmHg (PD: $RR_{Sys} - RR_{Dia} \triangleq 50$ mmHg); nach Anheben der Beine RR: 116/57 mmHg (PD: 59 mmHg); der PD ist also um 18 % angestiegen und es kann von einer positiven Volumenreagibilität ausgegangen werden.
- *Cave!* Unzuverlässig bei schwerer Hypovolämie, da in diesem Fall (abhängig vom Gesamtblutvolumen) nur wenig Blut mobilisiert werden kann.
- *Achtung*: Bei beatmeten Patienten kann zusätzlich ein Anstieg des etCO2 von > 5 % als Prädiktor für einen Volumenmangel herangezogen werden.

Alle diese Untersuchungen und Maßnahmen dürfen *in einer taktischen Lage,* in der die Zeit und die Ressourcen limitiert sind, nicht die Verzögerung einer invasiven und/oder therapeutischen Maßnahme bewirken. Hierbei gilt es, Auffälligkeiten im Primary Survey mit der Plausibilität des Traumas zu kombinieren und bedarfsorientiert die Flüssigkeits- bzw. Volumentherapie zu starten.

Grundsätzlich ist die Volumengabe indiziert, wenn die Steigerung der Vorlast auch zu einer Zunahme des Schlagvolumens führt. Eine zu große Vorlast (z. B. durch Volumenüberladung) steigert die Auswurfleistung des Herzens nicht mehr und kann sogar zur Abnahme des Schlagvolumens führen.

Wichtig ist zu beachten, dass trotz eines adäquaten Volumenbolus nur etwa die Hälfte aller Patienten eine Steigerung des Herzzeitvolumens erfährt. Dies verdeutlich die absolute Notwendigkeit einer sorgfältigen Indikationsstellung zur Volumentherapie sowie deren Kontrolle (DGAV 2020[4]; Schiewe, Bein 2021[5]).

TCCC Guidelines

Gemäß TCCC Guidelines (CoTCCC 2021[2]) besteht die Indikation zur Volumentherapie bei Anzeichen eines hämorrhagischen Schocks. Dieser ist gekennzeichnet durch das Vorliegen folgender Kennzeichen:

- Veränderter Bewusstseinszustand *ohne* Schädel-Hirn-Trauma
- UND/ODER schwacher bzw. fehlender Radialispuls (RR_{Sys} < 80 mmHg)

Sofern diese Symptome nicht vorliegen, gibt es vorerst keine Indikation zur Volumentherapie und der Patient kann, sofern er bei ausreichendem Bewusstsein mit Schluckreflex ist, oral Flüssigkeit zu sich nehmen (CoTCCC 2021[2]).

3.11.5 Management einer Hämorrhagie – Volumenmanagement

Grundsätzliches

Es sollte ein striktes und strukturiertes Vorgehen gemäß xABCDE-Schema erfolgen.

Oberste Priorität hat die Blutstillung, um einen weiteren Blutverlust und damit einhergehende Komplikationen wie Volumenmangelschock, Hypoxie, Koagulopathie etc. zu verhindern. Zusätzlich muss die Hypothermieprophylaxe bereits während der Volumentherapie erfolgen.

NIEMALS VERGESSEN!

- Verhinderung des „Diamond of Death*", bzw. „Triad of Death"
  - Koagulopathie
  - Hypothermie
  - Azidose
  - Hypokalzämie*

Grundsätzlich sollte jeder Traumapatient mit mindestens einem i. v. Zugang 18 G (Durchfluss ca. 100 ml/Minute) instrumentiert werden. Je ausgeprägter die Schocksymptomatik und je größer das Trauma bzw. der vermutete Blutverlust, desto mehr und größere i. v. Zugänge sollten angelegt werden. Sofern eine intravenöse Anlage nicht möglich ist, muss zügig auf die intraossäre Alternative zurückgegriffen werden. Die sichere Anlage (ggf. Rücklaufprobe, schnelle Tropfgeschwindigkeit) muss sichergestellt sein.

Es empfiehlt sich, komprimierbare Infusionsgebinde zu nutzen, um eine Schnellinfusion gewährleisten zu können. Die Gabe von Tranexamsäure (TXA) oder eine Bluttransfusion (bei verfügbarer Ressource) muss evaluiert werden (s. ▶ Kapitel 3.12). Die regelmäßige Evaluation und Reevalution des Volumenstatus (Hypo-, Normo- oder Hypervolämie) mit der möglichen Indikation zur Beendigung der Volumentherapie darf nicht vergessen werden.

Die lange geltende Meinung, dass eine Volumentherapie das Outcome verbessere, ist widerlegt worden. Eine forcierte Volumentherapie bei akut blutenden Patienten (mit nicht kontrollierbarer Blutung) zeigte in mehreren randomisierten Studien eine Erhöhung der Mortalität (BÄK 2020[1]; CoTCCC 2021[2]; DGU 2022[3]; DGAV 2020[4]; Schiewe, Bein 2021[5]).

Ziel der Volumentherapie ist die Verbesserung der Mikrozirkulation und Organperfusion.

Volumenmanagement in der Präklinik

Im Rahmen einer akuten unkontrollierbaren Blutung (v. a. intrathorakal, intraabdominell) muss die chirurgische Therapie so schnell wie möglich erfolgen und sollte durch präklinische Maßnahmen nicht verzögert werden (▶ Abb. 3.40).

Eine *moderate Volumentherapie* mit einer kontrollierten Hypotension (≙ permissive Hypotension), welche einem systolischen Blutdruck um 80 mmHg (bzw. tastbarer Radialispuls) entspricht, wird gemäß der aktuellen Leitlinien (BÄK 2020[1]; DGU 2022[3]; DGAI 2020[4]) empfohlen.

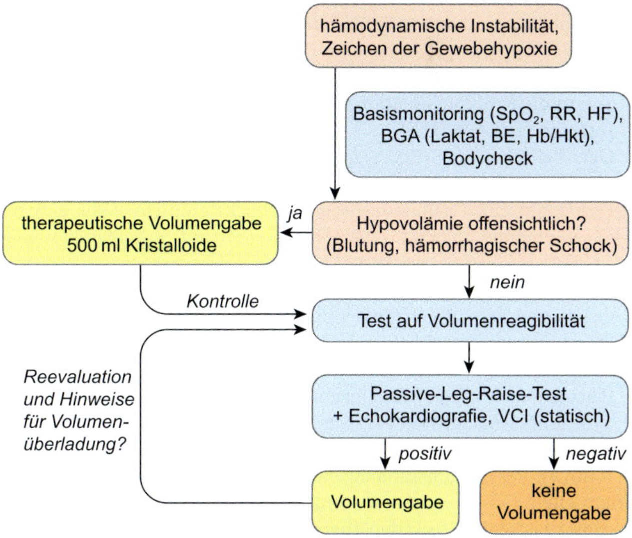

Abb. 3.40 Algorithmus zur präklinischen Volumentherapie (modifiziert nach Schiewe, Bein 2021[5]) [F780-007, L138]

Ziel der permissiven Hypotension:

- Blut und Gerinnungsfaktoren nicht weiter „verdünnen".
- Verhinderung weiterer Blutungen.
- „Don't pop the clot" – nicht das Gerinnsel „absprengen".

Bei akuten kontrollierbaren Blutungen (z. B. isolierten Extremitätenverletzungen) wird hingegen eine *bedarfsorientierte Volumentherapie* mit dem Erreichen des individuellen Zieldrucks propagiert.

Die permissive Hypotension darf nicht bei Patienten mit kardialen Vorerkrankungen oder einem SHT eingesetzt werden. Diese sollen einen Ziel-Blutdruck von $RR_{Sys} \geq 90$ mmHg erhalten.

Bei hämorrhagischen Patienten sollte im Verlauf eine Katecholamintherapie erwogen werden (DGU 2022[3]).

Volumenmanagement gemäß TCCC Guidelines

Im Vergleich zu früheren Empfehlungen werden in den aktuellen TCCC Guidelines für medizinisches Personal (CoTCCC 2021[2]) keine kristalloiden Infusionen, sondern ausschließlich Blut- und Blutersatzprodukten zur Volumentherapie genannt.

Dies kann in den meisten Landkreisen in Deutschland ein Problem darstellen, da bislang nur spezielle Rettungsmittel (wenige Rettungshubschrauber und Rapid-Response-Fahrzeuge) zur Anlage einer extrakorporalen Membranoxygenierung (ECMO) oder Durchführung einer Clamshell-Thorakotomie (s. ▶ Kapitel 3.6 und ▶ Kapitel 3.7), die beide mit einem hohen Bedarf an Erythrozytenkonzentraten assoziiert sind, spezifische Blutprodukte in limitierter Anzahl mitführen.

Als vertretbare Strategie zum *Volumenersatz* gilt:

- Initiale Therapie mit balancierter kristalloider Lösung
- Sofern die Kreislaufsituation nicht beherrschbar ist: 500 ml kolloidale Infusion (z. B. 6 % HES)
- Ggf. (bei schweren Schockzeichen und massivem Blutverlust) initialer, schneller Bolus von 200 ml hypertoner Kochsalzlösung (10 %)

Bei Vorliegen eines hämorrhagischen Schocks empfehlen die aktuellen TCCC Guidelines folgende *Therapieoptionen* (mit absteigendem Empfehlungsgrad; CoTCCC 2021[2]):

- Gekühltes Blut (Blutgruppe 0), geringer Titer
- Gekreuztes Frischblut (Blutgruppe 0), geringer Titer
- Plasma, Erythrozytenkonzentrate und Thrombozytenkonzentrate im Verhältnis 1:1:1
- Plasma *und* Erythrozytenkonzentrate im Verhältnis 1:1
- Trockenplasma, flüssiges Plasma, aufgetautes Plasma *oder* Erythrozytenkonzentrate als Einzelpräparate

Im Rahmen des Volumenmanagements bzw. der Transfusion muss der Patient engmaschig reevaluiert werden, um eine mögliche Transfusionsreaktion zu erkennen bzw. den Therapieverlauf beurteilen zu können. Die Therapie muss gemäß TCCC Guidelines solange fortgeführt werden, bis Folgendes eingetreten ist (CoTCCC 2021[2]):

- Tastbarer Radialispuls
- ODER verbesserter Bewusstseinszustand (GCS)
- ODER systolischer Blutdruck > 100 mmHg

Wenn *eines* der oben genannten Ziele erreicht ist, kann die Volumentherapie beendet werden.

Patienten mit einem veränderten Bewusstseinszustand und dem Verdacht eines SHT sollen bei schwachem oder fehlendem Radialispuls solange eine Volumentherapie erhalten bis

- ein tastbarer Radialispuls vorhanden ist
- ODER ein systolischer Blutdruck von 100–110 mmHg erreicht ist

Bei der Transfusion von Blutprodukten empfehlen die TCCC Guidelines zusätzlich die Gabe von 1 g Calcium i.v. oder i.o. (≙ 30 ml Calciumgluconat 10 % oder 10 ml Calciumchlorid 10 %; CoTCCC 2021[2]).

Cave: Sofern bei einem Schock die Volumentherapie Patienten nicht anspricht oder eine wiederkehrende Schocksymptomatik auftritt, muss ein Spannungspneumothorax in Erwägung gezogen werden (s. ▶ Kapitel 3.6).

Volumenmanagement bei Verbrennungen

Verbrennungen und deren Therapie werden ausführlich im ▶ Kapitel 2.8 behandelt.

Brandverletzungen erfordern initial per se keinen zusätzlichen Infusionsbedarf. Wenn nötig i. v. oder i. o. Zugang auch durch verbrannte Areale legen. Maximal sollten 1000 ml Infusion in Form von VEL in den ersten 2 Stunden nach der Verbrennung appliziert werden (AGNN 2022[8]).

3.11.6 Tranexamsäure

Tranexamsäure hat einen wichtigen Stellenwert im Rahmen des Gerinnungsmanagement und wird im ▶ Kapitel 3.12.3 ausführlich behandelt.

3.11.7 Transfusion

Ziel der Bluttransfusion ist die Vermeidung einer anämischen Hypoxie. Transfusionen sollten so zeitnah wie möglich erfolgen, um das Überleben des Patienten zu gewährleisten.

Grundsätzlich darf die Transfusion in Deutschland nur durch erfahrenes und ausgebildetes ärztliches Personal erfolgen, da grundsätzlich die Möglichkeit einer Transfusionsreaktion (akut vs. verzögert, hämolytisch, allergisch, febril etc.) besteht (BÄK 2020[1]).

Es gelten strenge Vorgaben und Richtlinien sowohl für Einrichtungen, Transfundierende, Indikationsstellungen und Durchführung einer Transfusion. Die Bundesärztekammer hat strikte Regeln für die Indikation von Transfusionen erlassen. Diese umfassen u. a. die Messung des *Hämoglobins (Hb)* und des *Hämatokrits (Hkt)* sowie die Anamnese und das klinische Erscheinungsbild des Patienten (inkl. körperlicher Untersuchung). Ebenso spielen kardiopulmonale Symptome wie Tachykardie, Hypotension, Dyspnoe und ein Blutdruckabfall unklarer Genese, eine wichtige Rolle zur Indikationsstellung einer Transfusion.

Grundsätzlich können junge gesunde Erwachsene eine akute Anämie bis zu einem Hb von 5 g/dl kompensieren. Jedoch können bereits bei einem Hb < 6 g/dl EKG-Veränderungen auftreten sowie die kognitiven Funktionen und die Gedächtnisleistung eingeschränkt sein. Ab einem Hkt < 15 % muss eine absolute Indikation zur Transfusion gestellt werden.

Grundsätzlich wird eine Transfusion von Erythrozytenkonzentrate (EK) bei Patienten ohne Risikofaktoren ab einem Hb < 7 g/dl empfohlen. Bei vorerkrankten Patienten mit eingeschränkter Kompensation oder physiologischen Transfusionstriggern kann bereits bei einem Hb ≥ 7 g/dl und < 8 g/dl transfundiert werden. Ab einem Hb ≥ 8 g/dl sollte nur noch bei ausreichenden Hinweisen auf eine anämische Hypoxie transfundiert werden.

Im Rahmen einer massiven Blutung mit hämorrhagischem Schock muss frühzeitig transfundiert und der bereits erfolgte sowie der noch zu erwartende Blutverlust abgeschätzt werden.

Es sollte ein *Ziel-Hb von 7–9 g/dl* erreicht werden. *Plasma und EK sollten im Verhältnis 2:1* verabreicht werden. Ebenso müssen Thrombozytenkonzentrate und Gerinnungsprodukte verabreicht werden (BÄK 2020[1]; DGU 2022[3]). Dies in einem taktischen Setting zielgerichtet durchzuführen ist jedoch nahezu unmöglich. Vielmehr muss in solch einer Situation anhand der Untersuchung der Patienten der zu erwartende Blutverlust antizipiert und im Rahmen der vorhandenen Ressourcen und der Grundkonstitution des Patienten eine Therapie mit Blutprodukten begonnen werden.

Wichtige begleitende Maßnahmen zur Transfusion:

- Tranexamsäure
- Vermeidung von Hypothermie
- Vermeidung von Hypokalzämie
- Azidose-Ausgleich
- Initial Fibrinogen 2 g
- Gerinnungsdiagnostik (z. B. ROTEM)

Transfusionstrigger gemäß TCCC Guidelines sowie Therapieoptionen in absteigendem Empfehlungsgrad finden sich in ▶ Kapitel 3.11.5.

Eine Transfusion im Rahmen der TCCC Guidelines darf nur durch erfahrenes und ausgebildetes Personal erfolgen. Das Risiko einer hämolytischen Reaktion ist vor allem bei ungekreuztem, frischem Vollblut (Blutgruppe 0) sowie spezifischem frischen Vollblut möglich. Sofern Rhesus-negative Blutprodukte nur verzögert oder gar nicht zur Verfügung stehen, können auch Rhesus-positive Blutprodukte zur Bekämpfung des hämorrhagischen Schocks herangezogen werden (CoTCCC 2021[2])

NACH DER GOLDEN HOUR WEISS ICH, DASS …

- … bei Hämorrhagie ein i. v. Zugang mindestens 18 G und Infusion zu legen ist.
- … ein positiver PLR-Test ein guter Indikator für einen Volumenmangel ist.
- … permessive Hypotension RR_{Sys} ~ 80 mmHg (≙ tastbarer Radialispuls) anzustreben ist.
- … der Ziel-Blutdruck bei SHT Normotension (RR_{Sys} ≥ 90 mmHg) ist.
- … der „Diamond of Death" (Koagulopathie, Hypothermie, Azidose, Hypokalziämie) zu verhindern ist.
- … bei massiver Blutung frühzeitig Plasma und EK im Verhältnis 2:1 zu geben sind.

Literatur

[1] BÄK – Bundesärztekammer. Querschnitts-Leitlinien zur Therapie mit Blutkomponenten und Plasmaderivaten: Gesamtnovelle 2020. Berlin, 21.8.2020. Online unter: https://www.bundesaerztekammer.de/fileadmin/user_upload/_old-files/downloads/pdf-Ordner/MuE/Querschnitts-Leitlinien_BAEK_zur_Therapie_mit_Blutkomponenten_und_Plasmaderivaten-Gesamtnovelle_2020.pdf [letzter Aufruf: 12.03.2024]

[2] CoTCCC – Committee on Tactical Combat Casualty Care. Tactical Combat Casualty Care (TCCC): Guidelines for Medical Personnel. 15.12.2021. Online unter: https://learning-media.allogy.com/api/v1/pdf/1045f287-baa4-4990-8951-de517a262ee2/contents [letzter Aufruf: 12.03.2024]

[3] DGU – Deutsche Gesellschaft für Unfallchirurgie e. V. S3-Leitlinie Polytrauma/Schwerverletzten-Behandlung: AWMF Register-Nr. 187-023. 2022. Online unter: https://register.awmf.org/assets/guidelines/187-023l_S3_Polytrauma-Schwerverletzten-Behandlung_2023-06.pdf [letzter Aufruf: 12.03.2024]

[4] DGAI – Deutsche Gesellschaft für Anästhesiologie und Intensivmedizin. S3-Leitlinie: Intravasale Volumentherapie bei Erwachsenen. AWMF-Registernummer 001-020. Nürnberg. 21.09.2020. Online unter: https://register.awmf.org/assets/guidelines/001-020l_S3_Intravasale-Volumentherapie-Erwachsene_2020-10.pdf [letzter Aufruf: 12.03.2024]

[5] Schiewe R, Bein B. Monitoring und Steuerung der Flüssigkeitstherapie – wozu und womit? Anasthesiol Intensivmed Notfallmed Schmerzther 2021;56(4):246–260. https://doi.org/10.1055/a-1118–7474

[6] Jedlicka J, Jacob M, Chappell D. Flüssigkeits- und Volumentherapie mit kristalloiden und kolloidalen Lösungen. Anasthesiol Intensivmed Notfallmed Schmerzther 2021;56(4):232–245. https://doi.org/10.1055/a-1118–7461

[7] Bein B, Scholz J. Fluid, fluid, everywhere? Anasthesiol Intensivmed Notfallmed Schmerzther 2021;56(4):230–231. https://doi.org/10.1055/a-1375–5189

[8] AGNN – Arbeitsgemeinschaft in Norddeutschland tätiger Notärzte e. V. Therapieempfehlungen für die Notfallmedizin 2022. Erarbeitet und herausgegeben vom Fortbildungsausschuss der AGNN. Lübeck: Schmidt-Römhild Kongressgesellschaft mbH, 2022. Online unter: https://www.agnn.de/wp-content/uploads/2022/03/AGNN-Therapieempfehlungen-2022.pdf [letzter Aufruf: 12.03.2024]

3.12 Gerinnungsmanagement

René Müller

Five Bullets auf dem Weg zum Einsatz

- Unkontrollierbare Blutungen können massiv unterschätzt werden.
- Jeder Erythrozyt ist wertvoll: frühzeitig kontrollierbare Blutungen beherrschen!
- Basismaßnahmen sollten die „letale Trias“ um Koagulopathie, Hypothermie und Azidose sowie den „Diamond of Death“ (Erweiterung um Calcium) adressieren.
- Erweiterte Maßnahmen wie die Gabe von Blut- und Gerinnungsprodukten dürfen den Transport nicht verzögern (zeitkritisch!).
- Eine finale Therapie kann meist nur in der Klinik erfolgen.

3.12.1 Grundlagen

Die unkontrollierbare posttraumatische Blutung gehört neben dem schweren Schädel-Hirn-Trauma (SHT) nach wie vor zu den Haupttodesursachen beim Traumapatienten (DGU 2016[1]; DGU 2022[2]). Gerade in taktischen Einsatzlagen ist mit Verletzungsmustern zu rechnen, die durch penetrierende Verletzungen (z. B. Schuss- oder Stichverletzungen) oder massive Gewalteinwirkung (z. B. Explosionstrauma) hervorgerufen worden sind und mit entsprechenden Blutverlusten einhergehen können. So führen Gewebetrauma und Blutungen einerseits zu einem direktem Verlust von Erythrozyten sowie Gerinnungsfaktoren und aktivieren andererseits das Gerinnungssystem: Dies führt zum Verbrauch aller Bestandteile. Innerhalb der ersten Stunde nach Trauma kann es zu einer relevanten Verminderung einzelner Gerinnungsfaktoren bzw. zur *Koagulopathie* kommen (DGU 2016[1]; DGU 2022[2]).

Weiterhin können Verletzungen und die Zentralisation im Schock zur Minderperfusion mit Sauerstoffmangel im Gewebe führen. Dies induziert eine *Azidose,* wodurch u. a. die Aktivität der Gerinnungsfaktoren eingeschränkt wird.

Hypothermie ist ein weiterer Faktor, der einen wesentlichen Einfluss auf die Stabilität des Gerinnungssystems hat. Der Wärmeverlust kann durch Auskühlung, Zentralisierung und direkten Blut- und Flüssigkeitsverlust begünstigt werden.

Hypothermie, Azidose und der Verbrauch/Verlust bzw. die therapiebedingte Verdünnung des Blutes bzw. der Gerinnungsfaktoren tragen maßgeblich zu einem Teufelskreis der anhaltenden gestörten Gerinnung, der sog. *tödlichen Trias,* oder wenn man diese um die Hypocalciämie erweitert („Diamond of Death“) bei (Lier 2018[3]; Hilbert-Carius, Wrigge, Koch 2021[4]).

Exkurs: Gerinnungssystem

Das menschliche Gerinnungssystem ist ein komplexes, kaskadenartiges, fein ausbalanciertes Konstrukt aus Zellen, Enzymen und Gerinnungsfaktoren. Einerseits werden Gefäßdefekte durch Bildung von Blutgerinnseln repariert und andererseits gleichzeitig der Blutfluss im verletzten Gewebe durch Wiederauflösung von Gerinnseln (Fibrinolyse) aufrechterhalten.
Mit einer Gefäßverletzung, durch die Gewebefaktor (Tissue Factor, TF) und Kollagen freigesetzt werden, beginnt meist die *Gerinnungskaskade.* An das freigelegte Kollagen können die Thrombozyten in Kombination mit dem Von-Willebrand-Faktor andocken. Nun beginnt die Aggregation der Thrombozyten und von Fibrinogen. Dies wird als *primäre Hämostase* bezeichnet.
Gleichzeitig wird über den TF die plasmatische Gerinnung aktiviert. Hier wird u. a. das Prothrombin (FII) zu Thrombin (FIIa) umgewandelt. Hierzu wird Calcium benötigt. Geringe Mengen an Thrombin aktivieren die Thrombozyten und sorgen somit zu einer Verstärkung der Thombozytenadhäsion und Aktivierung der Faktoren V, VIII und XI.
Auf der Oberfläche der aktivierten Thrombozyten werden die Faktoren X und II aktiviert, was zu einer massiven Thrombinbildung führt (Thrombin Burst). Am Ende dieser Kettenreaktion wird Fibrinogen (FI) in Fibrin umgewandelt. Das Fibrin bildet unter weiteren Faktoren Polymere aus, sodass ein Fibrinnetz entsteht, was zusammen mit den Thrombozyten ein stabiles Gerinnsel bildet und somit den Gefäßdefekt verschließt. Unter der *sekundären Hämostase* wird dieser Prozess der plasmatischen Gerinnung mit Bildung eines stabilen Gerinnsel beschrieben (Lier 2018[3]).

3.12.2 Basismaßnahmen

Die *traumainduzierte Koagulopathie (TIC)* ist eine Gerinnungsstörung, die bereits seit Jahrzehnten bekannt ist. Ihr ist das ▶ Kapitel 2.16 gewidmet. Die S3-Leitlinie „Polytrauma" von 2022 hat sich explizit zu dieser Problematik geäußert und betont die weiter aufgeführten Maßnahmen als Grundlage für ein *zielgerichtetes Gerinnungsmanagement* (DGU 2022[2]). Selbst unter taktischen Bedingungen lassen sich die meisten Basismaßnahmen durch einfache Mittel und Handgriffe umsetzen (▶ Abb. 3.41).

Notfallversorgung nach xABCDE

x – Blutstillungsmaßnahmen

Die primäre Stillung der kontrollierbaren Blutungen ist einer der wesentlichsten Bausteine im präklinischen Gerinnungsmanagement. Unnötige Verluste von Blut und Gerinnungsfaktoren sind zu vermeiden. Maßnahmen hierzu sind in ▶ Kapitel 3.2, ▶ Kapitel 3.3 und ▶ Kapitel 3.4 nachzulesen.

A/B – Atemwegssicherung und Beatmung

Eine suffiziente Oxygenierung mit dem Ziel einer Normoxämie bzw. Normokapnie ist anzustreben. Der Schockzustand auf Mikrozirkulations-

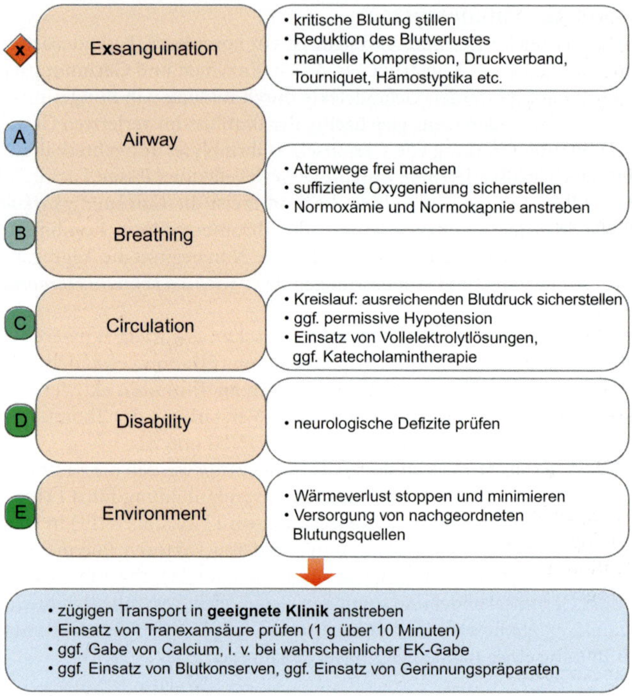

Abb. 3.41 Zielgerichtetes Gerinnungsmanagement nach dem xABCDE-Algorithmus [F780-007, L138]

ebene muss reduziert werden, um eine Azidose mit ihren negativen Implikationen zu vermeiden.

C – Kreislaufmanagement

Ein ausreichender Perfusionsdruck ist anzustreben um den Teufelskreis der „letalen Trias“ zu verhindern bzw. zu durchbrechen. Andererseits kann ein zu hoher Blutdruck nicht kontrollierbare Blutungen, v. a. in Körperhöhlen, unterhalten und eine endogene Clot-Bildung verhindern. Bei V. a. nichtkontrollierbare Blutungen ist ohne Vorliegen eines SHTs/ACS eine permissive Hypotension anzustreben (DGU 2016[1]; DGU 2022[2]; Hilbert-Carius, Wrigge, Koch 2021[4]; s. ▶ Kapitel 3.11).

D – Analgesie und Sedierung

Es existieren keine konkreten Empfehlungen, welche Medikamente für die Sedierung und Analgesie in Bezug auf das Gerinnungsmanagement die geeignetsten sind. Es sind die jeweiligen Nebenwirkungen zu beachten und generell beim Traumapatienten Medikamente zu wählen, die keine kreislaufdepressive Wirkung besitzen. Das Ziel muss es sein, eine suffiziente (Mikro-)Zirkulation aufrechtzuerhalten. Dies kann einen deletären Verlauf insbesondere bei Hypovolämie und/oder einem SHT bedeuten.

E – Wärmemanagement

Eine Hypothermie verstärkt die Koagulopathie. Alle Maßnahmen zum Wärmemanagement im Sinne einer Prophylaxe vor einem weiteren Auskühlen müssen sofort unternommen werden (s. ▶ Kapitel 3.10).

Transport

Bei allen hier genannten Maßnahmen muss bedacht werden, dass eine endgültige Blutstillung meist nur operativ bzw. in der Klinik erfolgen kann. Daraus schlussfolgernd müssen Therapiemaßnahmen auf das Notwendige fokussiert werden, ein zügiger Transport muss lageangepasst vorbereitet und durchgeführt werden.

3.12.3 Erweiterte Maßnahmen

Die folgenden Maßnahmen sind zu erwägen, sofern die organisatorischen und logistischen Voraussetzungen vorhanden sind und die Einsatzsituation es zulässt. Dabei sollten Transportentscheidungen nicht unnötig verzögert werden.

Gabe von Tranexamsäure

Tranexamsäure (TXA) ist ein Derivat der körpereigenen Aminosäure Lysin. Lysin hat eine Bindungsstelle am Plasminogen, was nach Koppelung zur Aktivierung führt. Diese Aktivierung bewirkt wiederum die Spaltung vom Plasminogen zu Plasmin, welches Fibrin auflöst und abbaut (Fibrinolyse; Crombie et al. 2022[5]). TXA als Derivat setzt an dieselbe Bindungsstelle sowie an aktiviertes Plasmin an. Jedoch aktiviert TXA an dieser Bindungsstelle nicht, sodass die Fibrinolyse gehemmt wird.
Die S3-Leitilinie „Polytrauma“ (DGU 2022[2]) empfiehlt den Einsatz von Tranexamsäure bei massiv blutenden Patienten frühzeitig. Deshalb sollte dieser bereits präklinisch erfolgen. Eine flächendeckende Verbreitung von TXA hat nicht erst seit den CRASH-2/3-Studien stattgefunden. Bundesweit wird sie in den meisten Rettungsdienst-Bereichen vorgehalten. Die vielzitierte CRASH-2-Studie zeigte im Wesentlichen einen Überlebensvorteil bei früher TXA-Gabe (< 3 Stunden) bei signifikanter Hämorrhagie (syst. Blutdruck < 90 mmHg oder HF > 110/Minute) (DGU 2022[2]). Die später durchgeführte CRASH-3-Studie untersuchte im Schwerpunkt die Anwendung bei Schädel-Hirn-Trauma. Hier zeigten sich Vorteile bei Patienten mit leichtem bzw. moderatem SHT (DGU 2022[2]).
Mit einem Empfehlungsgrad B soll laut S3-Leitlinie „Polytrauma“ die *Initialdosis* von 1 g Tranexamsäure i. v. über 10 Minuten als Bolus bei jedem polytraumatisierten Patienten und bei V. a. hämorrhagischen Schock

erfolgen (DGU 2016[1]; DGU 2022[2]). Andere Leitlinien wie die TCCC Guidelines empfehlen die Zweitgabe eines weiteren Grammes TXA bis zum Erreichen der nächsten Versorgungsstufe innerhalb von 8 Stunden (CoTCCC 2021[7]).
Als häufigste *Nebenwirkung* wird am ehesten die Induktion einer Hypotonie bei rascher Infusion beobachtet. Die Empfehlung besteht in der Reduktion der Infusionsgeschwindigkeit. Weitere Nebenwirkungen sind u.a. eine Thromboseneigung, Krampfanfälle, Übelkeit, Erbrechen sowie Sehstörungen.
Gemäß den aktuellen TCCC Guidelines von 2021 ist die Gabe von Tranexamsäure (TXA) unter folgenden Aspekten indiziert (DBRD 2020[6]; CoTCCC 2021[7]):

- Sofern beim Patienten eine Bluttransfusion zu erwarten ist (z.B. bei Volumenmangelschock, ≥ 1 Majoramputation [proximal des Hand- oder Sprunggelenks], penetrierenden Thoraxverletzungen) ODER
- sofern der Patient Symptome eines relevanten Schädel-Hirn-Traumas oder Bewusstseinseinschränkungen in Assoziation mit einem Explosionstrauma oder stumpfen Trauma aufweist

Eine gute Übersichtsarbeit zu den Vor- und Nachteilen von Tranexamsäure ist von der Arbeitsgruppe von Lier und Maegele 2019 erarbeitet worden (Lier, Maegele 2019[8]).

Gabe von Calcium i.v.

Der „blinde" Einsatz von Calcium in der Präklinik wird in den aktuellen Empfehlungen nur im Rahmen einer zu erwartenden Gabe von Erythrozytenkonzentraten (EK) empfohlen. Bedingt durch die Citratzusätze in den EK steigt der Calciumverbrauch.
Sollte eine Blutgasanalyse (Point-of-Care-Diagnostik) vor Ort möglich sein, so kann die Gabe von Calcium i.v. erwogen werden, wenn das ionisierte Ca^{2+} unter 1,0 mmol/l liegt. Ein sicherer Venenzugang ist bei der Applikation obligat. Wichtig zu wissen ist, dass es in Deutschland unterschiedliche Kalziumpräparate zur intravenösen Gabe gibt. Dies ist bei der Anwendung zu bedenken (DGU 2016[1]; DGU 2022[2]). Als Anhalt können folgende Dosierungen dienen (Lier 2018[3]):

- *Calciumgluconat 10 %:* 1 Ampulle mit 10 ml enthält 2,26 mmol (Lier 2018[3]); langsam über 5–10 Minuten; empfohlene Dosis bei Transfusion von Blutkonserven: bis zu 30 ml 10-prozentiges Calciumglukonat (DBRD 2020[6]; CoTCCC 2021[7])
- *Calciumchlorid 5,5 %* (sicher Zugang obligat, bevorzugt zentralvenös): 1 Ampulle mit 20 ml (!) enthält 10 mmol (Lier 2018[3]); muss als Kurzinfusion gegeben werden.
- Empfohlene Dosis bei Transfusion von Blutkonserven: 10 ml 10-prozentiges Calciumchlorid (DBRD 2020[6]; CoTCCC 2021[7]) bzw. ca. 20 ml 5,5-prozentiges Calciumchlorid
- *Cave:* 1 g Calciumchlorid enthalten ca. 3-mal so viel Calcium wie 1 g Calciumglukonat!

Einsatz von Blutprodukten und Gerinnungspräparaten

Erstmals sind seit 2022 in der aktualisierten S3-Leitlinie „Polytrauma" (DGU 2022[2]) als erweiterte Maßnahmen folgende aufgenommen worden:

- Bei lebensbedrohlichen Blutungen bzw. Schock soll nach der Gabe von Tranexamsäure Fibrinogen 3–6 g (30–60 mg/kg KG) gegeben werden.
- Die Gabe von EK und Plasmakonzentraten (Fresh Frozen Plasma, FFP; Lyo[philisiertes] Plasma) kann bei einem Polytrauma und nicht beherrschbarer Blutungen *erwogen* werden (logistische Verfügbarkeit vorausgesetzt und ohne Verzögerung des Transport in die Klinik; DGU 2016[1]; DGU 2022[2]).
- Die aktuelle Studienlage zum präklinischen Einsatz von Gerinnungspräparaten ist uneindeutig (Sperry et al. 2018[9]; Chapman et al. 2015[10]; Jost et al. 2022[12]).

Aktuelle Studienlage

- Klare Evidenz für den Einsatz von Blutprodukten im präklinischen Setting konnten bisher nicht eindeutig nachgewiesen werden.
- Einige Studien deuten auf einen Überlebensvorteil beim frühen Einsatz von Plasmaprodukten hin (DBRD 2020[6]), während andere Studien diesen nicht belegen können (Chapman et al. 2015[10]).
- Beim Einsatz von Blutprodukten (z. B. EK) konnten bisher keine signifikanten Vorteile nachgewiesen werden (Crombie et al. 2022[5]; Holcomb et al. 2017[11]; Jost et al. 2022[12]).
- Zumindest die Sicherheit der präklinischen Gabe von Blut- und Plasmaprodukten scheint vorhanden zu sein, ebenso wie die zeitliche Umsetzbarkeit im Rettungsdienst (Sperry et al. 2018[9]; Chapman et al. 2015[10]).
- Die großen Studien können bisher nur Andeutungen liefern, welche Patienten- und Einsatzkriterien möglicherweise für den präklinischen Einsatz von Blutprodukten sinnvoll sein können. Hier werden weitere Studien gefordert (Sperry et al. 2018[9]; Chapman et al. 2015[10]; Holcomb et al. 2017[11]; Jost et al. 2022[12]; Pusateri et al. 2020[13]).

NACH DER GOLDEN HOUR WEISS ICH, DASS ...

- ... die schwere traumatische Blutung weiterhin eine der Haupttodesursachen beim Polytrauma ist.
- ... frühzeitig durchgeführte Basismaßnahmen die traumainduzierte Koagulopathie abzufedern helfen.
- ... die Adressierung der letalen Trias mit Koagulopathie, Hypothermie und Azidose einen wesentlichen Therapiebaustein darstellt.
- ... ein zeitnaher Transport in die nächsthöhere Versorgungsstufe lebensrettend sein kann.
- ... Tranexamsäure präklinisch bei entsprechender Indikation gegeben werden soll.
- ... Erythrozytenkonzentrate und Gerinnungspräparate, sofern verfügbar, erwogen werden können.

Literatur

[1] DGU – Deutsche Gesellschaft für Unfallchirurgie e. V. S3-Leitlinie Polytrauma/ Schwerverletzten-Behandlung. Leitlinienreport von 2016 mit der ehemaligen AWMF-Registernummer 012/019 (nicht mehr aktuell)

[2] DGU – Deutsche Gesellschaft für Unfallchirurgie e. V. S3-Leitlinie Polytrauma/ Schwerverletzten-Behandlung. AWMF-Registernummer 187-023, Version 4.1, 31.12.2022. Online unter: https://register.awmf.org/de/leitlinien/detail/187-023 [letzter Aufruf: 05.03.2024]

[3] Lier H. Gerinnung. In: Wilhelm W (Hrsg.) Praxis der Anästhesiologie. Springer, 2018; 397–403

[4] Hilbert-Carius P, Wrigge H, Koch R. Einfach und praktisch: Gerinnungsmanagement beim Trauma ohne viskoelastische Testverfahren. Notfall Rettungsmed. 2021;24:242–247

[5] Crombie N, Doughty HA, Bishop JRB et al. RePHILL collaborative group. Resuscitation with blood products in patients with trauma-related haemorrhagic shock receiving prehospital care (RePHILL): a multicentre, open-label, randomised, controlled, phase 3 trial. Lancet Haematol. 2022;9(4):e250-e261. https://doi.org/10.1016/S2352–3026(22)00040–0

[6] DBRD – Deutscher Berufsverband Rettungsdienst. DBRD Akademie. Tactical Combat Casualty Care (TCCC). Leitlinien für medizinisches Fachpersonal. Stand 5. November 2020, modifiziert durch TCCC Deutschland. Version 1.1. DBRD Akademie GmbH. https://tccc-germany.de/images/kurse/V1.1_TCCC_Guidelines_deutsch_15032021.pdf [letzter Aufruf: 05.03.2024]

[7] CoTCCC – Committee on Tactical Combat Casualty Care. Tactical Combat Casualty Care (TCCC). Guidelines for Medical Personnel. 15 December 2021. Online unter: https://learning-media.allogy.com/api/v1/pdf/1045f287-baa4-4990-8951-de517a262ee2/contents [letzter Aufruf: 25.03.2023]

[8] Lier H, Maegele M. Blutungsmanagement: Tranexamsäure in der Präklinik: Pro und Kontra. Notfall Rettungsmed. 2019;22,685–695. https://doi.org/10.1007/s10049-018-0471-2

[9] Sperry JL, Guyette FX, Brown JB, et al. PAMPer Study Group. Prehospital Plasma during Air Medical Transport in Trauma Patients at Risk for Hemorrhagic Shock. N Engl J Med. 2018;379(4):315–326. https://doi.org/10.1056/NEJMoa1802345

[10] Chapman MP, Moore EE, Chin TL, Ghasabyan A, et al. Combat: Initial Experience with a Randomized Clinical Trial of Plasma-Based Resuscitation in the Field for Traumatic Hemorrhagic Shock. Shock. 2015;44Suppl1(01):63–70. https://doi.org/10.1097/SHK.0000000000000376

[11] Holcomb JB, Swartz MD, DeSantis SM, Greene TJ, et al. Multicenter observational prehospital resuscitation on helicopter study. J Trauma Acute Care Surg. 2017;83(1Suppl1):S83–S91. https://doi.org/10.1097/TA.0000000000001484

[12] Jost D, Lemoine S, Lemoine F, Derkenne C, et al. Prehospital Lyophilized Plasma Transfusion for Trauma-Induced Coagulopathy in Patients at Risk for Hemorrhagic Shock: A Randomized Clinical Trial. JAMA Netw Open. 2022;5(7):e2223619. https://doi.org/10.1001/jamanetworkopen.2022.23619

[13] Pusateri AE, Moore EE, Moore HB, Le TD, et al. Association of Prehospital Plasma Transfusion With Survival in Trauma Patients With Hemorrhagic Shock When Transport Times Are Longer Than 20 Minutes: A Post Hoc Analysis of the PAMPer and COMBAT Clinical Trials. JAMA Surg. 2020;155(2):e195085. https://doi.org/10.1001/jamasurg.2019.5085

3.13 Transport und Monitoring

Melanie Wattenberg

Five Bullets auf dem Weg zum Einsatz

- Zeitnaher Transport: Nur die Versorgung in einer geeigneten medizinischen Einrichtung kann den Patienten retten (im Zweifel immer in ein Trauma-Zentrum).
- Kontinuierliche Überwachung mittels Basismonitoring und Verlaufskontrolle während des gesamten Transports.
- Fokus der Behandlung während des Transports: Kreislaufstabilität, Atmung, Blutstillung, Hypothermieprophylaxe.
- Mentale Sedierung, Analgosedierung und Antiemese bei Bedarf verabreichen, um Unbehagen und Stress zu verringern.
- Durch eine umfassende Dokumentation lässt sich der Verlauf des Zustandes verfolgen und eine adäquate Übergabe gewährleisten.

3.13.1 Behandlungs- vs. Transportpriorität

Kommt es in rettungsdienstlichen und/oder polizeilichen Einsatzlagen zu einem oder mehreren Patienten, ist grundsätzlich das oberste Ziel, die Zeit am Ort der Verletzung so kurz wie möglich zu halten. Ein *schneller Transport* in eine geeignete medizinische Einrichtung ist hier von entscheidender Bedeutung für das Überleben des Patienten (DGU 2019[1]). Vor Transportbeginn sollte jedoch zunächst der *Primary Survey* nach dem xABCDE-Schema zur Erkennung lebensbedrohlicher Verletzungen und deren Erstversorgung erfolgen. Im Anschluss müssen wichtige Entscheidungen hinsichtlich der weiteren Prioritäten getroffen werden (▶ Abb. 3.42).

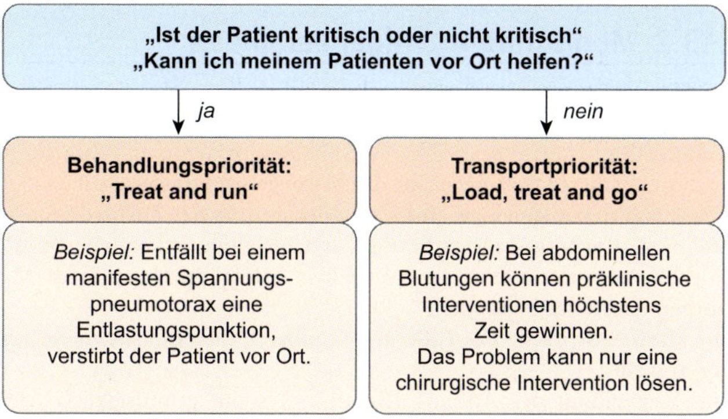

Abb. 3.42 Entscheidungsmatrix: Behandlungspriorität oder Transportpriorität? [P1404, L138]

Um den zeitnahen Transport eines kritischen Patienten zu gewährleisten, sollten Maßnahmen, die keine lebensrettenden Sofortmaßnahmen abbilden, während des Transports durchgeführt werden. Aber auch bei nichtkritischen Patienten sollte der Transport nicht unnötig verzögert werden. Je nach Dauer der Versorgung kann im schlimmsten Fall eine zu Beginn noch nicht relevante Veränderung exazerbieren: Aus einem nichtkritischen Patienten wird schlagartig ein kritischer.
Abhängig von der Einsatzlage bzw. vom Einsatzort kann es zu einer *verzögerten Rettungskette* und damit auch zu verlängerten Transportzeiten kommen. Dies ist regelhaft bei maritimen Sonderlagen (s. ▶ Kapitel 4.10), Offshore- oder Katastropheneinsätzen der Fall. Jeder in der Landrettung Tätige kennt diese Problematik. Im Kontext dieser speziellen Notfallsituationen unterscheiden sich die Versorgung und der Transport durch Einsatzsanitäter der Polizei in drei wesentlichen Punkten von der zivilen Rettung:

- Qualifikation des medizinischen Personals
- Zur Verfügung stehendes Material
- Transportmöglichkeiten

Eine Studie von Wandling et al. aus dem Jahr 2016 zeigte jedoch, dass es keine signifikanten Unterschiede in der Sterblichkeit zwischen den von der Polizei oder vom Rettungsdienst transportierenten Patienten gibt(Wandling et al. 2016[2]).
Mitunter ist die Versorgung von Patienten im takischen Setting erschwert. Meistens besteht die Initialphase aus einer ähnlicher Chaosphase wie bei einem Massenanfall von Patienten (MANV). Die Lichtbedingungen können suboptimal (Nacht), das eigene Stresslevel erhöht (ungewohnte Situation, Angst, Patienten, darunter unter Umständen eigene Kollegen) und die Patienten mit ungewohnten Schuss-, Stich- oder anderen Verletzungen versehen sein. Gerade in diesen Situtationen ist es eminent wichtig, Ruhe zu bewahren und sich auf seine Sinne zu verlassen.

3.13.2 Monitoring wichtiger Parameter

Zur *Evaluation* werden Verletzungsmechanismus und -muster mit den vorhandenen Symptomen und Messwerten (Parameter: Atem- und Herzfrequenz, Blutdruck, Recap-Zeit, GCS) in Zusammenhang gebracht. Abweichungen dieser Parameter von der Norm geben Hinweise auf das Ausmaß der Verletzungen bzw. eine Verschlechterung des Zustands. Sie sind aber nicht nur von Bedeutung für das frühzeitige Erkennen von Verschlechterungen, sondern auch um den Erfolg durchgeführter Maßnahmen beurteilen zu können.
Eine klare Aussprache des Patienten impliziert, dass die *Atemwege* (**A**irway) frei sind.
Eine Beurteilung der *Atmung* (**B**reathing) sollte grundsätzlich Atemfrequenz, -bewegung, -exkursion, -rhythmus und -geräusche beinhalten. Die Frequenz ist hierbei ein wichtiger Parameter, da eine Veränderung als

frühes und häufiges Zeichen für die Verschlechterung des Patientenzustandes gewertet werden kann (Schock oder Spannungspneumothorax). Das Atemzugvolumen (AZV) kann präklinisch nur anhand der Thorax- und Zwerchfellbewegungen abgeschätzt werden. Eine Auskultation/Perkussion ist im Regelfall (aufgrund des Umgebungslärms) erschwert oder unmöglich.

Einen ersten Gesamteindruck der *Kreislaufsituation* (**C**irculation) erhält man durch die Kontrolle des Pulses. Hier ist neben der Frequenz auch Qualität (Stärke) und Rhythmus von Bedeutung. Ist der Radialispuls nicht mehr tastbar (Schock oder Spannungspneumothorax), hat unverzüglich die Palpation des Karotispulses zu erfolgen, um einen Arrest auszuschließen. Im weiteren Verlauf sollte der *Blutdruck* als weiterer wichtiger Parameter gemessen werden. Eine Veränderung des Blutdrucks entsteht meistens im Zusammenhang mit einem erhöhten Blutverlust oder verminderten Blutrückfluss zum Herzen und ist deshalb in den meisten Fällen erniedrigt. Er sagt aber nichts über den Status der Durchblutung aus und ist immer in der Zusammenschau mit anderen klinischen Zeichen oder Parametern zu sehen (v. a. Bewusstsein, HF, CRF). In der präklinischen Versorgung reicht grundsätzlich der systolische Wert aus. Die periphere Durchblutung kann mittels der Rekapillarisationszeit (CRF) überprüft werden. Sie gibt einen schnellen Hinweis auf die Durchblutung des Gewebes und liegt bei Gesunden unter 2 Sekunden. Sie ist verlängert bei peripheren (Vasokonstriktion bei Schock, Kälte) oder schweren Mikrozirkulationsstörung (schwerer Schock).

Die Beurteilung des *Bewusstseins* (**D**isability) ist ein wichtiger Punkt bei der Einschätzung des Zustands eines Verletzten. Sie sollte sowohl qualitativ als auch quantitativ mittels Glasgow Coma Scale (GCS) oder nach dem AVPU-Schema (Alert, Verbal, Pain, Unresponsive) beurteilt werden (▶ Tab. 3.10). Die GCS erlaubt eine exakte Beschreibung der Ausgangssituation und der Veränderung im zeitlichen Verlauf und sollte deshalb bei längeren Versorgungszeiten bevorzugt verwendet werden.

Ergänzend sollte bei allen Störungen des Bewusstseins eine Pupillenkontrolle nach den Kriterien Größe, Isokorie, Form und Lichtreagibilität

Tab. 3.10 Einschätzung des Zustands des Patienten nach AVPU-Schema und Glasgow Coma Scale im Vergleich

Qualitativ	Quantitativ	
	AVPU	**GCS**
Orientierung: zeitlich, örtlich, persönlich, situativ Wahrnehmung, Merk-, Denk- und Aufnahmefähigkeit, Aufmerksamkeit	**A**lert – wach, ansprechbar, orientiert	13–15
	Verbal – reagiert nur auf Ansprache	8–12
	Pain – reagiert nur auf Schmerzreiz	4–7
	Unresponsive – bewusstlos	3

durchgeführt werden. Eine Anisokorie beim bewusstlosen Patienten kann auf auf eine zerebrale Störung im Sinne einer Hypoxie und/oder Blutung hindeuten.

Auch Hautkolorit, -beschaffenheit und -temperatur können bei der Überwachung hinzugezogen werden und liefern bereits im Primary Survey wertvolle Rückschlüsse auf den Zustand des Patienten. Auf eine Zyanose als Zeichen einer Hypoxie und auf eine kühle, blasse und schweißige/feuchte Haut als Zeichen eines großen Blutverlustes oder einer Zentralisation gilt es zu achten. Die Körpertemperatur sollte ebenfalls als Baseline erfasst werden und alle Maßnahmen unternommen werden, um ein weiteres Auskühlen zu verhindern. Die einfachsten und schnellstmöglich durchzuführenden Maßnahmen sind, das Transportfahrzeug vorzuheizen und dessen Türen geschlossen zu halten. Das Credo „Wenn wir im RTW schwitzen, verliert der Patient nicht weiter an Körperwärme“ muss analog zur Versorgung von Kindern für alle Mitfahrenden gelten.

▶ Tab. 3.11 gibt einen Überblick über Veränderungen bestimmter Parameter (vermindert bzw. erhöht) und mögliche Ursachen dieser Veränderung

Tab. 3.11 Parameter im Normbereich, Veränderungen der Parameter und deren mögliche Ursachen

Normal	Kritisch	
	Vermindert	Erhöht
Atemfrequenz (AF): *12–15/min*	*< 8/min (Bradypnoe)* SHT, ausgeprägte Hypothermie, Intoxikation (Opioide, Opiate)	*> 20/min (Tachypnoe)* Thorakale Verletzungen, Blutverlust, Inhalationstrauma, SHT, Intoxikation, Azidose
Sauerstoffsättigung (SpO2) *> 92 %*	*< 90 % (Hypoxie)* Beeinträchtigung der Atemwege, Verletzungen der Lunge, SHT, Inhalationstrauma, Bewusstlosigkeit	*≥ 99 %* *Cave:* Kohlenmonoxidvergiftung
Herzfrequenz (HF): *60–100/min*	*< 60/min (Bradykardie)* SHT, ausgeprägte Hypothermie, Intoxikation, WS-Trauma mit neurogenem Schock, Medikamente (Betablocker)	*> 100/min (Tachykardie)* *> 150/min (ausgeprägte Tachykardie)* Blutverlust, Spannungspneumothorax, Intoxikation, Stress, Angst
Blutdruck (RR_{sys}): *80–130 mmHg*	*< 80 mmHg (Hypotonie)* Blutverlust, Flüssigkeitsverlust, Spannungspneumothorax, Hämatothorax, Herzbeuteltamponade, WS-Trauma mit spinalem Schock	*> 130 mmHg (Hypertonie)* SHT, Intoxikation, Medikamente, Apoplex

Tab. 3.11 Parameter im Normbereich, Veränderungen der Parameter und deren mögliche Ursachen *(Forts.)*

Normal	Kritisch	
	Vermindert	Erhöht
Bewusstsein nach AVPU/GCS *GCS 13–15*	*Alert/GCS < 13* SHT, Volumenmangel, Hypoxie, Unterkühlung, Medikamente, Intoxikation	

NIEMALS VERGESSEN!

- Vitalparameter (AF, HF, RR) können aufgrund von Anstrengung, Aufregung, Stress oder Schmerzen erhöht sein.
- Der Transport kann bei Patienten zu einer Stressreaktion aufgrund von Lärm, Erschütterung, Beschleunigung oder Schmerzen führen. Dies ist häufig mit Kreislaufreaktionen verbunden.

3.13.3 Verfahren und Equipment

Das kontinuierliche *Monitoring* der Vitalparameter kann zusätzlich durch eine periphere Ableitung eines Elektrokardiogramms (EKG), Pulsoxymetrie, Kapnometrie oder Point-of-Care-Tests (z. B. diagnostische Sonografie oder Point-of-Care-Ultraschall, POCUS) ergänzt werden. Die *Notfallsonografie* FAST (Focused Assessment with Sonography for Trauma) wird zum Nachweis freier Flüssigkeit in den Körperhöhlen eingesetzt. Diese kann man vornehmlich zwischen Leber und rechter Niere (Morrison-Pouch), zwischen Milz und linker Niere (Coller-Pouch) und im kleinen Becken neben der Harnblase (Douglas-Raum) finden. Die eFAST-Untersuchung (extended Focused Assessment with Sonography for Trauma) beinhaltet die zusätzliche Prüfung der Lunge.

In den letzten Jahren haben *mobile Ultraschallgeräte* Einzug in die notarztbesetzten Rettungsmittel in Deutschland erhalten. In der Luftrettung haben sie sich rasch als neuer Standard etabliert. Allerdings gilt es zu berücksichtigen, dass sie beim Traumapatienten nur einem Zweck dienen dürfen – der raschen Identifizierung

- eines behandlungsbedürftigem Pneumo- bzw. Hämothorax (Lungenödem)
- einer Perikardtamponade
- einer abdominellen Blutung
- (des Volumenstatus)
- (der kardialen Funktion)

Dies setzt eine Erfahrung mit dem Verfahren des eFAST voraus. Analog zum Primary Survey, der nicht länger als 60 bis 90 Sekunden ohne Intervention dauern sollte, darf ein eFAST idealerweise nicht länger als 90 Sekunden dauern. Eine Studie von Boulanger et al., die sich mit der Dauer der Maßnahme beschäftigte, konnte für die Untersuchung Zeiten von bis zu 5 Minuten unter erfahrenen Anwendern eruieren (Boulanger et al. 1996[3]). Der Einsatz muss auf den erfahrensten Anwender beschränkt bleiben, er den Transport nicht verzögern oder eine therapeutische Konsequenz nach sich ziehen. Der Einsatz von Ultraschallgeräten im präklinischen Setting variiert weltweit (Sedlakova et al. 2020[4]; Ienghong et al. 2022[5]). Es ist aber absehbar, dass diese mittel- bis langfristig auf nichtarztbesetzten Rettungsmitteln zum Einsatz kommen werden.

Das *EKG* ist ein sinnvolles Überwachungstool, weil es eine Echtzeitüberwachung von Rhythmus und Frequenz ermöglicht und in Kombination mit Pulsoxymetrie, Blutdruckmessung und Kapnometrie die Kreislaufsituation eines Patienten umfassend widerspiegelt. So zeigt sich z. B. bei einer Hypokalzämie bei erhöhtem Blutverlust eine verlängerte QT-Dauer bzw. Rhythmusstörungen bis zum Kammerflimmern bei thorakalen Verletzungen im Sinne einer Contusio cordis.

Die *Pulsoxymetrie* erlaubt die Messung der partiellen O2-Sättigung, gibt einen schnellen Überblick über den respiratorischen Zustand und hilft, eine bedrohliche Hypoxie zu erkennen. Sie gibt aber keine Auskunft über die zirkulierende Blutmenge. Die meisten Pulsoxymeter können nur erkennen, ob die „Docking-Stationen" der Erythrozyten belegt oder frei sind. Welche Moleküle angedockt sind, wird nicht erkannt, sodass z. B. bei einer Kohlenmonoxidvergiftung fälschlicherweise eine gute SpO_2-Sättigung bei akutem Sauerstoffmangel angezeigt wird. Bei eingeschränkter Durchblutung wie beim Schock oder einer Unterkühlung kann es zu Fehlmessungen, niedrigen Werten oder schwachen Pulskurven kommen. Auch Verschmutzungen oder Nagellack (schwarz) können zu fehlerhaften Messungen führen.

Die *Kapnometrie* kann mittlerweile mit speziellen Nasenbrillen durchgeführt werden und sollte bei jedem Patienten im Schock, SHT und/oder Analgosedierung eingesetzt werden. Sie ist ein „Muss" für jeden intubierten und sedierten Patienten. Der Normbereich für den endexpiratorischen Kohlendioxid-Partialdruck, endtidales Kohlenstoffdioxid ($etCO_2$), liegt bei 35–45 mmHg. Beim Abweichen vom Normwert liegt eine Auffälligkeit von Atmung, Kreislauf oder Stoffwechsel – isoliert oder kombiniert – vor. So kommt es bei einem hohen Blutverlust oder Volumenmangelschock zu einem exponentiellen Abfall des $etCO_2$. Ebenfalls signalisiert das Fehlen eines $etCO_2$ einen Herz-Kreislauf-Stillstand. Sinkt die Stoffwechselaktivität (z. B. bei Unterkühlung), ist dieses konstant niedrig.

Zusätzlich kann eine *Laktatmessung* und der Base Excess (BE) auf einen pathologischen Zustand des Patienten hinweisen. Liegt der Laktatspiegel bei ≤ 4 mmol/l, so deutet dies im Allgemeinen auf einen akzeptablen Perfusionszustand hin. Ein BE mit Werten < –6 mEq/l deutet auf einen manifesten Schock hin (Brooke et al. 2016[6]).

NIEMALS VERGESSEN!

- „Treat your patient, not your equipment/monitor!"
- Bei der Interpretation der gemessenen Werte müssen Einflussfaktoren (Messfehler, Fehlerquellen, Artefakte) berücksichtigt und immer mit dem klinischen Zustand des Patienten in Zusammenhang gebracht werden.
- Das Erkennen einer Zustandsveränderung ist immer ein Zusammenspiel von vorhandenen oder sich entwickelnden Symptomen in Vereinbarkeit mit den festgestellten Vitalparametern.

3.13.4 Transport

Zum Transport können verschiedene Mittel eingesetzt werden. Während im zivilen Rettungsdienst in den meisten Fällen ein nach DIN (Deutsches Institut für Normung) ausgestatteter Rettungswagen (RTW) oder Rettungshubschrauber (RTH) zur Verfügung steht, reicht die Bandbreite bei den Einsatzsanitätern der Polizei von einem improvisierten Transport (▶ Abb. 3.43) bis hin zu einem Transport mittels RTW/RTH. Dies ist abhängig von Einsatzlage und -ort. Dennoch sollte immer auf eine sichere und für den Verletzten angenehme Lagerung geachtet werden, um Transportschäden zu vermeiden.

Einige Transportmittel bieten nur einen eingeschränkten *Zugang* zum Patienten. Es sollte deshalb gewährleistet werden, dass die verletzten Regionen und die bereits getroffenen Maßnahmen gut zugänglich sind. So

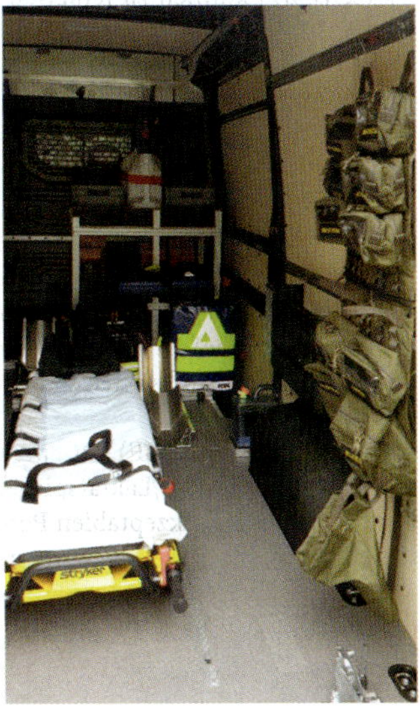

Abb. 3.43 Patiententransport im taktischen Setting im umgebauten Transport-Kraftfahrzeug mit Trauma-Pannel zur algorithmenbasierten Versorgung und mit Notfallequipment [P1404]

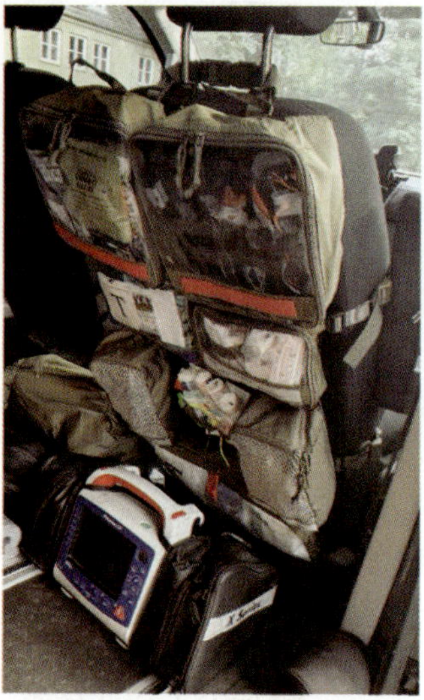

Abb. 3.44 Trauma-Pannel zur algorithmenbasierten Versorgung, zusätzlich mit Monitor- und Defibrillator-Einheit, angebracht an einem Vordersitz [P1404]

sollte zum Beispiel ein Tourniquet weiterhin gut bedienbar sein bzw. eine Konversion stattgefunden haben. Maßnahmen, die aufgrund des Platzes (z. B. Schienung von Frakturen im Fahrzeug) erschwert sind, sollten vor Transportbeginn durchgeführt werden.
Diese nicht lebenswichtigen Maßnahmen dürfen den zeitnahen Transport aber nicht verzögern und Begleitverletzungen können grundsätzlich auf dem Transportweg zur Zielklinik versorgt werden. Weiterhin sollten bereits getroffene Maßnahmen (z. B. Atemwegssicherung, Zugänge, Blutungen) erneut kontrolliert und ggf. gesichert werden.
Material, welches für eine Versorgung des Patienten notwendig ist, sollte gut zugänglich sein. Hierbei können Pannels an der Rückseite eines Vordersitzes angebracht werden, die nach xABCDE sortiert sind (▶ Abb. 3.44).
Bei der Vorbereitung für den Transport sollte zusätzlich an die Gabe von Antiemetika gegen *Transportübelkeit* gedacht werden. Weiterhin bietet es sich besonders nach Gabe bewusstseinsmodulierender Medikamente wie Esketamin an, den Patienten mittels *Gehörschutz* abzuschirmen. Insbesondere beim Lufttransport sollte eine Eskalation des Atemwegsmanagements und das Legen einer Thoraxdrainage (*cave:* Hygiene) in Erwägung gezogen werden.

NIEMALS VERGESSEN!

- Die Ausstattung eines verletzten Polizeibeamten sollte vor Transportbeginn sichergestellt und ggf. mitgeführt bzw. an andere Kräfte übergeben werden.

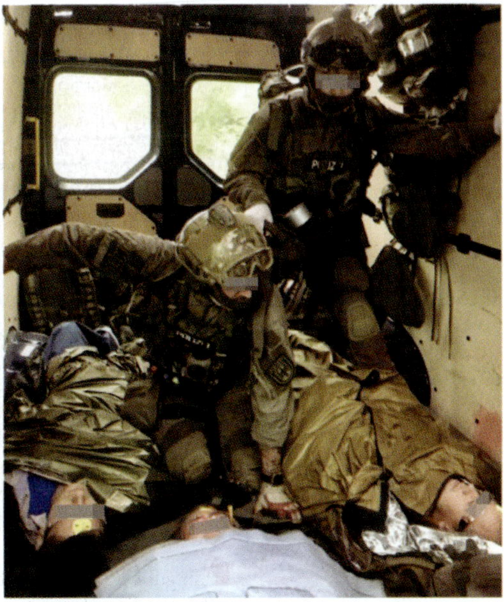

Abb. 3.45 Improvisierte medizinische Versorgung und Patiententransport [P1404]

Während des Transports steht für die Behandlung und Überwachung durch Einsatzsanitäter der Polizei häufig nur eine begrenzte Menge an medizinischem Material zur Verfügung (▶ Abb. 3.45). Hier fehlen oft aufwendige technische Geräte.

In diesem Fall sollte der Fokus auf der Aufrechterhaltung der Kreislaufstabilität (Aufrechterhaltung, Perfusion lebenswichtiger Organe), der Atmung (ausreichendes Atemzugvolumen und Atemfrequenz) und der Blutstillung sowie einer engmaschigen Kontrolle der Vitalparameter mittels Überwachungs- und Diagnostikgeräten (Basismonitoring) liegen.

3.13.5 Verlaufskontrolle

Zusätzlich sollte eine regelmäßige Verlaufskontrolle des Patienten und bereits durchgeführter Maßnahmen erfolgen (Reassessment, Reevaluation). Eine Evaluierung des Patienten sollte im Rahmen der Verlaufskontrolle nach folgenden Prinzipien erfolgen:

- kritische Patienten alle 5 Minuten,
- nichtkritische Patienten alle 15 Minuten,
- Zustandsveränderungen des Patienten,
- Zustand nach jeder Lageänderung und durchgeführten Maßnahme,
- Zustand nach jeder Bewegung des Patienten.

3.13.6 Weitere Möglichkeiten und Maßnahmen

Bei Verletzungen mit eingeschränkter Oxygenierung (SHT, Schock, Hypoxie, Bewusstlosigkeit) ist die präemptive Sauerstoffgabe wichtig. Reichen AZV oder AF (< 6/min) nicht aus, sollte die Möglichkeit einer assistierten bzw. kontrollierten Beatmung zur Verfügung stehen, die dann während des gesamten Transports aufrechterhalten werden muss. Um eine ausreichende Perfusion lebenswichtiger Organe (RR_{sys} 80–90 mmHg oder > 90 mmHg beim SHT) sicherzustellen, kann bei längeren Transportzeiten die Gabe von Plasmaprodukten erforderlich werden (s. ▶ Kapitel 3.11).

Weiterhin sollte auf einen ausreichenden Wärmeerhalt (Entfernen nasser Kleidung, zusätzliche Decken) und auf eine ausreichende Schmerztherapie geachtet werden. Wird für die Medikamentengabe (z. B. Katecholamine, Analgetika) eine Spritzenpumpe genutzt, kann die Gabe vorwiegend bei bodengebundenem Transport (Erschütterungen) unzuverlässig sein und zu einer unbeabsichtigten gefährlichen Bolusabgabe führen. Insbesondere bei längeren Transportzeiten sollte bei penetrierenden Verletzungen je nach Verfügbarkeit eine frühzeitige Gabe von Antibiotika in Erwägung gezogen werden. Auch das Legen eines transurethralen Blasenkatheters bei Bewusstlosen zur Überwachung der Ausscheidung kann in Betracht gezogen werden. Dies sind alles Prinzipien, die im Sinne einer „Prolonged Field Care" (PFC) erfolgen können.

Im Hinblick auf das Equipment sollte auf eine sichere Befestigung von Monitoren, Perfusoren, Beatmunsgeräten etc. geachtet werden. Selbst das kurzfristige Ablegen oder Absetzen dieser und anderer Materialien verbietet sich, da hierdurch z. B. im Bereich der Extremitäten Kompartmentsyndrome verursacht werden können.

Um eine adäquate Übergabe zu gewährleisten, sollte eine Dokumentation der klinischen Beurteilung, Vitalparameter, Zustandsveränderungen und durchgeführten Maßnahmen während des Transports weitergeführt werden.

Sollte es der Zustand des Verletzten zulassen, können ebenfalls weitere wichtige Information (SAMPLE usw.) erfragt werden (Hecker, Schramm 2018[7]; ANZCA 2015[8]). Es gibt verschiedene vorgefertigte Dokumentationskarten. Als Alternative bietet sich ein breiter Tapestreifen am Patienten an, der mit einem Permanentmarker beschriftet werden kann. Als Übergabeakronym kann MIST benutzt werden: **M**echanism, **I**njuries, **S**ymptoms, **T**reatment.

NIEMALS VERGESSEN!

- Einsatzsanitäter der Polizei, aber auch Mitarbeiter des Rettungsdienstes, die ohne Notarzt längere Transportzeiten zu überbrücken haben, sollten die Möglichkeit der *Telemedizin* in Erwägung ziehen.

Kritische Fragen

Zwei Fragen zum Schluss, die sich insbesondere Einsatzsanitäter der Polizei stellen sollten:

1. Ressourcenmanagement: „Habe ich überhaupt ausreichend Material für eine längere Transportzeit?"
2. Übergabeort: „Muss es ein überregionales Traumazentrum sein oder reicht für eine erste Stabilisierung des Patienten z. B. ein regionales Krankenhaus?"

NACH DER GOLDEN HOUR WEISS ICH, DASS ...

- ... das Monitoring eines Patienten eine Kombination von eigenen Sinnen und eines Basisequipments erfordert.
- ... die zu treffenden Maßnahmen vom Zustand des Patienten (kiritisch vs. nichtkritisch) abhängig zu machen sind.
- ... alle getroffenen Maßnahmen permanent reevaluiert werden müssen (z. B. TQ).
- ... der Transport durch polizeiliche Kräfte sich im Hinblick auf das Medium, die Ausstattung und die Expertise unterscheiden kann.
- ... eine Verzögerung des Transports durch Einsatz von Adjuncts, die nicht beherrscht werden (z. B. POCUS), zu unterbleiben hat.
- ... die Dokumentation den Transport und die Therapie nicht behindern darf, jedoch bei freien Vakanzen eine gute Übergabe via MIST-Report ermöglichen sollte.

Literatur

[1] DGU – Deutsche Gesellschaft für Unfallchirurgie. Weißbuch Schwerstverletztenversorgung. 3. erweiterte Auflage, 2019

[2] Wandling MW, Nathens AB, Shapiro MB, Haut ER. Police transport versus ground EMS: a trauma system-level evaluation of prehospital care policies and their effect on clinical outcomes. Journal of Trauma and Acute Care Surgery. 2016;81(5):931–935

[3] Boulanger BR, McLellan BA, Brenneman FD, Wherrett L, Rizoli SB, Culhane J, Hamilton P. Emergent abdominal sonography as a screening test in a new diagnostic algorithm for blunt trauma. J Trauma. 1996;40(6):867–874. https://doi.org/10.1097/00005373-199606000-00003

[4] Sedlakova A, Olszynski P, Davis P, Froh J. Prehospital ultrasound use among Canadian aeromedical service providers – A cross-sectional survey. CJEM. 2020;22(3):338–341. https://doi.org/10.1017/cem.2019.451

[5] Ienghong K, Cheung LW, Tiamkao S, Bhudhisawasdi V, Apiratwarakul K. The Utilization of Handheld Ultrasound Devices in a Prehospital Setting. Prehosp Disaster Med. 2022;37(3):355–359. https://doi.org/10.1017/S1049023X22000644

[6] Brooke M, Yeung L, Miraflor E, Garcia A, Victorino GP. Lactate predicts massive transfusion in hemodynamically normal patients. J Surg Res. 2016;204(1):139–144. https://doi.org/10.1016/j.jss.2016.04.015

[7] Hecker U, Schramm C. Praxis des Intensivtransports, Springer, 2. Auflage, 2018

[8] ANZCA – Australian and New Zealand College of Anaethetists. Guideline for transport of critically ill patients. PG52(G) Critically ill patient transport. 2015

3.14 Priorisieren

Simon Martin Heinz

Five Bullets auf dem Weg zum Einsatz

- „Was kann mein Team leisten?“
- Die 4 S – Scene, Safety, Situation, Support – beachten!
- Prioritätenorientierte Versorgung nach xABCDE- bzw. MARCH-Schema!
- Entscheiden: Welcher Faktor hat Priorität?
- Rettungsplan erstellen und an Dynamik anpassen!

Im Rahmen der Notfallversorgung wird der Rettende unter *Zeitdruck* mit vielen Aufgaben, Anforderungen, Aufträgen und Notwendigkeiten konfrontiert. Die Vorbereitungszeit ist kurz und das Aufgabenspektrum groß. Ungefiltert führt dies zu *Stress*, unzureichendem Zeitmanagement und Leistungsdruck beim Rettenden. Eine Stressreaktion und *Überforderung* kann deshalb in einer Notfallsituation schnell entstehen. Die notwendigen Entscheidungen, u. a. über die für den Patienten möglicherweise lebensrettenden Maßnahmen, zu treffen und zugleich durchzuführen, ist nicht möglich. Der Rettende muss deshalb eine *Strategie* entwickeln und entscheiden, in welcher *Reihenfolge* Aufgaben zu erledigen sind – immer mit dem Ziel, den Einsatz erfolgreich, d. h. mit dem besten Outcome für den Patienten, abzuschließen. Aufgrund der unterschiedlichsten Situationen und Lagebilder, in denen der Rettende eine Reihenfolgen definieren muss, sind diese wichtigen Entscheidungen ein Stressor in sich. Es benötigt deshalb Kriterien, die in dieser Situation eine Entscheidungshilfe bieten. So kann im Idealfall eine Verbesserung des Outcomes für den Patienten erreicht werden. Der Vorgang nach bewusst gewählten Kriterien zu bewerten, mit dem Ziel, eine Rangfolge der einzelnen Aufgaben zu erstellen, nennt sich *Priorisierung*.

3.14.1 Priorisierungsfaktoren

Für die Priorisierung ist es wichtig, die folgenden vier Faktoren einzuschätzen bzw. diese Priorisierungsfaktoren zu kennen.

Situation und Lage

Unter dem Faktor „Situation und Lage“ sind alle Gegebenheiten am Einsatzort, die die Patientenversorgung beeinflussen, subsumiert:

- Sicherheit am Einsatzort
- Wetterbedingungen
- Lokalisation des Patienten
- Anzahl der Patienten
- Behandlungsressourcen
- Transportressourcen

Alle der oben genannten Punkte können sich jederzeit ändern und beeinflussen die Versorgungsmöglichkeiten des Rettenden.

Gesundheitszustand des Patienten

Es ist zu klären, wie der Gesundheitszustand des Patienten einzuschätzen ist. Hierfür ist eine strukturierte körperliche Untersuchung durchzuführen. Diese hat zum Ziel festzustellen, ob ein kritischer Zustand vorliegt und vital bedrohliche Zustände zu detektieren, die eine sofortige Maßnahme notwendig machen (z. B. lebensbedrohliche Extremitätenblutung – lebensrettende Sofortmaßnahme ist die Anlage eines Tourniquets proximal der Blutung).

Teamfähigkeiten

Der Rettende sollte sich bewusst machen, welche Fähigkeiten und welchen Ausbildungsstand er und sein Rettungsteam haben, ob möglicherweise Schwächen vorliegen und ob alle Teammitglieder voll einsatzklar sind.

Ausrüstung

Das Rettungsteam muss wissen, welches Equipment vorhanden ist. Kann es unter den bestehenden Situationsbedingungen und durch das vorhandene Team zum Einsatz kommen? Wenn nicht vorhanden, kann es zeitnah nachgefordert werden?

3.14.2 Strategie in der Notfallversorgung

Der Rettende muss einen *Rettungsplan* entwickeln und durchführen. Dabei sollten obige vier Prioritätsfaktoren kritisch bedacht werden – immer mit dem Ziel, die unter den herrschenden Bedingungen beste Therapie für den Patienten durchzuführen. Zusätzlich ist fortwährend neu einzuschätzen, ob durch Änderung des Gesundheitszustandes oder der Lage etc. eine Abänderung bzw. Anpassung des Rettungsplans notwendig wird. Diese Überlegungen müssen bis zur Übergabe oder Beendigung der Notfallversorgung in alle medizintaktischen Entscheidungen einfließen.

Grundstrategie Notfallversorgung

- „Schätze die Situation ein!"
- „Schätze den Patienten ein!"
- „Beurteile die Ressourcen und die Ausrüstung!"
- „Entscheide: Was ist für die Rettung und Notfallversorgung notwendig?"
- „Entwickle und initiiere einen Rettungsplan!"
- „Prüfe: Führt der Plan zum Erfolg? Immer Reassessment des Patienten!"
- „Passe den Rettungsplan ggf. an!"
- „Praktiziere die bestmögliche Notfallmedizin!"

In der *Entscheidungsfindung* muss der die Notfallversorgung am meisten beeinflussende Faktor erkannt und seine Priorisierung gegenüber den anderen Faktoren festgestellt werden. Er beeinflusst und bestimmt dadurch die angestrebte Taktik des zu entwickelnden Rettungsplans entscheidend.

Beispiel: Bei einer bewusstlosen Person in einem lodernden Häuserbrand priorisiert der Faktor „Situation und Lage" das weitere Handeln. Trotz des kritischen Allgemeinzustandes des Patienten darf sich kein Rettender ohne entsprechendes Equipment (z. B. Atemschutzgerät) der gefährlichen Situation aussetzen – auch wenn die medizinischen Kenntnisse der Rettenden ausreichen, eine bewusstlose Person zu behandeln. Selbst der unter Atemschutz rettende Feuerwehrmann wird in seinem Rettungsplan nicht den Faktor „Gesundheitszustand" priorisieren, sondern den Faktor „Situation und Lage" – und damit die Rettung in einen sicheren Bereich in den Vordergrund rücken, um dort schnellstmöglich eine zielführende körperliche Untersuchung in Sicherheit durchzuführen.

3

In der militär- und polizeitaktischen Lage werden Phasen und Bereiche festgelegt in denen nur bestimmte medizinische Maßnahmen durchgeführt werden dürfen (s. ▶ Kapitel 1.1 und ▶ Kapitel 1.2).

Im zivilen Kontext, in sogenannten lebensbedrohlichen Einsatzlagen (LebEL), arbeiten Polizei und zivile Rettungskräfte zusammen. Die Möglichkeiten der medizinischen Maßnahmen sind so anzupassen, dass Leben – mit einem Minimum an Eigengefährdung für Rettende – gerettet werden können.

Priorisierung in der Behandlungsstrategie

„Threat first what kills first" beschreibt eindrücklich, nach welcher Behandlungsstrategie sich eine Notfallversorgung richten sollte. In der Bundesrepublik Deutschland wird täglich eine hochwertige Individualversorgung von Notfallpatienten sowohl im Rettungsdienst als auch in der Klinik praktiziert. Die Behandlungsstrategie bedient sich dabei einer gemeinsamen Sprache, gemeinsamer Schemata und Konzepte, um für den Patienten das beste Outcome zu erreichen. Im Behandlungsalgorithmus ist das *xABCDE-Schema* etabliert.

Sowohl in der innerklinischen Schwerstverletztenversorgung im Schockraum, z. B. im Kurssystem *ATLS®* (Advanced Trauma Life Support), als auch in der präklinischen Notfallversorgung in diversen Notfallkursen, wie z. B. *PHTLS* (Pre-Hospital Trauma Life Support), *BLS* (Basic Life Support), *AMLS* (Advanced Medical Life Support), *ACLS* (Advanced Cardiac Life Support), *TECC* (Tactical Emergency Casualty Care), wird das xABCDE-Schema gelehrt und erfährt eine hohe Akzeptanz bei Rettenden und klinischem Personal. Militärisch genutzte Akronyme wie z. B. MARCH (s. ▶ Kapitel 1.1) beschreiben die gleichen Organsysteme und Priorisieren entsprechend (ACS 2012[1]; Lampi et al. 2017[2]; NAEMT 2022[3]).

Die Reihenfolge des xABCDE-Schemas legt in sich schon eine Priorisierung der Behandlung und der notwendigen Maßnahmen fest.

Die klinische Untersuchung des Patienten erfolgt immer in gleicher Weise entlang des xABCDE-Algorithmus. Auch kritische Zustände in einem Organsystem werden durch das Schema benannt, z. B. „A-Problem" (verlegter Atemweg) oder „D-Problem" (GCS < 9).

NIEMALS VERGESSEN!

- Die Behandlungsreihenfolge wird entlang des xABCDE-Schemas priorisiert: x wird vor A behandelt, gefolgt von B usw. Dies ist nicht dogmatisch zu sehen, verfolgt aber das Prinzip „Threat first what kills first".

Durch diese Priorisierung gelingt eine Einschätzung des Patienten zunächst in *kritisch* oder *nichtkritisch* mit einer Zuordnung der Problematik zum jeweiligen Organsystem nach xABCDE-Schema. Der Faktor „Gesundheitszustand des Patienten" kann so genauer verifiziert und der notwendige Rettungsplan (z. B. zielführende Maßnahme, dann Transport) ggf. angepasst werden.

Beispiel: Patient nach Verkehrsunfall mit B-Problematik (abgeschwächtes Atemgeräusch rechts) und D-Problematik (GCS < 9). Initialer Plan: Intubation und Transport mit RTH. Doch dann zunehmende B-Problematik – dies erfordert eine Planänderung: zunächst Anlage Thoraxdrainage, dann Transport.

Kommt es zu einer Notfallsituation mit mehreren Patienten, kann das Schema auch auf mehrere Patienten angewendet werden, um eine Behandlungsreihenfolge oder Transportreihenfolge zu priorisieren.

Beispiel: Verkehrsunfall mit mehreren Patienten. Zuerst schneller Basischeck aller Patienten. Entscheidung: Patient 1 mit B-Problem (Spannungspneumothorax) wird vor Patient 2 mit E-Problem (Luxationsfraktur) behandelt.

Eine Priorisierung bringt Struktur in solche Notfallsituationen. In einem solchen Rahmen können weiterhin individualmedizinische Standards gehalten werden. Auch eine Klinikzuweisung lässt sich so einfacher priorisieren.

Großschadenslagen wie Verkehrsunfälle, Zugunglücke etc. mit einem Massenanfall von Verletzten (MANV) oder Pandemien mit einem Massenanfall von Infizierten (MANI) führen zu einem Missverhältnis zwischen Patienten und den vorhandenen Versorgungs- und Transportressourcen. Eine *Individualversorgung* ist dann nicht mehr gewährleistet. Eine Prioritätenmedizin wird unausweichlich. Alle Patienten werden anhand von Sichtungsalgorithmen kategorisiert.

Diese algorithmenbasierte Priorisierung hat eine hohe Konsistenz und führt zu besserem Outcome der Patienten. Häufig haben diese Sichtungsalgorithmen das xABCDE-Schema als Grundlage, z. B. primäres Ranking zur initialen Orientierung im Rettungsdienst (PRIOR-Algorithmus; BBK[4]). Durch die Kategorisierung kann jedem Patienten eine Sichtungskategorie zugeordnet werden. Hieraus ergibt sich wiederum eine Priorisierung des jeweiligen Patienten für die weitere Behandlungs- oder Transportmangelressource, bis ein individualmedizinischer Standard wiederhergestellt ist.

DOS AND DON'TS

bei der Priorisierung

Dos

- Kenne die Priorisierungsfaktoren!
- Nutze das xABCDE- oder MARCH-Schema als Grundlage für die Behandlungsstrategie!
- Nutze einen Sichtungsalgorithmus bei MANV oder MANI!

Don't

- Individualmedizin bei MANV und MANI – nutze stattdessen einen Sichtungsalgorithmus!

NACH DER GOLDEN HOUR WEISS ICH, DASS ...

- ... ich die entscheidenden Priorisierungsfaktoren kennen muss, um priorisieren zu können.
- ... die individualmedizinische Behandlungsstrategie anhand eines Behandlungsalgorithmus (xABCDE/MARCH) priorisiert wird.
- ... bei MANV und MANI anhand eines Sichtungsalgorithmus priorisiert und kategorisiert werden sollte.

Literatur

[1] ACS – American College of Surgeons. ATLS. Advanced trauma life support for doctors. Chicago, IL: ATLS; 2012

[2] Lampi M, Junker J, Berggren P, Jonson CO, Vikström T. Pre-hospital triage performance after standardized trauma courses. Scand J Trauma Resusc Emerg Med. 2017;25(1):53. https://doi.org/10.1186/s13049-017-0395-8

[3] NAEMT – National Association of Emergency Medical Technicians. TECC. Tactical Emergency Casualty Care. Das Buch zum Kurs, 2. Auflage. Jones & Bartlett Learning, 2022

[4] Heller AR, Neidel T, Klotz PJ, Solarek A, Kowalzik B, Juncken K, Kleber C. Validierung innerklinischer Sichtungsalgorithmen für den Massenanfall von Verletzten – eine simulationsbasierte Studie – deutsche Version [Validation of secondary triage algorithms for mass casualty incidents-A simulation-based study-German version]. Anaesthesiologie. 2023 Jul;72(7):467–476. German. doi: 10.1007/s00101-023-01291-3. PMID: 37318526; PMCID: PMC10322965.

4 Schnittstellen zwischen Rettungsdienst und Polizei

4.1 Medizinische Fähigkeiten und Konzepte der Polizei

Chris Radloff, Carsten Graßhoff

Five Bullets auf dem Weg zum Einsatz

- Polizeibehörden verfügen mitunter über einfache bis hin zu professionellen medizinischen Strukturen – Ressourcen, die im Einsatz genutzt werden sollten!
- In gemeinsamen Einsatzbesprechungen oder kurzen Abstimmungen am Einsatzort sollten auch immer die Rettungskette und medizinischen Schnittstellen besprochen werden.
- Eine auf den konkreten Einsatz bezogene Bewertung, bei welchen Behörden und Organisationen mit Sicherheitsaufgaben (BOS) welche personellen und materiellen Ressourcen zur gegenseitigen Unterstützung zur Verfügung stehen, fördern die optimale Patientenversorgung.
- Patienten, die von der Polizei übernommen werden, sind ggf. bereits (professionell) vorversorgt – dem Reassessment kommt daher eine besondere Bedeutung zu.
- Neben medizinischen Fähigkeiten der Polizei können auch andere Fähigkeiten (z. B. Dekontamination oder technische Maßnahmen in Höhen und Tiefen) für eine gemeinsame Einsatzbewältigung in Erwägung gezogen werden.

Warum und dass sich die Polizei auf medizinische Lageschwerpunkte vorbereiten muss, ist bereits in den ersten Kapiteln dieses Buchs ausführlich erläutert worden (s. z. B. ▶ Kapitel 1.3).
Wählte man in früheren Zeiten eher den Weg „Absperren und auf Fachkräfte warten“, weiß man heute, dass potenziell vermeidbare Todesursachen (insbesondere durch penetrierende Verletzungen) *sofort, durch das Personal vor Ort* und *ohne schuldhaftes Verzögern* behandelt werden müssen, um Menschenleben zu retten.
Neben den größeren medienwirksamen Bedrohungslagen (z. B. Terroranschläge, Amokläufe) werden Einsatzkräfte der Polizei auch bei Fußball- und Demonstrationslagen sowie vermeintlichen Routineeinsätzen zunehmend oft damit konfrontiert, medizinisch agieren zu müssen (s. ▶ Kapitel 1.6 und 1.7). Dabei reichen die Notfallbilder von einfachen

Kopfplatzwunden und schwerem Nasenbluten bis hin zu Messerstich- und Schussverletzungen.
Ebenso erfordern spezialisiertere polizeiliche Aufträge und Verwendungen (BPOL 2016[1]; Stall et al. 2022[2]) eine Vorhaltung medizinischer Komponenten zur Unterstützung der Rettungskette. Solche Aufträge sind z. B.:

- Intervention in Höhen und Tiefen (inkl. Fähigkeiten der technischen Personenrettung)
- Technische Maßnahmen zum Öffnen und Lösen (z. B. von Klebeaktivisten)
- Polizeitauchen
- Aufklärung von CBRN-Gefahren und deren Abwehr (inkl. Dekontamination von Personen) sowie
- Einsatz im Entschärfungsdienst

Dies wird vor dem Hintergrund des grundsätzlichen Betretungsverbotes nichtpolizeilicher Rettungskräfte für polizeiliche Gefahrenbereiche noch einmal unterstrichen.
Um all diesen Anforderungen gerecht zu werden, werden in den Polizeien der 16 Bundesländer sowie des Bundes (Bundespolizei, Bundeskriminalamt, Polizei beim deutschen Bundestag) unterschiedliche Konzepte genutzt und gelebt – diese werden hier in wenigen Auszügen dargestellt und dienen als grober Überblick. Um ein klares Bild für die eigene Einsatzrealität zu erhalten, ist ein *Austausch auf lokaler Ebene* unerlässlich.

4.1.1 Qualifikation von Ersthelfern

Richtlinien

Die Fähigkeiten der Polizei sind in diesem Kontext bei jedem Polizeivollzugsbeamten gefragt, der im klassischen Sinne die Rolle des Ersthelfers einnimmt. Neben den fachlichen Empfehlungen und Vorgaben der Deutschen Gesetzlichen Unfallversicherung (DGUV 2014[3]; DGUV 2017[4]) sowie der Bundesarbeitsgemeinschaft Erste Hilfe (BAGEH 2014[5]) sind die einschlägigen nationalen und internationalen Fachempfehlungen zu vermeidbaren Todesursachen in Bedrohungslagen zu berücksichtigen.
Hinsichtlich des Leistungsanspruchs an einen Polizeivollzugsbeamten sind diese Empfehlungen sowohl Richtschnur als auch Ziel (CoTCCC 2021[6]; CoTCCC 2019[7]; TREMA 2018[8]; DGU 2022[9]). Um dem Leistungsanspruch gerecht zu werden, müssen einige Kriterien erfüllt sein:

- Fundierte Erste-Hilfe-Ausbildung mit polizeilichen Schwerpunkten
- Regelmäßige Erste-Hilfe-Fortbildungen in kurzen Intervallen (idealerweise mindestens jährlich)
- Integrative Konzepte zur Implementierung von medizinischen Anteilen in andere polizeiliche Aus- und Fortbildungsbereiche (z. B. Tourniquet-Training im Rahmen der Schießausbildung und -fortbildung)
- Persönliche Erste-Hilfe-Ausstattung mit Trageverpflichtung und ggf. zusätzliche Dienststellen- bzw. Einheitsausstattung

Strukturierte Behandlungsalgorithmen wie z.B. das *xABCDE- oder MARCH-Schema* bieten den Beamten dabei eine Hilfestellung für Hochstresssitationen und optimieren die Zusammenarbeit mit den nichtpolizeilichen Fachdiensten.

Beispiel: Polizei Baden-Württemberg

Die Polizei des Landes Baden-Württemberg hat 2018 begonnen, ihre operativen Einsatzfahrzeuge mit je zwei sogenannten *Essential Individual First Aid Kits (EIFAK)* auszustatten (Sauter, Heilmann 2018[10]). Ein EIFAK beinhaltet:

- 1 Combat Application Tourniquet der Generation 7™
- 1 Emergency Bandage mit 15 cm Wundauflage™
- 1 HyFin Vent Chest Seal Twinpack™
- 1 Beatmungsfolie
- 1 Rettungsdecke
- 1 Packung Pflasterstreifen

Zusätzlich stehen den Regional- und Spezialpräsidien 500 *Notfallrucksäcke „leicht" (NFR-L)* zur Verfügung. Bestückung der NFR-L:

- Inhalt wie EIFAK in höherer Stückzahl
- 1 Rettungsschere
- Aluminiumbedampfte Verbandtücher und weitere Verbandmaterialien
- 1 Beatmungsbeutel

Multiplikatoren- und Einweisungsschulungen sowie regelmäßige Erste-Hilfe-Trainings sollen Handhabungssicherheit generieren. Dabei wird neben dem Umgang mit den Materialien auch deren Einordnung in das xABCDE-Schema geschult.

Polizeiliche Ersthelfer: Skillset und Ausstattung

Die Ressource Polizei kann neben der Versorgung einzelner Patienten bislang wenig genutzte Möglichkeiten in der Lage entfalten: Ausgehend vom *Zonenkonzept „Rot – Gelb – Grün"* („unsicher – teilsicher – sicher") kann sie in dem für den Rettungsdienst unzugänglichen Gefahrenbereichen initial Maßnahmen ergreifen, die den (medizinischen) Versorgungsprioritäten ebenso Rechnung tragen wie der Ordnung des Raumes (Verletztensammelstelle, Evakuierungswege, Transporttrupps etc.).

Das setzt ausreichend vorhandenes und zwingend entsprechend qualifiziertes Personal voraus. Denn bereits ein Ersthelfer kann, sofern die Fähigkeiten erlernt und regelmäßig trainiert wurden, sehr wohl Patienten sammeln, ersteinschätzen, er kann beginnend versorgen, Material zusammenziehen, fortlaufend melden und strukturiert an Fachkräfte übergeben. Wenn auch noch nicht bundesweit umgesetzt, zeigt ▶ Tab. 4.1 das durchschnittliche Fähigkeits- und Ausstattungsprofil des polizeilichen Ersthelfers nach dem xABCDE-Schema.

4

Tab. 4.1 Skillset und Ausstattung von polizeilichen Ersthelfern in Bedrohungslagen

Skills	Ausstattung/Fähigkeiten (Beispiele)
• Rettung von Patienten aus dem Gefahrenbereich • Transport	• Bandschlingen und -systeme • Tragetücher • (Schleif-)Tragen
x – Exsanguination, Massive Hemorrhage • Stoppen lebensbedrohlicher Blutungen	• Manuelle Kompression • CoTCCC-empfohlenes Tourniquet • Spezialbandagen (z. B. Hartmann® Trauma Bandage) inkl. Anwendung an den Extremitäten und an den Übergängen zum Körperstamm
A – Airway • Freimachen und Freihalten des Atemwegs	• Inspektion und Ausräumen des Mundraumes • Lagerung • Kopfüberstrecken • (Modifizierter) Esmarch-Handgriff
B – Breathing, Respiration • Beurteilung der Atmung • Behandeln von Atemstörungen	• Prüfen der Atmung • Lagerung • Versorgung penetrierender Thoraxtraumata mittels Chest Seals • Herz-Lungen-Wiederbelebung
C – Circulation • Beurteilung der Kreislaufsituation • Behandeln von Kreislaufstörungen	• Vollständige körperliche Untersuchung auf externe Wunden • Wundversorgung mit herkömmlichen Verbandmaterialien • Versorgung besonderer Wunden (z. B. Verbrennungen oder Frakturen) • Lagerung
D – Disability, Head • Beurteilung des neurologischen Status • Behandeln neurologischer Störungen	• Bewusstseinskontrolle (AVPU, WASB) • Einfache motorische Tests • Inline-Stabilisierung und achsengerechtes Bewegen
E – Environment, Exposure, Hypothermia • Beurteilung äußerer (Umwelt-)Einflüsse • Hypothermieprophylaxe	• Grundsätze des Wärmeerhalts • Anwendung der Rettungsdecke
• Maßnahmen bei einer erhöhten Anzahl an Patienten (MANV)	• Ersteinschätzung • Raumordnung • Dokumentation

4.1.2 Erweiterte medizinische Qualifikationen

Diverse Einsatzszenarien werden das Leistungsprofil der Ersten Hilfe schnell überfordern. Immer wenn eine zeitnahe Übergabe des Patienten an den Rettungsdienst nicht möglich ist, besteht eine zu deckende *Versorgungslücke.*
Die Implementierung von medizinischem Fachpersonal zur Schließung dieser Lücke (analog den Rettungsdiensten mit den Qualifikationen vom Rettungs- bis zum Notfallsanitäter) ist nicht unbedingt sinnvoll, weil gerade dies einer engen ärztlichen Fachaufsicht unterliegen sollte (vergleichbar den Ärztlichen Leitern Rettungsdienst, ÄLRD). Zudem wäre die Umsetzung schon personell herausfordernd. Daher halten einige Polizeibehörden *Polizeivollzugsbeamte mit erweiterten medizinischen Fähigkeiten* vor. Nicht selten wird dabei auf die Qualifikationen des Sanitäts- oder Rettungshelfers abgestellt.

Beispiel: MKÜ der Bundespolizei

Beispielhaft seien hier die Rettungshelfer in den Mobilen Kontroll- und Überwachungseinheiten (MKÜ) der Bundespolizei genannt. Diese werden unter der Federführung der Bundespolizeiakademie durch die Polizeiärztlichen Dienste der Bundesbereitschaftspolizei qualifiziert. Durch ein eigenes Ausstattungskonzept und einen aufgabenbedingten schwerpunktmäßigen Einsatz an Großdienststellen bringen sie wertvolle medizinische Fähigkeiten zur Lagebewältigung mit.
Da die MKÜ grundsätzlich als geschlossene Einheiten eingesetzt werden (z. B. in Gruppen- oder Zugstärke) und da pro Gruppe der Einsatz eines Rettungshelfers vorgesehen ist, ist es recht wahrscheinlich, bei einem gemeinsamen Einsatz auf einen solchen Kollegen zu treffen (Thomschke 2020[11]).

Einsatzkräfte mit erweiterten medizinischen Qualifikationen: Skillset und Ausstattung

▶ Tab. 4.2 zeigt das Skillset, wie es bei einigen Kräften mit erweiterten Qualifikationen zu finden sein wird (kann je nach Behörde abweichen). Basis ist das Skillset des polizeilichen Ersthelfers, auf dessen Fähigkeiten die weiteren medizinischen Qualifikationen aufbauen.

4.1.3 Medizinisches Fachpersonal

Erfordert das potenzielle Verletzungs- bzw. Erkrankungsrisiko einer Lage (festgestellt durch die Lagebeurteilung) den Einsatz von medizinischem Fachpersonal, erfolgt dies in der Regel durch die Einbindung

- der Polizeiärztlichen Dienste (PÄD) und besonderer Teilstrukturen (z. B. OEM der GSG9 BPOL),
- medizinischen Fachpersonals, welches konkret einer Einheit angehört,
- medizinischen Fachpersonals verschiedener Dienststellen (Pool-Lösung).

Die genannten Konzepte bauen teilweise aufeinander auf bzw. können sich ergänzen. Im Folgenden wird ausschließlich das Themenfeld der Polizeiärztlichen Dienste näher beleuchtet.

Tab. 4.2 Skillset und Ausstattung von Einsatzkräften mit erweiterten medizinischen Qualifikationen in Bedrohungslagen

Skill	Ausstattung/Fähigkeiten (Beispiele)
• **Basis:** Skillset des Ersthelfers • Zusätzliche Skills:	
x – Exsanguination, Massive Hemorrhage • Stoppen lebensbedrohlicher Blutungen	• Wundtamponade ohne Hämostyptika • Wundtamponade mit Hämostyptika (CoTCCC-empfohlenes Produkt)
A – Airway • Freimachen und Freihalten des Atemwegs	• Anwendung des Nasopharyngealtubus • Anwendung des Oropharyngealtubus • Ggf. Anwendung supraglottischer Atemwegshilfsmittel
B – Breathing, Respiration • Beurteilung der Atmung • Behandeln von Atemstörungen	• (Assistierte) Beatmung mit Beutel und Maske • Überwachung des Patienten mittels pulsoxymetrischer Messung
C – Circulation • Beurteilung der Kreislaufsituation • Behandeln von Kreislaufstörungen	• Versorgung besonderer Wunden (z. B. Frakturen mittels Aluminium-Polster-Schiene) • Blutdruckmessung und EKG-Überwachung
D – Disability, Head • Beurteilung des neurologischen Status • Behandeln neurologischer Störungen	• Erhebung von Werten nach der Glasgow Coma Scale • Blutzuckermessung
E – Environment, Exposure, Hypothermia • Beurteilung äußerer (Umwelt-)Einflüsse • Hypothermieprophylaxe	• Anwendung spezieller Hypothermieprodukte (z. B. Blizzard Reflexcell™ Trauma Decke)
• Maßnahmen bei einer erhöhten Anzahl an Patienten (MANV)	• Ersteinschätzung • Raumordnung • Dokumentation

PÄD und besondere Teilstrukturen

Die meisten Polizeibehörden halten sogenannte *Polizeiärztliche Dienste (PÄD)* vor. Neben der Gewährleistung kurativer und arbeitsmedizinischer Aspekte sind sie für die medizinische Absicherung von polizeilichen Einsätzen und die Beratung der Polizeiführung verantwortlich. Dazu führen sie entsprechend qualifiziertes Personal, z. B.:

- Medizinische Fachangestellte
- Rettungssanitäter

- Rettungsassistenten
- Notfallsanitäter
- (Not-)Ärzte

Neben den Qualifikationsbezeichnungen haben sich bundesweit vor allem folgende Arbeitsbegriffe etabliert:

- Polizeisanitäter (nicht standardisiert; Thomschke 2020[11]; ▶ Abb. 4.1)
- Einsatzsanitäter (nicht standardisiert)
- Einsatzsanitäter SE (standardisiert; Grafe 2019[12])
- Kommandosanitäter (nicht standardisiert)
- Polizeiarzt (nicht standardisiert; Thomschke 2020[11])

Ein wichtiger Punkt, der je nach Behörde und sogar innerhalb dieser variieren kann, ist der *Status* des Personals. Dieses wird in der Regel entweder in Form von Polizeivollzugsbeamten, Verwaltungsbeamten oder Tarifbeschäftigten vorgehalten.

Rettungs- oder Notfallsanitäter, welche als Tarifbeschäftigte ihren Dienst versehen, können grundsätzlich nicht in polizeilichen Gefahrenbereichen eingesetzt werden. Für sie gelten dieselben Handlungsempfehlungen wie für die Rettungsdienste. Für eine medizinische Absicherung polizeilicher Einsätze sind sie daher nur bedingt geeignet.

Medizinisches Fachpersonal mit dem Status des Polizeivollzugsbeamten kann hingegen jederzeit auch in polizeilichen Gefahrenbereichen (insb. „teilsicher“) tätig werden. In einer dynamischen Lage sind sie aufgrund ihre polizeilichen Ausbildung auch befähigt, Täter zu bekämpfen.

Zur Wahrnehmung ihrer Aufgaben verfügen die Polizeiärztlichen Dienste in der Regel über eine professionelle medizinische Ausstattung und eigene Behandlungsalgorithmen.

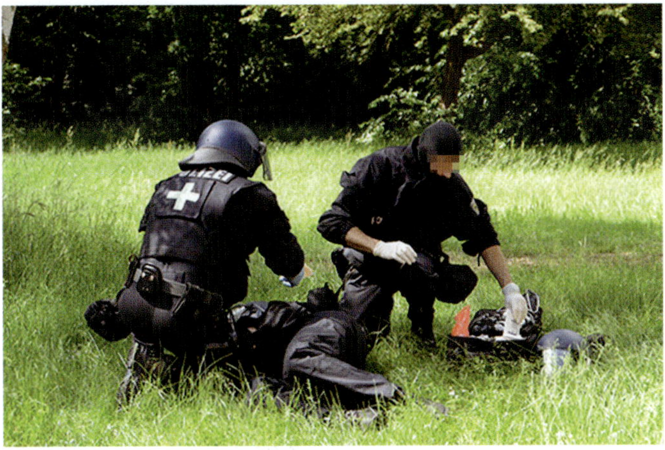

Abb. 4.1 Polizeisanitäter der Bundespolizei versorgen einen verletzten Polizeibeamten im Rahmen eines Übungsszenarios. [W1291]

Polizeisanitäter: Skillset und Ausstattung

▶ Tab. 4.3 zeigt das Skillset von sog. Polizeisanitätern. Das Skillset entspricht den Ausbildungs-Rahmenplänen der Grundqualifikation von Rettungssanitätern, Rettungsassistenten und Notfallsanitätern.

Tab. 4.3 Skillset und Ausstattung von Polizeisanitätern

Skill	Ausstattung/Fähigkeiten (Beispiele)
• **Basis:** Skillset analog den Ausbildungs-Rahmenplänen der Grundqualifikation (RettSan, RettAss oder NotSan mit Pyramidenprozess) • Zusätzliche Skills und/oder Schwerpunkte:	
x – Exsanguination, Massive Hemorrhage • Stoppen lebensbedrohlicher Blutungen	• Wundtamponade mit Hämostyptika (CoTCCC-empfohlenes Produkt)
A – Airway • Freimachen und Freihalten des Atemwegs	• Eskalierendes Atemwegsmanagement, qualifikationsadaptiert • Medikamentengabe
B – Breathing, Respiration • Beurteilung der Atmung • Behandeln von Atemstörungen	• (Assistierte) Beatmung mit Beutel und Maske • Nadeldekompression beim Spannungspneumothorax • Medikamentengabe
C – Circulation • Beurteilung der Kreislaufsituation • Behandeln von Kreislaufstörungen	• Intravenöse und intraossäre Gefäßzugänge • Flüssigkeitstherapie • Anlage einer Trochanter-Schlinge • Tourniquet-Konversion oder -Downgrade • Medikamentengabe (insbes. Tranexamsäure)
D – Disability, Head • Beurteilung des neurologischen Status • Behandeln neurologischer Störungen	• Analgesie (insbes. mittels Esketamin), intranasal und/oder intravenös bzw. intraossär • Wirbelsäulenimmobilisation
E – Environment, Exposure, Hypothermia • Beurteilung äußerer (Umwelt-)Einflüsse • Hypothermieprophylaxe	• Anwendung spezieller Hypothermieprodukte (z. B. Blizzard Reflexcell™ Trauma Decke)
• Maßnahmen bei einer erhöhten Anzahl an Patienten (MANV)	• Vorsichtung • Raumordnung • Dokumentation • Kommunikation mit der rettungsdienstlichen Einsatzabschnittsleitung (OrgL und LNA)

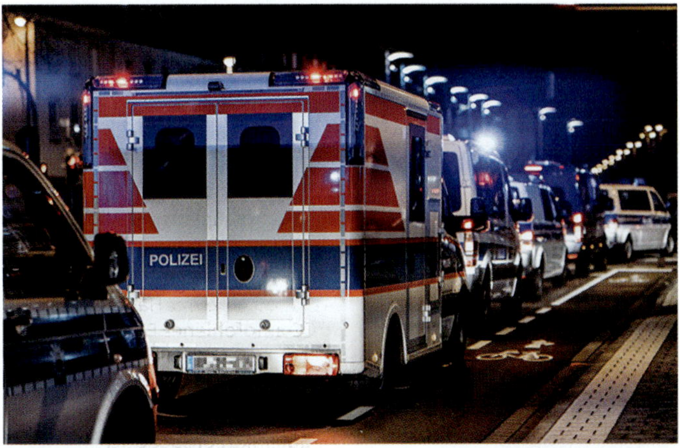

Abb. 4.2 Polizei-Notfallkrankenwagen (P-KTW) der Bundesbereitschaftspolizei [W1291]

Beispiel: PÄD der BPOL

Die *Bundespolizei (BPOL)* hält in den Bundespolizeiabteilungen der Bundesbereitschaftspolizei sowie in den Bundespolizeiaus- und fortbildungszentren der Bundespolizeiakademie Polizeiärztliche Dienste (PÄD) vor (Thomschke 2020[11]; Herms, Kurpiers, Berkenkötter 2021[13]). Bei den Einsatzkräften handelt es sich ausnahmslos um Polizeivollzugsbeamte. Neben den o. g. Qualifikationen sind diese weiterhin mit umfangreichem medizinischen Equipment und eigenen Fahrzeugen ausgestattet:

- Polizei-Notfallkrankenwagen (P-KTW; ▶ Abb. 4.2, ▶ Abb. 4.3)
- Polizei-Rettungstransportwagen (P-RTW)
- Polizei-Notarzteinsatzfahrzeug (P-NEF)

Die Ausstattung der P-Fahrzeuge ist an die DIN (von Rettungsdienstfahrzeugen) angelehnt, entspricht dieser Norm jedoch nicht in vollem Umfang.

Weiterhin hält die Bundespolizei deutschlandweit zwei medizinische Rüstsätze für den Polizeihubschrauber vom Typ Airbus H155 vor. Eingerüstet ergibt sich daraus der Polizeihubschrauber mit Sanitätsausstattung (PHS SAN; ▶ Abb. 4.4), der vorwiegend bei planbaren Einsatzanlässen die polizeiliche Rettungskette ergänzt.

Die Kräfte der PÄD werden grundsätzlich in Truppstärke eingesetzt und sind durch ein adaptives Ausstattungskonzept sowohl fußläufig als auch motorisiert flexibel einsetzbar.

Organisation der PÄD

Die Ausstattung der Polizeiärztlichen Dienste (PÄD) orientiert sich vor allem an den Erfordernissen des bereitschaftspolizeilichen Einsatzes. Die

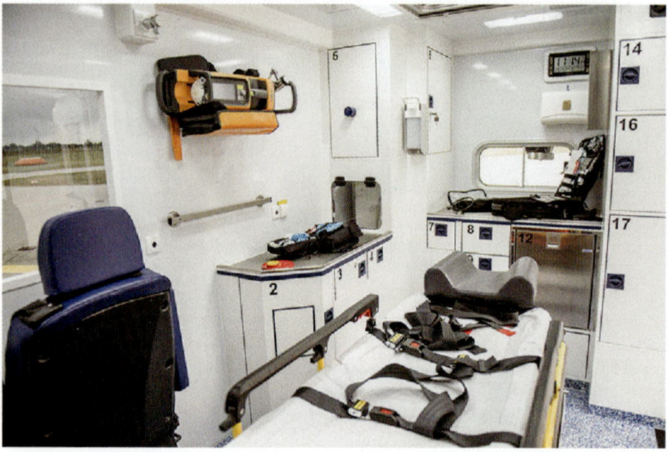

Abb. 4.3 Patientenraum eines P-RTW der Bundesbereitschaftspolizei [W1291]

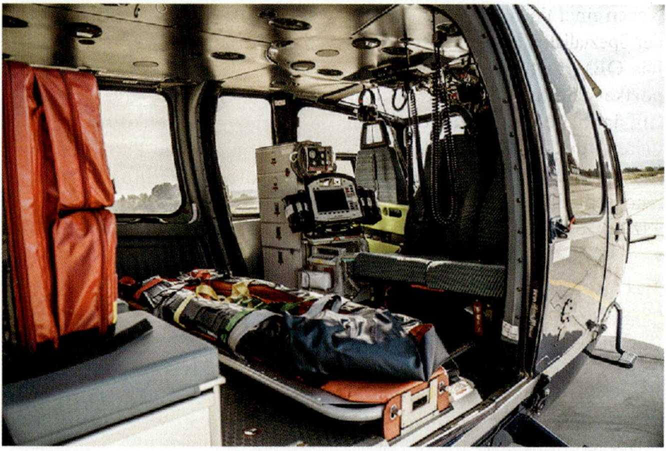

Abb. 4.4 Polizeihubschrauber der Bundesbereitschaftspolizei mit Sanitätsausstattung (PHS SAN) [W1291]

Einheiten der Bereitschaftspolizeien von Bund und Ländern werden hauptsächlich bei größeren planbaren Einsatzlagen (Fußballlagen, Demonstrationen, Staatsbesuchen, G-Gipfel) eingesetzt und arbeiten dabei nicht selten direkt zusammen.
Um eine einheitliche Organisation und Gliederung sowie eine kompatible Ausstattung der Einheiten als essenzielle Grundlage einer gemeinsamen

Einsatzbewältigung zu ermöglichen, schloss der Bund, vertreten durch das Bundesministerium des Innern, mit den Ländern ein entsprechendes Verwaltungsabkommen (BMI[14]).
Daher kann das Beispiel der *PÄD der Bundespolizei* weitestgehend auf die *PÄD der Bereitschaftspolizeien der Länder* übertragen werden.

Spezialisten: OEM der GSG 9 BPOL

Die *Grenzschutzgruppe 9 (GSG 9)* als eine der Dienststellen der Bundespolizeidirektion 11 ist die Spezialeinheit der *Bundespolizei (BPOL)* zur Bekämpfung von Schwerstkriminalität, organisierter Kriminalität sowie Terrorismus (Sauter, Heilmann 2018[10]; Grafe 2019[12]).
Die GSG 9 verfügt ebenfalls über einen Polizeiärztlichen Dienst, welcher die kurativen, arbeits- und insbesondere notfallmedizinischen Bedürfnisse dieser Einheit bedient. Weiterhin ist der Polizeiärztliche Dienst der GSG 9 für alle medizinischen Aus- und Fortbildungsaspekte des Verbandes verantwortlich.
Für die medizinische Versorgung der Spezialkräfte im Einsatz und bei Übungen werden in den Spezialeinsatztrupps (SET) der GSG 9 Einsatzsanitäter vorgehalten. Weiterhin wird die Rettungskette durch einen Teilbereich des PÄD der GSG 9 BPOL ergänzt: die *Operative Einsatzmedizin (OEM).* Neben einer tiefgreifenden taktischen Ausbildung basieren die Qualifikation der Spezialisten bei OEM auf dem Konzept des *Einsatzsanitäters SE.*
Die OEM verfügt über boden- und luftgebundene medizinische Transportkapazitäten und ein speziell zugeschnittenes Ausstattungskonzept.
Auf ärztlicher Ebene gibt es eine Besonderheit: Dr. med. Renate Bohnen, Leiterin des PÄD der GSG 9 BPOL, ist Polizeivollzugsbeamtin und damit universell und jederzeit im polizeilichen Einsatz integrierbar. So kann eine schnellstmögliche und lageangepasste ärztliche Versorgung verletzter GSG-9-Beamter gewährleistet werden.

4

NACH DER GOLDEN HOUR WEISS ICH, DASS ...

- ... die Polizeien von Bund und Ländern mitunter Kräfte mit medizinische Qualifikationen vom Ersthelfer, über Polizeisanitäter bis hin zu Polizeiärzten vorhalten.
- ... im Rahmen der Einsatzvorbereitung ein Überblick über die Fähigkeiten der regionalen Schnittstellenpartner eingeholt werden sollte.
- ... materielle und personelle Ressourcen beidseitig und gemeinsam genutzt werden sollten.

Literatur

[1] BPOL – Bundespolizei. Die Bundesbereitschaftspolizei. Artikel vom 31.08.2016. Online unter: https://www.bundespolizei.de/Web/DE/05Die-Bundespolizei/04Einsatzkraefte/02_Bundesbereitschaftspolizei/Bundesbereitschaftspolizei_node.html# [letzter Aufruf: 18.03.2024]

[2] Stall F, Müller E, Rinklin P, Thomas S. Der Entschärfungsdienst: Spezialkräfte auf neuen Wegen. Titelthema. Bundespolizei kompakt. 2022;49(04):6–21

[3] DGUV – Deutsche Gesetzliche Unfallversicherung e. V. Grundsätze der Prävention. DGUV-Regel 100-001. Mai 2014
[4] DGUV – Deutsche Gesetzliche Unfallversicherung e. V. Erste Hilfe im Betrieb. DGUV-Information 204-022. Mai 2017
[5] BAGEH – Bundesarbeitsgemeinschaft Erste Hilfe. Gemeinsame Grundsätze für die Aus- und Fortbildung in Erster Hilfe, Stand 13.12.2014
[6] CoTCCC – Committee on Tactical Combat Casualty Care. Tactical Combat Casualty Care (TCCC) Guidelines for Medical Personnel. 15 December 2021
[7] CoTCCC – Committee on Tactical Emergency Casualty Care. Tactical Emergency Casualty Care (TECC). Guidelines for BLS/ALS Medical Providers. March 2019
[8] TREMA – Tactical Rescue & Emergency Medicine Association e. V. Leitlinien für Taktische Verwundetenversorgung (Tactical Combat Casualty Care). Version 3.0, Stand Oktober 2018
[9] DGU – Deutsche Gesellschaft für Unfallchirurgie e. V. S3-Leitlinie Polytrauma/Schwerverletzten-Behandlung. AWMF-Registernummer 187-023, Version 4.1, 31.12.2022. Online unter https://www.awmf.org/leitlinien/detail/ll/187-023.html [letzter Aufruf: 18.03.2024]
[10] Sauter A, Heilmann F. Taktische Verwundetenversorgung: Neues Konzept für polizeiliche Erstkräfte in Baden-Württemberg. Taktik + Medizin. 2018;1(1):22–27
[11] Thomschke E. Erste Hilfe nach dem Ernstfall. Lebensbedrohliche Einsatzlagen. Bundespolizei kompakt. 2020;47(03):28–31
[12] Grafe D. Zentrale Ausbildung der Einsatzsanitäter SE: 2. Lehrgang beim SEK Brandenburg. Taktik + Medizin. 2019;2(3):22–25
[13] Herms P, Kurpiers C, Berkenkötter A. Die Entwicklung des Polizeiärztlichen Dienstes: Von der Krankenabteilung zur modernen Einsatzmedizin. Titelthema. Bundespolizei kompakt, 2021;48(01)8–15
[14] BMI – Bundesministerium des Innern und für Heimat. Bereitschaftspolizeien der Länder (o. J.). Online unter: https://www.bmi.bund.de/DE/themen/sicherheit/nationale-und-internationale-zusammenarbeit/ibp/bereitschaftspolizei-node.html [letzter Aufruf: 18.03.2024]

4

4.2 Grundsätze der Zusammenarbeit

Peter Lorenz, André Micklisch

Five Bullets auf dem Weg zum Einsatz

- Handelt es sich um eine polizeiliche Einsatzlage? Falls ja: Sind „rote“ Gefahrenbereiche festgelegt? Führt meine Anfahrt dort hindurch?
- Sind BOS-Partner vor Ort? Falls ja: Gibt es redundante Kommunikationswege? Wie gelange ich zu einem gemeinsamen Lagebild vor Ort?
- Stehen mir geeignete Führungs- und Einsatzmittel zum Schnittstellenaustausch vor Ort zur Verfügung?
- Ist meine Erreichbarkeit vor Ort sichergestellt? Brauche ich eine Funktionsweste?
- Gibt es übergeordnete Führungseinrichtungen? Welche Funktion und Aufgabe habe ich?

Artikel 30 GG besagt, dass „die Ausübung staatlicher Befugnisse und die Erfüllung staatlicher Aufgaben Sache der Länder [...]" ist. Die *Behörden und Organisationen mit Sicherheitsaufgaben (BOS)* werden also von den Bundesländern ausgestaltet. Feuerwehren, Rettungsdienste, Polizei, Katastrophenschutz u. a. Einsatzkräfte, die der Gefahrenabwehr dienen, sind daher verschiedenen Landesministerien oder Senaten zugeordnet (dass alle BOS einem Landesministerium zugeordnet sind, ist Ausnahme und nicht die Regel). Zudem fallen einige Sicherheitsaufgaben in die alleinige bzw. konkurrierende Gesetzgebungshoheit des Bundes. Dazu gehören bspw. Zivilschutz, Luftfahrt, Zoll und Terrorismusabwehr (Artikel 70 ff. GG). Hieraus erwachsen diverse Bundesbehörden mit eigenen Aufgaben und Befugnissen. Auch diese sind den Geschäftsbereichen mehrerer Bundesministerien zugeordnet.

Die resultierende *heterogene Ausgestaltung der Behördenlandschaft* in Deutschland erschwert allgemeine Aussagen und Empfehlungen über die *Schnittstellenarbeit.* Zudem ist der Begriff der „Schnittstelle" umstritten. In der Fachliteratur und Dienstvorschriften wird zwar regelmäßig die Schnittstellenarbeit diskutiert, selten aber eine dezidierte Begriffsbestimmung unternommen. Insofern ist die hier getroffene Definition eine weitere Variante.

4

Definition: *Eine* Schnittstelle bzw. Nahtstelle *entsteht, wenn zur gemeinsamen Einsatzbewältigung zwischen mehreren Behörden und Organisationen mit Sicherheitsaufgaben sowie berechtigten Dritten bestimmte Informationen, Dienstleistungen oder Ressourcen ausgetauscht werden sollen.*

Schnitt- und Nahtstellen werden an dieser Stelle als zwei Seiten ein und derselben Medaille aufgefasst: Während auf der einen Seite die trennenden Aspekte thematisiert werden, sind es auf der anderen Seite die gemeinsamen. Beide Gesichtspunkte sind bei der Schnittstellenarbeit von Bedeutung und zu berücksichtigen. Gerade die trennenden Elemente können zu Schnittstellenverlusten oder -inkompatibilitäten führen. *Verluste* sind nicht beabsichtigt und von bewusster Zurückhaltung (meist interner Informationen) zu unterscheiden. *Inkompatibilitäten* entstehen vorwiegend durch die unterschiedlichen sprachlichen Milieus der beteiligten Fachdienste. Daher sollte eine klare, abkürzungsfreie Sprachfindung angestrebt werden. Auch die Nutzung gemeinsamer Vokabulare kann helfen (z. B. das „Glossar" des Bundesamts für Bevölkerungsschutz und Katastrophenhilfe).

Den Grundsätzen der Taktischen Medizin folgend, bestimmt nicht das Ausmaß der Verletzungen die qualitativen und quantitativen Dimensionen der medizinischen Versorgung, sondern maßgeblich die *aktuelle Einsatzlage.* Die zeitnahe und wiederkehrende Anwendung des Führungskreislaufes auch in komplexen lebensbedrohlichen Gefahrensituationen ist erfolgskritisch (▶ Abb. 4.5).

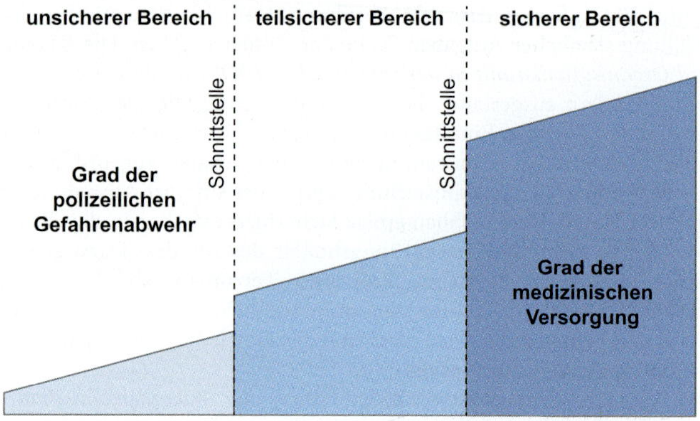

Abb. 4.5 Schematische Darstellung der Schnittstellen des medizinischen Versorgungsgrades in lebensbedrohlichen Einsatzlagen nach dem Konzept der Taktischen Medizin [L138]

4.2.1 Von der Rettungskette zum Netzwerk der Akutversorgung

Die *Rettungskette* nach Ahnefeld ist seit vielen Jahren die prägende und bewährte Darstellung der nichtmilitärischen medizinischen Versorgung in Deutschland (Ahnefeld 2003[1]). Die ersten Kettenglieder beziehen sich auf lebensrettende Sofortmaßnahmen, den Notruf und die Erste Hilfe, während die letzten auf Rettungsdienst und Krankenhaus verweisen. Die W-Fragen des Notrufes sind ein gutes Beispiel dafür, dass der Schnittstellen-Output des einen Kettengliedes möglichst zum Input des Nächsten passen sollte. Genau diese *Schnittstellenkompatibilität* soll dafür sorgen, dass möglichst wenig Zeit und Information von Übergabe zu Übernahme verloren geht. Letztlich baut sich so die Rettungskette um die schnelle und effiziente medizinische Versorgung der Patientin oder des Patienten auf.

Allerdings ist die Eindimensionalität der Rettungskette kaum noch zeitgemäß und stellt vornehmlich auf die landesrechtliche Organisation des Rettungsdienstes ab. In der Praxis steckt mittlerweile hinter den Gliedern eine ganze Reihe von Institutionen, die sich mit der Menschenrettung befassen. Diesem Umstand versuchen moderne Darstellungen in Form eines *Netzwerkes der Akutversorgung* (BBK[2]) bzw. in Form des *Rettungstrichters* (▶ Abb. 4.6) Rechnung zu tragen.

Die zentrale Botschaft der ursprünglichen Rettungskette – *„die Kette ist nur so stark wie ihr schwächstes Glied“* – gilt weiterhin unverändert. Hinzugekommen ist die Erkenntnis, dass sich die Rettungskette mit jedem Einsatzfall erneut aufbaut. Dies macht die Betrachtung aller potenziellen Kettenglieder und deren Schnittstellenanforderungen zu einer zentralen planerischen Herausforderung.

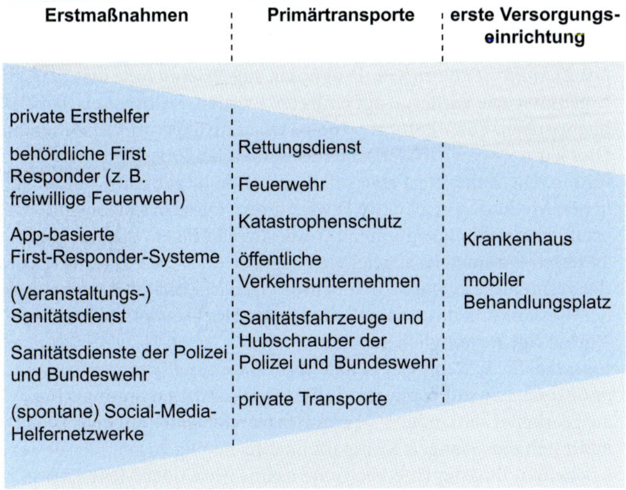

Abb. 4.6 Schematische Darstellung des „Rettungstrichters" (Aufzählung der Akteure und Anzahl der Schnittstellenfolge nicht abschließend) [L138]

4.2.2 Behördenübergreifende Schnittstellenzusammenarbeit

Die Vor- und Nachbereitung der behördenübergreifenden *Schnittstellenzusammenarbeit* beruht auf der Überlegung, dass im Einsatzfall mehrere BOS gleichzeitig im selben Einsatzraum agieren. Dort sind oft komplexe, mehrdimensionale Gefahren für die öffentliche Sicherheit und Ordnung abzuwehren (Wurmb et al. 2018[3]). Es entfaltet sich also nicht nur das Rettungsnetz bzw. der Rettungstrichter, sondern es sollen parallel bspw. auch erste strafprozessuale Maßnahmen oder Instandsetzungen der Infrastruktur durchgeführt werden. Im Fokus der Aktivitäten steht allerdings zunächst die Rettung möglichst vieler Menschen unter größtmöglichem Schutz der eigenen Einsatzkräfte.
Die Schnittstellenzusammenarbeit kann in mehrere Aspekte unterteilt werden. Neben der Einsatzvorbereitung, -bewältigung und -nachbereitung hat auch das Thema der gemeinsamen Transportstrategie aufgrund ihrer hohen interaktionellen Komplexität eine herausragende Bedeutung.

Zusammenarbeit der BOS

BOS = Behörden und Organisationen mit Sicherheitsaufgaben

- *Einsatzvorbereitung.* Viele Einsatzpläne haben bisher keine reale Einsatzbewährung erfahren (Lechleuthner, Fuchs, Eßer 2018[4]). Mit steigendem Komplexitätsgrad erhöht sich das Risiko, dass sie in der Praxis nicht umsetzbar sind. Fehlende klare Schnittstellenabsprachen können dieses Phänomen begünstigen.

- *Die Zukunft ist kontingent.* Prognosen suggerieren mitunter, dass die Ergebnisse wie vorhergesagt eintreten würden. Sie beruhen meist auf historischen, quantitativ extrapolierten Statistiken und Annahmen. Dies kann zu einer trügerischen Sicherheit bei Entscheidungsträgern führen. Die Zukunft ist aber offen und enthält (ggf. mit wissenschaftlichen Methoden begleitete) Erwartungen. Diese Erwartungen eröffnen Handlungsoptionen für Einsatzplanungen, die eine bloße, an festen Parametern abgeleitete Prognose oder die Fokussierung auf das vermeintlich „wahrscheinlichste" Szenario verwehrt (so hat z. B. den Verlauf und das Ausmaß der letzten Hochwasser kaum eine Vorhersage für möglich gehalten).
- *Einsatzpläne sollten aufeinander abgestimmt und schnittstellenkompatibel sein.* So gut bspw. lokale Rettungs- und Versorgungskonzepte ausgearbeitet sein mögen – beim Hinzutreten einer anderen BOS kann sich dies mangels Kompatibilität nachteilig auswirken. Besser erscheinen Einsatzpläne, die gemeinsame Ziele oder Meilensteine definieren und möglichst schnittstellenoffen oder -adaptiv gestaltet sind.
- *Dynamische Lagen erfordern dynamische Einsatztaktiken.* Solange unklar ist, ob von einem aktiven Täter noch eine Gefahr ausgeht, kann eine tatsächliche Grenze zum Gefahrenbereich nur schwer festgelegt werden. Entsprechend können statische Einsatzkonzepte wie das Einrichten und Betreiben einer klassischen Patientenablage wenig praktikabel sein. Die Einsatzkonzepte sollten daher auch dynamische Ansätze (wie kurzfristige Übergabestellen) verfolgen können.
- *Resiliente Kommunikation in den Führungseinrichtungen aller Ebenen vorplanen.* Handy- und Festnetze, aber auch BOS-eigene Kommunikationssysteme (Digitalfunk) sind von der Infrastruktur abhängig und können ausfallen. Schwierigkeiten mit der Kommunikation müssen demnach in der Einsatzplanung einkalkuliert und Lösungen vorgesehen werden.
- *Gemeinsame Übungen.* Viele Dienstvorschriften und Vereinbarungen ermöglichen und regeln bereits gemeinsame Übungsvorhaben. Diese können – richtig vorbereitet – vor dem Hintergrund vieler noch nicht bewährter Einsatzkonzepte von großem Nutzen sein (Körmann, Pinnen 2020[5]).
- *Gemeinsame Presse- und Öffentlichkeitsarbeit.* Im Vorfeld oder zeitnah im Einsatz sollten die beteiligten Partner vereinbaren, welche öffentliche Stelle zentral Informationen sammelt und an die Medien und Öffentlichkeit herausgibt.
- *Strategische und abgestimmte Materialbevorratung.* Die Beschaffung und Bevorratung von Material kann ein wesentlicher Kostenpunkt

sein. Gerade medizinische Produkte müssen aufgrund begrenzter Haltbarkeit regelmäßig ersetzt werden. Andererseits bedarf es der Bevorratung, um in bestimmten Schadensszenarien einsatzfähig zu sein. Daher kann es sich lohnen, mit Verbrauchern (z. B. Krankenhäusern) eine gemeinsame Materialbevorratung abzustimmen. So kann dieses Material im Rotationsverfahren regelmäßig verbraucht und erneuert werden.

Einsatzbewältigung

- *Informationsbündelung: Erstellung eines umfassenden, gemeinsamen Lagebildes.* Schnellstmöglicher aktiver und vorbehaltsloser Informationsaustausch über die Lageerkenntnisse sowie deren (fachliche) Bewertung sind eine wesentliche Voraussetzung für eine gemeinsame Einsatzbewältigung. Dies gilt für den Informationsfluss sowohl zwischen als auch innerhalb der Führungseinrichtungen. Auch sollte die Bewertung von gleichartigen, sich aber teilweise widersprechenden Lageinformationen vorab geübt worden sein.
- *Absprachen über den prioritären Kommunikationsweg* sollten frühestmöglich im Einsatz getroffen werden. Die Benennung von Alternativen dient der (ausfallsichernden) Redundanz und Schnelligkeit des Informationsflusses.
- *Festlegen eines unmittelbaren („roten“) Gefahrenbereiches.* Gerade bei dynamischen Lagen gelingt die zeitnahe Festlegung des teilsicheren Bereiches nicht immer. Die Ursachen hierfür sind oft ein unvollständiges Lagebild oder zur Umsetzung fehlende Einsatzkräfte. In diesem unsicheren Bereich agiert grundsätzlich nur die zur Gefahrenabwehr berufene Behörde – wie im Falle von Amoktaten die Polizei, bei Bränden die Feuerwehr.
- *Abgestimmtes Vorgehen zur Einsatzbewältigung.* Aus dem gemeinsamen Lagebild und der Kenntnis des unmittelbaren Gefahrenbereiches kann ein abgestimmtes Vorgehen abgeleitet und vereinbart werden. Dies betrifft z. B. Fragen der Anfahrtswege, Verkehrslenkung und Raumordnung.
- *Festlegung einer gemeinsamen Raumordnung.* Komplexe Lagen haben oft zur Folge, dass viele Fahrzeuge und Personal verschiedener BOS an den Einsatzort herangeführt werden. Dies kann unabgestimmt zur Konkurrenz bei der Raumordnung (Kräftesammel- oder Versorgungsstellen, Bereitstellungsräume usw.) führen. Auch einseitig vorgeplante Rettungsmittelhalteplätze oder Bereitstellungsräume (BR) können sich bei dynamischen Lagen als zu statisch und kontraproduktiv erweisen.
- *Erkennbarkeit und Kommunikation der Führungskräfte vor Ort.* Eine schnelle und stabile Kommunikation vor Ort ist Teil einer robusten gemeinsamen Einsatzstrategie und wird durch eine eindeutige Erkennbarkeit der Führungskräfte vor Ort deutlich erleichtert. Dies betrifft sowohl Personal (Führungskräftekennzeichnung durch

Westen) als auch Führungsfahrzeuge (Blinklichter oder Beschriftungen). Auch wenn der Polizeiführer von seinem Führungsstab aus führt, ist mindestens eine Führungskraft, meist ein Einsatzabschnittsleiter am Geschehen. Dies kann – je nach Landeskonzept – das erst- bzw. zweiteintreffende Streifenfahrzeug sein.
- *(Frühzeitig) Verbindungsbeamte und -personen einsetzen.* Analog zum Aufbau und zur Stabilisierung eines Kommunikationsweges vor Ort empfiehlt sich zur Vermeidung von Schnittstellenproblemen ein Austausch von Verbindungspersonen oder -beamten. Je nach Qualifikation und Prokura können sie neben einer zügigen Kommunikation auch Aufgaben eines Fachberaters wahrnehmen.
- *In taktischen Lagen sollen Gegenstände grundsätzlich vor Ort verbleiben,* da von ihnen noch eine Gefahr ausgehen kann. Zumindest sollten diese weitab von kritischen Strukturen wie Patientenablagen gesammelt werden. Für die Gefahrenabwehr gegen Spreng- und Brandvorrichtungen oder auch nur die präventive Sicherstellung (Schutz des Eigentums) ist die Polizei zuständig.

4

Versorgungs- und Transportstrategie

- *Keine Vorsichtung im unmittelbaren Gefahrenbereich!* Solange die gegenwärtige Gefahr für Leib und Leben in einer dynamischen Lage anhält, beschränken sich die Schritte der (regelmäßig polizeilichen) Einsatzkräfte im unmittelbaren Gefahrenbereich auf lebensrettende Sofortmaßnahmen und die Abschätzung der Anzahl von Betroffenen und Schwerverletzten (Wurmb et al. 2018[3]). Das Ergebnis dieser Abschätzung wird unverzüglich gemeldet und eine Transportkette aus dem unsicheren Bereich hinaus initiiert.
- *Patienten- und Materialübergabepunkte* sollten eingerichtet werden. Sie dienen der Übernahme und dem Weitertransport von Patienten sowie der Übernahme von medizinischem Versorgungsmaterial an die Einsatzkräfte im unmittelbaren Gefahrenbereich. Diese Übergabepunkte müssen hinsichtlich ihres Standortes (unsicher/teilsicher) ständig geprüft werden. Keinesfalls dürfen diese Punkte zu statisch werden (etwa durch Einrichtung einer Patientenablage), solange die Gefahrensituation noch anhält.
- *Die schnelle Entsendung von Material-Versorgungsfahrzeugen,* die Sanitätsmaterial nach vorn bringen können, ist zwingend. Dies können Fahrzeuge der Feuerwehr oder anderer BOS sein. Ob diese zugleich behelfsmäßig Patienten in einen sicheren Bereich verbringen, hängt von der vereinbarten Gesamtstrategie und der konkreten Einsatzlage ab.
- *Dokumentation und Kennzeichnung aller Patienten.* In unmittelbarem zeitlichem Zusammenhang zur Behandlung sind alle wesentlichen medizinischen Maßnahmen am Patienten zu dokumentieren (BREg 2012[6]). Hierfür bedarf es abgestimmter Vorgehensweisen zwischen den BOS. Die weit verbreitete Patientenanhängekar-

te ist eine einfache Möglichkeit, aber gerade in dynamischen Lagen wenig praktikabel. Gleiches gilt für elektronische Systeme. Daher kommt es bei der Übergabe des Patienten auf eine klare, einfache Kommunikation an. Dies kann bspw. entlang des xABCDE- oder MIST-Schemas erfolgen, das bei einigen Polizeien Teil der medizinischen Fortbildung ist.
- *Unverletzt Betroffene sollen in Sammelstellen betreut werden.* Auch wenn Betroffene körperlich nicht verletzt sind, bedürfen sie der Betreuung. Sie sind zudem wichtige Zeugen und Informationsgeber für die Polizei (taktische Kommunikation). Insoweit kann der zeitnahe Aufruf eines Betreuungsdienstes erfolgskritisch sein.

Systematische und interdisziplinäre Einsatzauswertung

Ewald Hüls und Hans-Jörg Oestern trugen nach dem ICE-Unglück in Eschede 1998 die Erkenntnisse, Erfahrungen und Schlussfolgerungen in einem Buch systematisch zusammen, um „die daraus gezogenen Lehren weiterzugeben" (Hüls, Oestern 1999[7]). Obgleich das Werk kein Gesamtfazit enthält, konnten aus den Angaben der beteiligten BOS viele Herausforderungen für zukünftige Einsatzlagen abgleitet werden. Dies betraf u. a. Fragen zu Führungs- und Ablauforganisation, zur Zusammenarbeit mit ausländischen Partnern, zum Umgang mit einem Massenanfall von Toten oder dem häufig angesprochenen Problem der Kommunikation zwischen den Einsatzkräften. Letzteres hält – trotz solcher Erkenntnisse sowie neuer Kommunikationsmittel und -techniken – bis heute an.

Die Leistung der Herausgeber ist ein löblicher Einzelfall. Andere *Großschadenslagen,* wie das Flugtagunglück in Ramstein 1988, der Amoklauf von Erfurt 2002, das Unglück bei der Loveparade 2010 oder das Hochwasser in Rheinland-Pfalz (v. a. Ahrtal) 2023 und Nordrhein-Westfalen 2021, wurden zwar medial, strafrechtlich, in zahllosen einzelnen Erfahrungsberichten oder in Untersuchungsausschüssen diskutiert. Öffentlich zugängliche, diskursive und interdisziplinäre Auswertungen blieben jedoch eine Ausnahme. Die systematische und interdisziplinäre Einsatzauswertung ist daher noch eine Aufgabe der Zukunft.

Literatur

[1] Ahnefeld FW. Die Rettungskette: Eine Idee wurde Wirklichkeit. Notfall Rettungsmed. 2003;6(7):520–525

[2] BBK – Bundesamt für Bevölkerungsschutz und Katastrophenhilfe. Glossar (o. J.). Online unter: https://www.bbk.bund.de/DE/Infothek/Glossar/glossar_node.html [letzter Aufruf: 18.03.2024]

[3] Wurmb T, Kowalzik B, Rebuck J, et al. Bewältigung von besonderen Bedrohungslagen. Notfall Rettungsmed. 2018;21(8)664–672

[4] Lechleuthner A, Fuchs K, Eßer B. Taktische Medizin: Aspekte zur Lagebewertung, Einsatztaktik, Schulung und Übung in der Taktischen Medizin. Notfall Rettungsmed. 2018;21(8),645–653

[5] Körmann R, Pinnen S. Fortbildung und Übung. In: Knickmann A, Oberkinkhaus J, Piepho T (Hg.). Handbuch für Organisatorischen Leiter und Leitenden Notarzt: Planung, Führung, Taktik. Edewecht: Stumpf + Kossendey, 2020:494–517

[6] BREg – Bundesregierung. Entwurf eines Gesetzes zur Verbesserung der Rechte von Patientinnen und Patienten. BT-Drs. 17/10488, 15.08.2012. Online unter: https://dserver.bundestag.de/btd/17/104/1710488.pdf [letzter Aufruf: 18.03.2024]

[7] Hüls E, Oestern HJ (Hg.). Die ICE-Katastrophe von Eschede: Erfahrungen und Lehren: Eine interdisziplinäre Analyse. Berlin, Heidelberg: Springer. 1999

4.3 Übernahme des Patienten im sicheren Bereich

Christopher Hefner

Five Bullets auf dem Weg zum Einsatz

- Ein standardisiertes Übergabe-Schema (z. B. AST-MIST-Report oder ISOBAR-Schema) minimiert den Informationsverlust.
- Die Informationsübergabe erfolgt unmissverständlich und präzise, jedoch so umfangreich, dass alle relevanten Informationen transportiert werden.
- Eine verbale Wiederholung der übermittelten Informationen seitens des den Patienten übernehmenden Personals minimiert das Auftreten von Missverständnissen und bietet Raum für Korrekturen.
- Ein ergänzendes schriftliches Übergabe-Tool kann als zusätzliche Rückfallebene im Sinne der suffizienten Informationsweitergabe dienen.
- Ein Reassessment in Form einer vollständigen körperlichen Untersuchung nach dem xABCDE- oder MARCH-Schema sowie die Durchführung der sich daraus ergebenden Behandlungsschritte durch das übernehmende Personal ist obligat.

4.3.1 Bedeutung der Übergabe im Schnittstellenbereich für den Gesamtverlauf

Das koordinierte und hochprofessionelle Zusammenwirken von spezialisierten Kräften im Rahmen der einzelnen taktischen Bereiche ist für die Rettung von Menschenleben eine unersetzliche und absolut notwendige Grundvoraussetzung. Nichtsdestotrotz birgt die Zusammenarbeit verschiedener Expertengruppen mit unterschiedlichen Fachschwerpunkten innerhalb ihrer Geltungsbereiche gleichzeitig die Gefahr von Qualitätsverlust im Gesamtablauf.

Besonderes Augenmerk ist hierbei auf die verschiedenen Schnittstellen der Einsatzkräfte zu legen, deren primäre Aufträge divergieren, deren direkte Kommunikation und Zusammenarbeit allerdings unumgänglich ist (▶ Abb. 4.7).

Eine solche Situation findet sich bspw. bei der Übergabe bzw. der Übernahme von Verletzten aus dem Gefahrenbereich in den sicheren Bereich.

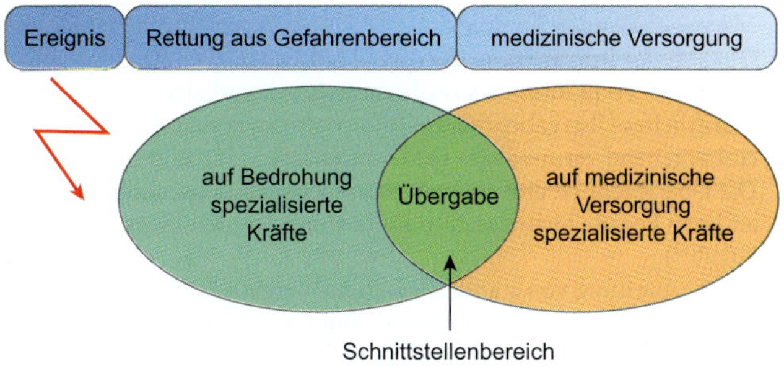

Abb. 4.7 Schematische Darstellung des Einsatzablaufs; im Fokus der Schnittstellenbereich, in dem eine Übergabe zwischen zwei unterschiedlich spezialisierten Gruppen erfolgt [P1408, L138]

An dieser Stelle treffen die primär auf Bedrohung spezialisierte Kräfte auf Kräfte, in deren Fokus die medizinische Versorgung des Patienten steht. Die fachlichen Überschneidungsflächen der einzelnen Bereiche sind gering – jedoch von höchster Bedeutung für das Outcome des Patienten. Um eine bestmögliche Behandlung auch bereichsübergreifend zu gewährleisten, kommt zwei Aspekten eine tragende Rolle zu: Zum einen ist die Sicherstellung einer eindeutigen und unmissverständlichen Kommunikationsstruktur Grundvoraussetzung für das Gelingen einer erfolgreichen Übergabe. Zum anderen ist die Überprüfung der primär durchgeführten medizinischen Maßnahmen mittels Reassessments durch das medizinisch spezialisierte Personal im sicheren Bereich essenziell, um potenziell vermeidbare Folgen zu Ungunsten des Patienten zu verhindern. Hierbei stellt neben der Überprüfung der suffizienten Durchführung der bis dato getätigten Maßnahmen die Ergänzung der bisher noch nicht durchgeführten, aber potenziell lebensrettenden Therapieschritte einen wichtigen Aspekt dar.

Aktuelle Studienlage zur Patientenübergabe

- *Human Factors* nehmen eine außerordentliche Rolle im Rahmen der Weitergabe essenzieller Informationen während der Patientenübergabe ein (Mercer, Arul, Pugh 2014[1]; Rall, Langewand 2016[2]; Gräff et al. 2022[3]).
- Fehlerhafte Übergaben können ursächlich für eine Verschlechterung des Patientenoutcomes sein (Wilson et al. 1995[4]; Kohn, Corrigan, Donaldson 2000[5]).
- Zeitdruck und externe Störungen der Kommunikation beeinflussen die Informationsweitergabe während der Übergabe in erheblichem Maße. Ein Verlust essenzieller Informationen konnte insbesondere in Stresssituationen beobachtet werden (Tijunelis, Fitzsullivan, Henderson 2005[6]; Rossi 2020[7]).

- Mit zunehmender Komplexität des Traumas verschlechtert sich die Qualität der Informationsübergabe (Scott et al. 2003[8]).
- Übergabe-Tools können sowohl im Rahmen verbaler als auch schriftlicher Übergabeprozesse Informationsverluste und damit einhergehend vermeidbare Fehler reduzieren (Starmer et al. 2014[9]).
- Die Überlegenheit eines bestimmten Übergabe-Tools gegenüber allen anderen konnte bisher nicht nachgewiesen werden (Schacher et al. 2019[10]).
- Die Verbreitung von standardisierten Übergabe-Schemata und die damit verbundene Anwendung sowohl im präklinischen als auch im klinischen Alltag ist aktuell noch sehr limitiert (Gräff et al. 2021[11]).

4.3.2 Die Informationsübergabe

Essenziell für die Kommunikation insbesondere zwischen unterschiedlich spezialisierten Kräften ist ein strukturiertes, einheitliches und für alle beteiligten Parteien verständliches Vorgehen. Die S3-Leitlinie „Polytrauma/Schwerverletzten-Behandlung“ schlägt in diesem Zusammenhang vor, geeignete und standardisierte Übergabemethoden zu etablieren, um Schnittstellenprobleme zu vermeiden (DGU 2022[12]). Diese zunächst trivial anmutende Form der Interaktion stellt sich bei genauerer Betrachtung als bedeutend komplexer dar.

Unter Berücksichtigung der aktuell vorliegenden Literatur wird schnell ersichtlich, dass deutliche Informationsverluste an Schnittstellen zu verzeichnen sind (Carter et al. 2009[13]) und somit fehlerhafte Übergaben häufig negative Konsequenzen nach sich ziehen (Wilson et al. 1995[4]; Kohn, Corrigan, Donaldson 2000[5]). Wilson et al. konnten einen eklatanten Informationsverlust mit direkten Folgen auf das Patientenoutcome im Rahmen von Übergaben innerhalb medizinischer Versorgungsbereiche feststellen (Wilson et al. 1995[4]). Rossi identifizierte darüber hinaus eine Erhöhung des Stresspegels durch erheblichen Zeitmangel sowie externe Störungen der Kommunikation als maßgebliche Ursache des Informationsverlustes (Rossi 2020[7]).

In diesem Zusammenhang bleibt ungeklärt, welchen Einfluss die Übergabe zwischen Personen unterschiedlicher Spezialisierungsgruppen auf den Informationsverlust hat und inwiefern ein noch höheres Stresslevel, das in einer akuten Gefahrensituation vorauszusetzen ist, den Gesamtprozess beeinflusst.

Neben der möglichst vollständigen Weitergabe relevanter medizinischer Informationen ist im sicheren Bereich weiterhin der Eigenschutz zu beachten, da sich die Lage jederzeit ändern kann. Eine gute Kommunikation aller beteiligten Akteure (Rettungsdienst, Polizei, Feuerwehr etc.) ist essenziell. Auch sollte vor der Versorgung des Patienten darauf geachtet werden, ob dieser ggf. weiterhin gefährliche Gegenstände bei sich trägt (Waffen etc.). In diesem Falle muss dies logischerweise mit Kräften der Polizei behoben werden.

4.3.3 Übergabe-Tools

Um einen Informationsverlust so gering wie möglich zu halten bzw. idealerweise gänzlich zu vermeiden, haben sich im Laufe der Zeit verschiedene Übergabe-Tools etabliert, die darauf abzielen, strukturierte und vollumfängliche Patientenübergaben zu gewährleisten.
Wie Schacher et al. im Rahmen ihrer Arbeit darstellen konnten, ist die klare Überlegenheit eines Übergabe-Tools gegenüber Varianten bisher nicht erwiesen (Schacher et al. 2019[10]). Quintessenz der Publikation ist, dass innerhalb einer Organisationseinheit ein *einheitliches Übergabe-Tool* etabliert, trainiert und im weiteren Verlauf in Übergabesituationen angewandt werden sollte.
Im Folgenden werden einige Übergabe-Schemata vorgestellt, deren grundsätzliche Wertigkeit im Sinne der Informationsweitergabe als ebenbürtig zu betrachten sind (persönliche Präferenzen mögen daher für die Wahl und Anwendung eines Tools ausschlaggebend sein).

AST-MIST-Report

Beim AST-MIST-Report handelt es sich um ein als Übergabe-Tool verwendetes Akronym, das zum einen mittels sieben Schlagwörtern eine kurze, prägnante Struktur hinsichtlich der Informationsübergabe vorgibt, zum anderen alle für die weitere Patientenversorgung notwendigen Informationen transportiert. Dieses vornehmlich für die Übergabe von Traumapatienten konzipierte Schema basiert auf den folgenden sieben Säulen:
A – Age (Patientenalter): Die Erhebung des Patientenalters dient der allgemeinen Einordnung des Verletzten in ein Risikokollektiv und kann zur Antizipation altersspezifischer Komorbiditäten herangezogen werden. Demnach kann z. B. die Behandlungskomplexität zweier identischer Traumata bei zwei Patienten mit einem hohen Altersunterschied erheblich divergieren.
S – Sex (Patientengeschlecht): Die Einordnung der verwundeten Person in eine geschlechtsspezifische Kategorie ist zum einen hinsichtlich anatomischer Spezifitäten, zum anderen auch in Bezug auf physiologische Unterscheidungen klar zu definieren. So können behandlungsrelevante geschlechtsspezifische Merkmale (z. B. eine potenziell bestehende Schwangerschaft) in die Planung und Erstellung des Therapiekonzeptes miteinfließen.
T – Time of Incident (Unfallzeitpunkt): Die Erhebung und die Benennung des Unfallzeitpunktes bei der Übergabe dient der chronologischen Einordnung des Geschehens in den zeitlichen Gesamtkontext sowie der Berücksichtigung der Golden Hour of Shock, innerhalb derer die Wahrscheinlichkeit, die Sterblichkeit durch medizinische Intervention zu reduzieren, im Rahmen der Versorgung traumatologischer Verletzungsmuster am höchsten ist.
M – Mechanism of Injury (Unfallhergang): Eine kurze und präzise Darstellung des Unfallhergangs bzw. Verletzungsmechanismus kann entscheidende Informationen über die zu erwartenden Verletzungsmuster

sowie die beim Unfallereignis vorherrschende kinetische Energie erbringen. Auf dieser Basis können präklinisch schwer zu verifizierende lebensgefährliche Verletzungen antizipiert und frühzeitig behandelt werden.

I – Injury (führendes Verletzungsmuster): Informationen über das führende zugrunde liegende Verletzungsmuster sowie Begleitverletzungen können dabei helfen, lebensrettende Sofortmaßnahmen unverzüglich und ohne Zeitverlust durchzuführen. Bedacht werden muss in diesem Zusammenhang jedoch, dass die Identifikation der führenden Verletzungsmuster der subjektiven Beurteilung des Erstuntersuchers unterliegt und in komplexen Fällen okkulte Traumata, die potenziell kritischer einzuordnen sind, übersehen werden können.

S – Symptoms (Symptome): Die Einschätzung der Symptome orientiert sich am xABCDE- oder MARCH-Schema und hilft, einen objektiven und strukturierten Überblick über den aktuellen gesundheitlichen Zustand des Patienten zu generieren und zu übergeben.

T – Treatment given (bisherige Behandlung): Den Übernehmenden über die bisherige Behandlung in Kenntnis zu setzen stellt die Grundvoraussetzung dar, einen nahtlosen Übergang der bisherigen Therapie zu gewährleisten. Darüber hinaus wird dem Übernehmenden die Möglichkeit gegeben, bisherige Therapieschritte auf Basis der vorausgegangenen Informationsübergabe nachzuvollziehen und deren Stringenz zu überprüfen.

ISOBAR-Schema

Das ISOBAR-Schema, das in abgewandelter Form auch als SBAR- oder ISBAR-Schema geläufig ist, zeigt in einigen Aspekten Überschneidungen mit dem AST-MIST-Report, doch existieren gleichzeitig bedeutende Unterschiede. Während das AST-MIST-Schema sehr präzise Informationen abfragt, bietet das ISOBAR-Schema *mehr individuellen Freiraum* hinsichtlich der Informationsübergabe.

I – Identification (Identifizierung): Die Identifizierung des Verletzten beinhaltet grundsätzliche Informationen bzgl. Name, Alter und Geschlecht.

S – Situation (Situation am Auffindeort): Analog zum AST-MIST-Report besteht an dieser Stelle die Möglichkeit, Unfallhergang, Kinematik und weitere relevante Einflüsse und Umstände hinsichtlich der initial vorgefunden Situation zu benennen. Aber auch Besonderheiten, bspw. im Rahmen der durchgeführten Rettungsmaßnahmen, können Erwähnung finden.

O – Observation (Beobachtungen): Im nächsten Schritt erfolgt die unmittelbare Einordnung der Vitalparameter sowie die Priorisierung des Patienten in einen stabilen oder instabilen Zustand. Die Symptome werden anschließend nach dem xABCDE- oder MARCH-Schema systematisch dargelegt.

B – Background (Patientenhistorie): Basierend auf bspw. dem SAMPLER-Schema können weitere medizinisch relevante Patienteninformationen, die unabhängig vom eigentlichen Verletzungsmuster zu sehen sind, transportiert werden.

A – Assessment (Einschätzung): Bisherige therapeutische Maßnahmen werden analog zum AST-MIST-Report chronologisch und stringent dargelegt.
R – Recommendation and Request (Empfehlungen und Rückfragen): Weitere sich unmittelbar anschließende therapeutische Maßnahmen können seitens des Übergebenden vorgeschlagen werden, Rückfragen bzgl. bereits übermittelter oder weiterführender relevanter Informationen können von übernehmender Seite gestellt werden.

AST-MIST und ISOBAR im Vergleich

In ▶ Tab. 4.4 sind die beiden Übergabe-Schemata ISOBAR und AST-MIST im Vergleich zu sehen.

Tab. 4.4 ISOBAR und AST-MIST: Gegenüberstellung zweier geläufiger Übergabe-Schemata

ISOBAR		AST-MIST	
Identification	Vorstellung eigene Person und Funktion; Patientennamen, dessen Alter und Geschlecht	**A**ge	Vorstellung, Patientenalter
Situation	Darstellung der initital vorgefundenen Situation	**S**ex	Nennung des Geschlechts des Patienten
Observation	Feststellung kardiopulmonale Stabilität, Schilderung der vorliegenden Symptome Nach **MARCH** oder **xABCDE**	**T**ime of Incident	Nennung des Zeitpunkts der Traumaentstehung
Background	Erhebung Patientenhistorie Nach **SAMPLER**	**M**echanism of Trauma	Darstellung des Unfallhergangs und der vorherrschenden Kinetik
Assessment	Darlegung der bisher durchgeführten Maßnahmen	**I**njury	Benennung der führenden Verletzung sowie Begleitverletzungen
Recommandation and Request	Vorschlag für nächste Therapieschritte und Möglichkeit für Rückfragen	**S**ymptoms	Feststellung der kardiopulmonalen Stabilität, Schilderung der vorliegenden Symptome Nach **MARCH** oder **xABCDE**
		Treatment given	Darlegung der bisher durchgeführten Maßnahmen

4.3.4 Weitere Übergabe-Tools

Darüber hinaus existieren weitere Übergabe-Tools wie das ASHICE-, SOAP-, I-PASS-, BAUM- oder 4P-Schema, die ebenfalls zur Reduktion des Informationsverlustes herangezogen werden können.
Eine abschließende deutliche verbale Rekapitulation der übermittelten Informationen durch den Übernehmenden in Anwesenheit des Übergebenden stellt einen weiteren Sicherheitsmechanismus dar, der Raum für Fragen sowie Korrekturen bietet und somit im Idealfall die vollständige Informationsweitergabe gewährleistet.

4.3.5 Reassessment

4

Das Reassessment dient der *Überprüfung* der bisherigen Therapieschritte sowie der Identifikation der Notwendigkeit weiterer Maßnahmen zur *Verbesserung* der Patientensituation. Da die Übergabe immer von der übermittelnden Person abhängt, müssen die Informationen immer kritisch hinterfragt und auf Richtigkeit kontrolliert (Gräff et al. 2022[3]; Bogenstätter et al. 2009[14]) werden.
Auch an dieser Stelle lohnt es sich, systematisch und orientiert an einem organisierten Schema vorzugehen, um fatale Fehler zu vermeiden. In diesem Zusammenhang stellen sowohl das *xABCDE-Schema* als auch das *MARCH-Schema* eine nützliche Grundlage zur strukturierten körperlichen Untersuchung dar. Insbesondere Verletzungsmuster, die als potenziell lebensbedrohlich einzustufen, allerdings mit wenigen Handgriffen und Materialien einzudämmen oder zu beheben sind, müssen schnell erkannt und behandelt werden.
In diese Kategorie einzuordnen sind die kritische Extremitätenblutung, die mittels Druckverbands oder Tourniquets gestoppt werden muss, der verlegte Atemweg, der häufig händisch mittels Esmarch-Handgriff oder unter Zuhilfenahme eines Wendel-Tubus kurzfristig behoben werden kann, sowie der Spannungspneumothorax, der unmittelbar durch eine Dekompressionsmaßnahme entlastet werden muss.
Weiterhin sind explizit alle bereits angelegten Tourniquets in regelmäßigen Abständen, jedoch obligat nach jeder Patientenbewegung auf einen suffizienten Sitz zu überprüfen. Sowohl mechanische Manipulation durch bspw. die Umlagerung des Patienten als auch intrinsische Veränderungen wie bspw. die Erhöhung des mittleren arteriellen Drucks durch eine adäquate Volumen- und Katecholamintherapie können zu einem erneuten Auftreten einer kritischen Extremitätenblutung beitragen.

DOS AND DON'TS

bei der Übernahme des Patienten im sicheren Bereich

Dos

- Einfache und verständliche Sprache anwenden!
- Möglichst stressreduzierte Umgebung für die Übergabe schaffen!

- Präzise und kurze Weitergabe aller essenziellen Informationen unter Zuhilfenahme eines Übergabe-Tools!
- Körperliche Untersuchung unmittelbar nach Übernahme des Patienten!
- Kritische Überprüfung aller bisher durchgeführten sowie Ergänzung weiterer notwendiger Maßnahmen!
- Tourniquets nach jeder Patientenbewegung auf suffiziente Anbringung überprüfen!

Don'ts

- Unnötiges Verkomplizieren der Kommunikation durch Anwendung von zahlreichem fachspezifischem Vokabular oder Nennung irrelevanter Details.
- Unstrukturiertes Vorgehen.
- Paralleler Beginn der körperlichen Untersuchung während der Patientenübergabe

NIEMALS VERGESSEN!

- Die bei der Übergabe vermittelten Informationen unterliegen immer der subjektiven Wahrnehmung sowie der kognitiven Kapazität der übermittelnden Person. Informationen müssen daher immer kritisch hinterfragt und auf Richtigkeit kontrolliert, durchgeführte Maßnahmen immer auf Indikation und Suffizienz überprüft und weitergehende Therapieschritte frühzeitig antizipiert und vollzogen werden.
- Obwohl jeweils eine übergebende und eine übernehmende Person identifiziert wird, die die Führungs- und Verantwortungsposition übernimmt, sollten idealerweise alle am Übergabeprozess Beteiligten am Ende den gleichen Informationsstand teilen.
- Einfach zu behebende, aber lebensbedrohliche Verletzungsmuster müssen erkannt und unmittelbar behandelt werden.

NACH DER GOLDEN HOUR WEISS ICH, DASS ...

- ... Informationsverluste während der Patientenübergabe negative Auswirkungen auf das Outcome des Patienten haben können.
- ... unkomplizierte, präzise und für alle verständliche Sprache angewandt werden sollte.
- ... Übergabe-Tools die Qualität der Informationsweitergabe verbessern.
- ... bewährte Übergabe-Tools wie ISOBAR und AST-MIST zur Verfügung stehen.
- ... die übermittelte Information durch verbale Wiederholung verifiziert bzw. im Bedarfsfall korrigiert werden muss.
- ... ein Reassessment nach der Übernahme des Patienten nach dem xABCDE- oder MARCH-Schema obligat zu erfolgen hat.
- ... nach der Übernahme bisher durchgeführte Maßnahmen kritisch hinterfragt und noch ausstehende potenziell lebensrettende therapeutische Schritte zügig ergänzt werden müssen.

Literatur

[1] Mercer S, Arul GS, Pugh HE. Performance improvement through best practice team management: human factors in complex trauma. J R Army Med Corps. 2014;160(2)105–108
[2] Rall M, Langewand S. Für bessere und sicherere Zusammenarbeit: Crew Resource Management (CRM) im Rettungsdienst, in Risikomanagement in der prähospitalen Notfallmedizin: Werkzeuge, Maßnahmen, Methoden. In: Neumayr A, Baubin M, Schinnerl A (Hrsg.). Berlin, Heidelberg: Springer. 2016:21–36
[3] Gräff I et al. Empfehlungen zum strukturierten Übergabeprozess in der zentralen Notaufnahme. Notfall + Rettungsmedizin. 2022;25(1):10–18
[4] Wilson RM et al. The Quality in Australian Health Care Study. Med J Aust. 1995;163(9):458–471
[5] Kohn LT, Corrigan JM, Donaldson MS (Eds). To Err is Human. Building a Safer Health System. National Academies Press (US) by the National Academy of Sciences. Washington (DC). 2000
[6] Tijunelis MA, Fitzsullivan E, Henderson SO. Noise in the ED. The American Journal of Emergency Medicine. 2005;23(3):332–335
[7] Rossi R. Konzepte für eine strukturierte Patientenübergabe. Notfall + Rettungsmedizin. 2020;23(2):93–98
[8] Scott LA et al. An analysis of paramedic verbal reports to physicians in the emergency department trauma room. Prehospital Emergency Care. 2003;7(2):247–251
[9] Starmer AJ et al. Changes in Medical Errors after Implementation of a Handoff Program. New England Journal of Medicine. 2014;371(19):1803–1812
[10] Schacher S et al. Strukturierte Übergabeprozesse in der Notaufnahme. Notfall + Rettungsmedizin. 2019;22(1):3–8
[11] Gräff I et al. Der Übergabeprozess in der zentralen Notaufnahme. Notfall + Rettungsmedizin. 2021;24(3):211–222
[12] DGU – Deutsche Gesellschaft für Unfallchirurgie e. V. S3-Leitlinie Polytrauma/Schwerverletzten-Behandlung. AWMF-Registernummer 187-023. Version 4.1, 31.12.2022
[13] Carter AJE et al. Information Loss in Emergency Medical Services Handover of Trauma Patients. Prehospital Emergency Care. 2009;13(3):280–285
[14] Bogenstätter Y et al. How Accurate Is Information Transmitted to Medical Professionals Joining a Medical Emergency? A Simulator Study. Human Factors. 2009;51(2):115–125

4.4 Zusammenarbeit im teilsicheren Bereich

Fabian Spies, Peter Lorenz

Five Bullets auf dem Weg zum Einsatz

- Synonyme für den teilsicheren Bereich sind „gelber“ Bereich und „warme“ Zone.
- Situative Aufmerksamkeit (z. B. nach dem 4S-Schema) kann davor schützen, unverhofft im teilsicheren oder unsicheren Bereich zu landen.
- Ausschließlich lebensrettende Sofortmaßnahmen sind im teilsicheren Bereich angezeigt.
- Kommunikation zwischen den Einsatzkräften ist essenziell.
- Ziel ist der rasche Transfer des Patienten in den sicheren Bereich.

4.4.1 Relevanz

Definition: *Als* teilsicherer Bereich *wird in der Taktischen Medizin jener Bereich definiert, der als Korridor zwischen dem unsicheren und dem sicheren Bereich dient.*

Das Bundesamt für Bevölkerungsschutz und Katastrophenhilfe (BBK) hat in der HEIKAT die einzelnen Bereiche definiert (BBK 2018[1]; ▶ Kapitel 1.5). Der teilsichere Bereich wird je nach Institution, Land und Anwender auch „gelbe" oder „warme" Zone genannt.

Aktuelle Handlungsempfehlungen zum teilsicheren Bereich

Verschiedene nationale und internationale Richtlinien geben Handlungsempfehlungen zum teilsicheren Bereich, z. B.:

- „Handlungsempfehlung zur Eigensicherung für Einsatzkräfte der Katastrophenschutz- und Hilfsorganisationen bei einem Einsatz nach einem Anschlag (HEIKAT)" (BBK 2018[1])
- „Hartford Consensus Compendium" (ACS 2015[2])
- „Handlungskonzeption für die Bewältigung lebensbedrohlicher Einsatzlagen durch die nichtpolizeiliche Gefahrenabwehr" (StMI 2018[3]).

Bezüglich der Maßnahmen im teilsicheren Bereich gibt es unter diesen Empfehlungen marginale Unterschiede. Allerdings sind sich alle Empfehlungen einig, dass der teilsichere Bereich als *Korridor zwischen dem unsicheren und dem sicheren Bereich* zu verstehen ist (BBK 2018[1]; ACS 2015[2]; StMI 2018[3]). Dieser Korridor wird in der Regel von Verletzten und Betroffenen erreicht, die durch Polizeikräfte aus dem unsicheren Bereich zugeführt werden. Durch die räumliche Nähe zum unsicheren Bereich sind die Interventionsmöglichkeiten limitiert. Ziel muss es sein, die Betroffenen nach der Versorgung lebensbedrohlicher Verletzungen rasch in den sicheren Bereich zu bringen. Dieser kann ein Betreuungs- oder Behandlungsplatz am Ort des Geschehens, ein Rettungswagen oder eine der Zielkliniken sein. Eine Übersicht über die verschiedenen Bereiche liefert (▶ Abb. 4.8).

Beim teilsicheren Bereich handelt es sich somit um den ersten Begegnungsort zwischen Polizeieinsatzkräften und Mitarbeitenden des Rettungsdienstes. Er untersteht dem *Kommando der Polizei* und sollte durch diese gesichert werden. Weiterhin gilt es zu prüfen, ob je nach Lage eine geschützte Patientenablage erfolgen kann. Formell ist der Arbeitsort der rettungsdienstlichen Kräfte ausschließlich der sichere Bereich. Da jedoch durch die hohe Komplexität und Dynamik der Situationsänderungen diese *Grenzen nicht immer klar* zu erkennen bzw. trennen sind, wird es immer wieder dazu kommen, dass bei retrospektiver Betrachtung die Arbeitsumgebung auch der teilsichere Bereich ist.

Komplexe Lagen wie der Amoklauf im Olympia-Einkaufszentrum (OEZ) in München im Juli 2016 oder Versorgungslagen während eines Fußballspieles mit randalierenden Fans zeigen, dass das Modell der drei Zonen bzw. Bereich zwar in der Theorie plausibel ist. Allerdings bietet die Realität

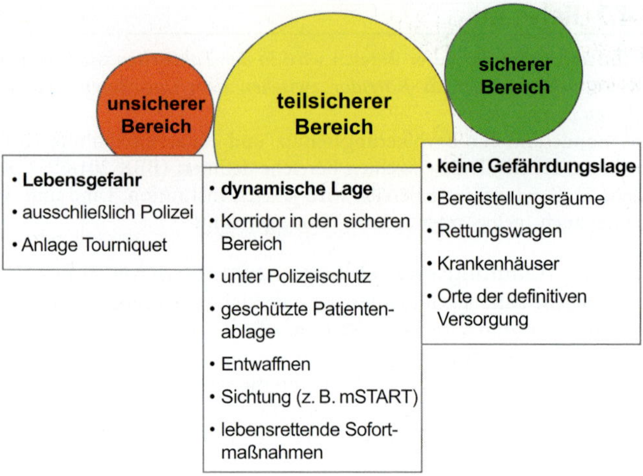

Abb. 4.8 Unterteilung in drei Bereiche während einer taktisch-medizinischen Lage: Die teilsichere Zone (gelb) bildet einen „Korridor" zwischen der unsicheren (roten) und sicheren (grünen) Zone. [L138]

gelegentlich ein abweichendes Szenario. Solange ein Gebäude nicht komplett „gecleart" ist (d.h., die Bedrohung ausgeschaltet worden ist), sind sämtliche Sektoren vorerst als teilsicherer Bereich anzusehen. In jedem Fall muss davon ausgegangen werden, dass die Lage sich dynamisch verändern kann und ein teilsicherer Bereich plötzlich zu einem unsicheren Bereich wird. Dies hätte zum Beispiel der Fall sein können, wenn eine Sprengfalle in einem der Geschäfte detoniert wäre. Allerdings spricht dies generell nicht für die Handschrift eines Täters bei einem Amokszenario.

NIEMALS VERGESSEN!

- Ohne adäquate Kommunikation zwischen Polizei, Feuerwehr und Rettungsdienst besteht die Gefahr, dass Kollegen des Rettungsdienstes unbeabsichtigt in den teilsicheren oder gar unsicheren Bereich gelangen.

4.4.2 Medizinische Interventionen

Im „Hartford Consensus Compendium" (ACS 2015[2]) ist das Akronym THREAT (engl. für „Gefahr") eine gute Merkhilfe für die teilsichere Zone, um die wichtigsten Handlungsschritte systematisch auszuführen:

- **T**hreat Supression (Bedrohung im Idealfall ausschalten)
- **H**emorrhage Control (Blutungskontrolle bei Betroffenen/Verletzten)
- **R**apid **E**xtrication to Safety (schnelle Überbringung in die sichere Zone)

Tab. 4.5 Medizinische Interventionen (Indirect Threat Care, ITC) im teilsicheren Bereich nach dem xABCDE-Algorithmus (C-TECC 2015[5])

Exsanguination	• Blutstillung mittels Tourniquet • Wundtamponade, ggf. mit Hämostyptika für junktionale Blutungen • TQ- Reevaluation: Downgrade oder Konversion
Airway	• Anlage NPA (Nasopharyngeal Airway) • eFONA (Emergency Front of Neck Access) • Notfallkoniotomie
Breathing	• Entlastungspunktion bei Spannungspneumothorax • Lagerung • Sauerstoffgabe, ggf. assistierte Beatmung
Circulation	• Verbände • Beckenschlinge
Disability	• Lagerung (Oberkörper hochlagern, Neurocheck)
Environment	• Wärmeerhalt • Weitere Verletzungen identifizieren

- **A**ssessment by Medical Providers (Beurteilung durch medizinisch ausgebildete Einsatzkräfte)
- **T**ransport to Definite Care (Transport in die sichere Zone bzw. zur Zielklinik)

Die *Schnittstelle zwischen Polizei und Rettungsdienst,* also die Trennung von unsicherem und teilsicherem Bereich, lässt sich idealtypisch rasch identifizieren: Sie liefert Hinweise für die Evakuierung des Patienten und dessen Untersuchung durch den Rettungsdienst.

Die medizinischen Interventionen sollten alle das Ziel verfolgen, systematisch mögliche Todesursachen zu erkennen und zu beheben. ▶ Tab. 4.5 zeigt mögliche Interventionen nach dem xABCDE-Schema. Weiterhin sollten diese Maßnahmen effizient im Hinblick auf die zur Verfügung stehende Zeit, materielle sowie personelle Ressourcen sein. Dies bedeutet, dass eine *medizinische Vorsichtung* erfolgen muss, z. B. mittels mSTART (Kanz et al. 2006[4]).

Im teilsicheren Bereich sollte kritisch die Anlage eines *periphervenösen Katheters (PVK)* evaluiert werden. Die Anlage zeigt im präklinischen Setting einen First Pass Success von 77,9 % (Frisch et al. 2013[6]).

Für den taktischen Bereich fehlen Daten zur Erfolgsrate periphervenöser Katheter sowie zur Dauer der Anlage. Es gilt zu berücksichtigen, dass die Maßnahme in diesem Setting in der Regel länger dauert als bei einem regulären präklinischen Einsatz. Mögliche Ursachen:

- Mentale und körperliche Erschöpfung
- Maßnahme muss ggf. komplett allein vorbereitet und durchgeführt werden
- Kritischer Zustand des Patienten (hämorrhagischer Schock)

- Mangelnde Expertise in dem Verfahren
- Zeitdruck
- Erfolgsdruck bei Kenntnis des Opfers (Polizeikollege, Freund o. Ä.)
- Negative Umgebungsfaktoren (Verschmutzung des Areals, Zugänglichkeit erschwert durch Kleidung, Lichtverhältnisse etc.)

Deshalb sollte kritisch evaluiert werden, ob die Anlage eines peripherven-ösen Katheters unbedingt im teilsicheren Bereich erfolgen sollte. Es gibt es nur eine Intervention, welche bei schneller und sicherer Durchführung der PVK-Anlage, sinnvoll erscheint: im hämorrhagischen Schock (bei Verdacht auf eine Hyperfibrinolyse) Tranexamsäure applizieren (Cai et al. 2020[7]; Nishida et al. 2017[8]). Neuere Studien und Versuche am Schweinemodell haben gezeigt, dass via intramuskulärer Applikation dieselbe Konzentration im Serum wie über eine intravenöse Applikation erreicht werden kann (DeSoucy et al. 2019[9]). Ebenso stützen Einzelfallberichte diese These: In ihnen wurde ein positives Outcome im Hinblick auf das Überleben der Patienten registriert (Steele et al. 2022[10]).

4.4.3 Logistische Herausforderungen und Lösungsansätze

Kontrovers diskutiert wird bisweilen eine in den USA eingeführte Organisationseinheit des Rettungsdienstes mit der Bezeichnung *Rescue Task Force (RTF):* Nach diesem Konzept werden taktisch ausgebildete Einsatzkräfte des Rettungsdienstes unter Polizeischutz in einen komplexen teilsicheren Bereicht gebracht, hierbei wird das Personal mit oder ohne ballistischen Schutz ausgestattet.

Studien untersuchten vor und nach einem Training die Bereitschaft von Rettungsdienstpersonal, an einer RTF teilzunehmen. Jones et al. konnten zeigen, dass das Vertrauen in die Fähigkeiten der RTF von 41 % zu 89 % stieg. Allerdings sank die Bereitschaft, künftig eine RTF zu besetzen, von 73 % auf 61 % (Jones et al. 2014[11]). Es gilt jedoch zu beachten, dass in den USA häufiger aktive Amoklagen vorkommen, in denen eine RTF eingesetzt wird. Eine solche Konstellation ist aktuell für Deutschland nicht vorstellbar oder zeitgemäß, obschon eine deutliche Gewaltbereitschaft gegenüber den Einsatzkräften der Rettungsdienste zu verzeichnen ist und daher Strategien entwickelt werden müssen, wie die Mitarbeitenden in Zukunft geschützt werden können (Murray et al. 2020[12]).

Deshalb sollte im Rahmen eines jeden Einsatzes eine Analyse mittels des *4S-Schemas* erfolgen (▶ Abb. 4.9), in dem die Faktoren Scene („Einsatzstelle"), Safety („Gefährdung"), Situation („Zustand von Verletzten") und Support („Unterstützung") berücksichtigt sind.

Die folgende *Checkliste* sollte im teilsicheren Bereich abgearbeitet werden, bevor eine Exfiltration des Patienten in den sicheren Bereich erfolgt:

- Eigenschutz geboten und vorhanden?
- Polizei anwesend?

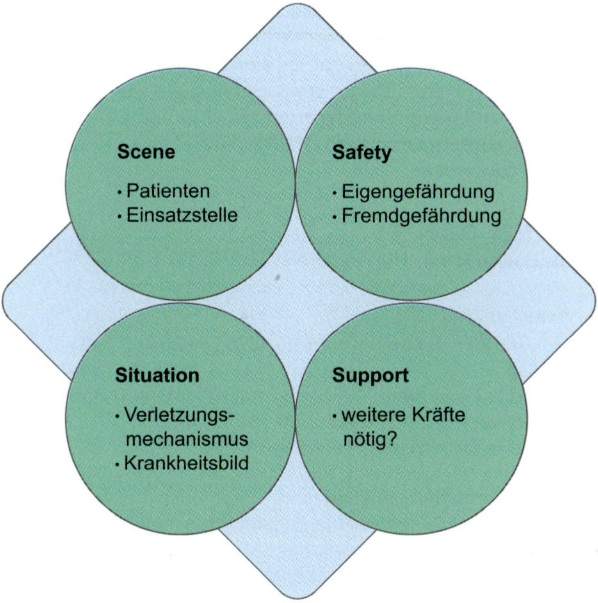

Abb. 4.9 4S-Schema mit den Faktoren Scene, Safety, Situation und Support zur Evaluation der Gefährdungslage im präklinischen Setting [L138]

- Reevaluation durchgeführt (TQ, Verbände)?
- Lebensrettende Maßnahmen durchgeführt?
- Patient nach Versorgung transportbereit?
- Dokumentation und Übergabe vorbereitet?
- Alternative Transportmöglichkeit (Griffe etc.) gegeben?
- Route des Patienten festgelegt?
- Mit allen kommuniziert (Polizei, sicherer Bereich)?

Sollte die Situation eskalieren (Shift zum unsicheren Bereich), gilt es, die Maßnahmen abzubrechen, den Patienten „crash" zu retten und der Polizei die Möglichkeit zu geben, die Sicherheit wiederherzustellen.

Die Verfügbarkeit von Personal ist insbesondere im teilsicheren Bereich ein diffiziles Thema: Die Polizei hat die Aufgabe, die Gefahr im unsicheren Bereich zu neutralisieren. Sie ist mit der Einsatzführung beauftragt und muss sicherstellen, dass genügend Einsatzkräfte den teilsicheren Bereich besetzen. Der Rettungsdienst muss sicher sein, dass in diesem Bereich genügend Polizeikräfte vorhanden sind, und diese zur Not einfordern. Weiterhin obliegt es der Polizei sicherzustellen, dass Attentäter bzw. Gefährder den teilsicheren Bereich nicht als Patienten infiltrieren. Dies macht es notwendig, alle Patienten auf Waffen hin zu untersuchen und generell alle zu entwaffnen. Die Ausnahme stellen Polizeibeamten dar, die

leichte Verletzungen davongetragen haben und ohne Einschränkungen ihren Dienst fortsetzen können.
Übungen, welche die Versorgung in dieser Phase simulieren, sind unabdingbar und sollten mit einer gewissen Häufigkeit im Jahresplan einer jeden Organisation wie Berufsfeuerwehren (BF) und freiwilligen Feuerwehren (FF), Hilfsorganisationen (HiOrgs) sowie Polizei, Krankenhäusern etc. umgesetzt werden.

DOS AND DON'TS

im teilsicheren Bereich

Dos
- Auf Polizeikräfte hören!
- Führungskräfte definieren (rettungsdienstliche und polizeiliche Führung)!
- Eigenschutz beachten!
- Lebensrettende Interventionen durchführen!
- Transport in den sicheren Bereich vorbereiten!

Don'ts
- Den unischeren Bereich betreten.
- Anlage eines periphervenösen Zuganges bei mangelnder Expertise.
- Den Rucksack komplett auspacken.
- Sich ohne Absprache im teilsicheren Bereich bewegen.

NACH DER GOLDEN HOUR WEISS ICH, DASS ...

- ... Eigenschutz Vorrang hat.
- ... zwingend auf die Polizeikräfte zu hören ist.
- ... keine unnötigen medizinischen Interventionen zu erfolgen haben.
- ... generell jeder Patient rasch transportfertig gemacht werden muss.
- ... Ressourcen allgemein sinnvoll eingesetzt werden sollen.
- ... ich meine Ansprechpartner kennen muss und die Kommunikation in Übungen erprobt habe.

Literatur

[1] BBK – Bundesamt für Bevölkerungsschutz und Katastrophenhilfe. Handlungsempfehlung zur Eigensicherung für Einsatzkräfte der Katastrophenschutz- und Hilfsorganisationen bei einem Einsatz nach einem Anschlag (HEIKAT). 2018. Online unter: https://www.bbk.bund.de/SharedDocs/Downloads/DE/Mediathek/Publikationen/KRITIS/heikat-handlungsempfehlungen.pdf?__blob=publicationFile&v=10 [letzter Aufruf: 18.03.2024]

[2] ACS – American College of Surgeons. Hartford Consensus Compendium. 2015. Online unter: https://www.stopthebleed.org/media/xt0hjwmw/hartford-consensus-compendium.pdf [letzter Aufruf: 18.03.2024]

[3] StMI – Bayerisches Staatsministerium des Innern und für Integration. Handlungskonzeption für die Bewältigung lebensbedrohlicher Einsatzlagen durch die nichtpolizeiliche Gefahrenabwehr. ID4-2252-57-10. 2018. Online unter: https://www.lfv-bayern.de/media/filer_public/2e/29/2e29d267-3920-4ad6-a1e8-cc84bd8d3324/r_handlungskonzeption_lbel.pdf [letzter Aufruf: 18.03.2024]

[4] Kanz KG, Hornburger P, Kay MV, Mutschler W, Schäuble W: mSTaRT-Algorithmus für Sichtung, Behandlung und Transport bei einem Massenanfall von Verletzten. Notfall und Rettungsmedizin 2006;9:264–270

[5] C-TECC – Committee for Tactical Emergency Casualty Care. Tactical Emergency Casualty Care (TECC) Guidelines. 2015. Online unter: https://www.c-tecc.org/images/content/TECC_Guidelines_-_JUNE_2015_update.pdf [letzter Aufruf: 18.03.2024]

[6] Frisch A, Cammarata S, Mosesso VN Jr, Martin-Gill C. Multivariate analysis of successful intravenous line placement in the prehospital setting. Prehosp Emerg Care. 2013;17(1):46–50. https://doi.org/10.3109/10903127.2012.710717

[7] Cai J, Ribkoff J, Olson S, Raghunathan V, Al-Samkari H, DeLoughery TG, Shatzel JJ. The many roles of tranexamic acid: An overview of the clinical indications for TXA in medical and surgical patients. Eur J Haematol. 2020;104(2):79–87. https://doi.org/10.1111/ejh.13348

[8] Nishida T, Kinoshita T, Yamakawa K. Tranexamic acid and trauma-induced coagulopathy. J Intensive Care. 2017;5:5. https://doi.org/10.1186/s40560-016-0201-0

[9] DeSoucy ES, Davidson AJ, Hoareau GL, Simon MA, Tibbits EM, Ferencz SE, Grayson JK, Galante JM. Pharmacokinetics of Tranexamic Acid via Intravenous, Intraosseous, and Intramuscular Routes in a Porcine (Sus scrofa) Hemorrhagic Shock Model. J Spec Oper Med. 2019;19(4):80–84. https://doi.org/10.55460/COGQ-2CY1

[10] Steele D, Ballard PK, Burke R, Ferguson B. Intramuscular Tranexamic Acid Administration on the Battlefield. Case Rep Emerg Med. 2022:9689923. https://doi.org/10.1155/2022/9689923

[11] Jones J, Kue R, Mitchell P, Eblan G, Dyer KS. Emergency medical services response to active shooter incidents: provider comfort level and attitudes before and after participation in a focused response training program. Prehosp Disaster Med. 2014;29(4):350–357. https://doi.org/10.1017/S1049023X14000648

[12] Murray RM, Davis AL, Shepler LJ, Moore-Merrell L, Troup WJ, Allen JA, Taylor JA. A Systematic Review of Workplace Violence Against Emergency Medical Services Responders. New Solut. 2020;29(4):487–503. https://doi.org/10.1177/1048291119893388

4.5 Verhalten im unsicheren Bereich

Chris Radloff, Frank Thiele

Five Bullets auf dem Weg zum Einsatz

- Ziel im unsicheren Bereich ist die Gefahrenminimierung.
- Nichtpolizeiliche Einsatzkräfte oder exponierte Personen agieren nach dem Run-Hide-Fight-Prinzip – ein geplantes Handeln ist für sie in diesem Bereich nicht vorgesehen.
- Polizeiliche Einsatzkräfte agieren auf Grundlage ihres Auftrags und nach ihren taktischen Vorgaben.
- Medizinische Interventionen beschränken sich im unsicheren Bereich auf das Stillen lebensbedrohlicher Extremitätenblutungen mittels Tourniquet und einem einfachen Atemwegsmanagement durch Lagerung.
- Das modifizierte Wyatt-Protokoll stellt eine Hilfestellung für das Verhalten bei und nach Täterkontakt dar.

4.5.1 Überblick: Unsicherer Bereich

Der unsichere Bereich ist der Einsatzbereich, in welchem eine unmittelbare Gefahr für alle Einsatzkräfte und exponierten Personen besteht (BBK 2018[1]). Diese Gefahr wird in den sogenannten *lebensbedrohlichen Einsatzlagen* (LebEL) regelmäßig in Form von Schuss- und Stichwaffen verursacht. Aber auch Fahrzeuge und Explosivstoffe kommen als Tatmittel in Betracht.

Die Sicherheitsbehörden sehen sich zunehmend damit konfrontiert, sich auf chemische, biologische, radioaktive und nukleare Gefahrenlagen (CBRN), die durch extremistische oder terroristische Gruppierungen herbeigeführt werden, vorzubereiten. Der Einsatz solcher Gefahrenstoffe hat aufgrund der Schwierigkeit des Erkennens und ihrer spezifischen Eigenschaften konkreten Einfluss auf die Frage, was als unsicherer Bereich zu deklarieren ist (Linder 2023[2]).

Die Tactical Combat Casualty Care Guidelines umschreiben die Empfehlungen zum Verhalten im unsicheren Bereich mit der Phase „Care Under Fire" (CUF; CoTCCC 2021[3]). In den Tactical Emergency Casualty Care Guidlines findet sich dazu der Begriff „Direct Threat Care" (DTC; C-TECC 2019[4]). Synonym für den unsicheren Bereich werden auch die Begriffe *roter Bereich* oder *heiße Zone* verwendet.

Die Handlungsempfehlungen für diesen Bereich variieren je nach Betrachtungswinkel. Nachfolgend finden sich Empfehlungen aus rettungsdienstlicher und polizeilicher Sicht.

4.5.2 Handlungsempfehlungen für den Rettungsdienst

Der geplante Einsatz nichtpolizeilicher Einsatzkräfte im unsicheren Bereich ist nicht vorgesehen. Dies ergibt sich insbesondere aus der *fehlenden* Schutzausstattung, Ausbildung und Fähigkeit zum Eigenschutz gegen bewaffnete Täter.

Bisherige Einsatzlagen haben gezeigt, dass eine klare Abgrenzung von Gefahrenbereichen aufgrund dynamischer Lageentwicklungen oder unklarer Lageinformationen nicht immer möglich ist – ein Aufenthalt nichtpolizeilicher Einsatzkräfte im unsicheren Bereich ist daher nicht endgültig auszuschließen. In diesem Fall liegt die Priorität darin, diesen Aufenthalt vom Kräfte- und Zeitumfang her so gering wie möglich zu halten (BBK 2018[1]). Für das Verhalten rettungsdienstlicher Einsatzkräfte in diesem Bereich kann das Prinzip *Run* („Renn!"), *Hide* („Versteck dich!"), *Fight* („Kämpfe!") angewendet werden (▶ Abb. 4.10).

Die dargestellten Schritte gelten dabei in prioritärer Reihenfolge. Der jeweils nächste Schritt sollte lediglich dann angewendet werden, wenn der vorherige Handlungsschritt nicht erfolgreich war.

Zu bedenken ist, dass gewisse bauliche Gegebenheiten oder Objekte ausschließlich einen *Sichtschutz* und *keine Deckung* darstellen können

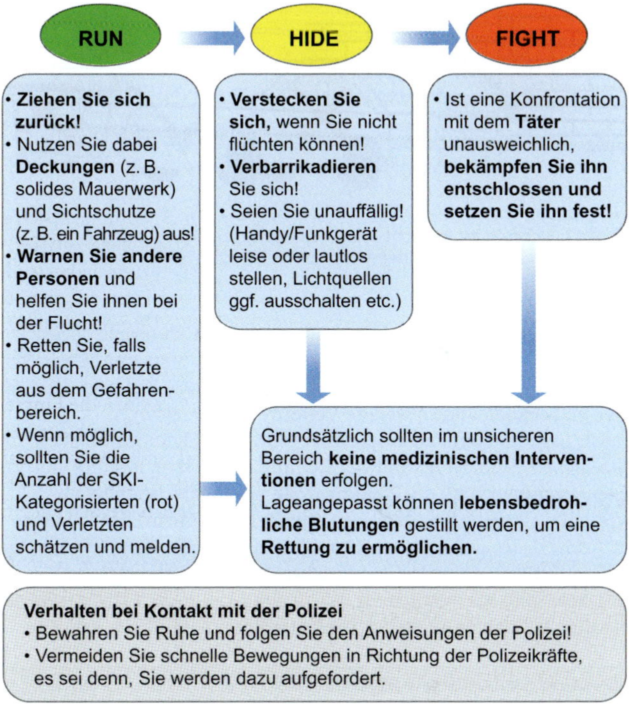

Abb. 4.10 Handlungsschritte gemäß des Run-Hide-Fight-Prinzips [P1402, L138]

– was nicht immer eindeutig ist. So kann der Motor eines Fahrzeuges einen gewissen ballistischen Schutz bieten, wohingegen die Karosserie lediglich einen Sichtschutz darstellt. Idealerweise sollte daher solides Bauwerk aufgesucht werden, um sich beim Zurückziehen zu schützen (▶ Abb. 4.11).

4.5.3 Handlungsempfehlungen für die Polizei

Der originäre Auftrag der Polizei für den unsicheren Bereich stellt die *Lagebewältigung* dar. Diese wird dadurch erreicht, dass Täter durch ein entschlossenes Vorgehen in ihrem Handeln eingeschränkt werden, die Lage stationär gemacht und eine finale Handlungsunfähigkeit der Täter erzeugt wird. Die dabei angewandten polizeilichen Taktiken können sich zwischen den Bundesländern und den Bundesbehörden unterscheiden, wobei Grundtaktiken sich gleichen.

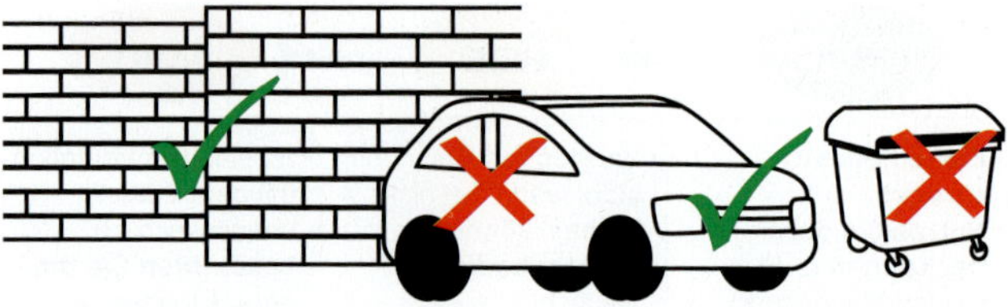

Abb. 4.11 Sichtschutz ist nicht immer Deckung! Deckung gibt z. B. ein solides Bauwerk, ggf. auch der Motor eines Fahrzeugs – nicht aber z. B. die Karosserie. [L138]

Da die Leistungsfähigkeit der Polizeibehörden aufgrund begrenzter Ressourcen in der Regel limitiert ist, kann eine Versorgung verletzter Dritter nicht regelhaft erwartet werden. Das *primäre Ziel* liegt darin, das Töten zu beenden und so weitere Verletzte zu vermeiden.
Je nach Lage und Kräfteressourcen vor Ort ist es dennoch möglich, dass polizeiliche Kräfte bereits mit der Rettung und Erstversorgung von Verletzten beginnen und die Rettungskette so positiv beeinflussen. Es ist wichtig die aktuell geltenden medizinischen Leitlinien-Empfehlungen in den Kontext des polizeilichen Handelns zu bringen, da neben der Versorgung Verletzter die oben beschriebene Lagebewältigung stets Vorrang hat. Dabei hilft das *modifizierte Wyatt-Protokoll FASTTTT*, welches das Verhalten bei Täterkontakt beschreibt (Hofmann 2013[5]; ▶ Tab. 4.6).

Tab. 4.6 Das modifizierte Wyatt-Protokoll FASTTTT beschreibt das Verhalten bei Täterkontakt (nach Hofmann 2013[5])

Handlungsschritt	Erläuterung
Fight	*Kämpfen:* Gefahr minimieren, Bekämpfen der Bedrohung, Täter handlungsunfähig machen
Assess	*Bewerten:* Ist die Gefahr neutralisiert? Muss nochmals gegen die Gefahrenquelle vorgegangen werden (z. B. erneut schießen)?
Scan	*Erfassen:* Gibt es weitere Gefahrenquellen? Muss ein weiterer Beschuss erfolgen?
Top off the Weapon	*Nachladen:* Überprüfen der Führungs- und Einsatzmittel (z. B. Nachladen der Waffe)
Take Cover	*In Deckung gehen:* Deckung aufsuchen (ggf. bereits parallel zu den vorigen Schritten möglich)
Treat Injuries	*Verletzungen behandeln:* Überprüfung auf eigene Verletzungen, dann auf Verletzungen von Kollegen; die Verletzungen versorgen
Talk	*Sprechen:* Verbindungsaufnahme im Team, zu Dritten und zur Führungsebene

Aus medizinischer Sicht ist dabei insbesondere das vorletzte T („Treat Injuries“) von Interesse. Dieses beinhaltet die Empfehlungen der einschlägigen Leitlinien:

- Verletzte Polizeikräfte, die handlungsfähig bleiben, ziehen sich eigenständig in eine Deckung zurück und versorgen sich im Idealfall selbst.
- Interventionen beschränken sich auf das Stillen lebensbedrohlicher Extremitätenblutungen mittels Tourniquet sowie auf ein Atemwegsmanagement mittels Lagerung
  - Andere Blutungen werden maximal mittels manueller Kompression eingedämmt.
  - Der Atemweg kann mittels Lagerung offengehalten werden (Bewusstlose in Seitenlage; bei schwerem Mittelgesichtstrauma Oberkörper aufrecht und vorgelehnt)
- Die Evakuierung aus dem Gefahrenbereich (also aus dem Wirkbereich der Täter) sowie die Versorgung von Verletzten kann lageabhängig erfolgen. Hierbei ist zu beachten:
  - Den Verletzten ansprechen; ggf. kann er sich selbst in Deckung begeben und versorgen.
  - Die Evakuierung in die Deckung planen; ggf. Deckungsfeuer oder Hilfe beim Tragen anfordern, Rettungstechnik klären.

4

DOS AND DON'TS

im unsicheren Bereich

Dos

- Minimiere die Gefahr für dich und andere (Run, Hide, Fight oder FASTTTT)!
- Beurteile deine Umgebung bewusst (Fluchtmöglichkeiten, Deckungen, Sichtschutz, Hinweise auf weitere Gefahren)!
- Führe nur die wenigen empfohlenen medizinischen Maßnahmen durch!

Don'ts

- Rettung von Verletzten, wenn die Lage es nicht zulässt.
- Maßnahmen durchführen, die über die Tourniquetanlage und Lagerung zum Offenhalten des Atemweges hinausgehen.

NACH DER GOLDEN HOUR WEISS ICH, DASS …

- … der unsichere Bereich mit einer unmittelbaren Gefährdung aller Einsatzkräfte einhergeht.
- … der Einsatz nichtpolizeilicher Kräfte in diesem Bereich nicht vorgesehen ist, aber dennoch nicht ausgeschlossen werden kann und eine dynamische Lagebeurteilung daher essenziell ist.
- … mir das Run-Hide-Fight-Prinzip und das Wyatt-Protokoll als Hilfestellung für mein Verhalten im unsicheren Bereich dient.
- … die medizinischen Maßnahmen im unsicheren Bereich auf das Stillen lebensbedrohlicher Extremitätenblutungen mittels Tourniquet und ein einfaches Atemwegsmanagement mittels Lagerung beschränkt sind.

Literatur

[1] BBK – Bundesamt für Bevölkerungsschutz und Katastrophenhilfe: Handlungsempfehlung zur Eigensicherung für Einsatzkräfte der Katastrophenschutz- und Hilfsorganisationen bei einem Einsatz nach einem Anschlag (HEIKAT). 1. Ausgabe, November 2018

[2] Linder O. Zunehmende Bedrohung durch CBRN-Lagen: Sind wir dem gewachsen? Taktik + Medizin. 2023;6(1):3

[3] CoTCCC – Committee on Tactical Combat Casualty Care. Tactical Combat Casualty Care (TCCC). Guidelines for Medical Personnel. 15 December 2021

[4] C-TECC – Committee for Tactical Emergency Casualty Care. Tactical Emergency Casualty Care (TECC) Guidelines for BLS/ALS Medical Providers. March 2019

[5] Hofmann H. Ausbildung & Taktik: Das Wyatt-Protokoll. Die Waffenkultur. 2013;10:10–11

4.6 PSNV in komplexen Bedrohungslagen

Moritz Hafer

PSNV = Psychosoziale Notfallversorgung

Five Bullets auf dem Weg zum Einsatz

- Einsätze in komplexen Bedrohungslagen sind für Einsatzkräfte besonders belastend!
- PSNV-Kräfte auf eigene Belastungen vorbereiten!
- Bei der Einsatzbegleitung zurückhaltend agieren, dabei für alle Kräfte präsent sein!
- Auf Handeln außerhalb des eigenen Kompetenzbereichs einstellen!
- Frühzeitig Nachsorgemaßnahmen planen!

Einsätze in komplexen Bedrohungslagen stellen besondere Ansprüche an die Einsatzkräfte. Diese machen angepasste Maßnahmen der Psychosozialen Notfallversorgung (PSNV) notwendig. Häufig fehlende Trainingsmöglichkeiten sowie ausbleibende Erfahrung indizieren umfassende Vorbereitung durch Primäre Prävention.

4.6.1 Überblick: PSNV

Definition: *Der Begriff* Psychosoziale Notfallversorgung (PSNV) *beinhaltet die Gesamtstruktur und die Maßnahmen der Prävention sowie der kurz-, mittel- und langfristigen Versorgung im Kontext von belastenden Notfällen bzw. Einsatzsituationen.*

Diese Einsatzsituationen werden als *kritische Ereignisse* definiert (BBK 2018[1]). Im Anschluss an solche Einsätze stellt soziale Unterstützung für Einsatzkräfte eine wesentliche Ressource dar. Im dienstlichen Umfeld sind die Kollegen und Kolleginnen (85 %) sowie die vorgesetzte Führungskraft (55 %) erste Ansprechpartner (Nero et al. 2022[6]). Die PSNV nutzt dieseTatsache, indem psychologisch geschulte „*Peers*" ausgebildet werden, welche als kollegiale Ansprechpartner *niedrigschwellig* für die Nachsorge zur Verfügung stehen. Die PSNV setzt strukturierte Einzel- und Gruppenmaßnahmen ein.

Ein PSNV-Team besteht aus psychosozialen Fachkräften und den Peers. Die *Psychosoziale Fachkraft (PFK)* koordiniert die PSNV-Teams, dient als fachlicher Ansprechpartner für die Peers und leitet bei Bedarf die Nachsorgemaßnahmen. Die Peers nutzen ihre anerkannte Stellung innerhalb der Kollegen und greifen auf ihre Einsatzerfahrung in der Nachsorge zurück. Sie relativieren Reaktionen der Einsatzkräfte nach Einsatzende und bieten psychoedukativ eine Perspektive des weiteren Verlaufs (Donovan 2022[3]).

Die Psychosoziale Notfallversorgung beteiligt sich auf allen den Ebenen der Primären und Sekundären Prävention (BBK 2012[2]). Im Rahmen der *Primären Prävention* wird ein funktionales PSNV-System in der entsprechenden Einheit sichergestellt. Des Weiteren werden Einsatz- und Führungskräfte im Vorfeld auf kritische Ereignisse vorbereitet. Die *Sekundäre Prävention* umfasst bedarfsorientierte Einzel- und Gruppenmaßnahmen zur Nachsorge während und nach besonderen Einsatzlagen. In der *Tertiären Prävention* erfüllt das PSNV-Team hauptsächlich eine Brückenfunktion, um bei Bedarf weiterführende Unterstützungsangebote zu vermitteln.

Wichtige Voraussetzung zur Etablierung eines erfolgreichen PSNV-Systems ist sowohl der dienstliche Auftrag („Top-down") als auch die interne Anerkennung der Peers („Bottom-up"; Hafer, Müller-Cyran 2022[5]).

4.6.2 Besonderheiten von komplexen Bedrohungslagen

Taktische Einsatzmedizin wird häufig in komplexen Bedrohungslagen erforderlich (REBEL, LebEL, Amok; s. ▶ Kapitel 4.5). Eine Vielzahl zusätzlicher Faktoren müssen bei diesen Einsatzlagen berücksichtigt werden:

- Teilweise unzureichendes Training und mangelnde Erfahrung
- Konfrontation mit schwerster Gewalt oder Tötungsabsicht (gegenüber Rettungskräften)
- Unübersichtliche, teils paradoxe Informationen zur Lage
- Fehlende Möglichkeit, auf die Abarbeitung der Lage in allen Facetten Einfluss zu nehmen
- Unsicherheit bei Führungskräften und die Frage des einzukalkulierenden Todes von eigenen Kräften
- Retrospektive Neubewertung nach Einsatzende

Trotz der steigenden Anzahl von gewalttätigen Übergriffen auf Rettungskräfte (RUB 2018[7]), ist es für sie wesentlicher Bestandteil, die Rolle des Helfers auszufüllen und nicht selbst Ziel eines Angriffs zu sein. Besonders belastend ist hierbei die Möglichkeit, dass Rettungskräfte primäres Ziel der

Angreifer sind (Second Hit) und von Verletzten oder unverletzt Betroffenen unmittelbare Gefahr ausgehen kann. Die Einsatzbegleitung als Maßnahme der Sekundären Prävention ist in diesen Einsatzlagen hochrelevant.

4.6.3 Maßnahmen der PSNV

Primäre Prävention (Einsatzvorbereitung)

Ziel der Primären Prävention ist u. a. die Vorbereitung der Einsatzkräfte auf mögliche Rettungsdiensteinsätze bei besonderen Einsatzlagen (REBEL). Primäre Prävention umfasst hierbei folgende Maßnahmen:

- Darstellung von Informationen über potenzielle Belastungen und einsatztaktische Konzepte (REBEL-, HEIKAT-Richtlinien)
- Aufklärung über Motivation und Modus Operandi möglicher Täter, um Verstehbarkeit und Sinnhaftigkeit der eingesetzten Kräfte zu stärken
- Sensibilisierung über die persönliche Vorbereitung (Testament und Vollmachten, aktive Auseinandersetzung mit der eigenen Sterblichkeit, Ressourcenstärkung) (Sandvik et al. 2020[8])
- Schulung der Führungskräfte hinsichtlich der subjektiven Erwartung an Einsatzleiter sowie dem Umgang mit der Gefährdung eigener Einsatzkräfte
- Strukturelle Vorbereitung auf besondere Einsatzlagen und Etablierung von standardisierten Verfahrensanweisungen für den Einsatzfall. Dies beinhaltet Standard Operating Procedures (SOP) für alle notwendigen PSNV-Maßnahmen:
  - Einsatz eines Fachberaters PSNV
  - Maßnahmen nach dem Tod eines Kollegen
  - Nutzung von Flyern zur psychoedukativen Aufklärung von Einsatzkräften
  - Erkennbarkeit von PSNV-Kräften

Ein wesentlicher Bestandteil der Primären Prävention ist die besondere Vorbereitung der PSNV-Teams. Diese erleben eigene Belastungen durch die Tätigkeit als Einsatzbegleitung oder den Verlust eigener Kräfte. Darüber hinaus werden in solchen Einsätzen (neben den bekannten Maßnahmen der Einsatznachsorge) häufig Fähigkeiten außerhalb der ursprünglichen Kompetenz gefordert (z. B. Überbringung von Todesnachrichten, PSNV-B) (Doyle, Campbell, Gryshchuk 2021[4]).

Sekundäre Prävention (Einsatzbegleitung)

Die Einsatzbegleitung gewinnt bei den komplexer werdenden und länger andauernden Einsatzlagen stärker an Bedeutung. Primäres Ziel der Einsatzbegleitung ist der *Erhalt der Einsatzfähigkeit* sowie die frühzeitige *Vorbereitung der Nachsorgemaßnahmen.* Um die Einsatzkräfte im optimalen Stressniveau zu halten, wird ein ausgeglichenes Verhältnis zwischen individueller Kompetenz und übertragener Verantwortung angestrebt, um die erlebte *Selbstwirksamkeit* zu stärken. Diese spezielle PSNV-Maßnahme

erfordert Fingerspitzengefühl und Zurückhaltung von PFK und Peer. Das PSNV-Team ist dabei für alle eingesetzten Kräfte präsent und ansprechbar. Die PFK erfüllt die Funktion des Fachberaters PSNV. In dieser wird der Einsatzleiter bzw. Polizeiführer beraten. Das PSNV-Team dokumentiert alle eingesetzten Kräfte. Bei erkannter Belastung erfolgen Sofortmaßnahmen ausschließlich auf kognitiver Ebene. Überlastete Einsatzkräfte werden, sofern möglich, im Einsatzraum einer neuen Aufgabe zugewiesen. Eine Ablösung aus dem Einsatz führt zu erlebtem Versagen und wird vermieden. Darüber hinaus prüft das PSNV-Team die Betreuung der Familien eingesetzter Kräfte. Fehlende Informationen sowie ausbleibende Kontrolle führen bei den Angehörigen zu großer Belastung.
Das PSNV-Team verteilt Flyer über Ansprechpartner und potenzielle Belastungsreaktionen an Kräfte in Bereitstellungsräumen. Dies realisiert frühzeitige Psychoedukation und Einsatzkräfte überbrücken zusätzlich die Wartezeit.
PSNV-Kräfte in der Einsatzbegleitung sind Teil der Einsatzkräfte und werden entsprechend nachbereitet, ohne weiter an den Nachsorgemaßnahmen beteiligt zu sein. Psychosoziale Fachkräfte und Peers erleben ggf. die gleichen (Todes-)Ängste und Verunsicherungen wie alle anderen Einsatzkräfte.

NIEMALS VERGESSEN!

- Ziel der Einsatzbegleitung ist der Erhalt der Einsatzfähigkeit! Erstes Gebot ist hier zurückhaltendes Auftreten.

Kreise der Betroffenheit

Die Größe und Komplexität der Einsätze mündet in einer erheblichen Anzahl unterschiedlich stark betroffener Einsatzkräfte. Aufgrund des Ausmaßes erfolgen Alarmierungen aus allen Einsatz- und Lebensbereichen (überörtliche Hilfe, Stabsmitarbeiter, Auszubildene, dienstfrei, Urlaub usw.). Des Weiteren werden situationsbedingte Aufgaben abgearbeitet (ersteintreffende Kräfte, Täterkontakt, Behandlung im unsicheren Bereich, Leitstelle, Führungskräfte, Bereitstellung u. a.). Dies führt zu *differenzierten Kreisen* der Betroffenheit in und nach dem Einsatz. Hinzu kommt die individuelle *Resilienz* der Einsatzkräfte.
Die Planung und Durchführung der PSNV-Maßnahmen erfolgen entsprechend der Betroffenheits-Kreise.

Coaching der Führungskräfte

Die Beratung und Unterstützung von Führungskräften muss im Rahmen der Primären Prävention gewünscht und vorbereitet sein. Die Führungskräfte werden handlungsfähig gehalten. Der Fachberater berät die Führungskräfte hinsichtlich der psychosozialen Unterstützung, möglicher ethisch-moralischer Entscheidungen und sensibilisiert für erkannte Belastungsfaktoren des Einsatzes.

Dem Fachberater PSNV wird ermöglicht, an allen Lagebesprechungen teilzunehmen, um ein Gesamtbild des Einsatzes zu entwickeln und neue Belastungsfaktoren frühzeitig zu antizipieren.

NIEMALS VERGESSEN!

- Führungskräfte schließen den Einsatz mental erst ab, sobald die eigenen Kräfte (inkl. deren Familien) versorgt sind. Die eigene Verarbeitung erfolgt in dieser Zielgruppe in der Regel verspätet.

Strukturierte Nachsorgemaßnahmen

Im Anschluss an Einsätze im Rahmen der taktischen Einsatzmedizin erfolgt die strukturierte Einzel- und Gruppennachbereitung (z. B. nach SbE, CISM). Die Erfahrung hat gezeigt, dass diese *frühestens am Folgetag* umgesetzt werden kann. Einsatzkräfte benötigen Zeit, um gesammelte Eindrücke ordnen zu können. Geschlossene Verbände oder im Einsatz zusammenarbeitende Einheiten werden auch in der Gruppenmaßnahme gemeinsam nachbereitet. Bei Bedarf erfolgen im Vorfeld Einzelgespräche mit besonders Betroffenen (entsprechend der Betroffenheitskreise).

Die Maßnahmen beinhalten folgende Phasen:

- Informationsaustausch: ein Gesamtbild vermitteln
- Eindrücke schildern lassen
- Perspektiven geben und mögliche Reaktionen erklären (Psychoedukation)

Der Umgang mit Todesangst, Ärger, Wut, Schuldgefühlen oder Scham spielen nach komplexen Bedrohungslagen häufig eine übergeordnete Rolle.

Unterstützung von Angehörigen Verletzter/Verstorbener

Grundsätzlich ist es eine Leitungsentscheidung, inwieweit das PSNV-Team selbst Maßnahmen der PSNV-B umsetzt. Zu diesen Maßnahmen gehören u. a. das *Überbringen von Todesnachrichten* sowie der kontinuierliche Kontakt zu Angehörigen und Hinterbliebenen von verletzten oder verstorbenen Kollegen. Viele Organisationen und Einheiten der Gefahrenabwehr weisen den Anspruch auf, dies selbst zu übernehmen. Eine besondere Schulung der Peers im Vorfeld ist Voraussetzung. Es hat sich bewährt, einen sogenannten Single Point of Contact (SPOC) einzusetzen. Diese Aufgabe übernimmt in der Regel ein besonders geschulter Peer. SPOC-Kollegen benötigen erhöhte Aufmerksamkeit. Die Belastung ist besonders hoch.

Teilnahme an Beerdigung: Die Teilnahme an einer Beerdigung erfolgt entsprechend der organisationsinternen Richtlinien sowie den Wünschen der Angehörigen der Verstorbenen.

Eigene Verarbeitung

Das PSNV-Team nutzt zur Verarbeitung bedarfsorientiert Inter- und Supervision. Nach der psychologischen Nachbereitung erfolgt eine taktische

Evaluation im Sinne von „Lessons Learned“. Diese umfasst Ansätze zur Verbesserung und gibt den Einsatzkräften ein Gefühl, dass die eigenen Erfahrungen im Einsatz zukünftigen Kollegen den Einsatz erleichtern werden.

NACH DER GOLDEN HOUR WEISS ICH, DASS ...

- ... Einsätze im Rahmen komplexer Bedrohungslagen besondere Ansprüche an Einsatzkräfte stellen.
- ... erlebte Sinnhaftigkeit (psychischer Schutzfaktor) der eingesetzten Kräfte durch die besonderen Belastungen von Bedrohungslagen gefährdet ist.
- ... dienstliche Kollegen und Partner zu Hause häufig erste Ansprechpartner nach kritischen Ereignissen sind.
- ... Primäre Prävention aufgrund fehlender Trainingsmöglichkeiten bedrohlicher Einsatzlagen und mangelnder Erfahrung mit diesen besonders wichtig ist.
- ... Primäre Prävention sich in fachliche Vorbereitung für Einsatz- und Führungskräfte sowie strukturelle Vorbereitung aufteilt.
- ... Einsatzbegleitung als PSNV-Maßnahme zur Bewältigung der Lage indiziert ist.
- ... ein Fachberater PSNV eingesetzt wird.
- ... PSNV-Kräfte außerhalb ihres gewohnten Kompetenzbereichs arbeiten.
- ... es wichtig ist, frühzeitig Kreise der Betroffenheit zu erkennen.

4

Literatur

[1] BBK – Bundesamt für Bevölkerungsschutz und Katastrophenhilfe. HEIKAT: Handlungsempfehlung zur Eigensicherung für Einsatzkräfte der Katastrophenschutz- und Hilfsorganisationen bei einem Einsatz nach einem Anschlag. Bonn: 2018

[2] BBK – Bundesamt für Bevölkerungsschutz und Katastrophenhilfe. Psychosoziale Notfallversorgung: Qualitätsstandards und Leitlinien. Teil I und II. Bonn: 2012

[3] Donovan N. Peer support facilitates post-traumatic growth in first responders: A literature review. Trauma. 2022;4:277–285

[4] Doyle JN, Campbell MA, Gryshchuk L. Occupational Stress and Anger: Mediating Effects of Resiliency in First Responders. Journal of Police and Criminal Psychology. 2021;36:463–472

[5] Hafer M, Müller-Cyran A. Das Potenzial der Etablierung von Peer-Systemen. Taktik + Medizin. 2022;4:194–198

[6] Nero JW, Campbell MA, Doyle JN, Meagher J. The Link Between Social Support and Psychological Vulnerability Among Canadian Police. Journal of Police and Criminal Psychology. 2022;37:377–391

[7] RUB – Ruhr Universität Bochum. Abschlussbericht: Gewalt gegen Einsatzkräfte der Feuerwehren und Rettungsdienste in Nordrhein-Westfalen. Bochum: 2018

[8] Sandvik AM, Gjevestad E, Aabrekk E, et al. Physical Fitness and Psychological Hardiness as Predictors of Parasympathetic Control in Response to Stress: a Norwegian Police Simulator Training Study. Journal of Police and Criminal Psychology. 2020;35:504–517

4.7 Krankenhäuser als weiche Anschlagsziele

Marvin Schulz

Five Bullets auf dem Weg zum Einsatz

- Ein Krankenhaus ist als kritische Infrastruktur (KRITIS) ein potenziell lohnenswertes Anschlagsziel.
- Insbesondere bei bestätigten oder möglichen terroristischen Lagen ist ein Krankenhaus auch als Second-Hit-Ziel prädestiniert.
- Bei unsicheren Lagen sollte auf das „Bauchgefühl" und „Brüche im Bild" geachtet werden.
- Bei durchgeführten Sicherheitsmaßnahmen wird eine verlängerte präklinische Behandlungszeit wahrscheinlich.
- Die Resilienz jedes Einzelnen entscheidet über die Widerstandsfähigkeit des Systems.

4.7.1 Medizinische Einrichtungen als KRITIS

KRITIS = kritische Infrastruktur

Krankenhäuser gelten genau wie ambulante medizinische Einrichtungen und der Rettungsdienst als KRITIS. Sie sind ein lohnendes Ziel für terroristische Angriffe, insbesondere „weiche" (ungeschützte bzw. schwer zu schützende) Ziele mit hoher Symbolwirkung. Die *Vulnerabilität* der KRITIS muss erkannt und minimiert werden, um die Widerstandsfähigkeit der Gesellschaft zu erhöhen (Freudenberg 2016[1]).
Die als Grundlage für diesen Artikel verwendeten Daten stammen aus der *Terrorist Event Database (TED),* einer vom Fraunhofer EMI entwickelten nichtöffentlichen Datenbank, welche nahezu alle terroristischen Ereignisse weltweit dokumentiert. Die Datenauswertung für den Zeitraum 1970 bis 2017 erfolgte durch den Autor des Kapitels (▶ Abb. 4.12).
Kritische Infrastrukturen sind „die unverzichtbaren Lebensadern moderner, leistungsfähiger Gesellschaften" (BMI 2009[2]). Hieraus lässt sich eine zu betonende hohe *Schutzbedürftigkeit* ableiten. Diese betrifft nicht nur die strukturelle Organisation, sondern auch die Tätigkeiten der Individuen, das sich in diesem System bewegen. Insbesondere im Falle des Gesundheitssektors sind sie als Helfer angesprochen, an der *Stärkung der Resilienz* (Widerstandsfähigkeit) teilzuhaben, sie sollten sich somit als „wichtiges Rädchen" im Apparat des Sicherheitssystems sehen.

Statistische Werte

Eine Auswertung der Terrorist Event Database von 1970 bis 2017 zeigt international einen deutlichen Anstieg der Zahlen von Anschlägen auf medizinische Gebäude (Schulz 2023[3]; ▶ Tab. 4.7).

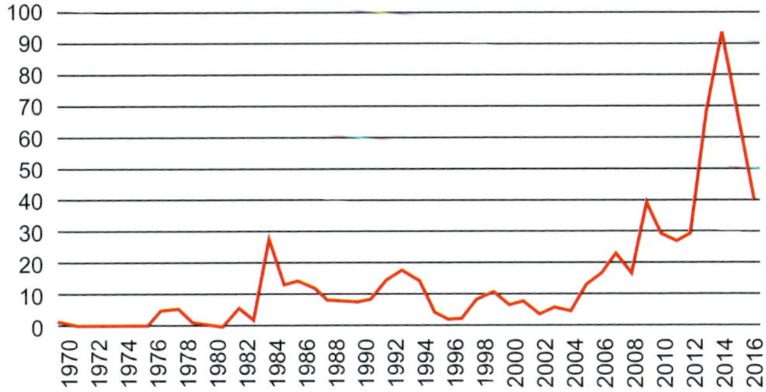

Abb. 4.12 Anzahl der internationalen terroristischen Anschläge gegen medizinische Gebäude im Zeitraum 1970–2017 (nach TED) [L138]

Tab. 4.7 Terroristische Taktiken bei Anschlägen gegen medizinische Gebäude im Zeitraum 1970–2017 (nach TED)

Taktik (Anschlagsart)	Anschläge	Todesopfer	Verletzte
Armed Attack: Explosives (bewaffneter Angriff: Sprengstoff)	4	13	20
Armed Attack: Fire or Firebomb (bewaffneter Angriff: Feuer oder Brandbombe)	176	24	10
Armed Attack: Firearms (bewaffneter Angriff: Schusswaffen)	82	106	80
Barricade Hostage: Firearms (Verschanzen mit Geiselnahme: Schusswaffen)	3	16	41
Barricade Hostage: Knives and Sharp Objects (Verschanzen mit Geiselnahme: Messer und scharfe Gegenstände)	1	19	26
Bombing: Explosives (Bombardierung: Sprengstoffanschlag)	348	452	1328
Bombing: Suicide (Bombardierung: Selbstmordattentat)	18	98	97
Bombing Car: Explosives (Bombardierung: Autobombe)	18	63	218
Hijacking: Firearms (Entführung personenbesetzter Fahr- oder Flugzeuge: Schusswaffen)	1	9	0
Kidnapping: Firearms (Entführung von Personen: Schusswaffen)	4	0	1
Summe	**655**	**800**	**1821**

4

Von Relevanz ist, dass viele dieser registrierten Anschläge in von Bürgerkrieg und Krieg betroffenen Ländern stattfanden. Dennoch sollte auch in Deutschland das „Mindset" für diese besonders vulnerablen Ziele geschärft werden. Die meisten Anschläge erfolgten lt. TED mit konventionellen und unkonventionellen Sprengvorrichtungen, gefolgt von Feuer- oder Brandvorrichtungen und Handfeuerwaffen (Schulz 2023[3]). Generell ist nach einem Anschlag immer von einem anschließenden Massenanfall von Verletzten (MANV) und zusätzlich zerstörter Infrastruktur auszugehen.

Aktuelle Studienlage

- Eine Umfrage unter den Leitenden deutscher Notaufnahmen zeigt, dass eine verstärkte Vorbereitung auf terroristische Bedrohungen durchgeführt werden sollte (Schulz 2023 [3]).
- 27 % der terroristischen Ereignisse weltweit fanden in europäischen urbanen Gebieten statt (Fischer 2014[4]).
- Angriffe auf KRITIS könnten auch im Rahmen hybrider Kriegsführung eingesetzt werden (Freudenberg 2016[1]).
- Deutsche Krankenhäuser haben sich zu „offenen Kliniken" entwickelt – hier muss ein maßvolles Umdenken erfolgen (Albers 2017[5]).

4

4.7.2 Resilienzerhöhung

Krankenhäuser sind gesetzlich verpflichtet, eine *Krankenhausalarm- und -einsatzplanung (KAEP)* zu erstellen. In diesen sollten Maßnahmen zur Versorgung von Patienten im Falle eines terroristischen Ereignisses als auch zum generellen Schutz der Infrastruktur hinterlegt sein. Jedem Rettungsdienstmitarbeiter und allen Beteiligten müssen die Inhalte des KAEP bekannt sein. Die Abläufe sollten geübt werden.

Zusätzlich sollte jeder auch individuell jeder Rettungsdienstmitarbeiter seine *Resilienz* erhöhen. Die wichtigsten Säulen der Vorbereitung sind *psychische Awareness,* geformt und eingeübt durch Trainings und mentale Simulationen („Durchspielen" von Szenarien; Lorello et al. 2016[6]) sowie eine grundlegende *physische Fitness.* Letztere reduziert im Falle einer extremen Situation den Stress und lässt mehr Kapazitäten für kognitive Fähigkeiten (Taylor et al. 2008[7]).

Generell ist es empfehlenswert, in solchen Lagen auch auf das sog. *Bauchgefühl* zu hören und bei „Brüchen im Bild" – wie z. B. auffallend schwer beladenen Fahrzeugen in der Krankenhauseinfahrt – aufmerksam zu werden.

Zusätzlich sind im Vorfeld organisatorische Vorbereitungen zu treffen. Dies bedeutet, dass der *Dialog* zwischen Kliniken, Rettungsdienst, Feuerwehr, weiteren Behörden und insbesondere Polizei gesucht werden muss, um das geplante Vorgehen für solche Extremsituationen abzustimmen und von der Zusammenarbeit im weiteren Verlauf zu profitieren.

NIEMALS VERGESSEN!

- Krankenhäuser als KRITIS sind potenziell geeignete terroristische Anschlagsziele.
- Die Vorbereitung eines jeden Einzelnen gewährt am Ende die Erhöhung der Gesamtresilienz.
- Mentale Simulation ist ein kostenloses und einfach durchzuführendes Mittel zur Vorbereitung.

4.7.3 Limitationen

In vielen Ländern wird die Krankenhaussicherheit entsprechend der Erfahrungen divergent gestaltet. So entsprechen die Sicherheitsvorkehrungen einer Klinik in Israel denen eines internationalen Flughafens, während sich in Deutschland in der Vergangenheit die Entwicklung der „offenen Klinik" durchgesetzt hat. Aktuell haben deutsche Kliniken nur begrenzt Möglichkeiten, um sich vor einem gezielten terroristischen Anschlag zu schützen. Eine gute Vorbereitung in der Krankenhausalarm- und -einsatzplanung ist nur dann zielführend, wenn der Einzelne im System die Awareness, das notwendige Wissen und die notwendigen Fähigkeiten parat hat.

Für den Rettungsdienst bedeutet die Durchführung von suffizienten Sicherheitsmaßnahmen der Klinik jedoch eine Verzögerung bei der Patientenabgabe. Ein „Sweeping" (Durchsuchen) von Fahrzeugen und/oder Patienten wird zu verlängerten Wartezeiten vor der Klinik führen, in welchen das Rettungsdienstteam den Patienten mit den begrenzten Ressourcen selbst weiter versorgen muss. Hieraus leitet sich auch ein *ethisches Dilemma* ab, welches bei beginnender Initiierung solcher Sicherheitsmaßnahmen in Kliniken öffentlich diskutiert werden muss.

4.7.4 Abstimmung mit der Polizei

Der Polizei kommt bei der Stärkung der Resilienz deutscher Kliniken in Amok- und Terrorlagen eine herausragende Funktion zu. Insbesondere das medizinisch ausgebildete Personal kann hier eine Schlüsselposition bei der Verständigung einnehmen. Der Abgleich und die Verbesserung der Krankenhausalarm- und -einsatzplanung (KAEP) sollte in Abstimmung von Polizei und medizinischer Einrichtung durchgeführt werden.

NACH DER GOLDEN HOUR WEISS ICH, DASS …

- … Krankenhäuser zur kritischen Infrastruktur (KRITIS) gehören.
- … KRITIS ein potenzielles terroristisches Ziel darstellt.
- … die internationale Anzahl der Anschläge auf medizinische Einrichtungen in den letzten Jahren zunahm.
- … ich selbst einen großen Anteil an der Stärkung der Resilienz der Gesellschaft habe.

- ... die psychische Vorbereitung ebenso wichtig ist wie die physische.
- ... mentale Simulation ein gutes Vorbereitungswerkzeug darstellt.
- ... ich mich mit der Thematik vorbereitend beschäftigen muss.

Literatur

[1] Freudenberg D. Hybride Bedrohungen und Bevölkerungsschutz. Sicherheit und Frieden. 2016:141–145

[2] BMI – Bundesministerium des Innern. Nationale Strategie zum Schutz Kritischer Infrastuktur (KRITIS-Strategie). Berlin: 2009

[3] Schulz M, Oestman JW, Schütz T. Resilienz deutscher Kliniken in Amok- und Terrorlagen. Ergebnisse einer onlinebasierten Umfrage deutscher Notaufnahmen. Bundesgesundheitsblatt. 2023;66(10):1146–1152. https://doi.org/10.1007/s00103-023-03752-x

[4] Fischer K. Empirische Analyse sicherheitskritischer Ereignisse in urbanisierten Gebieten. Bautechnik. 2014;4:262–273

[5] Albers PM. Anschlag auf ein Krankenhaus: Kritische Infrastruktur bei Terrorlagen. Im Einsatz. 2017;4:28–30

[6] Lorello GR, Hicks CM, Ahmed SA, et al. Mental practice: a simple tool to enhance team-based trauma resuscitation. CJEM. 2016;18(2):136–142

[7] Taylor MK, Markham AE, Reis JP, et al. Physical fitness influences stress reactions to extreme military training. Military Med. 2008;173(8):738–742

4.8 MANV und MANI

Simon Martin Heinz

MANV = Massenanfall von Verletzten;
MANI = Massenanfall von Infizierten

Five Bullets auf dem Weg zum Einsatz

- Eigenschutz: Beachte Scene, Safty, Situation und Support!
- Rückmeldung: Gib eine Ersteinschätzung zum Lagebild!
- Vorsichtung/Sichtung (schnellstmögliche Identifizierung von vital bedrohten Patienten): Nutze einen Sichtungsalgorithmus!
- Führe lebensrettende Sofortmaßnahmen (LSM) durch!
- Entscheide: Wer hat Transportpriorität?

Verkehrsunfälle, Pandemien, Naturkatastrophen, Zugunglücke, Terroranschläge etc. bedingen häufig Großschadenslagen, die Rettungs- und Sicherheitskräfte vor komplexe und herausfordernde Aufgaben stellen. Diese extremen Lagebilder sind für Retter ungewohnt und häufig leider auch ungeübt. Wenn die vorhandenen Ressourcen und Kapazitäten des Rettungsdienstes für Transport und Behandlung initial nicht ausreichen, die Patientenanzahl zu versorgen, spricht man von einem Massenanfall von Verletzten (MANV). Ist der Auslöser eine Infektion (z. B. Pandemie)

oder Kontamination (z. B. bei CBRN-Lagen), liegt ein Massenanfall von Infizierten (MANI) vor.
Das Missverhältnis von Patientenanzahl und notwendigen medizinischen Versorgungsmöglichkeiten wird unweigerlich in die weiterbehandelnden Kliniken verlagert, wenn am Schadensort keine adäquate *Zuweisungsstrategie* verfolgt wird, die die vorhandenen Klinikressourcen beachtet.

NIEMALS VERGESSEN!

- Keine Verlagerung des Schadensorts in die Klinik! Stattdessen eine adäquate Zuweisungsstrategie einhalten.

4.8.1 Prioritätenmedizin

Um dieser Problematik entgegenzuwirken ist eine korrekte Priorisierung von Behandlungsdringlichkeit, Transport und Ressourcen sowohl prähospital als auch klinisch entscheidend. Nur so können Überleben und Lebensqualität möglichst vieler Patienten gewährleistet werden. Die Abarbeitung eines MANV oder MANI erfolgt daher nach einem medizintaktischen Schlüsselschema, dem *Sichtungsprozess* (▶ Abb. 4.13).
Das erhöhte Patientenaufkommen stellt am Schadensort die Hauptproblematik für die Rettungskräfte dar. Fortwährend besteht die Gefahr, nicht mehr handlungsfähig zu sein, deshalb muss die Entscheidung „weg von der Individualmedizin, hin zur *Prioritätenmedizin*" getroffen werden. Bei der *individualmedizinischen Versorgung* helfen uns bei internistischen und traumatologischen Krankheitsbildern strukturierte Algorithmen (z. B. xABCDE). Anhand dieser ist es möglich, in der Individualversorgung priorisiert auf lebensbedrohliche Zustände zu reagieren und diese strukturiert abzuarbeiten bzw. diese zu beseitigen.
Um *in einer MANV- oder MANI-Lage* einschätzen zu können, in welcher Reihenfolge Patienten behandelt und/oder transportiert werden sollen, ist es zunächst notwendig zu identifizieren, wie groß die Patientenanzahl ist und wie schwerwiegend sich das Trauma bzw. die Erkrankung bei jedem Patienten darstellt. Alle Patienten müssen demnach zunächst erfasst und eingeschätzt werden, um das Versorgungsziel – das Überleben und die

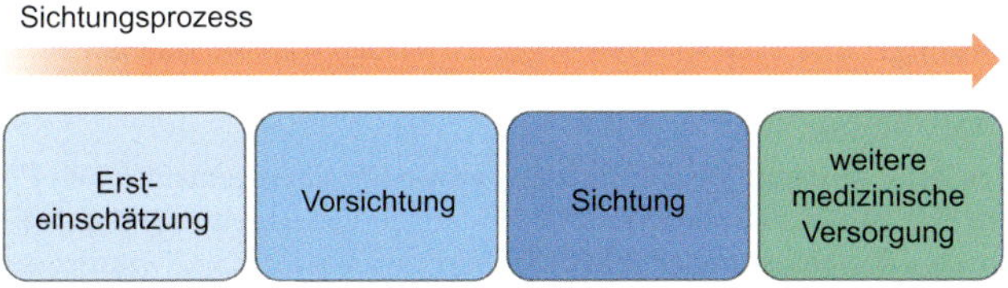

Abb. 4.13 Sichtungsprozess bei einem Massenanfall von Verletzten (MANV) oder Infizierten (MANI) [P1406, L138]

Sicherung der Lebensqualität möglichst vieler Patienten – zu gewährleisten. Um also ein *„Ranking" der Versorgungsdringlichkeit* der Patienten festzulegen, bedarf es einer Triage.

4.8.2 Triage bzw. Sichtung

Historisch lässt sicher der Begriff „Triage" auf die Militärchirurgen D. J. Larrey sowie das darauf aufbauende Zuteilungskonzept von Verletzten auf N. I. Pirogow zurückführen. Abgeleitet aus dem französischen *trier* („sortieren"), versteht man unter Triage die Auswahl und Beurteilung von Patienten für Behandlung und Transport. Die Strategie ist der sinnvolle Einsatz der vorhandenen Mittel, um mit diesen möglichst viele Patienten zu retten und wiederherzustellen (Pirogow 1864[1]). Das übergeordnete *Strategieziel* liegt darin, durch den Sichtungsprozess möglichst schnell von der Prioritätenmedizin zur Individualmedizin zurückzukehren.

Im Deutschen verwendet man statt Triage besser den Begriff der *Sichtung*, da die Übersetzung die Gefahr eines Missverständnisses bürgt: Unter „(aus-)sortieren" könnte schnell das Vorenthalten medizinischer Hilfe verstanden werden.

Reassessment ist ein wichtiger Punkt bei der primären Individualversorgung, da sich das klinische Bild eines Patienten nach der Erstuntersuchung bzw. Ersteinschätzung (Primery Survey) verschlechtern oder verbessern kann. Auch eine getroffene Einschätzung bei der Sichtung darf nicht endgültig sein, vielmehr muss sie sich der Lage, dem Ort und Zeitpunkt als kontinuierlicher Prozess anpassen (1991[2]). Man spricht von *primärer, sekundärer und tertiärer Sichtung* (2010[3]; Lerner et al. 2008[4]; Jenkins et al. 2008[5]).

Die Grundprinzipien der Sichtung haben sich über die Zeit bewährt und weiterentwickelt. Aufgrund kultureller Unterschiede und verschiedenster Ausbildungsstrukturen und Ausrüstungsstandards existieren weltweit vielfältige Konzepte für MANV und MANI bei Katastrophenschutz und Rettungsdienst. Die Begriffe „Triage" und „Sichtung" sind dabei fester Bestandteil bestehender Konzepte. Ein einheitliches Ausbildungskonzept ist jedoch aufgrund oben genannter Unterschiede nicht implementiert.

Für Deutschland wurden *MANV-Stufenpläne* erarbeitet (Luiz et al. 2009[6]). Diese Einsatzkonzepte definieren, mit welchen Material- und Personalressourcen sowie logistischen Strukturen unterschiedliche Gefährdungs- und Schadenlagen begegnet werden soll. Sie sind der Anzahl von Betroffenen und Patienten angepasst (z. B. MANV 50, MANV 100, MANV 500 etc.).

Eine länderübergreifende Zusammenarbeit für einen gemeinsamen Konsens war in der BRD aufgrund der föderalen Gesetzgebung zunächst erschwert. Beispielhaft seien rechtliche und organisatorische Voraussetzung unterschiedlichster Fachdienste, Gebietskörperschaften, Einheitsstrukturen etc., aber auch Unterschiede in der Nomenklatur oder Definitionen (z. B. der Sichtungskategorien) genannt.

Um die Zusammenarbeit und eine Verbesserung der Verletztenversorgung zu erreichen, wurde in der BRD die „Sichtungs-Konsens-Konferenz“ etabliert (zunächst 2002–2015 als Schutzkommision). Unter Führung des Bundesamts für Bevölkerungs- und Katastrophenhilfe (BBK) werden im Rahmen von Expertenkonferenzen Ansätze und Prozesse und Empfehlungen erarbeitet. Ein einheitliches Sichtungs- und Priorisierungskonszept für Behandlung und Transport ist jedoch bundesweit noch nicht erreicht.
Es ist nicht umsetzbar, generell eine ausreichend große Anzahl von Rettungsdienst- und Klinikressourcen für *Großschadenslagen* vorzuhalten. In der Regel manifestieren sich obige Lagebilder kurzfristig, sie sind statisch und örtlich begrenzt. Eine sofortige adäquate Reaktion ist deshalb nicht immer möglich. Das initial bestehende *Missverhältnis* zwischen Patienten und möglichen medizinischen Ressourcen (Versorgung und Transport etc.) muss deshalb zunächst in Kauf genommen werden. Für die Bewältigung ist eine kurzzeitige Überlastung und Dekompensation von Rettungskräften und Ressourcen hinzunehmen.
Für unterschiedlichste Lagebilder existieren *Alarm-Stufenpläne,* die in Abhängigkeit der Größe des Lagebilds und der Verletztenanzahl ausgelegt sind. Anhand von *Alarmierungsreihenfolgen* können weitere Kräfte zugeführt werden, um den Zeitraum der möglichen Dekompensation und Überlastung der schon eingesetzten Kräfte kurz zu halten (Fischer et al. 2011[7]).
Entsprechend der Abarbeitung des Sichtungsprozesses muss deshalb eine schnelle Informationsgewinnung über das eigentliche Ausmaß der Schadenlage vor Ort, die sog. *Lageerkundung,* erfolgen. Genaue Informationen über bestehende Gefahren, Verletztenanzahl und Erkrankungsschwere etc. müssen erhoben werden, um den übergeordneten Strukturen (z. B. der Leitstelle) die Bildung eines Lagebildes zu ermöglichen. Erst dann können gezielt entsprechend der Situations- und Schadensproblematik (MANI, MANV, TerrorMANV, MANI/MANV) ausreichend Kräfte zugeführt werden.
Die wichtige Aufgabe der medizinischen Lageerkundung muss von den ersteintreffenden Kräften erbracht werden. Sie erfolgt *auf Sicht* und umfasst eine *grobe Schätzung* der Patientenanzahl. Weiterhin muss eine *Gefährdungsbeurteilung* über bestehende Risiken für Rettungs- und Einsatzkräfte vor Ort („Scene, Safety, Situation und Support“) rückgemeldet werden.
Nur so kann die übergeordnete Führung den notwendigen Ressourcenbedarf abschätzen. Die weitere Alarmierung erfolgt dann anhand des entsprechenden Alarmierungsplans nach Lagebild oder Lageverdacht, z. B. durch die Leitstelle.

NIEMALS VERGESSEN!

- Ziele der Ersteinschätzung nach Lageerkundung sind die Informations- und Lagebilderkennung für die Einsatzleitung sowie die Abschätzung des möglichen Ressourcenbedarfs.

Durch eine *Vorhaltung solcher Infrastruktur* können Großschadenslagen bewältigt werden. Bespiele sind hier Massenanfälle von Verletzten (MANV) wie in Ramstein 1988, Eschede 1998 oder Bad Aibling 2016 sowie Massenanfälle von Infizierten (MANI) im Rahmen der Covid-19-Pandemie, z. B. in Bergamo 2019/2020 (Oestern 2000[8]; Martin 1990[9]; Kippnich, Meybohm, Wurmb 2021[10]).

Leider zeigt die jüngere Vergangenheit, dass auch Terroranschläge mit einer großen Anzahl von Verletzten und Kontaminierten einhergehen. Die Anschläge in verschiedenen Großstädten (Paris 2015, Nizza 2016, Berlin 2016 etc.) verdeutlichen dies eindrücklich. Neben solchen *TerrorMANV*-Lagebildern sind auch *TerrorMANI*-Lagebilder eine reale Gefahr, wie der Sarin-Anschlag 1995 in Tokio zeigt (Titus et al. 2019[11]). Solche Lagen sind meist nicht örtlich begrenzt und stellen Rettungs- und Einsatzkräfte vor weitere Herausforderungen.

Aufgrund der Gefährdungslage ist es ggf. nicht mehr möglich, zu Patienten in der „heißen Zone“ vorzudringen (gesperrter Bereich) – oder aber Retter befinden sich schon unter Lebensgefahr in der Gefahrenzone und können dort nicht mehr nach „Standard“ behandeln, sondern müssen sich aus Eigenschutzgründen schnellstmöglich zurückziehen. Hier sollten Behandlungsprinzipien z. B. gemäß TECC-Richtlinien angewendet werden.

In solchen Situationen greifen weitere *Sicherheitsaspekte.* Zu diesem Zweck wurden Einsatzkonzepte, z. B. „lebensbedrohliche Einsatzlagen“ (LebEL), erarbeite, die polizeiliche Einsatzgrundsätze und Taktiken berücksichtigen. Das bedeutet, dass unter bestimmten Sicherheitsaspekten die Ersteinschätzung und Meldung auch durch polizeiliche Kräfte erfolgt. Entsprechend der Gefährdungslage wird dann das weitere Vorgehen durch übergeordnete polizeiliche und rettungsdienstliche Leitungs- und Führungsstrukturen in Absprache koordiniert.

Nach Lagererkundung und Rückmeldung der gewonnene Ersteinschätzung und Gefahrenlage muss eine schnelle *Kategorisierung* aller Patienten erfolgen. Dieses Kategorisieren klärt das zunächst bestehende unklare Lagebild weiter auf und spezifiziert die Koordination weiterer Einsatzkräfte und Ressourcen. Der weitere Sichtungsprozess wird dann durch medizinisch qualifiziertes Personal durchgeführt.

4.8.3 Sichtungskategorien

Um eine Beschreibung der vitalen Bedrohung jedes Patienten in einem MANV oder MANI zu erhalten, werden alle Patienten einer Sichtungskategorie (SK I rot, SK II gelb, SK III grün) ▶ Abb. 4.14 zugeordnet.

Diese Sichtung ist eine *ärztliche Aufgabe.* Sie definiert sich als „ärztliche Beurteilung und Einschätzung über die Priorität der medizinischen Versorgung von Patienten hinsichtlich Art und Umfang der Behandlung sowie Zeitpunkt, Art und Ziel des Transportes“ (DIN e. V. 2015[12]).

Es ist jedoch nicht davon auszugehen, dass aufgrund der bestehenden Strukturen ärztliches Personal sofort am Einsatzort zur Verfügung steht.

Sichtungskategorie	Farbcodierung	Behandlung	Beispiel
SK I	Rot	sofort	massive Blutung, Verlegung der Atemwege
SK II	Gelb	dringend	SHT, Bauchtrauma, offene Fraktur
SK III	Grün	nicht dringend	geschlossene Fraktur
SK IV	Blau	hoffnungslos	nicht mit dem Leben vereinbare Schäden
Tot	Schwarz	–	–

Abb. 4.14 Sichtungskategorien (SK) bei einem Massenanfall von Verletzten (MANV) bzw. Infizierten (MANI). Den SK ist ein klares Farbkonzept zugewiesen, das die Dringlichkeit der Behandlung veranschaulicht. [P1406, L138]

Eine *Verzögerung* des Sichtungsvorgangs (wie das Abwarten, bis ärztliches Personal vor Ort eintrifft) führt unwillkürlich zu einer Verzögerung der Versorgung der Patienten und somit womöglich zu deren Gefährdung bzw. dem Verlust von Menschenleben (Gutsch et al. 2006[13]).

4.8.4 Primäre Sichtung: Vorsichtung und Sichtung

Um den Sichtungsprozess nicht zu verzögern, wurde die *Vorsichtung* konsentiert (BBK 2015[14]). Das bedeutet: Bei nicht oder nicht ausreichend vorhandenem ärztlichem Personal muss der rettungsdienstlich bzw. klinisch nächstbesten Ausgebildete vor Ort die Kategorisierung der Patienten als Vorsichtung übernehmen. Unter *primärer Sichtung* wird die Vorsichtung und Sichtung am Einsatzort verstanden.

NIEMALS VERGESSEN!

- **DIN 13050:** „[…] Vorsichtung ist die schnellstmögliche Identifizierung von vital bedrohten Patienten, die lagebedingt als erste eindeutig gekennzeichnet werden."
- Zusatz: „[…] Bei der Vorsichtung handelt es sich um eine vorläufige Zustandsbeurteilung, die von Ärzten und Nicht-Ärzten durchgeführt wird und der eine ärztliche Sichtung folgt." (DIN e.V. 2015[12]).

Bei der Identifizierung der Patienten in Sichtungskategorien liegt ein besonderes Augenmerk auf den vital bedrohten Patienten der Sichtungs-

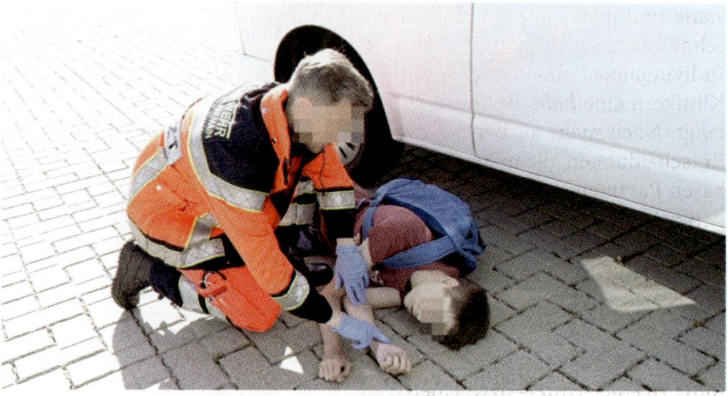

Abb. 4.15 Stabile Seitenlage als lebensrettende Sofortmaßnahme (LSM) bei einer MANV-Übung [P1406]

kategorie *SK I (rot).* Möglicherweise liegt eine vitale Bedrohung vor, deren Abwendung nur durch sofortiges Handeln zu erreichen ist. Deshalb sind auch *lebensrettende Sofortmaßnahmen (LSM)* Teil der Vorsichtung bzw. Sichtung. Sie beschränken sich auf das Stillen lebensbedrohlicher Blutungen (z. B. Tourniquetanlage) oder das Offenhalten der Atemwege (z. B. stabile Seitenlage; ▶ Abb. 4.15) etc. Durch diese schnellen Maßnahmen kann die Überlebensrate der Patienten ohne viel Zeitverlust verbessert werden (Kragh et al. 2009[15]).

Der schnellstmögliche Transport der SK-I-Patienten in geeignete weiterbehandelnde Krankenhäuser ist unbedingt anzustreben (Cameron et al. 2008[16]). Das bedeutet, dass die Transportpriorisierung vor Ort auch durch Vorsichtende getroffen werden muss, wenn die Lage dies notwendig macht.

Durch Vorsichtung und Sichtung ergibt sich an der Einsatzstelle ein immer klareres Lagebild. Die darauf aufbauenden medizintaktischen Entscheidungen führen zu einer gewünschten *Ordnung des Raumes* an der Einsatzstelle. Für die noch nicht transportierten Patienten wird außerhalb der Gefahrenzone ein Behandlungsplatz oder eine Patientenablage eingerichtet. Ziel ist es, durch Ordnung des Raumes und parallel permanenten Ressourcenabgleich kontinuierlich die Lage abzugleichen, um zeitnah ausreichend weitere Kräfte anzufordern bzw. zuzuführen.

Ist genügend ärztliches Personal vor Ort, können neben der ärztlichen Sichtung und den LSM auch weitere *Erstversorgungsmaßnahmen* am Behandlungsplatz durchgeführt werden. Die durch die Kollegen des Rettungsdienstes durchgeführten Vorsichtungen sollten dann kontinuierlich durch ärztliches Personal reevaluiert werden.

Für den Zeitpunkt und Ort der ärztlichen Sichtung existieren unterschiedlichste Konzepte und Algorithmen; ob nun direkt an der Einsatzstätte und/oder am Zielkrankenhaus – in jedem Fall muss jeder Patient schnellstens versorgt und behandelt werden. Mit der Abkehr von der Individualmedizin in der Großschadenslage wird Rettungskräften und Klinikern eine *hohe Belastung* bei der Vorsichtung bzw. Sichtung abverlangt. Noch mehr als bei der Individualmedizin haben medizintaktische Entscheidungen, die nur auf wenigen Untersuchungsschritten und erhebbaren Parametern basieren und unter persönlichem Stress getroffen werden müssen, direkten Einfluss auf die Mortalität der Patienten (Frykberg 2002[17]).

4.8.5 Sichtungsalgorithmen

Jegliche fehlgetroffene Kategorisierung in eine der Sichtungskategorien führt zu einer Unter- bzw. Übertriagierung:

- Im Fall der *Untertriagierung* wird dem Patienten unweigerlich ein Zugang zu Behandlungs- und Transportressourcen verwehrt bzw. zeitlich aufgeschoben. Dies kann negative Folgen haben, möglicherweise auch eine vitale Bedrohung für den Patienten bedeuten.
- Die *Übertriagierung* führt beim Patienten zu keinem Nachteil. Die für ihn genutzten knappen Ressourcen fehlen dann aber ggf. bei anderen Patienten, die hierdurch indirekt gefährdet werden könnten.

Um den Sichtenden zu entlasten und das beste Outcome zu erreichen, sollten Entscheidungsunterstützungssysteme zum Einsatz kommen. Algorithmenbasiert ist dann auch unter Druck eine Entscheidungskonsistenz geboten (Christian 2019[18]). Um eine Akzeptanz bei den Sichtenden zu erreichen, sollten die Protokolle hierfür nicht komplex, sondern zuverlässig und einfach in der Anwendung sein (Fernandes et al. 2005[19]).

Verschiedenste Sichtungsprotokolle und -algorithmen wurden entwickelt, von denen einige in ▶ Tab. 4.8 exemplarisch genannt sind.

Die Sichtungsprotokolle und -algorithmen zeigen jedoch gravierende Qualitätsunterschiede in ihrer Rate an Unter- und Übertriagierung (Heller et al. 2019[20]). Da ein Vermeiden von Unter- und Übertriagierung insbesondere bei den „SK I rot" zu einer direkten Verbesserung des Outcome führt, ist gerade diese Patientengruppe Bestandteil aktueller Forschung (Neidel, Heller 2021[21]). Sie zeigt die Stärken und Schwächen der unterschiedlichsten Vorsichtung- und Sichtungsalgorithmen. Da in der

Tab. 4.8 Sichtungsalgorithmen bei MANV/MANI

Prähospital	Innerklinisch
• mSTaRT • tacSTART • PRIOR • TRIAGE Sieve • etc.	• Berliner Sichtungsalgorithmus • MANV-Algorithmus • Algorithmus des Klinikums rechts der Isar • etc.

Bundesrepublik kein Konsens auf einen einheitlichen Vorsichtungs- bzw. Sichtungsalgorithmus besteht, entscheiden die regionalen Strukturen selbst über das in ihrem Gebiet angewendeten Sitzungsprotokoll.
Für die behandelnden Kliniken bedeutet das Lagebild MANV oder MANI ebenfalls eine Abkehr von der Individualmedizin. Die „normalen“ Klinikabläufe müssen gemaeß der vorzuhaltenden Krankenhausalarm- und -einsatzplanung(KAEP) schnellstens abgeändert werden. Die nun auch hier anzuwendende Prioritätenmedizin richtet sich nicht an der Ressource „Transport“, sondern an den klinischen Mangelressourcen („rote“ Bereiche, Operationssäle, CT, Intensivstation, Labor, Betten etc.) aus.
Bei einer Großschadenslage werden die Krankenhäuser im Bereich gezielt gemäß der Vorhaltepläne durch den Rettungsdienst angefahren werden. Zusätzlich wird es gehäuft zu Selbsteinweisungen von Patienten vom Schadenort aus über andere Transportwege kommen. Diese Patienten sind ggf. von der primären Sichtung nicht erfasst. Gleichzeitig muss ein Krankenhaus weiterhin seine Rolle in der „normalen“ Notfallversorgung gerecht werden.

4

4.8.6 Sekundäre Sichtung (LArS)

Um in dieser schwierigen Situation handlungsfähig zu bleiben, befassen sich verschiedene wissenschaftliche Arbeitsgruppen mit diesem Thema (Kleber, Solarek, Cwojdzinski 2020[22]; Laible et al. 2018[23]). Unabdingbar ist die *sekundäre Sichtung* aller Patienten, die in das Krankenhaus kommen und behandelt werden müssen. Die weitere medizinische Versorgung im Krankenhaus – und damit die Endstrecke des Sichtungsprozesses – beginnt mit der Eingangssichtung durch den *Leitenden Arzt der Sichtung (LArS;* ▶ Abb. 4.16). Er führt die sekundäre Sichtung praktisch an der Schwelle zum Krankenhaus durch.

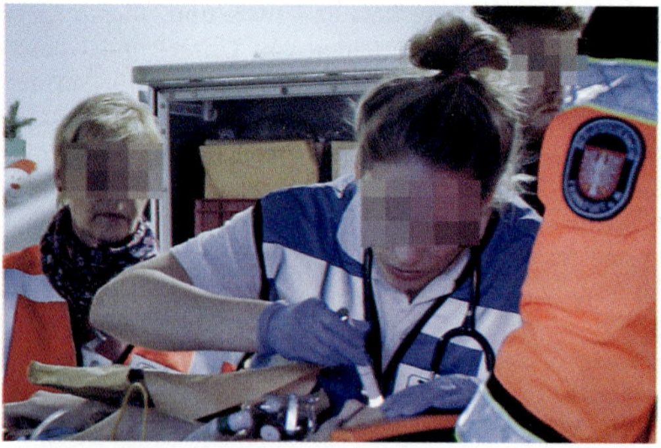

Abb. 4.16 Die Leitende Ärztin der Sichtung (LArS) trägt eine blaue Weste, hier in einer MANV-Übung [P1406]

Die Entscheidungspunkte für die Kategorisierung des Sichtungsarztes sind nun an besser erhebbaren medizinischen Parametern (z. B. Sonografie FAST, Sauerstoffsättigung, Atemfrequenz, Rekapillisierungszeit, Glascow Coma Scale etc.) ausgerichtet. Er kann das bisherige Sichtungsergebnis ggf. dem derzeitigen klinischen Patientenstatus anpassen oder bei noch nicht gesichteten Patienten eine Sichtungskategorie feststellen. Auch der LArS sollte algorithmenbasiert sichten, um konsistente Sichtungsergebnisse zu erheben. Die implementierten und zunehmend verbreiteten klinischen Sichtungsalgorithmen orientieren sich deshalb an klinischen Mangelressourcen und sind wissenschaftlich validiert (Kleber, Solarek, Cwojdzinski 2020[22]; Laible et al. 2018[23]; Kleber et al. 2013[24]; Güsgen, Schwab, Kleber 2018[25]).

4.8.7 Tertiäre Sichtung (ZONK)

Im Krankenhaus priorisiert, disponiert und koordiniert der *Zentrale Operative Notfallkoordinator (ZONK)* im Sinne der *tertiären Sichtung*. Hierfür werden alle wichtigen Informationen aus den einzelnen Klinikbereichen an ihn übermittelt. Der ZONK spielt eine zentrale Rolle in klinischen Behandlungskonzepten (s. ATLS und TDSC) und sollte in der Regel durch einen Leitenden Arzt ausgeführt werden (Franke et al. 2020[26]). Anhand des innerklinischen Lagebildes kann der ZONK die durch den LArS gesichteten Patienten priorisieren und für die weitere medizinische Behandlung im Haus disponieren. Dabei ist es zu jedem Zeitpunkt möglich, einen Patienten innerklinisch in seiner Sichtungskategorie neu zu priorisieren oder in einen anderen Behandlungspfad zu disponieren, wenn die Lage oder das klinische Bild des Patienten dies nötig macht.

4.8.8 Fazit

Zusammenfassend kommt es bei MANV und MANI durch Einhaltung des Sichtungsprozesses und kontinuierliche Rückmeldung des Lagebildes zu einer Ordnung des Raumes an der Einsatzstelle. Geordnet nach Transportpriorität erfolgt der Transport der Patienten. Prähospital kann somit schrittweise zum individualmedizinischen Standard zurückgekehrt werden. Gleichzeitig ermöglicht eine frühe Alarmierung der Krankenhäuser durch die Leitstelle diesen die Auslösung der KAEP. Durch frühes Auslösen der KAEP in der Klinik und sofortiges Aufrüsten der Schlüsselbereiche (Sichtungspunkt, Bereich „rot“, OP, ITS etc.) kann die „Chaosphase“ im Krankenhaus kurz gehalten und eine Dekompensation im Krankenhaus verhindert werden (▶ Abb. 4.17). Durch korrekte Priorisierung und Disposition anhand der bestehenden Krankhausressourcen gelingt so die Bewältigung eines MANV oder MANI und die *Rückkehr zur Individualmedizin.*

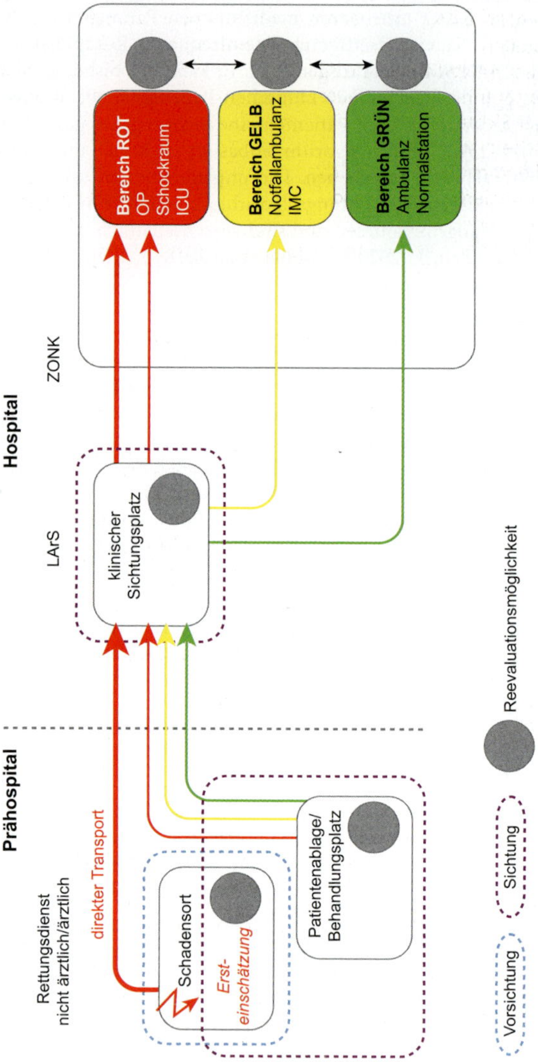

Abb. 4.17 Ablauf und Schlüsselpunkte einer MANV-Lage mit Blick auf die Vor-/Sichtung [P1406, L138]

NACH DER GOLDEN HOUR WEISS ICH, DASS ...

- ... MANV, MANI, TerrorMANV, TerrorMANI besondere Einsatzlagen darstellen.
- ... alle MANV/MANI eine Abkehr von der Individualmedizin hin zur Prioritätenmedizin bedeuten.
- ... der Sichtungsprozess der Schlüssel für medizintaktische Entscheidungen ist.
- ... die Vorsichtung und Sichtung ein kontinuierlicher Prozess ist.
- ... Priorisierung und Ressourcenallokation notwendig ist.
- ... eine disziplinierte Einsatzstruktur und klare Entscheidungsprozesse das Patienten-Outcome positiv beeinflussen.

Literatur

[1] Pirogow N. I. Grundzüge der allgemeinen Kriegschirurgie. Leipzig: Verlag von F. C. W. Vogel, 1864

[2] Schweizer Armee. Kriegschirurgie. Nachdruck 1991

[3] Koenig and Schultz's disaster medicine: comprehensive principles and practices. Cambridge, New York: Cambridge University Press, 2010

[4] Lerner EB, Schwartz RB, Coule PL, et al. Mass Casualty Triage: An Evaluation of the Data and Development of a Proposed National Guideline. Disaster med public health prep. 2008;2:S25–S34

[5] Jenkins JL, McCarthy ML, Sauer LM, et al. Mass-Casualty Triage: Time for an Evidence-Based Approach. Prehosp Disaster Med. 2008;23:3–8

[6] Luiz T, Lackner CK, Peter H, et al. (Hg.) Medizinische Gefahrenabwehr Katastrophenmedizin und Krisenmanagement im Bevölkerungsschutz. Elsevier, 2009

[7] Fischer P, Wafaisade A, Bail H, et al. Civil protection and disaster medicine in Germany today. Langenbecks Arch Surg. 2011;396:523–528

[8] Oestern HJ, Huels B, Quirini W, et al. Facts About the Disaster at Eschede: Journal of Orthopaedic Trauma. 2000;14:287–290

[9] Martin TE. The Ramstein Airshow Disaster. Journal of the Royal Army Medical Corps. 1990;136:19–26

[10] Kippnich M, Meybohm P, Wurmb T. Präklinische und klinische Versorgungskonzepte in der Katastrophenmedizin. Anästhesiol Intensivmed Notfallmed Schmerzther. 2021;56:111–123

[11] Titus E, Lemmer G, Slagley J, et al. A review of CBRN topics related to military and civilian patient exposure and decontamination. Am J Disaster Med. 2019;14:137–149

[12] DIN e. V. – Deutsches Institut für Normung e. V. (Hg.). DIN 13050:2015-04. Begriffe im Rettungswesen. Berlin: Beuth

[13] Gutsch W, Huppertz T, Zollner C, et al. Initiale Sichtung durch Rettungsassistenten: Ergebnisse bei Übungen zum Massenanfall von Verletzten. Notfall Rettungsmed. 2006;9:384–388

[14] BBK – Bundesamt für Bevölkerungsschutz und Katastrophenhilfe. Protokoll 6. Sichtungs-Konsensus-Konferenz. 2015

[15] Kragh JF, Walters TJ, Baer DG, et al. Survival With Emergency Tourniquet Use to Stop Bleeding in Major Limb Trauma. Annals of Surgery. 2009;249:1–7

[16] Cameron PA, Gabbe BJ, Cooper DJ, et al. A statewide system of trauma care in Victoria: effect on patient survival. Medical Journal of Australia. 2008;189:546–550

[17] Frykberg ER. Medical Management of Disasters and Mass Casualties From Terrorist Bombings: How Can We Cope? J Trauma. 2002;53:201–212

[18] Christian MD. Triage. Critical Care Clinics. 2019;35:575–589

[19] Fernandes CMB, Tanabe P, Gilboy N, et al. Five-Level Triage: A Report from the ACEP/ENA Five-Level Triage Task Force. Journal of Emergency Nursing. 2005;31:39–50

[20] Heller AR, Salvador N, Frank M, et al. Diagnostic precision of triage algorithms for mass casualty incidents. English version. Anaesthesist. 2019;68:15–24
[21] Neidel T, Heller AR. Einfluss der Reihenfolge von Items auf die diagnostische Qualität von Vorsichtungsalgorithmen hinsichtlich der Vergabe der Sichtungskategorie I. Notfall Rettungsmed. 2021;24:1025–1032. https://doi.org/10.1007/s10049-020-00776-7
[22] Kleber C, Solarek A, Cwojdzinski D. Der Berliner Krankenhaus-Sichtungsalgorithmus für den Massenanfall von Verletzten: Entwicklung, Implementierung und Einfluss auf übungsbasierte Sichtungsergebnisse. Unfallchirurg. 2020;123:187–198
[23] Laible M, Wagner R, Zyskowski M, et al. Algorithmus für das initiale klinische Management bei einem Massenanfall von Verletzten. Notfall Rettungsmed. 2018;21:478–485
[24] Kleber C, Cwojdzinski D, Strehl M, et al. Results of in-hospital triage in 17 mass casualty trainings: Underestimation of life-threatening injuries and need for re-triage. Am J Disaster Med. 2013;8:5–11
[25] Güsgen C, Schwab R, Kleber C. Sichtung und chirurgische Notfallversorgung im Katastrophenfall. Zentralbl Chir. 2018;143:121–130
[26] Franke A, Bieler D, Paffrath T, et al. ATLS® und TDSC®: How it fits together: Ein Behandlungskonzept für MANV und TerrorMANV, lebensbedrohliche oder besondere Lagen. Unfallchirurg. 2020;123:453–463

4.9 Kommunikation und CRM in Hochstresssituationen

Christoph Lind, Peter Lorenz

CRM = Crew Resource Management

Five Bullets auf dem Weg zum Einsatz

- Informationen sind Gold wert. Nutze alle Informationsquellen, die du erhalten kannst!
- Teamaufgaben können nur gemeinsam gelöst werden. Setze daher alle Mitglieder ihren Fähigkeiten entsprechend ein!
- Ein Leader ist nicht immer der mit dem höchsten Rang. Wenn es für die Mission von Nutzen ist, setze den Besten für die jeweilige Aufgabe bzw. Mission ein!
- Flache Hierarchien und Vetokompetenz sorgen dafür, dass Fehler und Unfälle minimiert werden. Lasse konstruktive Einwände zu!
- Nutze Team-Timeouts, wenn sie nötig sind. Nimm dich ggf. physisch oder psychisch zurück, um nicht den Fokus oder die situative Aufmerksamkeit zu verlieren!

Stress hat weitreichende Auswirkungen auf das Hormonsystem, insbesondere auf die Freisetzung von Cortisol und anderen Stresshormonen (McEwen 2008[1]). Diese Hormone können die kognitive Funktion beein-

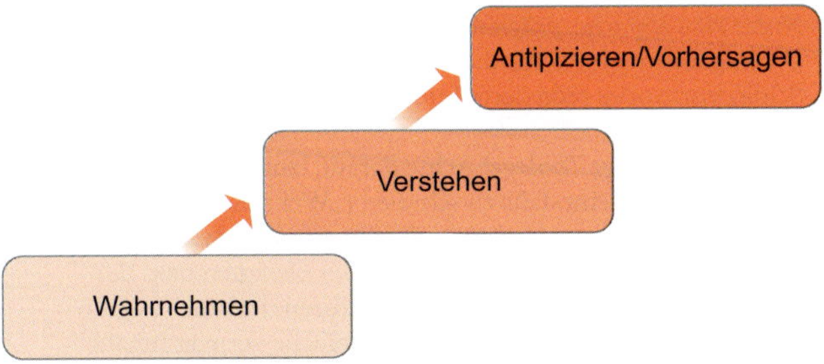

Abb. 4.18 Voraussetzung für situative Aufmerksamkeit – die Kaskade der Elemente Wahrnehmen, Verstehen, Antizipieren [L138]

trächtigen und die Fähigkeit zur Entscheidungsfindung sowie die Aufmerksamkeit und das Gedächtnis stören (Arnsten 2009[2]). Die sensorische Verarbeitung kann ebenfalls betroffen sein, da Stress die Empfindlichkeit der Sinnesorgane beeinflussen kann, insbesondere bei chronischem Stress (Amaral et al. 2008[3]).

4.9.1 Situative Aufmerksamkeit und Kommunikation

Kommunikation in komplexen Situationen ist ein dynamischer Prozess, bei dem individuelle kognitive Fähigkeiten, soziale Dynamiken und Umweltfaktoren interagieren und in gewisser Weise auch konkurrieren. Die Fähigkeit zur effektiven Kommunikation wird durch kognitive Funktionen wie Aufmerksamkeit, Gedächtnis und Problemlösungsfähigkeiten beeinflusst, die bei der Bearbeitung und Interpretation komplexer Informationen eine entscheidende Rolle spielen. Soziale Interaktionen wie Hierarchie, Teamdynamik und kulturelle Unterschiede beeinflussen Kommunikation und Interpretation. Darüber hinaus können Umweltvariablen wie Lärm, Zeitdruck und technische Einschränkungen eine interindividuelle Kommunikation erschweren. Der Anwendung von *Kommunikationsstrategien,* die eine klare Übertragung von Informationen, aktives Zuhören und die Fähigkeit zur Zusammenarbeit sowie die individuelle Anpassungsfähigkeit fördern, sind dabei essenziell (▶ Abb. 4.18).

Regeln der Kommunikation

Unter hohem Stress ist die auditive Wahrnehmung (also das Hören) als eine der ersten Sinne des beeinträchtigt. Nicht nur der nicht wahrnehmbare neurophysiologische Vorgang ist eingeschränkt, sondern auch die Akustik, d. h. die Reaktion auf Schall. Menschen verlieren die Fähigkeit, (selektiv) zu hören und auch zuzuhören. Um dies partiell auszugleichen, d. h., auch unter Stress rational und effektiv kommunizieren zu können und damit die Handlungsfähigkeit zu erhalten, gibt es einfache Regeln:

- *Nutze eine einfache, prägnante und für jeden verständliche Sprache!* „Weniger ist mehr" – für die Auftragserfüllung reichen ggf. schon Schlagworte oder reduzierte Informationen. Keine verschachtelten Sätze.
- *Wähle die richtige Tonlage!* Achte darauf, laut genug und ruhig zu sprechen, aber keinesfalls zu schreien („Wer schreit, hört auf zu denken"). Lärm aggraviert stets die Situation; zu lautes Sprechen kann sowohl zu Fehlinterpretationen des Gesagten bzw. der Umstände in einer spezifischen Lage führen und auch negative Emotionen assoziieren. Eine zu leise Sprache vermag Inhalte aufgrund lauter Nebengeräusche und/oder größerer Distanz nicht oder nur eingeschränkt zu transportieren und birgt die Gefahr, nicht gehört oder nur eingeschränkt verstanden zu werden.
- *Bevorzuge klare taktische Zeichen und unterstütze mit nonverbaler Kommunikation!* Einheitliche und für das Team verständliche (taktische) Zeichen werden vielfach trainiert und genutzt. Speziell vereinbarte und eingespielte Zeichen des Teams müssen nicht von Außenstehenden verstanden werden. Unterstütze alle Arten von Kommunikation mit allgemein verständlicher Gestik und Mimik.
- *Fordere einen kurzen und prägnanten Re-Check der erfolgten Kommunikation ein.* Diese Rückkopplung dient sowohl der Bestätigung des Gesagten wie auch des Verstehens. Von der inhaltlichen Wiederholung bis hin zur einfachen Rückmeldung ist hier ein breiter Spielraum im „Closed Loop". Kommunikation muss unter Stress trainiert und perfektioniert werden. Für einfache Rückmeldungen bietet sich eine kurze inhaltliche Summation mit dem Abschluss durch Worte wie „Copy", „Check", „Checked" oder „Rechecked" an.

Kommunikation im Einsatz ist komplex und nicht auf eine ausschließlich zwischenmenschliche Ebene in Gruppen oder Verbänden beschränkt. Kommunikation als *Führungsinstrument* ist maßgeblich auf Kommunikationsmittel (Funkgeräte, Telefone) sowie die Bereitstellung der technischen Infrastruktur (Sender, Netzwerke) angewiesen. Typische Schnittstellenprobleme sind die Nutzung von Digitalfunk und analogem Funk in unterschiedlichen BOS, unbekannte Funkkanäle, die unzureichende Zahl an Kommunikationsmitteln sowie die mangelnde Adhärenz zu von der Einsatzleitung vorgegebenen Kommunikationsstrukturen. Ebenfalls zu berücksichtigen ist das mögliche Versagen klassischer Kommunikationsstrukturen aufgrund von Umgebungsbedingungen (Topografie, Tunnel, Höhle), der Ausfall von kritischer Infrastruktur oder aktiver Störung. Hier sind Rückfallkonzepte, z. B. Melder, etablierte Struktur.

Einsatzbereitschaft vor Ort bedeutet immer auch, sich bei der Einsatzleitung über Kommunikationsstrukturen, zugewiesene Kanäle und ggf. Funkrufnamen informiert zu haben.

4.9.2 Stress und Stressmanagement

Stress ist eine allgegenwärtige Herausforderung, die sowohl psychologische als auch physische Auswirkungen auf Individuen haben kann. Bei zunehmender Komplexität und Belastung ist die *Fähigkeit, mit Stress umzugehen (Coping),* von entscheidender Bedeutung für das Wohlbefinden und die psychische Gesundheit sowie den gemeinsamen oder individuellen Erfolg.
Anspruchsvolle Einsätze und insbesondere taktische Lagen sind mit Stress assoziiert. Stress wiederum beeinflusst sowohl das Individuum als auch die Gruppe. Hochintensive Stresssituationen und Ereignisse, die in ihren Merkmalen und ihrer Ausprägung nicht vorhersehbar waren, aggravieren häufig negativ konnotierte Reaktionen. Insbesondere wenn Situationen und Ereignisse, für die bis zu deren Eintreten keine Lösungsstrategien geübt bzw. gedacht („Mindset") wurden, tatsächlich eintreten, kommt es regelhaft zu durch diesen Impuls induzierten Fehlern in den gelernten Coping-Strategien. Solche Ereignisse bezeichnet man als *Black-Swan-, Surprise- oder Startle-Effekte.*

Techniken aus CRM und HF

Techniken aus dem Crew Resource Management (CRM) bzw. den Human Factors (HF) können präventiv, ad hoc oder nach der Belastungssituation eingesetzt werden, um Stress zu kontrollieren bzw. zu reduzieren und in seiner Gesamtheit möglichst zu vermeiden. Denn Stress wirkt sich auf die situative Aufmerksamkeit aus und umgekehrt. Beides beeinflusst unsere zielgerichtete Kommunikation und weiterführend Leistung und Aktivierung/Beanspruchung (▶ Abb. 4.19).

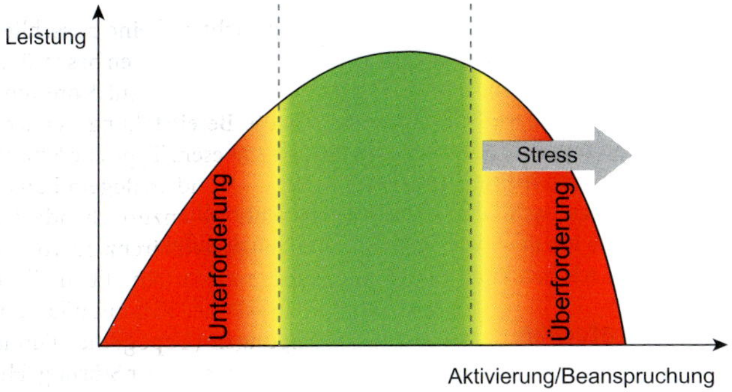

Abb. 4.19 Yerkes Dodson Curve: Sowohl eine Unterforderung als auch eine Überforderung kann zu Stress und einer Minderung der Performance führen [L138]

Tab. 4.9 Möglichkeiten des Stressmanagements (modifiziert nach McEwen 2007[5]; Cohen, Kessler, Gordon 2016[6])

Präventiv	Akut
• Vorbereitung „Mindset" • Physisches Training • Mentales Training • Entspannungstechniken • Kommunikationstraining • Gute Ernährung • Schlafhygiene • Materialkenntnisse • Zeitmanagement • Stressbewältigungstraining	• Napping • Bewusste Pausen • Mentale Visualisierung • Entspannungstechniken • Atemübungen • Flüssigkeits- und Nährstoffmanagement • Problemlösungsstrategien • Priorisierung

4

Erlernte und eingeübte Techniken tragen – neben einem fortgesetzten einsatz- bzw. aufgabenspezifischen Training – entscheidend zum Erhalt der situativen Aufmerksamkeit und der ziel- und handlungsorientierten Kommunikation bei (▸ Tab. 4.9).

Crew Resource Management (CRM) und Human Factors (HF) sind zwei verwandte Konzepte, die sich auf die Optimierung der Leistung und Sicherheit in komplexen Systemen konzentrieren, insbesondere in der Luftfahrt und im Gesundheitswesen. CRM beinhaltet die effektive Nutzung von Ressourcen in Teams, um Fehler zu vermeiden und die Sicherheit zu verbessern, indem es Kommunikation, Teamarbeit und Entscheidungsfindung fördert (Helmreich, Merritt 2001[7]). Human Factors untersucht die Interaktion zwischen Menschen und technischen Systemen, wobei der Schwerpunkt auf der Gestaltung von Arbeitsplätzen, Ausrüstung und Prozessen liegt, um menschliche Fehler zu minimieren und die Leistung zu optimieren (Salas, Maurino, Stout 2015[8]).

Typische Symptome negativ assoziierter Stressfaktoren sind hinsichtlich der drohenden oder schon eingetretenen Überforderung negative Emotionen, Denkblockaden und Verspannungen sowie insbesondere vegetative Symptome wie Schwitzen oder Tachykardien. Für den Umgang mit Stress sind folgende Faktoren von nachhaltiger Bedeutung:

- Wie manage ich meine Stressoren?
- Wie bleibe ich nachhaltig stressresistent und resilient?
- Wie schütze ich mich vor Surprise- und Startle-Effekten?
- Wie bleibe ich handlungsfähig?

Coping-Strategien

Coping-Strategien lassen sich grob in zwei Hauptkategorien einteilen: problemorientiertes Coping und emotionsorientiertes Coping (Lazarus, Folkman 1984[4]). Beim problemorientierten Coping geht es darum, aktiv die Stressursachen anzugehen und zu bewältigen, während emotionsorientiertes Coping darauf abzielt, die emotionalen Reaktionen auf den Stress zu regulieren.

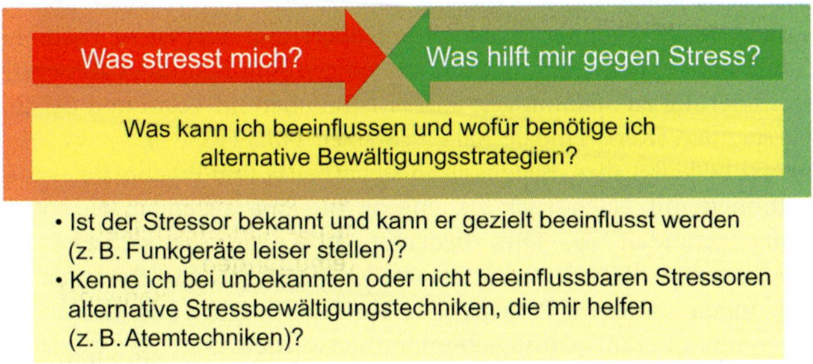

Abb. 4.20 Stress und Stressmanagement: Den eigenen Körper und Zustand zu kennen bietet die Chance, Antistressoren zu benennen. Das Wissen um die eigenen Stärken kann in Stresssituationen eine (aktive) Gegenregulation ermöglichen. [L138]

- *Problemorientierte Coping-Strategien:* Diese Strategien umfassen direkte Handlungen zur Lösung des Problems oder zur Veränderung der Stressauslöser. Beispiele hierfür sind aktives Problemlösen, Informationsbeschaffung und die Entwicklung von Bewältigungsplänen (Carver et al. 1997[9]). Forschungsergebnisse deuten darauf hin, dass problemorientierte Strategien oft mit besserer psychischer Gesundheit und Anpassungsfähigkeit verbunden sind (Compas et al. 2001[10]).
- *Emotionsorientierte Coping-Strategien:* Im Gegensatz dazu zielen emotionsorientierte Coping-Strategien darauf ab, die emotionalen Reaktionen auf Stress zu regulieren, ohne notwendigerweise die Stressoren selbst zu verändern. Dazu gehören Strategien wie positive Umdeutung, Entspannungstechniken und soziale Unterstützung (Folkman, Moskowitz 2004[11]).

Vorstellen kann man es sich wie ein Zusammenspiel von Yin und Yang: Man benötigt „nur" Antistressoren für die Stressoren, die man nicht beeinflussen kann (▶ Abb. 4.20). Umgekehrt bedeutet dies, dass ein sorgfältiges Haushalten mit Antistressoren und Ressourcen für valide Stressoren sorgt und eine große Chance bietet, leistungsfähig zu bleiben.

4.9.3 Veto und Entscheidungsfindung

Eine Entscheidungsfindung in Teams ist häufig ein komplexer Prozess, der von verschiedenen Faktoren wie individuellen Perspektiven, Kommunikationsmustern und Macht- bzw. Hierarchiestrukturen beeinflusst wird. Ein wichtiges *Konzept zur Entscheidungsfindung ist das Veto,* bei dem Teammitglieder die Autorität haben, eine Entscheidung zu blockieren, zu verzögern oder zu verhindern, sollte ein Teammitglied hinsichtlich der Konsequenzen bzw. der Angemessenheit einer Entscheidung Bedenken haben. Die so erzeugte Dynamik kann sowohl positive als auch negative Auswirkungen auf Leistung und Effektivität des Teams haben. Im besten Fall werden problematische Entscheidungen überdacht und verbessert. Prozesse werden verlangsamt, jedoch können Konflikte offenbart und alternative Positionen angemessen berücksichtigt werden. In wenigen Fälle kommt es als negative Akzentuierung zu Spannungen und Frustrationen im Team und der Progress stagniert (Kerr, Tindale 2004[12]; Stasser, Titus 1985[13]).

In praxi bedeutet dies, Bedenken in sicherheits- und ergebnisrelevanten Situationen mit Nachdruck zu äußern, bis eine allgemein akzeptierte Lösung gefunden ist. Dies bedeutet *nicht,* dass zeitkritische Entscheidungen paritätisch diskutiert werden! In sicherheitsrelevanten Fragestellungen – sei es für Patienten, für ein Teammitglied oder das gesamte Team – muss Verantwortung übernommen werden. Durchsetzungsstärke bedeutet in diesem Zusammenhang Situationen richtig zu beschreiben, das Kommunikationsverhalten anzupassen und Lösungsvorschläge aus einer Art Metaebene zu präsentieren. Rückfragen dürfen gestellt und Entscheidungen eingefordert werden. *Ziel* ist die größtmögliche Sicherheit für jedes Teammitglied sowie die Erreichung der gesetzten Ziele.

Das Veto-Modell (▶ Abb. 4.21) bietet dabei eine Möglichkeit zur Zielerreichung und der Übernahme von Verantwortung. Es ist gestattet Ent-

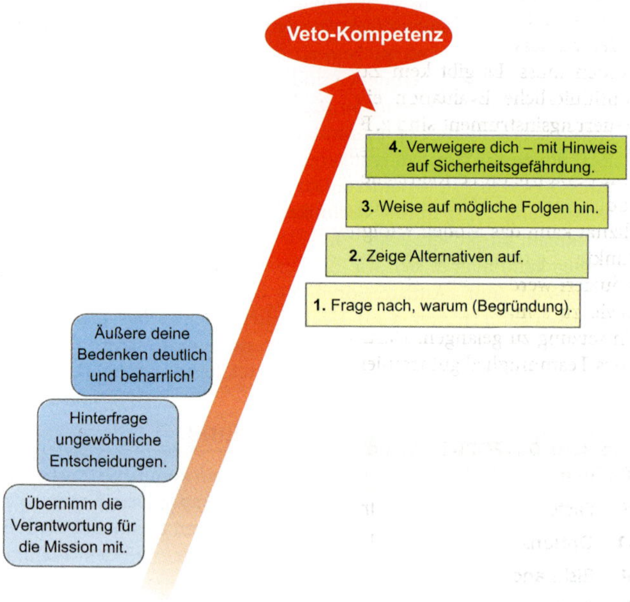

Abb. 4.21 Veto-Modell: Aufeinander aufbauende Handlungsschritte führen zu einer Veto-Kompetenz, um getroffene Entscheidungen zu hinterfragen. [L138]

scheidungen kritisch zu hinterfragen und eigene sowie Teamentscheidungen regelmäßige zu reflektieren. In den Phasen der Planung und Vorbereitung ist dies ein erwarteter Prozess.
Die Veto-Kaskade basiert auf aufeinander aufbauenden Eskalationsstufen. So wird in der ersten Eskalationsstufe die Frage nach dem „Warum" gestellt, um divergierende Sichtweisen auf hinterfragte Entscheidung zu verstehen und gegebenenfalls mitzutragen. Für den Fall fortbestehender Bedenken sollten unmittelbar Alternativen dargelegt sowie deren Umsetzung und Implikationen analysiert werden. Führt auch dies zu keinem Konsens, wird durch das Aufzeigen potenzieller Folgen des Nichtagierens ein letzter Versuch unternommen, einen alternativen Weg einzuschlagen, bevor als äußerste Konsequenz die „Verweigerung der Mission" erfolgt. *Achtung:* Die „Verweigerung" ist in diesem Kontext nicht wörtlich zu nehmen, sondern die finale Verbalisierung von Bedenken, verbunden mit der ausdrücklichen individuellen Nichtverantwortung in der Erreichung eines formulierten gemeinsamen Zieles. Im Kontext komplexer Teams kann dies zu einem Abbruch der Mission führen.
Im Briefing sollte die *Definition eines Points of no Return* selbstverständlich sein. Der Point of no Return definiert Umstände und Gegebenheiten, bei deren Realisation eine Änderung der konsentierten Strategie mit größeren Risiken verbunden ist als deren Umsetzung. Dies bedeutet, dass ab einem definierten Punkt eine Strategie weiter verfolgt werden muss. Es gibt kein Zurück, jedoch lassen Modifikationen und kontinuierliche Evaluation eine dynamische Reaktion zu. Geeignetes Steuerungsinstrument sind z. B. das Current-Task-Modell sowie die einfache Befehlsgebung im Rahmen der Auftragstaktik.
Eine bewährte und erfolgreiche Startegie zur Analyse und Entscheidungsfindung ist das *FORDEC-Modell* (▶ Tab. 4.10). Aufgrund seiner Simplizität kann das Modell erfolgreich unter Stress angewandt werden. Die Punkte „Options" und „Risks and Benefits" können auf ein Minimum reduziert werden, um unter Stress Fakten zu sammeln und zu bewerten sowie zu schnellen Entscheidungen, Handlungsalternativen und deren Umsetzung zu gelangen. Darüber hinaus ist dieses Konzept in praxi für jedes Teammitglied gut trainier- und erlernbar.

Tab. 4.10 Das FORDEC-Modell zur Analyse und Entscheidungsfindung

F	Facts	Informationen sammeln
O	Options	Handlungsalternativen sammeln
R	Risks and Benefits	Handlungsalternativen bewerten
D	Decision	Entscheidung treffen
E	Execution	Ausführung der Handlung
C	Check	Entscheidung kontrollieren

4.9.4 Führung in Hochstresssituationen

Führung in Hochstresssituationen ist komplex. Ein Steuerungselement effektiver Teamleistung ist direkt assoziiert mit den Fähigkeiten des Teamleiters, individuelle Fähigkeiten im Team zu kennen sowie die Kompetenz und die Erfahrungen der anderen Player so einzusetzen und zu steuern, dass eine koordinierte und maximal erfolgreiche Handlung ermöglicht wird.

Führung gibt keine Lösungen vor, sondern *kommuniziert spezifische Ziele* unter Anerkennung der Fähigkeit, dass die „Geführten“ individuelle Spezialisten sind, die Probleme selbst lösen können und einen Spielraum besitzen, mögliche Ausprägungen ihrer Fähigkeiten aktiv mit einzubringen. Dazu benötigt es profunde Kenntnisse individueller Fähigkeiten und eine klare Aufgabenverteilung. Entscheidungen werden in hochdynamischen und komplexen Situationen nicht selten schnell intuitiv, auf Basis von Erfahrungswissen sowie Annahmen gefällt.

Führende werden in der Regel nach ihrem Dienstgrad ausgewählt. In der Realität zeigt sich jedoch, dass für die Führung von Teams neben Meriten, nominellen Qualifikationen und Dienstgraden das *Vertrauen* in den Führenden und seine Entscheidungsfindung von besonderer Bedeutung ist. Der *Teamleader* trägt die Verantwortung für Implementierung, Durchführung und Präzision des konsentierten Handlungsmodells.

Flache Hierarchien, interindividuelles Vertrauen und die Möglichkeit zur Veto-Kompetenz reduzieren in komplexen Teams mit gelebter Sicherheits- und Teamkultur auch die Prävalenz kritischer Zwischenfälle sowie individueller oder systematischer Fehler.

Praxistipp: Der hinsichtlich Qualifikation, Kompetenz, Erfahrung und Abstraktionsvermögen am besten geeigneten Person, wird in Form eines proaktiven (oder akzeptierten) Prozesses, die Führung übertragen.

SMART-Prinzip

Ziele müssen ergebnisorientiert klar definiert und kommuniziert sein. Das SMART-Prinzip stellt dazu eine einfache Matrix dar (Doran 1981[14]):

- **S**pecific (spezifisch)
- **M**easurable (messbar)
- **A**chievable (erreichbar)
- **R**elevant (relevant)
- **T**ime-bound (zeitgebunden)

Das SMART-Prinzip bietet Führungskräften und Teams eine *strukturierte Herangehensweise an das Zielmanagement*, die dazu beiträgt, die Effektivität und Effizienz in der Zielerreichung zu verbessern. Ziele werden spezifisch, messbar, erreichbar, relevant und zeitgebunden festgelegt. So können Führungskräfte sicherstellen, dass ihre Teams klar fokussiert sind, motiviert bleiben und konkrete Fortschritte erzielen.

Neben allen Fachkompetenzen darf die Rolle der Non Technical Skills und Soft Skills sowie die Human Factors bei der Zielerreichung und in der Funktion komplexer Teams nicht unterschätzt werden.

4.9.5 Fazit

Die Interaktion in hochkomplexen Teams ist entscheidend für den Erfolg in Umgebungen, die hohe Anforderungen an Koordination, Kommunikation und Entscheidungsfindung stellen. Das Crew Resource Management (CRM) ist eine bewährte Methode zur Verbesserung von Interaktion und Leistungsoptimierung. Essenzieller Bestandteil ist die *Schulung* aller Teammitglieder in den Bereichen Kommunikation, Teamarbeit, Situationsbewusstsein und Entscheidungsfindung.

Verbesserung der Interaktion:

- *Kommunikation:* Klare und präzise Kommunikation ist entscheidend, um Missverständnisse zu vermeiden und die Zusammenarbeit zu erleichtern.
- *Teamarbeit:* Ein kooperativer Ansatz, bei dem Teammitglieder ihre Stärken nutzen und sich gegenseitig unterstützen, trägt zur Effektivität des Teams bei.
- *Situationsbewusstsein:* Ein umfassendes Verständnis der aktuellen Situation und der damit verbundenen Risiken ermöglicht es dem Team, angemessen zu reagieren und Probleme frühzeitig zu erkennen.
- *Entscheidungsfindung:* Die Fähigkeit, effektive Entscheidungen unter Druck zu treffen, ist ein wesentlicher Bestandteil erfolgreicher Teaminteraktion.

Identifikation von Fehlerquellen:

- *Kommunikationsfehler:* Missverständnisse oder unklare Anweisungen können zu Fehlern führen.
- *Mangelndes Situationsbewusstsein:* Unzureichende Kenntnis der aktuellen Situation kann zu Fehleinschätzungen und unangemessenen Reaktionen führen.
- *Entscheidungsfehler:* Fehlende Informationen oder die unzureichende Bewertung von Optionen können zu suboptimalen Entscheidungen führen.

Implementierung von CRM und Training im Sinne eines HPE-Programms:

- *CRM-Schulung:* Durch die Integration von CRM-Prinzipien in das Training können Teams lernen, effektiv zu kommunizieren, die Zusammenarbeit zu fördern und Entscheidungen unter Druck zu treffen.
- *Physisches Training:* Stärkung der körperlichen Fitness, Ausdauer und Koordination, um die Belastbarkeit und Leistungsfähigkeit unter Stress zu verbessern.
- *Psychologisches Training:* Schulung in Stressbewältigungstechniken, mentale Vorbereitung, Schulung kognitiver Fähigkeiten zur Entwicklung von Resilienz und emotionaler Stabilität.
- *Entspannungstechniken und Regeneration:* Förderung der regenerativen, physiologischen physischen und kognitiven Prozesse, körperlich und seelische Gesundheit

4

Human Performance Enhancement (HPE):

- Die Implementierung von CRM, verbunden mit physischem und psychischem Training, Entspannungstechniken, Schlafhygiene und Regeneration, verbessert die Leistungsfähigkeit und Effektivität von Individuen sowie komplexer Teams. Durch die Stärkung der Interaktion und die Reduktion von Fehlerquellen können Teams ihre Leistungsfähigkeit dauerhaft optimieren und sicherstellen, dass sie auch unter extremen Bedingungen erfolgreich agieren. Dies bedarf der Offenheit und eines stetigen Veränderungsprozesses in Trainingsphysiologie, Leistungspsychologie und Taktik.

NACH DER GOLDEN HOUR WEISS ICH, DASS ...

- ... CRM ein relevanter Baustein effektiver und erfolgreicher Kommunikation in komplexen Teams ist.
- ... Ziele nicht nur SMART sein sollten, sondern auch im Team kommuniziert werden müssen.
- ... das FORDEC-Modell zur Analyse und Entscheidungsfindung genutzt werden kann.
- ... Entscheidungen in komplexen Teams auf ihr „Warum?" (Veto-Modell) hinterfragt werden dürfen.
- ... Führung in Teams situativ von der Person mit der im spezifischen Kontext größten Problemlösungs- oder Handlungskompetenz übernommen werden kann.

Literatur

[1] McEwen BS. Physiology and neurobiology of stress and adaptation: Central role of the brain. Physiological Reviews. 2008;87(3):873–904

[2] Arnsten AF. Stress signalling pathways that impair prefrontal cortex structure and function. Nature Reviews Neuroscience. 2009;10(6):410–422

[3] Amaral DG, et al. The amygdala, autism and anxiety. Novartis Foundation Symposium. 2008;251:177–187

[4] Lazarus RS, Folkman S. Stress, appraisal, and coping. New York: Springer, 1984

[5] McEwen BS. Physiology and neurobiology of stress and adaptation: Central role of the brain. Physiological Reviews. 2007;87(3):873–904

[6] Cohen S, Kessler RC, Gordon LU. Strategies for measuring stress in studies of psychiatric and physical disorders. In: Gordon LU, Cohen S (Eds.) Measuring Stress in Psychiatric and Physical Disorders. Oxford University Press, 2016:3–26

[7] Helmreich RL, Merritt AC. Culture at work in aviation and medicine: National, organizational, and professional influences. Aldershot, UK: Ashgate, 2001

[8] Salas E, Maurino D, Stout R. Human factors in aviation. In Salvendy E (Ed.) Handbook of human factors and ergonomics. 4th ed. Hoboken, NJ: Wiley, 2015:1718–1753

[9] Carver CS, et al. You want to measure coping but your protocol's too long: Consider the Brief COPE. International Journal of Behavioral Medicine. 1997;4(1):92–100

[10] Compas BE, Connor-Smith JK, Saltzman H, et al. Coping with stress during childhood and adolescence: Problems, progress, and potential in theory and research. Psychological Bulletin. 2001;127(1):87–127

[11] Folkman S, Moskowitz JT. Coping: Pitfalls and promise. Annual Review of Psychology. 2004;55(1):745–774

[12] Kerr NL, Tindale RS. Group performance and decision making. Annual Review of Psychology. 2004;55(1):623–655
[13] Stasser G, Titus, W. Pooling of unshared information in group decision making: Biased information sampling during discussion. Journal of Personality and Social Psychology. 1985;48(6):1467–1478
[14] Doran GT. There's a S. M. A. R. T. way to write management's goals and objectives. Management Review. 1981;70(11):35–36

4.10 Maritime Einsatzlagen

Andreas Zinnhobler, Manuel G. Burkert

Five Bullets auf dem Weg zum Einsatz

- Frühzeitige Kontaktaufnahme zur Polizei!
- Überprüfen, ob das mitgeführte Material für das Einsatzszenar erweitert werden muss – und ggf. erweitern!
- Geeignete Bereitstellungsräume, Anfahrtswege und Boardingbereiche definieren (an Wache, an Ablandeort für Hubschrauber oder Einsatzsschiff, auf Schiffen im Einsatzraum)!
- Die Etablierung von Patientenablagen oder Behandlungsplätzen an Land mit dem schnellen Zuführen rettungsdienstlicher Kapazitäten auf den Havaristen und dem anschließenden direkten Transport von Patienten in Krankenhäuser abwägen!
- Abmarschbereitschaft für den Einsatz auf dem Havaristen herstellen: Teambriefing durchführen! Checken: Einsatzkräfte fit für den Einsatz? Medikamente gegen Seekrankheit eingenommen? Persönliche Schutzausrüstung und Einsatzmaterial vollständig? Kommunikationsprobe durchgeführt (Team/Einsatzleitung/Leitstelle)?

4.10.1 Allgemeine Überlegungen

Lebensbedrohliche Einsatzlagen wie Amok- oder Terroranschläge stellen alle beteiligten Behörden und Organisationen mit Sicherheitsaufgaben vor besondere Herausforderungen bei der Einsatzbewältigung. Treten solche Lagen im maritimen Umfeld auf, erhöhen sich die Herausforderungen für alle Beteiligten aufgrund der *spezifischen Bedingungen des Einsatzraumes See* und sie unterscheiden sich daher zu Einsätzen an Land. Bedeutsame, nachfolgend erläuterte Faktoren, die schon bei maritimtypischen Ereignissen wie Kollisionen, Grundberührungen, Manövrierunfähigkeit, Gewässerverunreinigungen, Bränden oder Wassereinbruch erheblichen Einfluss auf die Einsatzbewältigung nehmen, sind Einsatzort Schiff bzw. Offshore-Anlagen, Wetter- und Seeverhältnisse, Raum-Zeit-Faktor, Einsatzressourcen und Gefahr der Ausbreitung.

Einsatzort Schiff und Offshore-Anlagen

Schiffe und Offshore-Anlagen gehören nicht zu den in der Gefahrenabwehr alltäglichen Einsatzobjekten und können nicht einfach mit Strukturen an Land verglichen werden. Sie unterscheiden sich erheblich in ihrer Konstruktion und Funktion. So gibt es vielfältige Schiffstypen wie Fähren, Kreuzfahrt- und Containerschiffe, Massengutfrachter, Produktetanker und Offshore-Anlagen wie Ölbohrplattformen, Windenergieanlagen oder Konverterstationen, von denen bei einer Havarie unterschiedliche Gefahren ausgehen können.

Die einzelnen Objekte sind durch enge, unübersichtliche Bauweise (z.B. Gänge und Treppen) und selten durch große Räumlichkeiten (außer bei Fahrgastschiffen) gekennzeichnet, die eine Orientierung und Fortbewegung ortsundkundiger Personen erschweren. Zudem werden verschiedenste Güter als Ladung transportiert, wobei der Transport von Gefahrgütern in großen Massen eine besondere Herausforderung für Einsatzkräfte darstellt. Die Personenanzahl variiert von einer bis zu 8000 Personen. Seeschifffahrt ist international, sodass Einsatzkräfte auf Menschen aus unterschiedlichen Sprach- und Kulturräumen treffen, wodurch sich Verständigungsschwierigkeiten ergeben können. Weiterhin hat der aktuelle Schiffszustand (u. a. Manövrierfähigkeit, Blackout, Schlagseite, am Anker oder in Fahrt, Lecks) erheblichen Einfluss auf die Einsatzbewältigung. Ungewohnt für Einsatzkräfte an Land ist, dass die Gesamtverantwortung für das Schiff auch im Einsatzfall beim Kapitän verbleibt. Der Einsatzleiter hat daher alle Maßnahmen mit dem Kapitän abzustimmen.

Wetter- und Seeverhältnisse

Wesentlichen Einfluss auf das Einsatzgeschehen haben das Wetter sowie die Seeverhältnisse. Schon Windstärken von 6 Beaufort (bft) und Wellenhöhen ab 2 m (typische Nordseewetterlage) können das Arbeiten auf einem Schiff deutlich erschweren. Bei Starkwind und sehr hohen Wellen ist der Einsatz auf einem Schiff nur unter schwierigsten Bedingungen möglich. Bedingt durch Wind und Wellen kann sich bei Passagieren, Schiffsbesatzung und Einsatzkräften die Seekrankheit mit unterschiedlicher Ausprägung bis hin zur Handlungsunfähigkeit entwickeln.

Raum-Zeit-Faktor

Der Abstand des Schiffes zum Festland hat erheblichen Einfluss auf die Einsatzbewältigung. Während an Land (mit den in Brandschutz- und Rettungsdienstgesetzen verankerten Hilfsfristen) die Einsatzkräfte innerhalb weniger Minuten vor Ort sind, können aufgrund der logistischen Prozesse und langen Wegstrecken (auch auf Schiffen) Stunden vergehen, bis Einsatzkräfte am Einsatzort eintreffen.

Ebenso ist zu bedenken, dass die Verbringung von Einsatzkräften mittels Schiff oder Hubschrauber zur Einsatzstelle sowie das Boarding von Schiffen und Offshore-Anlagen (mittels Winschen oder Überstieg vom Schiff) erheblichen Aufwand, Risiken und Zeit in Anspruch nehmen.

Einsatzressourcen

Für den Einsatz auf See eignen sich insbesondere Schiffe, Boote und Hubschrauber sowie in eingeschränktem Maße auch Flugzeuge. Im Vergleich zur Masse an Einsatzmitteln und -kräften an Land stehen für den maritimen Einsatz nur wenige Einsatzmittel und entsprechend ausgebildetes sowie ausgerüstetes Einsatzpersonal zur Verfügung. Deshalb hat die Koordination dieser wenigen Ressourcen im Einsatzfall höchste Bedeutung bei der Einsatzführung.

Gefahr der Ausbreitung

Worst-Case-Szenario einer jeden Havarie ist der Totalverlust des Schiffes und somit das Sinken auf den Meeresgrund. Daher haben die Stabilisierung der Lage (Verhinderung der Ausbreitung bzw. Verschlechterung der Lage) sowie der Erhalt der Schwimmfähigkeit höchste Einsatzpriorität. Aufgrund der geringen Einsatzressourcen sowie der schwierigen Einsatzbedingungen in See hat die schnellstmögliche Verlegung des Havaristen in den nächstgelegenen geeigneten Hafen ebenfalls hohe Priorität. An Land bestehen bessere Zugangsbedingungen zum Schiff, Einfluss von Wind und Welle sind geringer und es stehen mehr Ressourcen für die Einsatzbewältigung zur Verfügung. Weiterhin zu bedenken ist, dass es auf Wasserfahrzeugen und Offshore-Anlagen immer nur einen Fluchtweg, nämlich den ins Meer gibt. Die offene See stellt grundsätzlich keinen sicheren Rückzugsraum dar. Wegen dieser Gefahren müssen daher alle auf dem Schiff befindlichen Personen prinzipiell als Betroffene angesehen werden.
Die oben genannten besonderen Herausforderungen bei Einsatzlagen des maritimen Umfeldes können ebenso im Rahmen von Schadenslagen auf Binnengewässern zutreffen, wenngleich mit geringerer Ausprägung.

Handlungsempfehlungen in Bedrohungslagen

Bei lebensbedrohlichen Einsatzlagen in See können die bekannten Hinweise aus den einschlägigen Quellen zur Thematik von Bedrohungslagen an Land prinzipiell Anwendung finden. Um den besonderen Einsatzbedingungen des maritimen Umfeldes bei Bedrohungslagen Rechnung zu tragen, können nachfolgende Handlungsempfehlungen relevant sein. Diese können auch bei entsprechenden Ereignissen auf Binnengewässern Berücksichtigung finden.

- Einrichtung eines Absperrbereiches auf dem Wasser durch die Polizei, der nicht von rettungsdienstlichen Einsatzkräften befahren wird (mind. 3 Seemeilen). Innerhalb des Absperrbereiches um den Havaristen muss das Suchen und Retten von über Bord gegangenen Personen sichergestellt werden.
- Solange das Wasserfahrzeug oder die Offshore-Anlage von der Polizei nicht für sicher erklärt wurde, erfolgt die Bereitstellung der Einsatzkräfte in entsprechenden Räumen. Diese können orts- und lageabhängig in See (außerhalb des Absperrbereiches auf Schiffen

oder Offshore-Anlagen) oder an Landstellen (insbesondere Häfen, Flugplätze) oder auch vorerst an den jeweiligen Wachen sein.
- Wegen der geringen Einsatzressourcen sowie des hohen technischen und zeitlichen Aufwandes des Patiententransportes (Helikopter-Winschen, Schiff-Schiff-Transfer) zwischen Havaristen und Einsatzschiffen (oder auch Landstrukturen) ist die Etablierung von Patientenablagen in Bereitstellungsräumen in See (oder an Land) nicht adäquat, um eine schnellstmögliche Patientenversorgung sicherzustellen. Es ist zielführender, dass die jeweiligen Rettungskräfte abmarschbereit im Bereitstellungsraum verbleiben und nach Freigabe sicherer Bereiche auf den Havaristen verbracht werden, um hier die Versorgung der Patienten einzuleiten. In den sicheren Bereichen werden dann durch die Kräfte des Rettungsdienstes Patientenablagen eingerichtet.
- Die vollständige Sicherung des Schiffes oder der Offshore-Anlage durch die Polizei kann einige Zeit in Anspruch nehmen. Um die medizinische Versorgung der Patienten schnellstmöglich zu beginnen, kann in Absprache mit der Polizei die Freigabe sicherer Teilbereiche für den Einsatz von Kräften des Rettungsdienstes erwogen werden. Hierbei sind sichere Anfahrtswege sowie Boarding-Bereiche (für Hubschrauber und Einsatzschiffe) durch die Polizei festzulegen.
- Die wenigen verfügbaren Einsatzmittel wie Schiffe, Boote oder geeignete Hubschrauber (navalisiert mit Winde) sowie für den Einsatz in See ausgebildeten und ausgerüsteten Einheiten stellen eine Engpassressource dar. Gegebenenfalls besteht die Notwendigkeit, die vorhandenen Einsatzmittel unter den diversen Einsatzbehörden und -organisationen phasen- und organisationsübergreifend für die jeweiligen Einsatzmaßnahmen aufzuteilen. Die Führung dieser Mangelressourcen stellt daher eine wichtige Aufgabe für die Einsatzleitung dar.
- An Land sind Anlandepunkte (z. B. in Häfen oder an Flugplätzen) mit entsprechenden Behandlungs- und Transportkapazitäten für die Verbringung der Patienten vom Havaristen mit Schiffen oder Hubschraubern an Land einzurichten. Von hier aus erfolgt der Weitertransport ins Krankenhaus mit landgestützten Transportmitteln. Um die Verfügbarkeit geeigneter Hubschrauber (navalisiert mit Winde) hochzuhalten, ist der direkte Transport von Patienten ins Krankenhaus mit diesen Transportmitteln zu vermeiden.
- Einrichtung eines Notliegeplatzes im nächstgelegenen geeigneten Hafen für den Havaristen.
- Ist ein sicherer Schiffsbetrieb nicht mehr möglich (z. B. Ausfall technischer Anlagen, Manöverstationen können nicht mehr von der Schiffsbesatzung besetzt werden, Schlagseite, Manövrierunfähigkeit), sind Maßnahmen zur Schiffssicherung zu ergreifen, die das Schiff in einen sicheren Betriebszustand bringen, um den Anlauf in den nächstgelegenen und geeigneten Hafen zu ermöglichen. Daher sollten entsprechende Kapazitäten (z. B. Notschleppen, Austauschbesatzung) frühzeitig vorgehalten werden.

- Vonseiten der Polizei und Revier- bzw. Verkehrszentralen sind schifffahrtspolizeiliche Maßnahmen zur Verkehrssicherung zu treffen.

4.10.2 Medizinisch-taktische Überlegungen

Medizinische Einsätze im maritimen Umfeld erfüllen auch ohne das Merkmal „Polizeilage" alle Kriterien einer taktischen Einsatzlage (Burkert, Kroencke 2012[1]). Die medizinischen Besonderheiten eines Einsatzes in See erfordern in der Vorbereitung der Einsatzkräfte, der Planung mitgeführter Medikamente und medizinischer Ausrüstung sowie in der kurzfristigen Einsatzplanung weitergehende Überlegungen. Insbesondere die Limitation des mitführbaren Gewichtes bei Verlegung von Einsatzkräften mit Luftrettungsmitteln stellt hierbei eine stetige Planungsherausforderung dar. In den nachfolgenden Überlegungen sollen neben medizinischen Details für medizinische Einsatzkräfte hilfreiche Planungsgrundlagen formuliert werden.

Umgang mit Seekrankheit

Reisekinetose ist für die Einsatzkräfte bereits im Rahmen der Verbringung zum Einsatzort in See ein relevantes Thema und muss vor dem Abrücken zum Verbringungsmittel adressiert werden. Die Datenlage für eine wirksame Prophylaxe ist zum jetzigen Zeitpunkt eher übersichtlich (Koch et al. 2018[2]). Angesichts meist unvorhergesehener, kurzfristig stattfindender Einsätze und den Besonderheiten eines Rettungseinsatzes an sich können zum einen nur bedingt nichtpharmakologische Präventions- und Behandlungsansätze (z. B. Eingewöhnung nach Koch et al. 2018[2]) angewendet werden. Zum anderen darf das Reaktionsvermögen und die Konzentrationsfähigkeit durch Medikamente nicht beeinträchtigt werden. Hier sind die gleichen Standards für den Einsatz von Medikamenten bei Einsatzkräften anzusetzen wie für Piloten. Die World Health Organization empfiehlt Ondansetron zur Prävention von Reisekinetose (WHO 2007[3]). Der Seeärztliche Dienst der Berufsgenossenschaft Verkehr empfiehlt zur medikamentösen Behandlung Dimenhydrinat (Langenbuch, Ewen, Tülsner 2019[4]). Insgesamt ist die Prävention und Behandlung der Seekrankheit während der gesamten Einsatzzeit für die eingesetzten Kräfte und für betreute Personen notwendig.

Ankunft Plattform

Je nach Transportmittel werden die medizinischen Einsatzkräfte per Lufttransport oder Seetransport auf die betroffene Plattform (z. B. Schiff oder Windkraftanlage) verbracht. Beim „Übersteigen" auf die Plattform steht die Eigensicherung der Einsatzkräfte im Vordergrund. Insbesondere beim Übersteigen vom „Verbringungsmittel Schiff" mittels Lotsenleiter (▶ Abb. 4.22) kann für die Nachführung des medizinischen Materials ein zweiter Anlauf des verbringenden Schiffes an die Plattform notwendig werden. Der hierbei entstehende Zeitverlust kann durch den Rückgriff auf die gesetzlich vorgeschriebene medizinische Ausstattung an Bord kompensiert werden (Inhalt s. WHO 2007[3]; Langenbuch, Ewen, Tülsner 2019[4]).

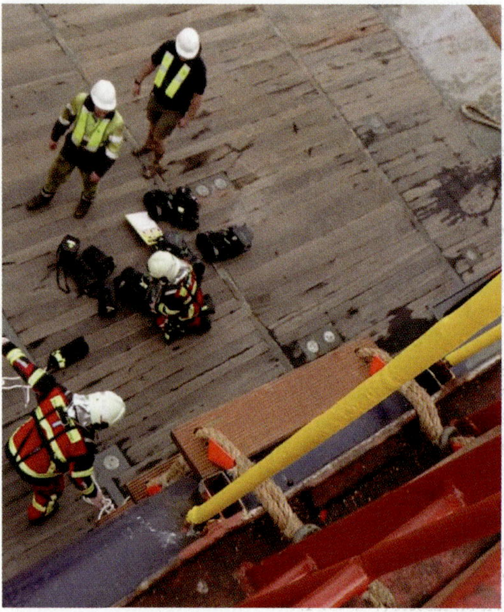

Abb. 4.22 Maritime Einsatzlage: Übersteigen vom „Verbringungsmittel Schiff" mittels Lotsenleiter [M1419]

An Bord angekommen, wird mit dem jeweiligen Einsatzleiter physisch Kontakt aufgenommen. Hierfür hat sich die Hilfe eines ortskundigen Guides (von der Besatzung abgestellt) bewährt, da sich die räumliche Orientierung auf unbekannten Schiffen (auch außerhalb von Einsätzen) schwierig gestaltet.

4.10.3 Taktische Phasen der Versorgung

Im Gegensatz zu taktischen Szenarien an Land ist das Vorgehen bei taktischen Szenarien in See in der zivilen Literatur bisher nicht explizit beschrieben worden. Es bietet sich hier die Anlehnung an die bereits etablierten TCCC/TECC Guidelines an.

Direct Threat (Hot Zone)

Im maritimen Szenario entspricht die medizinische Versorgung in der „Hot Zone" der Versorgung im direkten Umfeld des Ereignisses. Die Eigengefährdung der Einsatzkräfte resultiert u. a. aus Feuer, Rauchentwicklung, Freisetzung von Gasen, Wassereinbruch oder durch schwere See. Die Priorität der medizinischen Hilfe liegt in der Rettung der betroffenen Person(en) aus dem Gefahrenbereich und der Identifikation (und ggf. Behandlung) lebensbedrohlicher Blutungen. Die Eigensicherung der Einsatzkräfte hat hierbei höchste Priorität. Betroffene Personen sollen angehalten werden, so lange wie möglich und unter Anleitung „auf eigenen Beinen“ zu agieren.

Indirect Threat (Warm Zone)

Jedes größere Schiff hat – unabhängig von der ständigen Verfügbarkeit eines Arztes an Bord – ein Bordhospital. Dieses ist nach internationalen Vorgaben ausgestattet und bietet sich als Rückzugsraum für die Versorgung von Verletzten an. In Absprache mit der Schiffsführung kann insbesondereder Speiseraum der Besatzung (die „Messe“) als Behandlungsplatz genutzt werden.

In polizeilichen Szenarien soll zunächst bedacht werden, dass betroffene Personen noch bewaffnet sein können. Vorhandene Waffen sollen nur durch entsprechend geschultes Personal entfernt und gesichert werden.

Grundlage der medizinischen Behandlung ist die Untersuchung jeder betroffenen Person nach dem xABCDE-Algorithmus. Die Untersuchungsergebnisse des Algorithmus entscheiden über das weitere medizinische Vorgehen.

Insbesondere auf kleineren Schiffen und Booten kann bei Seegang die Situation vorliegen, dass ein intravenöser Zugang nicht gelegt werden kann. In der Einsatzvorbereitung kann hier die Mitnahme von peroraler bzw. sublingualer Medikation mitbedacht werden, um Betroffene auf diesem Weg adäquate Analgesie (s. auch ▶ Kapitel 3.8) bzw. Antiemese zukommen zu lassen (▶ Tab. 4.11).

Ab mittelschweren offenen Verletzungen kann die Gabe eines Antibiotikums erwogen werden (z. B. i. v. Tazobac® oder p. o. Levofloxacin 400 mg), wenn die Transportzeit in eine Behandlungseinrichtung länger

Tab. 4.11 Auflistung möglicher peroraler bzw. sublingualer Medikamente für maritime Lagen (*cave:* Off-Label-Use!)

Wirkstoff (Handelsname)	Dosierung	Indikation
Metamizol Tablette 500 mg	2 Tablette = 1000 mg	Mittlere Schmerzen
Paracetamol Tablette 500 mg	2 Tablette = 1000 mg	Mittlere Schmerzen
Fentanyl 800 µg (Actiq)	1 Lolli = 800 µg	Starke Schmerzen – BTM
Hydromorphon 1,3 mg (akut!)	1 Kapsel = 1,3 mg	Starke Schmerzen – BTM
Ondansetron Schmelztablette 8 mg	1 Schmelztablette = 8 mg	Reisekinetose
Lorazepam Schmelztablette (Tavor®) 1 mg	1 Schmelztablette = 1 mg	Angst, Unruhe
Levofloxacin 400 mg	1 Tablette	Offene Wunden – Prophylaxe

als drei Stunden dauert (TREMA 2018[5]). Die Rationale des Autors für diese Überlegung ist, dass maritime Plattformen „schmutzige" Arbeitsplätze sind und Verletzungen wie an Land behandelt werden sollten.
Als valide Alternative für einen i. v. Zugang muss Material für den intraossären Zugangsweg vorhanden sein, um Verletzten oder Betroffenen mit Hypovolämie parenteral Flüssigkeit zukommen zu lassen. Auch hier liegt die Herausforderung im Handling der gelegten i. o. Nadel bei Seegang.
Bei der Versorgung von Betroffenen ist zu berücksichtigen, dass etwaig nachzuführendes Personal und Material erheblichen zeitlichen Vorlauf benötigt. Am Beispiel der Atemwegssicherung ist hier insbesondere zu beachten, dass die Entscheidung zur definitiven Atemwegssicherung die Ressourcen „Personal", „Medikamente" (Narkoseführung über einen längeren Zeitraum) und „Sauerstoffverfügbarkeit" schnell an die Grenze bringt. Angesichts der Komplexität maritimer Einsatzlagen kann hier – anders als bei Szenarien an Land – nicht verlässlich mit einer Nachversorgung gerechnet werden.

Evacuation Care (Cold Zone)

In maritimen Szenarien kann die Verbringung von Betroffenen in eine Behandlungseinrichtung grundsätzlich auf drei Wegen erfolgen:

- Lufttransport
- Seetransport nach Übergabe auf ein anderes Schiff
- Seetransport mit der Plattform zum designierten Hafen

Die Zuweisung der Transportmittel erfolgt am ehesten in Zusammenarbeit mit dem On Scene Commander (OCC) und dem Havariekommando.
Der für den Transport sicherste – aber langwierigste – Transportweg ist, mit der Plattform in den Zielhafen zu verlegen. Die möglichen medizinischen Maßnahmen sind hierbei von dem vorhandenen (ggf. nachgeführten) Material und Personal abhängig. Dieser Prozess kann auch in Nähe der Küste Stunden dauern.
Lufttransport und Seetransport nach Übergabe auf ein anderes Schiff können zeitlich kürzer sein, sind jedoch mit Gefahren für Betroffene und Einsatzkräfte beim Transfer zu dem Transportmittel verbunden. Die Kapazitäten desLufttransportes sind zudem erheblich beschränkt. Für beide Transportwege wird besonders geschultes Personal benötigt.
Spätestens vor der Evakuierung von Patienten von Bord muss die Dokumentation der Patientendaten und der durchgeführten medizinischen Maßnahmen erfolgt sein. Die frühzeitige Erfassung aller Patienten nach Eintreffen im Bereich „Indirect Threat" erfolgt auf den vorgehaltenen Dokumentationsformularen.

NIEMALS VERGESSEN!

- Die Beachtung des Eigenschutzes ist bei Einsätzen in See von großer Bedeutung (Stuhr, Kohfahl 2018[6]).
- „Eine Hand für dich – eine Hand für das Schiff!"
- „Eine Hand für dich – eine Hand für den Patienten!"

NACH DER GOLDEN HOUR WEISS ICH, DASS ...

- ... Einsätze in See – aufgrund der besonderen Einsatzbedingungen – mit erheblichen Herausforderungen und Gefahren für die Retter verbunden sind.
- ... die Eigensicherung bei Einsätzen in See von immenser Bedeutung ist.
- ... bei der Bewältigung einer maritimen Bedrohungslage aufgrund des Raum-Zeit-Faktors ein besonderer Fokus auf die sinnvolle Ordnung des Raumes zu richten ist.
- ... neben rettungsdiensttypischen intravenösen Medikamenten auch Medikamente für den peroralen Einsatz sinnvoll sind.
- ... Maßnahmen zur Schiffs- sowie Verkehrssicherung immer mitbedacht werden müssen.

Literatur

[1] Burkert MG, Kroencke A. F-Cell World Drive 2011: Are Tactical Medicine Principles Applicable to a Civilian Scenario? (Table 1) J Spec Oper Med. 2012;12(1):62–70

[2] Koch A, Cascorbi I, Westhofen M, Dafotakis M, Klapa S, Kuhtz-Buschbeck JP. The neurophysiology and treatment of motion sickness. Dtsch Arztebl Int. 2018;115:687–696. https://doi.org/10.3238/arztebl.2018.0687

[3] WHO – World Health Organization. International Medical Guide for Ships. Including the ship's medicine chest. 3rd Edition 2007:445

[4] Langenbuch P, Ewen A, Tülsner J. Medizinisches Handbuch See. Hamburg: Dingworth. 2019:437

[5] TREMA e. V. Leitlinien für Taktische Verwundetenversorgung (Tactical Combat Casualty Care). Version 3.0, 2018

[6] Stuhr M, Kohfahl J. Maritimes Umfeld. In: Hinkelbein J, Ruppert M. (Hg.). Notfallmedizin in Extremsituationen. Berlin: MWV. 2018:193

5 Ausstattungskonzepte

Andreas Müller, Benjamin Linke und Peter Lorenz

Five Bullets auf dem Weg zum Einsatz

- Ist für lebensbedrohliche Einsatzlagen (LebEL) das Material vorkonfiguriert und in Taschen vorhanden? Muss ggf. Material aus Rucksäcken, Taschen oder Koffern zu den Sets umgepackt werden?
- Ist für meine eigene Besatzung Material zur Selbstversorgung (IFAK) vorhanden oder muss ich dieses noch entnehmen und verteilen?
- Ist bereits eine einheitliche Tragweise und Befestigung für alle Rettungskräfte festgelegt und abgesprochen?
- Besteht eine sinnvolle Materialverteilung? Entsprechen diese den Teamaufteilungen, Teamaufträgen und ggf. Teamtrennungen?
- Sind Materialpunkte definiert und ist der Materialnachschub gesichert?

Die Idee der Ersten Hilfe – die Vorhaltung eines Sets an Grundausstattung zur Durchführung lebensrettender und gesundheitserhaltender Sofortmaßnahmen – reicht historisch weit in die Menschheitsgeschichte zurück. Komplette First Aid Kits, die gezielt zur Erstversorgung hergestellt, gepackt und verteilt wurden, finden sich ab ca. 1888: In der Zeit der Erbauung der nordamerikanischen Eisenbahn stellten die Gründer der Firma Johnson & Johnson den Arbeitern in entlegenen Streckenabschnitten standardisierte medizinische Ausstattungssets zur Selbst- und Fremdhilfe zur Verfügung. Das Erfolgsmodell wurde auf weitere First Aid Kits implementiert, welche im Hinblick auf die Bedarfe der Anwender in Industrie und Handwerk oder im Heimbedarf zusammengestellt wurden.

Im Spanisch-Amerikanischen Krieges 1898 wurden erstmalig *Individual First Aid Kits (IFAKs)* an alle Soldaten verteilt, um direkt am „Point of Wounding" eine medizinische Behandlung durch Selbst- und Kameradenhilfe zu initiieren. In den beiden Weltkriegen wurden die Kits fortlaufend weiterentwickelt und von nahezu allen Armeen an ihre Soldaten ausgegeben (Johnson & Johnson Corporation 2017[1]).

Die militärischen Konflikte der Neuzeit – die Kriege im Irak und in Afghanistan, die Konflikte in Zentralafrika – führten zu einer Weiterentwicklung der IFAKs. Der Kampf gegen die Drogenkartelle in Lateinamerika, spätestens der Kampf gegen den internationalen Terrorismus auf europäischem Boden haben gelehrt, dass IFAKs zur Ausstattung der polizeilichen wie nichtpolizeilichen Gefahrenabwehr gehören müssen.

5.1.1 IFAK

IFAK = Individual First Aid Kit

Die Frage, ob das IFAK eine Ergänzung des Sanitätsmaterials oder ein eigenständiges Versorgungsset darstellt, kann nur konzeptionell beantwortet werden. In der Regel ist das IFAK für die eigene Versorgung konzipiert – aber auch an die Versorgung des Kollegen ist gedacht.

Abgrenzung zu anderen Ausstattungen

Moderne IFAKs lassen sich vom einfachen Erste-Hilfe-Set abgrenzen, denn sie müssen die Versorgung nach dem xABCDE- bzw. MARCH-Schema ermöglichen. Weiterhin sind IFAKs von LebEL-Taschen, REBEL-Sets, AMOK-Sets und weiteren bundes- und länderspezifischen Ausstattungen auf Behördenfahrzeugen und Rucksäcken abzugrenzen: Das heutige IFAK stellt einen Teil der persönlichen Ausstattung dar, es wird direkt an der Person getragen und enthält einheitlich dieselben Bestandteile. Das Material kann im Rahmen der Eigen- und Fremdanwendung genutzt werden, ohne dass der Anwender auf die limitierten Ressourcen von mitgeführten Rucksäcken, Taschen und Sets zurückzugreifen müsste.

Befüllung

Um im Ernstfall für den Einsatz gerüstet zu sein, müssen Kriterien wie Umfang der Befüllung, Training im Umgang mit dem Material und Ort der Platzierung schon in der Grundausstattung (▶ Abb. 5.1, ▶ Abb. 5.2) beachtet werden. Materialumfang und Befüllung des IFAKs orientieren sich zum einen entlang einer soliden Grundstruktur nach xABCDE oder MARCH; zum anderen müssen sie auf den Ausbildungsstand des Trägers abgestimmt sein.
Überlegungen gehen dahin, die IFAKs aller Einsatzkräfte nach dem Maximalprinzip zu befüllen, auch wenn die Inhalte den Trainingsstand und die Skill-Fertigkeiten vieler Einsatzkräfte übersteigt. Ein Beispiel hierfür wäre die Ausstattung mit Hämostyptika und Thoraxentlastungsnadeln. Damit

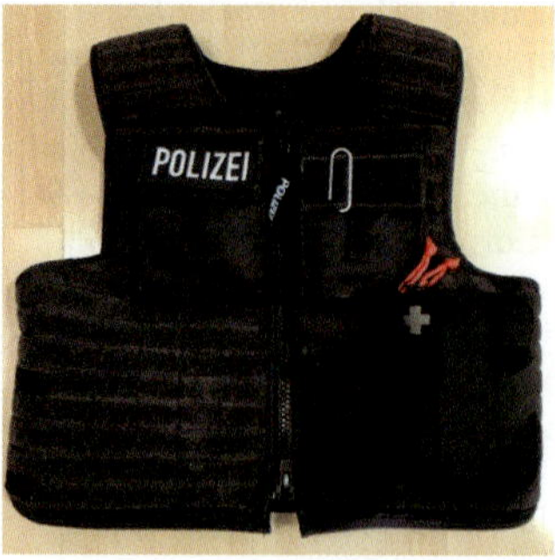

Abb. 5.1 IFAK mit Basisausstattung zur Ersten Hilfe an der Schutzweste der Bundespolizei. Zusatzmaterial kann und sollte minimalistisch und zweckgebunden abgestimmt sein. [P1407]

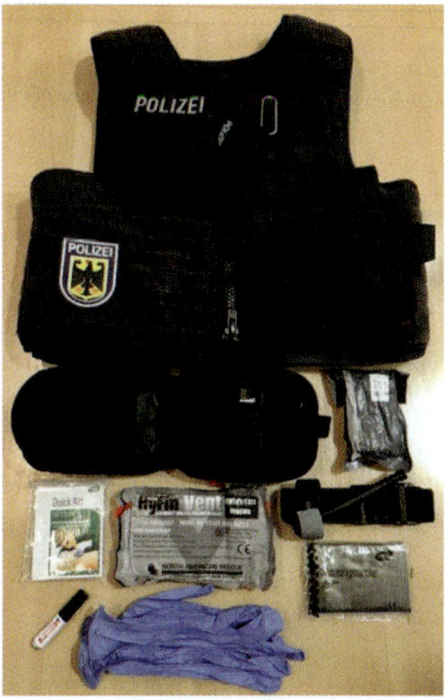

Abb. 5.2 IFAK mit erweiterter Ausstattung (unsteril) zur Ersten Hilfe an der Schutzweste der Bundespolizei [P1407]

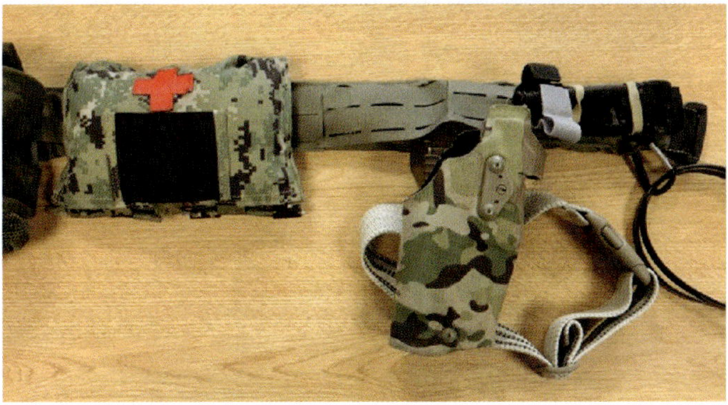

Abb. 5.3 IFAK am Gürtel. Die Ausstattung variiert nach Einheit und Zweck, um eine möglichst hohe Performance zu gewährleisten. [P1407]

wäre sichergestellt, dass der Patient schnell von einem hinzukommenden medizinischen Profi erstversorgt werden könnte, ohne auf Ressourcen von mitgeführten LebEL-Taschen o. Ä. zurückgreifen zu müssen.
Exemplarisch wird in ▶ Abb. 5.3, ▶ Abb. 5.4 und ▶ Abb. 5.5 das IFAK am Einsatzgürtel in verschiedenen Ausstattungen gezeigt.

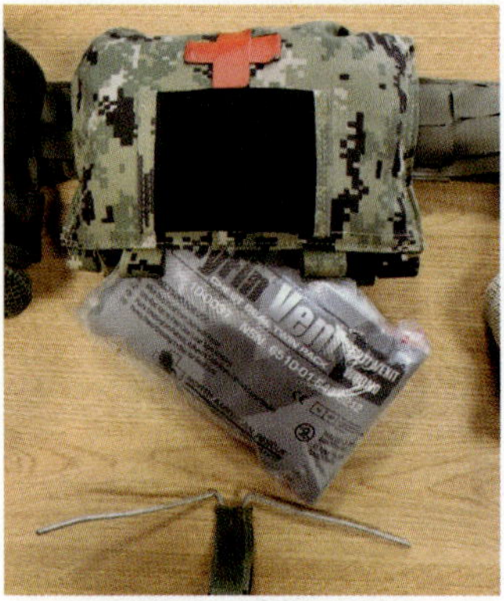

Abb. 5.4 IFAK am Gürtel, steril verpackte Basisausstattung: Chest Seal (Hyfin®) als Beispiel eines Produkts, welches vielfältig eingesetzt werden kann [P1407]

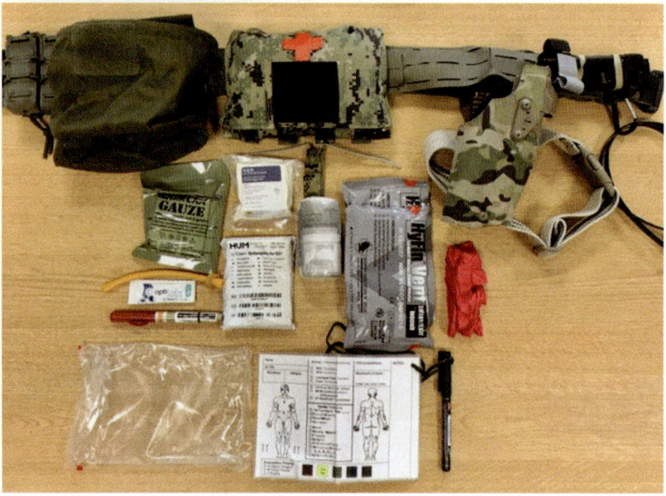

Abb. 5.5 IFAK am Gürtel, erweiterte und modular konzipierte Ausstattung (hier unsterile Trainingsausstattung). Die Handhabung sollte in diversen Szenarien trainiert werden. [P1407]

Training der Anwendung

Der Umgang mit dem Material bzw. die Befüllung des IFAKs muss trainiert werden. Von laienhaften Selbstexperimenten ist dringend abzuraten, vielmehr ist auf die Expertise von Ausbildern zu vertrauen. Eine zeitgemäße Ausbildung legt den Fokus auf ein ausgiebiges Skill-Training mit hoher Wiederholungszahl, um ein gewisses Maß an Stressresistenz zu erreichen und nachhaltig einzuüben.

Platzierung an der Ausrüstung

Ein weiterer Aspekt betrifft den idealen Platzierungsort des je eigenen IFAKs. Die Ausrüstungsgegenstände und möglichen Platzierungsorte sind so vielzählig, dass es lediglich Erfahrungswerte geben kann, die immer wieder der Situation und dem Träger angepasst werden müssen. Um die Stressresistenz aller Einsatzkräfte zu erhöhen, empfiehlt es sich oft, einheitliche Befestigungen, Taschen und Platzierungsorte festzulegen. In geschlossenen Einheiten gehört dies i. d. R. zum Standard, aber auch Rettungskräfte können dies im Rahmen der Einsatzvorbereitung in Bereitstellungsräumen kommunizieren und umsetzen.
Die Platzierung des IFAKs an der Einsatzweste (▶ Abb. 5.6), am Gürtel (▶ Abb. 5.7) bzw. als eingeschweißtes Set in der Beintasche einer Einsatzhose (▶ Abb. 5.8) hat verschiedene Vor- und Nachteile. Eine Auswahl ist in ▶ Tab. 5.1 dargestellt.

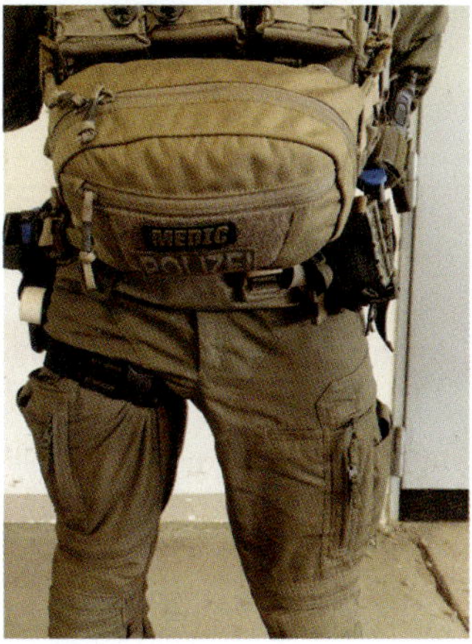

Abb. 5.6 IFAK an Schutzweste bzw. Plattenträger der Bundespolizei [P1407]

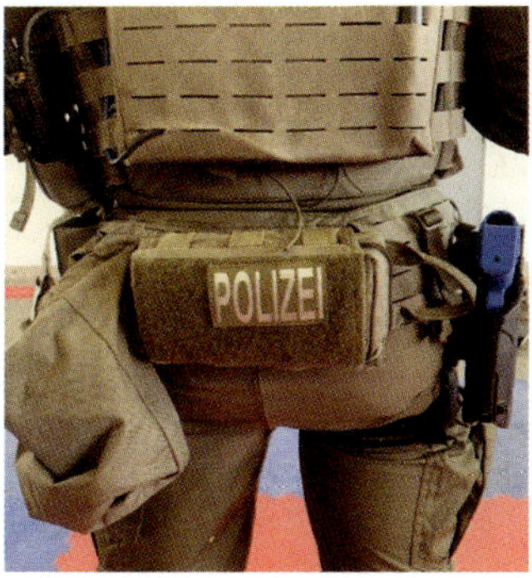

Abb. 5.7 IFAK am Einsatzgürtel (Battle Belt) der Bundespolizei [P1407]

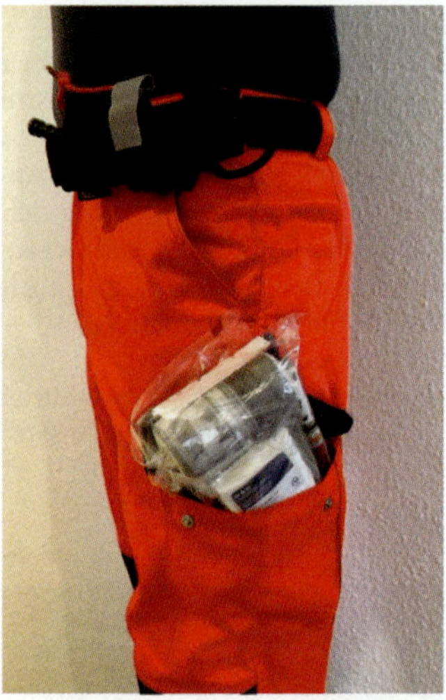

Abb. 5.8 IFAK für die Hosentasche in eingeschweißter vakuumierter Folie mit offen getragenem Tourniquet und Schere [P1407]

Tab. 5.1 Vor- und Nachteile (Auswahl) der Platzierung des IFAKs am Plattenträger, Taktik-Belt und in einer Hosentasche

Platzierung	Einsatzweste	Gürtel	Beintasche
Vorteile	• Gute Erreichbarkeit • Gute Sichtbarkeit • Mit Molle-System	• Immer direkt am Mann • Sehr schmales Packmaß möglich • Träger bleibt leicht und beweglich • Gute Erreichbarkeit des Tourniquets	• Großes Packmaß möglich • Gute Erreichbarkeit • Keine Extratasche nötig • Kann auch in andere Taschen oder Holster integriert werden
Nachteile	• Kann im Einsatz leicht beschädigt werden	• In Rückenlage nur schwer bzw. nicht sichtbar • Teilweise für Träger selbst schwer erreichbar	• Ggf. nicht direkt als IFAK erkennbar • Kann je nach Hosenfabrikat evtl. nicht passen • Bedarf genauer Absprachen zur Befüllung

5.1.2 LebEL-Taschen und -Rucksäcke

LebEL = lebensbedrohliche Einsatzlage

Sinnvoll ist ein modularer Aufbau der LebEL-Ausstattung, um die Grundausrüstung zu ergänzen. Je nach Einsatzzweck und lokalen Gegebenheiten kann das Hauptziel sein, eine autarke und somit prioritätenorientierte Versorgung bis zur Übernahme durch den Rettungsdienst zu gewährleisten.

Das Zurechtfinden in den Ausrüstungsgegenständen kann in hochdynamischen Lagen und komplexen Handlungsbedingungen zum Stolperstein der Versorgung werden. Daher gilt der Grundsatz: „Kenne deine Ausrüstung und Arbeitsumgebung!"

In taktischen Lagen ist eine prioritätenorientierte Behandlungsstrategie nach dem xABCDE- oder MARCH-Schema essenziell. LebEL-Taschen oder -Rucksäcke bieten viel Platz. Auch in Modultaschen kann die x-ABCDE bzw. MARCH-Struktur genutzt werden (▶ Tab. 5.2).

Grundsätzlich sollten mit der Bepackung der LebEL-Tasche die Bereiche Infektionsschutz (z. B. Brille, Handschuhe), Blutungsstillung (Tourniquet, Verbandspäckchen, Hämostyptika), einfache Atemwegssicherung (Wendltubus) sowie Wärmeerhalt (bpsw. Rettungsdecke [gold/silber], oder Ready-Heat®) abgedeckt sein. Dazu können weitere Elemente implementiert werden, z. B. für das Behandeln eines Spannungspneumothorax oder ein sog. Pillpack.

Tab. 5.2 Beispiel einer strukturelle Befüllung eines LebEL-gepackten Rucksacks nach dem xABCDE-Schema

xABCDE	Ziel	Inhalt des Rucksacks
x	• Kritische Blutungen nach außen sofort stoppen!	• Notverbände (klein) • Tourniquet • Hämostyptika • Z-Gauze
A	• Beurteilung und Sicherung des Atemwegs • Ggf. HWS-Protektion	• Wendltubus • Absaugpumpe manuell • i-gel • Desinfektionstücher • Koniotomieset
B	• Optimierung und Sicherstellung der Ventilation • Ggf. assistierte oder kontrollierte Beatmung	• Beatmungsbeutel mit Maske • Chest Seals • Thoraxentlastungsnadeln • Desinfektionstücher

Tab. 5.2 Beispiel einer strukturelle Befüllung eines LebEL-gepackten Rucksacks nach dem xABCDE-Schema *(Forts.)*

xABCDE	Ziel	Inhalt des Rucksacks
C	• Beurteilung des Kreislaufs • Therapie der Hypoperfusion (Hypovolämie)	• Kristalloide Infusion 500 ml • Kurzinfusion 100 ml • Infusionsbesteck • NaCl-Ampullen (Miniplasco) 10 ml • Erweiterung/Medikation: TXA *Tasche Gefäßzugänge:* • Stauband/Boa i. v. Band • Leukoplast • Kanülenfixierungspflaster • Venenverweilkanüle 14 G • Venenverweilkanüle 18 G • Desinfektionstücher • Kanülenabwurfbox • Spritzen 20 ml und Aufzugskanülen
D	• Erkennen und Behandlung von ZNS-Schädigungen (Einschätzung des neurologischen Status)	• Pupillenleuchte • Erweiterung/Medikation: Morphin, Ketanest, Midazolam
E	• Wärmeerhalt! • Suche nach weiteren Verletzungen	• Rettungssdecke • IT-Clamp und Anleitung • Wasserfester Stift (Edding) • Einmaluntersuchungs-Handschuhe • Kleiderschere • Müllsäcke
		Freier Platz kann genutzt werden für • Tragetuch (gerollt unter dem Rucksack) • Knicklichter • Beckengurt bzw. Trochanderschlinge • Splintschiene • Haftbinden • HWS-Orthese

Steigende Anforderungen

Vor dem Hintergrund der Häufung von Terror- und Amoklagen werden in jüngerer Zeit die steigenden Anforderungen an die Erstversorgung in taktischen Lagen diskutiert. Ein Ansatz ist es, die Ausstattungskonzepte ganzheitlich zu überdenken.
Die Überlegung, einen Rucksack bzw. ein Taschensystem nach dem Maximalprinzip mit allen Elementen auszustatten, um jede Eventualität abzudecken, hat sich in der Praxis als unverhältnismäßig erwiesen. Die Mitführung einer hohen Materialdichte schlägt sich deutlich im Gesamtgewicht der Ausrüstung nieder. Die zusätzliche Gewichtsbelastung (in Kombination mit falscher Tragweise) kann schnell zur Erschöpfung oder gar zum Ausfall der Einsatzkraft führen – die eigentlich beweglich und mobil bleiben soll, um möglichst viele Aufgaben zu erfüllen.

5.1.3 Empfehlungen

Die Empfehlung der Autoren hinsichtlich der Ausstattung lautet: Verteilung der Last, zweckmäßige Anpassung von Inhalten und ressourcenschonendes Arbeiten. Die Ausstattung sollte immer folgenden Anforderung genügen:

- Robustheit und Flexibilität von Materialien
- Modularitätsprinzip mit klarer Struktur und Entnahme
- Erweiterungsmöglichkeiten (z. B. Molle-System)
- Möglichst hoher Tragekomfort

Literatur

[1] Johnson & Johnson Corporation. Our Story. The Birth of the First Aid Kit. 2017. Online unter: https://ourstory.jnj.com/birth-first-aid-kit [letzter Aufruf: 18.03.2024]

Register